KLINISCHE INFEKTIONSLEHRE

KLINISCHE INFEKTIONSLEHRE

EINFÜHRUNG IN DIE
PATHOGENESE DER INFEKTIONSKRANKHEITEN

VON

DR. FELIX O. HÖRING

APL. PROFESSOR FÜR INNERE UND TROPENMEDIZIN
AN DER FREIEN UNIVERSITÄT BERLIN
CHEFARZT DER II. INNEREN (INFEKTIONS-) ABTEILUNG
DES STÄDT. RUDOLF-VIRCHOW-KRANKENHAUSES BERLIN

DRITTE AUFLAGE

MIT 7 ABBILDUNGEN

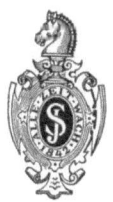

SPRINGER-VERLAG
BERLIN · GÖTTINGEN · HEIDELBERG
1962

ISBN 978-3-642-87190-0   ISBN 978-3-642-87189-4 (eBook)
DOI 10.1007/978-3-642-87189-4

Alle Rechte, insbesondere das der Übersetzung in fremde Sprachen, vorbehalten. Ohne ausdrückliche Genehmigung des Verlages ist es auch nicht gestattet, dieses Buch oder Teile daraus auf photomechanischem Wege (Photokopie, Mikrokopie) oder auf andere Art zu vervielfältigen

Copyright 1938 and 1948 by Springer-Verlag OHG in Berlin, Göttingen and Heidelberg

© by Springer-Verlag OHG., Berlin · Göttingen · Heidelberg 1962

Softcover reprint of the hardcover 3rd edition 1962

Library of Congress Catalog Card Number 62—16 900

Vorwort zur dritten Auflage

Zwischen der 1. und der 2. Auflage lagen 10, zwischen der 2. und der 3. liegen nun 14 Jahre. So gründet diese letztere auf jetzt rund 25 Jahren einer fortgesetzten Beschäftigung und praktischen Erfahrung mit den dargestellten Problemen und vor allem der Bewährung ihrer hier wiedergegebenen Betrachtungsweise. Die theoretische Forschung hat in dieser Zeit umfangreiche neue Erkenntnisse gewonnen. Trotzdem war es nicht nötig, die grundlegenden Ideen dieser klinischen Infektionslehre abzuändern. Im Gegenteil stehen die großen Errungenschaften der Zwischenzeit mit ihnen in guter Übereinstimmung und haben die Richtigkeit des Versuchs erwiesen, die Infektionskrankheiten vom Menschen her, also klinisch und nicht so sehr nur ätiologisch verstehen zu wollen, sie zugleich auch biologisch als einen Sonderfall unter den Symbiosen in der Natur aufzufassen. Gerade dieser letzte Gesichtspunkt, der schon in der 2. Auflage (1948) gegenüber der 1. ausgebaut wurde, ist durch neue Erkenntnisse so wichtig geworden und läßt die klinische Infektionslehre so sehr als eine Teildisziplin der allgemeinen Biologie verstehen, daß dieser Betrachtungsweise nun ein eigener Teil des Buches gewidmet werden konnte.

Immer wieder hat sich in der Praxis nicht nur meinen Mitarbeitern und mir, sondern, wie ich von vielen Kollegen gesagt bekam, denen ich an dieser Stelle meinen warmen Dank aussprechen möchte, auch diesen das pathogenetische Denken als zuverlässige Richtschnur in Diagnostik und Therapie der Infektionskrankheiten bewährt. Dieses Letzte ist die entscheidende Bestätigung für die Richtigkeit des beschrittenen Weges.

Das Krankengut, dessen Betreuung mir seit 1954 obliegt, gab reichliche Gelegenheit zur fortlaufenden Überprüfung und Ergänzung der Grundzüge dieses Buches. Wird es doch in derjenigen Abteilung gepflegt, die auf ROBERT KOCHS eigene Initiative 1906 neben seinem Institut als dessen klinische Abteilung erbaut und bis 1933 noch von seinen Schülern und Mitarbeitern, zuerst JOCHMANN, dann U. FRIEDEMANN geleitet wurde, die zugleich Mitglieder seines Institutes waren. Dem Geiste dieser seit 1954 wieder aufgenommenen Tradition und damit der engen Zusammenarbeit von Forschung und Klinik sei daher diese Auflage besonders gewidmet.

Berlin, im September 1961. F. O. HÖRING

Vorwort zur ersten Auflage

Vorliegendes Buch wurde aus zweierlei Gründen als „Einführung" bezeichnet: einmal weil es einem oft von Studierenden geäußerten Wunsch nach einem Wegweiser für die Einarbeitung in die Klinik der Infektionskrankheiten entsprechen soll, da hierfür die durch die Bakteriologie vermittelten Kenntnisse allein genügendes Verständnis nicht zu geben vermögen, dann aber auch, weil der Gegenstand des Buches überhaupt erst fast ganz neu „eingeführt" werden mußte. Die Entstehung, die Symptomatologie und die Heilung der Infektionskrankheiten ganz vom Menschen ausgehend darzustellen, ist bisher nur in Einzelabhandlungen, noch nie in einer Übersicht versucht worden. Nachdem aber die bisher allein übliche, vom Infektionsstoff ausgehende Darstellung den neueren Ansichten über die Pathogenese menschlicher Erkrankungen nicht mehr entspricht, da die gegenwärtige Klinik eine nur mechanistisch-kausal gerichtete Betrachtung zugunsten einer funktionellen ablehnt, durfte der Versuch einer solchen neuen Darstellungsweise unternommen werden.

Die pathologische Physiologie hat es sich bei den nicht infektiösen inneren Erkrankungen zur Aufgabe gemacht, dem Lernenden und dem Ausübenden Verständnis und Erklärungen für die Entstehung der Krankheitsbilder und ihre Behandlung zu vermitteln. An den Infektionskrankheiten mußte sie bisher meist ganz oder nur mit einem kurzen Hinweis auf die „nicht hierhergehörige" Immunitätslehre vorübergehen, da die Bakteriologie diese für sich in Anspruch nahm, trotzdem sie sich schon sehr bald zu einem von der Klinik ganz abgelegenen Zweig der Medizin entwickelte. Die dadurch entstandene Kluft zwischen Bakteriologie bzw. Immunitätslehre und Klinik soll das vorliegende Buch überbrücken. Es behandelt also nicht ein Kapitel der Bakteriologie, sondern der pathologischen Physiologie.

Vieles ist übrigens keineswegs so neuartig, als es auf den ersten Blick erscheint, sondern altes ärztliches Erfahrungsgut, das nur wieder aus der Vergessenheit hervorgeholt werden mußte. Es wurde deshalb bewußt an die Vor-Kochsche Zeit angeknüpft. Anderes freilich, wie die Anschauungen der neueren Biologie über die Entwicklungsgeschichte der Symbiose und die Umweltslehre waren bisher für die Infektionslehre erst zum kleinen Teil ausgewertet und wurden daher hier in einem Maße berücksichtigt, wie es die heutige Klinik verlangt und sonst wohl noch kaum geschehen ist.

Um die Einarbeitung zu erleichtern und Wiederholungen zu vermeiden, wurde ausgiebig von Verweisungen auf spätere oder vorausgegangene Stellen Gebrauch gemacht. Für mehr theoretische und nicht genügend bestätigte Einzelheiten wurde Kleindruck verwandt, so daß sie nach Bedarf überlesen werden können, ebenso für kurze Angaben über die Eigenschaften der Infektionsstoffe außerhalb des menschlichen Wirts.

Das Buch kann weder das klinische Lehrbuch mit der ausführlichen und vollständigen Schilderung der Krankheitsbilder noch auch das bakteriologische Lehrbuch mit den für die Diagnose der Infektionsstoffe und ihre Lebensweise außerhalb des Wirtsorganismus wichtigen Angaben und der Darstellung der Epidemiologie ersetzen. Am besten wird es vom Studierenden im Zusammenhang mit diesen beiden gelesen werden, während der praktizierende Arzt, wie ich hoffe, mancherlei für Diagnose und Therapie brauchbare Gesichtspunkte darin finden wird, sofern er auch an Wissenschaft und Theorie die Freude nicht verloren hat.

München, Januar 1938. F. O. HÖRING

Inhaltsverzeichnis

Einleitung 1

Allgemeiner Teil

I. **Die Infektion in allgemein-biologischer Betrachtung** 8
   1. Der Begriff der Infektion (Endobiose) 8
   2. Übersicht über Grundbegriffe und Dynamik der Endobiosen . . . 11
   3. Die ökologischen Beziehungen 13
   4. Empfänglichkeit 17
   5. Ausbreitungswege und Keimvermehrung 23
   6. Extra- und intracelluläre Endobiose 27
   7. Sensibilisierung und Generalisation 31
   8. Immunität 34
   9. Phylogenese der Endobiose 42
  10. Ontogenese, Reifung und Altern des Wirtsorganismus 48
  11. Entwicklungsgesetze der Endobionten im Wirtsorganismus . . . 53
  12. Der Zeitfaktor 58
  13. Latenz und Manifestation. Ihre Beziehungen zur Keimzahl . . . 63
  14. Die Lokalisation der Endobionten im Wirt 69
  15. Wechselwirkung von Endobiosen untereinander 73

II. **Die Infektion in klinischer Hinsicht** 79
   A. Die normale Besiedlung und ihre Regulation 80
     1. Topik der normalen Besiedlung im gesunden Wirt 80
     2. Systematik der normalen Besiedlung im gesunden Wirt . . . 81
     3. Störungen der normalen Besiedlung im gesunden Wirt 84

   B. Die pathologische Besiedlung und ihre Regulation 89
     1. Topik der pathologischen Besiedlung 89
     2. Systematik der pathologischen Besiedlung 90
     3. Manifeste Folgen der pathologischen Besiedlung. Klinische Symptomatologie und pathologische Physiologie der manifesten Infektion 92
       a) Allgemeinsymptome der Infektion 93
       b) Morphologische Grundlagen der Symptomatologie 95
       c) Biochemische Grundlagen der Symptomatologie 100
       d) Serologische Grundlagen der Symptomatologie 106
       e) Allergische Grundlagen der Symptomatologie 110
       f) Hormonale Regulation der Symptomatologie 113
       g) Neurale Regulation der Symptomatologie 118

   C. Das Spezifitätsproblem 123

   D. Die pathogenetischen Typen der Infektionskrankheiten 127
     1. Die cyclische Infektionskrankheit 127
     2. Die Lokalinfektionskrankheiten 137
     3. Die Sepsis 139
     4. Modifikationen der 3 Grundtypen 142

Spezieller Teil

Übersicht 146
A. Cyclische Infektionskrankheiten 147
   1. Die chronischen cyclischen Infektionskrankheiten 147
   2. Chronisch-cyclische Krankheiten mit vorwiegender Organmanifestation 156
   3. Subakut-rezidivierende cyclische Infektionskrankheiten 162
   4. Akute cyclische Infektionskrankheiten mit vorwiegendem Generalisationsstadium 176
   5. Akute cyclische Infektionskrankheiten (cyclische Viruskrankheiten 186
      a) Dermatotrope Viruskrankheiten (Exanthemkrankheiten) . . 189
      b) Neurotrope Viruskrankheiten (Meningo-Myelo-Encephalitiden) 196
      c) Viscerotrope Viruskrankheiten 201
      d) Pneumotrope Viruskrankheiten 205
      e) Conjunctivale Viruskrankheiten 208
   6. Akute cyclische Infektionskrankheiten mit vorwiegendem Organmanifestationsstadium 209

B. Die lokale Infektion 217
   1. Akute Lokalinfektionen mit allgemeiner Sensibilisierung 217
   2. Chronische Lokalinfektionen mit allgemeiner Sensibilisierung . . 237
   3. Lokalinfektionen mit Exotoxin-Vergiftung 239
   4. Lokalinfektionen auf Grund gestörter Gewebstrophik 241
   5. Lokalinfektionen der Haut (Wundinfektion) 244
   6. Lokalinfektionen der Darmschleimhaut 248
   7. Lokalinfektionen der nur gering bakteriell besiedelten Schleimhäute 251
   8. Lokalinfektionen der normalerweise sterilen Schleimhäute . . . 251
   9. Lokalinfektionen der serösen Schleimhäute 253

C. Die Sepsis 253
   1. Die akute Sepsis 261
   2. Die subakute und chronische Sepsis 266

III. Prophylaxe und Therapie 271

A. Die prophylaktischen und therapeutischen Methoden 274
   1. Antimikrobische Methoden 274
   2. Methoden mit Angriff am Wirtsorganismus 278
   3. Symptomatische Behandlung 286

B. Prophylaxe und Therapie in den einzelnen Stadien der Infektion . 288
   1. Der Zeitfaktor in der Therapie der cyclischen Infektionskrankheiten 289
   2. Der Zeitfaktor in der Therapie der Lokalinfektionen 295
   3. Maßnahmen bei Sepsis 300

Sachverzeichnis 302

Einleitung

Die Infektionskrankheiten haben im Leben der Völker von jeher große Bedeutung, vor allem, wenn sie in Form einer um sich greifenden Seuche auftreten und von der betroffenen Bevölkerung erlebt werden. Sie können aus der Geschichte des Menschengeschlechtes in prähistorischer und historischer Zeit nicht weggedacht werden, ohne einen der wichtigsten geschichtsbildenden Faktoren zu vernachlässigen; Seuchen in Kriegs- und Friedenszeiten, der plötzliche Tod einzelner für ihre Zeit wichtiger Persönlichkeiten oder auch eine in Heilung ausgehende Erkrankung mit ihrem Einfluß auf die Persönlichkeit haben oft in den Gang der Geschichte eingegriffen. Das Individuum erlebt die Infektionskrankheiten als Erkrankung mit Genesung oder Tod an sich selbst oder bei ihm nahe stehenden Personen und im Leben jedes einzelnen Menschen sind Art, Schwere und Zeitpunkt der Infektionskrankheiten, die er überstand, wichtige Faktoren für seine geistige und körperliche Entwicklung sowie seine Einpassung in die Gesellschaft, also seine soziale Tauglichkeit.

Jede Kulturstufe hat sich nun mit dem Erlebnis der Infektionskrankheiten verschieden auseinandergesetzt. Der primitiven Stufe entsprach der Dämonenglauben: ein fremder böser Dämon hat ein Volk oder einen Kranken befallen und muß wieder ausgetrieben werden; der gläubige und der fatalistische Mensch erkannte in der akuten Erkrankung den unmittelbaren Eingriff einer höheren Macht und sah darin eine von Gott gesandte Strafe, seine lohnende oder rächende Hand. Die Erkenntnis von den belebten Krankheitserregern vor einem Jahrhundert ließ es dann gewissermaßen als Zufall erscheinen, ob und wann ein Mensch sie in sich aufnahm und daran erkrankte, und dieses eingleisige Ursachen-Denken verhinderte lange die Stellung der Frage nach Sinn und Bedeutung der Infektionskrankheiten für den Menschen.

Die dem materialistischen Weltbild entstammende Übertragung einer nur physikalisch-kausalen Betrachtung auf die Infektionskrankheiten mit ihrer Überschätzung der Ätiologie kam der primitiven Auffassung der Infektionskrankheiten, dem Dämonenglauben, unbewußt entgegen: die Bacillenfurcht, die die Öffentlichkeit befallen hatte und z. T. auch heute noch befangen hält, ist nur so verständlich, daß man glaubt, im Bacillus den bösen Dämon in Person, die objektivierte Krankheit in der Hand zu halten, und daß man nur diesen Dämonen meiden müsse, um gesund zu bleiben. Die Gleichsetzung von Erreger und Krankheit führte zu der irrigen Betrachtungsweise, daß man im ersteren gewissermaßen die personifizierte Krankheit in der Hand habe, und wenn man etwa von der Krankheit Typhus sprach oder schrieb, so hatte man dabei die Vorstellung eines unsichtbaren Wesens, das außerhalb des erkrankten Menschen irgendwo wartet, bis es ihn befallen kann. Was da wartet, ist aber nicht die Krankheit, sondern nur das Typhusbacterium.

Man mußte sich auch in der Infektionslehre wie in der modernen Biologie und Medizin überhaupt davon freimachen, Krankheit als einen von außen in den Menschen eindringenden Fremdstoff anzusehen. „Krankheit" ist nur eine gedachte Abstraktion, ist vorübergehende Eigenschaft eines Individuums, d. h. es gibt konkret nur kranke Menschen, keine Krankheiten. Ebenso wie das Gegenteil von Krankheit, Gesundheit, außerhalb des Individuums undenkbar ist, ist auch die Krankheit nicht von ihm zu trennen.

Nur von einem solchen Krankheitsbegriff aus ist es möglich, über das blinde Walten des Zufalls als Erklärungsprinzip in der Infektionslehre hinauszukommen und die zu jedem Menschen gehörige Auseinandersetzung mit seiner mikrobiologischen Umwelt im richtigen Lichte zu sehen als einen in Gesundheit und Krankheit gleich wichtigen, vom Leben nicht wegdenkbaren und während des ganzen Individualdaseins ununterbrochenen biologischen Vorgang, der sich nicht als ein bloßer unglücklicher Zufall aus der Gesamtheit der Lebensäußerungen herausschneiden läßt.

Es ist eine grundlegende Erkenntnis der neueren Biologie, daß das Individuum nicht ohne seine Umwelt denkbar ist und daß diese einen gestaltenden Einfluß auf jenes ausübt. Die Umwelten des einzelnen sind dabei voneinander verschieden, auch wenn sie sich räumlich überschneiden. Sie sind ebenso verschieden wie die Erfahrungen und Wünsche („Merk- und Wirkwelt", VON UEXKUELL) des einzelnen Lebewesens. Die Beziehungen sind so eng, daß das Individuum biologisch nicht etwa durch seine Haut begrenzt ist, sondern daß vielmehr die umgebende Atmosphäre und alles, womit es in seiner Umgebung in Beziehung tritt, zu ihm gehören (HALDANE). Und in dieser Umwelt sind nun auch Mikroorganismen, zu denen der Makroorganismus in Beziehung tritt. Er beherbergt auch solche auf den Schleimhäuten der nach außen geöffneten Körperhöhlen, besonders Mund und Enddarm; und wenn sie auch in einem starren Sinne nicht zum Individuum gehören, so tun sie dies doch im Sinne der Umweltlehre, da sie ein unvermeidlicher Bestandteil der Umwelt sind. Es hat sich weiter gezeigt, daß diese Beziehungen zu den Mikroben individuell verschieden sind, d. h., daß jeder Makroorganismus eine Bakterienflora beherbergt, die ihm ganz individuell angepaßt ist, woraus die Unzertrennbarkeit von Individuum und Umwelt auch auf dem mikrobiologischen Gebiet deutlich hervorgeht.

In diesem Sinne ist die medizinische im Gegensatz zur allgemeinen Bakteriologie nur als ein Zweig der Ökologie (Umweltslehre) anzusehen, der sich mit den mikrobiellen Biocönosen (Lebensgemeinschaften) des Menschen zu befassen hat.

Jedes Individuum muß sich seine Umwelt erst neu schaffen, und diese ist im Laufe seiner Entwicklung (Ontogenese) laufenden Änderungen unterworfen, die festen Regeln folgen. Weiterhin gibt es neben den Regeln der individuellen Entwicklung übergeordnete feste Regeln, die für jedes Individuum der gleichen Art gelten. Diese arteigenen Gesetzmäßigkeiten sind ebenfalls nur unter dem Gesichtspunkt der Entwicklung, und zwar derjenigen der Art (Phylogenese), verständlich.

Wenden wir dies auf Makro- und Mikroorganismus an, soweit sie in eine gemeinsame Umwelt eingespannt sind, so geht daraus hervor, daß in dem gemeinsamen Lebensraum nicht nur eine täglich neue gegenseitige Beeinflussung stattfindet, sondern überindividuell schon durch Jahrtausende stattgefunden hat. Bei dem allem Leben eigenen Reaktionsvermögen, das die Triebfeder der Entwicklung ist, haben sich daher Anpassungen eingestellt, die das gegenseitige Auskommen ermöglichen, und in der Entwicklungsreihe dieser gegenseitigen Anpassungen stehen wir auch heute noch mitten drin. Alles, was wir an Makro- und Mikroorganismus in gesunden und kranken Tagen als Folgen des gemeinsamen Eingespanntseins in die gleiche Umwelt erkennen können, sind Vorgänge gegenseitiger Anpassungen von Wirt und Keim, ist der Versuch der Schaffung einer für beide Teile erträglichen Symbiose.

Aus dieser Anschauung heraus erhält nicht nur die normale Besiedelung des Menschen mit Mikroben, sondern hauptsächlich auch die krankhafte ihren Sinn, den eines notwendigen und von der Phylogenese aus gesehen zweckmäßigen oder mindestens sinnvollen Vorgangs der Anpassung des Individuums (Wirt oder Gast bzw. Keim) an seine Umwelt. So werden in der Infektionslehre viele Erscheinungen erst verständlich, die unter dem irreführenden Darwinschen Gesichtspunkt des „Kampfes von Mensch und Bacillus auf Leben und Tod" sinnlos sind und daher als blindes Walten eines Zufalls erschienen, dessen Herrschaft anzuerkennen letzten Endes nichts anderes bedeutet als den Verzicht auf ein biologisches Verständnis überhaupt.

Wer als Neuling unbefangen an die Lehre von den Infektionskrankheiten herantritt, sieht sich zuerst einer Fülle von ganz verschiedenen, aber gegenüber nichtinfektiösen Erkrankungen doch irgendwie untereinander ähnlichen Krankheitsbildern gegenüber, in die eine Ordnung zu bringen er meist vergeblich versuchen wird. Die Menge der verschiedenen Symptome und Verläufe erzeugt beim Lernenden sogar oft eine gewisse Abneigung gegenüber dem Kapitel der Infektionskrankheiten, das doch für die Praxis von größter Wichtigkeit ist.

Fragt man nun: *was ist eine Infektionskrankheit?* und geht dabei von der klinischen Beobachtung als der Grundlage für die gesamte Medizin aus, so wird man sich zunächst ganz allgemein und ohne scharfe Bestimmung unter dem Typus der Infektionskrankheiten vorstellen eine in kürzerer Zeit ablaufende Krankheit mit glücklicherweise meist günstigem Ausgang in Heilung, mit Erscheinungen, die sich bei jeder Infektionskrankheit von Fall zu Fall ähnlich wiederholen, mit Ansteckungsfähigkeit oder Übertragbarkeit. Diese Eigenschaften der Infektionskrankheiten waren bekannt und bereits genauer bestimmt, lange bevor man etwas Sicheres über die Infektionsstoffe wußte. ZIEMSSEN lehrt 1878, also im selben Jahr, wo R. KOCH seine bahnbrechenden Arbeiten über die Ätiologie der Infektionskrankheiten gerade zu veröffentlichen beginnt (die folgenden Sätze sind dem Kollegheft eines Hörers von ZIEMSSEN entnommen, das in der damals noch üblichen Art übersichtlich und in peinlich sauberer Handschrift niedergeschrieben ist):

„Die Infektionskrankheiten werden durch Infektionsstoffe, die von außen in den Körper eindringen, hervorgerufen. Diese besitzen die Fähigkeit der Reproduktion, die bei vielen Infektionskrankheiten ins Unendliche geht.

Die Spezifität der Infektionsstoffe gibt sich dadurch zu erkennen, daß die Übertragung desselben Ansteckungsstoffes immer nur dieselbe Krankheit erzeugt, von welcher er abstammt.

Das Überstehen einer Infektionskrankheit hinterläßt eine mehr oder weniger zuverlässige Immunität.

Die Infektionskrankheiten zeigen eine große Konstanz, eine Gleichmäßigkeit des Verlaufs; dieser ist cyclisch, d. h. in bestimmten Zeiträumen, Stadien ablaufend; auch die einzelnen Stadien der Infektionskrankheiten sind cyclisch.

Charakteristisch ist das Stadium der Inkubation (Ausbrütung). Außer diesem geht dem Beginn der charakteristischen Symptome außerdem gewöhnlich ein uncharakteristisches, meist mehrtägiges Stadium voraus, das Stadium invasionis seu prodromorum.

Man unterscheidet akute (die Mehrzahl) und chronische Infektionskrankheiten."

Diese rein auf Grund klinischer Beobachtung vor der Zeit der bakteriologischen Entdeckungen gewonnenen Erkenntnisse sind im ganzen auch heute noch richtig.

Die Abgrenzung der Infektionskrankheiten gegenüber anderen Krankheiten ist nun durch das zunehmende Wissen um die Infektionsstoffe nicht einfacher, sondern viel verwickelter geworden. Nach der Entdeckung der mikroskopischen Erreger wurden aus den klinisch festgestellten Tatsachen Schlüsse auf die Eigenschaften der Erreger gezogen: aus der Spezifität der Infektionsstoffe und der Konstanz der Infektionskrankheiten wurde die Spezifität und Konstanz der Erreger. Damit aber wurde die klinische Erfahrung verlassen und das Gebiet der Hypothese betreten. Infektion und Infektionskrankheit wurden immer mehr gleichgesetzt, und heute ist es unmöglich, eine allgemein anerkannte Begriffsbestimmung der Infektionskrankheiten zu geben.

H. Schmidt sagt: „Infektionskrankheiten sind Krankheitsprozesse, bei denen die pathologischen Erscheinungen ursächlich auf die Einwirkung von Mikroorganismen oder deren Leibessubstanzen oder Giftstoffen zurückzuführen sind; sie setzen eine Infektion voraus". Eine Definition kann eine solche Aussage nicht bedeuten wollen, da ja dann unendlich viele Krankheiten, wie etwa ein Blasenkatarrh, ein Furunkel, eine Appendicitis usw. als Infektionskrankheit zu bezeichnen wären. Außerdem wäre demnach der Botulismus eine Infektionskrankheit, er setzt aber keine Infektion voraus! Ferner: Akute Durchfallskrankheiten werden bei gleichem klinischem Bild bald als Infektionskrankheit (z. B. Enteritis paratyphosa), bald nicht als solche (z. B. Sommerdiarrhöen, diätetisch ausgelöste Gastroenteritiden) bezeichnet. Auch eine Cholecystitis mit Typhusbacillen in der Gallenblase wird man kaum als solche ansehen wollen. Es kann also heute weder die mikrobische Verursachung noch die Anwesenheit eines „spezifischen" Erregers als Merkmal der Infektionskrankheiten angesehen werden. Ebensowenig können dies die Übertragbarkeit oder die Fähigkeit einer Krankheit, zur Seuche zu werden; so sind Sepsis und Miliartuberkulose als solche weder ansteckend noch übertragbar, während dies gewöhnliche Eiterungen, die meist nicht als Infektionskrankheiten bezeichnet werden, in viel höherem Ausmaße sind, und eine örtlich-zeitliche Häufung (eine Seuche) kommt auch bei nichtinfektiösen Krankheiten infolge äußerer Umstände vor (z. B. Avitaminosen, Kriegsverletzungen). Weiter bezeichnet man z. B. meist die Trichinose als Infektionskrankheit, nicht dagegen die Bandwurmkrankheit, so daß also auch nicht der Parasitismus verwandter Arten als Merkmal der Infektionskrankheit bezeichnet werden kann. Freilich liegt im einen Falle ein akutes fieberhaftes Krankheitsbild vor, im anderen nicht. Jedoch geben auch die Zeichen der „Allgemeininfektion" nicht die Möglichkeit einer sicheren Abgrenzung des Begriffs, da eine Häufung derselben auch bei nichtinfektiösen Zuständen (z. B. Leukämie, Vergiftungen mancher Art) nicht selten angetroffen wird. Schließlich werden oft Krankheiten wie etwa die Serumkrankheit, Schlangenbißverletzungen oder Botulismus mit den Infektionskrankheiten abgehandelt, bei denen von Infektion überhaupt nicht mehr gesprochen werden kann.

Liegt also dem *klinischen Sprachgebrauch des Worts „Infektionskrankheiten"* überhaupt noch ein faßbarer Sinn zugrunde?

Für die größte Zahl der akuten und einige chronische Infektionskrankheiten kann natürlich kein Zweifel über ihre Zugehörigkeit zu diesem Begriff entstehen. Im Sinne der oben angeführten Sätze von ZIEMSSEN liegt, klinisch gesehen, ihr Gemeinsames in Symptomatik und Ablauf der Störung des Befindens und ihrer prinzipiellen Heilbarkeit, evtl. mit Erwerb von Immunität, also einem Schutz vor Wiederholung. Besonders deutlich tritt das im Wesen der sog. Kinderkrankheiten zutage, die das Kind nun einmal durchmachen muß, um sich an diese Welt zu gewöhnen, weshalb das Kind an kleinen und großen infektiösen Störungen ja auch viel häufiger erkrankt als der seiner Umwelt bereits besser angepaßte Erwachsene. Im klinischen Begriff ist also weniger das gemeinsame Kennzeichen der Ätiologie als das des klinisch Symptomatologischen und der Bedeutung dieses Krankheitsgeschehens eingeschlossen. Wir müssen uns aber darüber klar sein, daß unter einen solchen Begriff der Infektionskrankheit nur ein kleiner Teil der durch mikrobische Ätiologie hervorgerufenen Reaktionen und Prozesse des Makroorganismus fällt und daß es wie oben ausgeführt zahlreiche Grenzfälle gibt, bei denen es zweifelhaft bleibt, ob man sie einem solchen Begriff noch unterordnen soll oder nicht.

Fragen wir daher statt nach einer Definition des Begriffs der Infektionskrankheit lieber nach dem *Bereich der klinischen Infektionslehre!* Zu ihr muß alles gerechnet werden, was zwar ursprünglich von Mikroben ausgelöst wurde, dies aber nicht nur in dem obigen Sinne der typischen Infektionskrankheiten. Vielmehr wendet sich dabei das Hauptinteresse von den Erregern ab und den Reaktionsweisen des Makroorganismus auf diese zu. Die Annahme, daß der Mensch zur „Abwehr der Infektion" besondere „spezifische" Waffen entwickelt habe, kam erst durch die Überbewertung des ätiologischen Moments in die Infektionslehre; auch in dieser Hinsicht, d. h. in den Reaktionsweisen des Makroorganismus, kommt den Infektionskrankheiten keine prinzipielle Sonderstellung zu, indem sie nur quantitativ verschiedene, aber qualitativ gleiche Funktionen im Menschen in Tätigkeit setzen wie nicht-infektiöse Krankheiten auch. Die *klinische Infektionslehre* umfaßt daher heute auch einen Bereich, der über die Infektionskrankheiten weit hinausreicht. Diese sind nur die typischen Reaktionsformen des Menschen bis zu ihrem typischen Ausgang, der günstigenfalls Heilung bedeutet.

Abgesehen davon, daß Infektionen oft latent bleiben, ohne zur Infektionskrankheit zu führen, werden in vielen Fällen latente oder manifeste Infektionen und andere mikrobische Einflüsse zum Anlaß von individuellen Folgen, wie Umstimmungen oder Späterscheinungen, z. B. (postinfektiösen) Herzmuskel- oder Herzklappenschäden, (infektionsallergischem) Asthma bronchiale, (posttyphöser) Cholecystitis usw., Erscheinungen also, die nicht mehr zur Infektionskrankheit gehören, aber im Rahmen der Infektionslehre von großer Wichtigkeit sind, und eine solche muß sich auch mit den Gleichgewichtsstörungen des Menschen mit seiner eigenen Bakterienflora befaßt, z. B. einer Appendicitis, einer Cystitis simplex und u.v.a., Krankheiten also, bei denen keine exogene Infektion, wohl aber eine Umweltsstörung vorliegt. *Die klinische Infektionslehre ist daher kein Teilausschnitt aus der Klinik*, der sich mit einer bestimmten Gruppe von Krankheiten befaßt; sie ist *vielmehr eine Darstellung der gesamten Krankheitslehre von einem bestimmten Standpunkt aus*, etwa vergleichbar der Kreislaufslehre, die ebenfalls für die meisten Krankheiten von Bedeutung ist. Wie diese naturgemäß für das Verständnis der Klappenfehler besonders notwendig ist, so ist es die Infektionslehre für dasjenige der spezifischen Infektionskrankheiten, umfaßt aber ein weit größeres Gebiet als nur dieses.

Zu einer übersichtlichen Darstellung dieses Gebietes ist es nötig, die Vorgänge bei verschiedenen Krankheiten zu *vergleichen*. Der unermüdliche Forscherfleiß hat über die einzelnen Krankheiten eine Unmenge von Einzelwissen angehäuft, in das nur mittels der Vergleichsmethode eine Übersicht zu bringen ist. Dadurch gelangt man dann zu einer Art von Systematik der Infektionskrankheiten. Eine solche ist ein altes Problem, an dem sich fast alle Zeiten versucht haben. Zweck der vorliegenden Infektionslehre ist aber nicht so sehr die Aufstellung eines solchen Systems als die Darstellung der auf wenigen, stets gleichen Grundprinzipien beruhenden Pathogenese der Infektionsprozesse. Wenn wir auf diesem Wege, unter Anwendung der Vergleichsmethode, zu einer Art von System derselben gelangen, so ist dies ein Nebenergebnis, das insbesondere dem Lernenden die Aufnahme des Stoffes erleichtern wird, aber keineswegs das einzig mögliche wissenschaftliche System darstellen soll. Die klinische Erfahrung beweist täglich, daß jedes System im Einzelfall versagen kann, da die Natur sich nicht schematisieren läßt. Die verschiedene Schwere des Krankheitsverlaufs und die mannigfachen Komplikationen geben auch der Klinik der Infektionskrankheiten ein überaus wechselndes Bild. Die hier durchgeführte Schematisierung wird es aber erleichtern, im Krankheitsfall und seinen Symptomen nicht nur den jeweiligen Zustand, sondern die Bedeutung für den Patienten und für seine Umwelt zu erkennen, und damit gewinnt der Arzt die Richtlinien für sein Handeln, für das weniger die „Zustands"- als die „Bedeutungsdiagnose" (Grote) den Ausschlag zu geben hat.

Vom Standpunkt der Volksgesundheitspflege aus stellen sich die Infektionskrankheiten anders dar als von dem des behandelnden Arztes und der Klinik. Bei jener treten die Fragen nach der Morbidität und der Mortalität sowie nach den Epidemiewellen und ihren Bedingungen in den Vordergrund. Für das Handeln des vorbeugenden Hygienikers ist grundlegend, auf welchem Wege eine Infektionskrankheit übertragen wird, durch Tröpfcheninfektion oder aber durch belebte oder unbelebte Zwischenträger. Alle diese Fragen stehen nur in lockerem Zusammenhang mit der die Klinik ganz vorwiegend angehenden Symbiose von Wirt und Keim. Im Rahmen der klinischen Infektionslehre müssen sie daher in den Hintergrund treten. Die Infektionsstoffe sind für sie nur innerhalb, nicht außerhalb des Wirts von Bedeutung; daher muß auch ein „System" der Infektionskrankheiten vom Standpunkt des Hygienikers aus zu einer ganz anderen Einteilung führen.

Das ist naturgemäß ebenso der Fall, wenn die Infektionsprozesse nach der botanischen bzw. zoologischen Systematik der Erreger geordnet werden, also dem mikrobiologischen System. Demgegenüber hat die klinische Infektionslehre gerade die gleichartigen Reaktionsprinzipien des Makroorganismus auf Erreger der verschiedenen Arten, seien sie Viren, Bakterien, Protozoen oder gar Helminthen, in den Vordergrund zu stellen, um sie vom Wirt her zu ordnen und zu begreifen. Im Mittelpunkt steht dabei also der Wirtsorganismus bzw. das Wirt-Gast-Verhältnis mit seinen Folgen für den Wirt.

Als Wirt ist für die Humanmedizin eigentlich nur der Mensch von Interesse. Die naturwissenschaftlich orientierte Medizin begreift jedoch den Menschen als Objekt der allgemeinen Biologie. Da zudem die Probleme eines Wirt-Gast-Verhältnisses, also von Symbiose und Parasitismus, ja keineswegs auf den Menschen beschränkt, sondern bei allen Lebewesen verbreitet, ja eines der wichtigsten Gebiete der allgemeinen Biologie überhaupt sind, muß auch eine klinische Infektionslehre auf allgemein-biologischen Grundlagen aufbauen, weshalb im Folgenden der allgemeine Teil zuerst die allgemein-biologischen Grundlagen und dann erst die Infektion in klinischer Sicht behandelt. Der spezielle Teil bringt danach die Anwendung der so gewonnenen Gesetzmäßigkeiten auf die klinischen Krankheitseinheiten, und der letzte Teil ihre Anwendung auf Prophylaxe und Therapie.

Schrifttum

GROTE, L. R.: Die Stellung der Therapie zu den Grundsätzen der allgemeinen Krankheitslehre. Klin. Wschr. 1937, 41.
HALDANE, J. S.: Die philosophischen Grundlagen der Biologie. Berlin: Prismen-Verlag 1932.
HÖRING, F. O.: Parasitismus oder Symbiose? Ulm a. D.: Ebner Verlag 1947.
SCHMIDT, H.: Grundlagen der spezifischen Therapie. Berlin: B. Schultz 1940.
VON UEXKUELL, J.: Streifzüge durch die Umwelten von Tieren und Menschen. Berlin: Springer 1934.

Allgemeiner Teil

I. Die Infektion in allgemein-biologischer Betrachtung

1. Der Begriff der Infektion (Endobiose)

Haben wir uns in der Einleitung mit den Begriffen der „Infektionskrankheiten" und der „Infektions-Lehre" auseinandergesetzt, so wird es, insbesondere für eine biologische Betrachtungsweise (weniger für die klinische) nun nötig, den Infektions-Begriff zu erläutern. Er ist im täglichen Umgang so selbstverständlich und bewährt, daß es völlig abwegig wäre, etwa auf ihn verzichten zu wollen. Daß jeder Infektionskrankheit eine Infektion zugrunde liegt, müssen wir nach der Zusammensetzung jenes Wortes annehmen. Liegt nun aber auch darüber hinaus jedem Wirt-Gast-Verhältnis und jeder Symbiose eine Infektion zugrunde? Hier stoßen wir wieder auf Widersprüche im Gebrauch eines scheinbar so einfachen und grundlegenden Begriffs, die ähnlich wie bei der Frage: was ist eine Infektionskrankheit? noch nicht zu einer Übereinkunft gebracht werden konnten. Und eine solche wurde um so schwieriger, je mehr sich Klinik und Bakteriologie voneinander trennten. Definieren wir mit DOERR Infektion als „Ansiedlung, Wachstum und Vermehrung niedrigstehender Organismen in höher organisierten", so beruht freilich jedes Wirt-Gast-Verhältnis auf Infektion. BIELING, GINS und andere Fachbiologen definieren aber Infektion als den „Vorgang, daß kleine körperfremde, vermehrungsfähige Wesen, die Krankheitserreger, in die Gewebe und Säfte des menschlichen Körpers eindringen und sich anschließend dort stark vermehren". Hierbei wird also „Infektion" eingeschränkt auf 1. Krankheitserreger und 2. deren Eindringen in menschliches Gewebe. In dieser Einengung ist es eigentlich nicht berechtigt, bei Bacillenträgern von latenter Infektion zu reden, solange es nicht irgendwo zu einer Gewebsreaktion von seiten des Wirts gekommen ist. Diesen letzteren Zustand bezeichnet man richtiger aber nicht mehr nur als latente Infektion, sondern schon als latente Krankheit. In der Doerrschen Definition müßte man auch die ganzen normalen Symbiosen, z. B. die Coli-Besiedlung des Darms u. v. a., als latente Infektion bezeichnen, was sinnwidrig ist, da in diesen Fällen das notwendige Gegenstück, eine manifeste Infektion, nicht existiert; eine solche Anwendung der Begriffe Infektion und latente Infektion ist zum mindesten nicht üblich. In vielen Fällen, wo wir von Infektion zu reden gewohnt sind, handelt es sich auch nicht einmal um ein Eindringen von außen, sondern nur um Standortänderungen von Gästen im Wirt (z. B. Coli-Cystitis).

Der Ausdruck „Infektion" ist weit älter als das Fach der Mikrobiologie und entstammt der praktischen Medizin. Für praktische Zwecke ist er ähnlich wie der Begriff der Infektionskrankheit ausreichend definiert, wenn wir ihm das Merkmal der Bedrohung des Infizierten mit einer sich anschließenden Krankheit (also die Pathogenität) belassen.

Für die Biologie ist er aber unbrauchbar und zu sehr mit Vorstellungen von Gefahr und Krankheit, damit also einem vorübergehenden Ausnahmezustand des Wirts verknüpft, so daß er dort schon seit langem durch andere Begriffe ersetzt werden mußte. Befaßt sich doch auch die Biologie in erster Linie mit den „normalen" Lebewesen und nur sekundär mit ihrer Pathologie! So traten bei ihr die Begriffe von Symbiose und Parasitismus an die Stelle des Infektions-Begriffes, wobei sie ihre Aufmerksamkeit wieder vor allem den Symbionten und Parasiten und erst in zweiter Linie den Reaktionen der Wirte zuwendete.

Für die Medizin dagegen steht der menschliche Wirtsorganismus im Mittelpunkt; daher hat denn auch die medizinische Mikrobiologie den Nachdruck auf das Wirt-Gast-Verhältnis gelegt und dabei die „pathogenen Erreger" (im Sinne des Begriffes der „Parasiten") bevorzugt erforscht. Mit jedem, auch jedem gesunden Individuum untrennbar verbunden ist nun aber seine unbelebte und belebte Umwelt; es ohne sie zu denken, ist biologisch unmöglich. So wie der Mensch mit seinesgleichen als notwendigem Bestandteil seiner Umwelt zu leben und sich dem anzupassen hat, um mit sich selbst im Gleichgewicht bzw. Wohlbefinden bleiben zu können, so muß er es auch mit den kleinen und kleinsten Lebewesen seiner Umwelt und diese mit ihm. Im Falle engsten räumlichen Zusammenlebens entsteht daraus ein Wirt-Gast-Verhältnis mit Eigenschaften des Wirts und des Gasts: sich gegenseitig als unabdingbare Begleiterscheinungen des Lebens zu respektieren und nicht nur nicht gegenseitig zu stören, sondern — eben dadurch, daß man sich nicht stört — sich das Dasein erst zu ermöglichen und damit also zu nützen. In diesem Sinne kann man das Wirt-Gast-Verhältnis des Menschen zu den an und in ihm lebenden Keimen in gesunden Tagen eine Symbiose bzw. ein symbiontisches Gleichgewicht nennen und auch in den Zeiten der Krankheit die Infektionsprozesse als Störungen dieser Symbiose bzw. symbiontische Gleichgewichtsstörungen auffassen.

In den Begriffen „Symbiose und Parasitismus" ist aber stets ein Werturteil über den Nützlichkeitsgrad enthalten, das nicht nur anthropozentrisch ist, sondern sogar subjektiv verschieden ausfallen muß. Eine scharfe Trennung ist zwischen ihnen daher unmöglich (CAULLERY, DOERR u. a.). Wir sagten schon in der Einleitung, daß wir im Überstehen der meisten Infektionskrankheiten einen für den Menschen nicht nur notwendigen, sondern sogar nützlichen, weil mit dem Erwerb neuer wertvoller Eigenschaften (Immunität) verbundenen Vorgang erblicken können, so daß damit auch die Grenze zwischen Symbionten und Parasiten verwischt wird. Tatsächlich ist es unmöglich, die Keime (Gäste) des Menschen streng in schädliche und nützliche (apathogene Saprophyten und pathogene Erreger) zu scheiden. Das Wesentliche solcher Urteile liegt in der jeweiligen gegenseitigen Beziehung von Wirt und Gast. Stets ist daher nur die Aussage eines bestehenden oder nicht bestehenden, d. h. gestörten Gleichgewichts zwischen dem Wirt und seinen Gästen möglich. Für das Verständnis der Infektionskrankheiten ist deshalb ebenso ihre Betrachtung als ein Sonderfall der normalen Symbiose des Menschen notwendig, und damit sind die Begriffe Symbiose und Parasitismus in der Medizin nur schwer anwendbar und mißverständlich, da sie durch die Blickrichtung der allgemeinen Biologie, nicht die der Medizin vorbelastet sind.

Im Gegensatz zu den früheren Auflagen dieses Buches und trotz des mit Recht von vielen Seiten betonten hohen Wertes der Symbioseforschung für die medizinische Infektionslehre (RIMPAU 1934, HARMSEN 1951 u. v. a.) soll daher die Anwendung des Symbiosebegriffs hier im allgemeinen vermieden werden, da auch in der Diskussion mit so hervorragenden Forschern auf dem Gebiet der biologischen Symbiosen wie BUCHNER, KOCH, PIEKARSKI dagegen wiederholt Bedenken erhoben wurden.

Nun ist es aber unser Anliegen, den Ausdruck „Infektion" bei der allgemein-biologischen Betrachtung durch eine klare Bezeichnung zu ersetzen, die von dem Werturteil, das in Symbiose und Parasitismus enthalten ist, abstrahiert und zugleich nicht nur vorübergehenden (krankhaften), sondern auch dauernden, ja lebenslänglichen Keim-Aufenthalt im Wirt wie die Mund- und Darmflora umfaßt, also „Symbiosen", deren Unterordnung unter den Infektions-Begriff mindestens zweifelhaft ist. Als Oberbegriff für alle diese Formen des Wirt-Gast-Verhältnisses habe ich daher 1957 — abgeleitet aus dem von BUCHNER angewandten Ausdruck Endosymbiose — die Bezeichnung „*Endobiose*" vorgeschlagen.

Endobiosen sind demnach alle vorübergehenden oder dauernden Gast-Besiedlungen eines Wirtsorganismus, ob sie nun nur oberflächlichen Charakter haben oder im Innern des Wirts verbreitet werden, sei es mit oder ohne Folgen für dessen Befinden, seien sie also rein symbiontischer oder pathogener (parasitärer) Art.

Schrifttum

BIELING, R.: Die biologische Infektionsabwehr des menschlichen Körpers. Wien: F. Deuticke 1944.
BUCHNER, P.: Tier und Pflanze in intracellulärer Symbiose. 2. Aufl. 1930. Gebr. Bornträger.
— Symbiose und Anpassung. Nova Acta Leopold. **8**, 257 (1940).
— Endosymbiose der Tiere mit pflanzlichen Mikroorganismen. Basel-Stuttgart: Birkhäuser 1953.
— Die harmonische Einbürgerung pflanzlicher Mikroorganismen in den tierischen Körper. Verh. Dtsch. Ges. inn. Med. **1957**, 32.
CAULLERY, M.: Le parasitisme et la symbiose. Bibl. biol. génerale, Paris 1922.
DOERR, R.: Die erblichen Grundlagen der Disposition für Infektionen und Infektionskrankheiten. Z. Hyg. **119**, 636 (1937).
— Die Infektion als Gast-Wirt-Beziehung mit besonderer Berücksichtigung der tierpathologischen Virusarten. Arch. Virusforsch. **2**, 87 (1941).
— Die Lehre von den Infektionskrankheiten in allgemeiner Darstellung. Lehrb. d. inn. Med., 5. Aufl. Berlin: Springer 1942.
GINS, H. A.: Beiträge zur Pathogenese und Epidemiologie der Infektionskrankheiten. Leipzig: Thieme 1935.
HARMSEN, H., und G. MEINECKE: Die Bedeutung der biologischen Symbioseforschung für die Medizin. Klin. Wschr. **1951**, 560.

HÖRING, F. O.: Die bakterielle Infektion im Lichte biologischer Betrachtung. Münch. med. Wschr. 1935, 213.
— Wege zu einer anthropologischen Erfassung des Infektionsgeschehens. Münch. med. Wschr. 1951, 659.
— Zoologische Symbioseforschung und medizinische Infektionslehre. Referat, Verh. Dtsch. Ges. inn. Med. 1957, 94.
KOCH A., K. OFFHAUS, J. SCHWARZ und J. BANDER: Symbioseforschung und Medizin. Naturwissenschaften 15, 339 (1951).
PIEKARSKI, G.: Lehrbuch der Parasitologie. Berlin-Göttingen-Heidelberg: Springer 1954.
— Symbiose und Parasitismus. Verh. Dtsch. Ges. inn. Med. 1957, 86.
RIMPAU, W.: Grundsätzliches zur pflanzlichen Endosymbiose beim Menschen. Münch. med. Wschr. 1934, 1877.

2. Übersicht über Grundbegriffe und Dynamik der Endobiosen

Die meisten Endobionten verharren beim Übergang vom einen zum nächsten Wirtsindividuum (also *vor* der eigentlichen „Infektion") mehr oder weniger lange in der näheren oder ferneren Umwelt des Wirts. Das Studium dieser außerhalb des Wirts liegenden Verhaltensweisen und der daraus entstehenden Beziehungen zu demselben ist also zunächst ein Teil der Umweltslehre, speziell der Lehre von der belebten Umwelt der Wirtsorganismen, also ihren *ökologischen* Beziehungen (Abschn. 3) zu einander.

Die Voraussetzungen zum Eindringen und Haften von Endobionten, soweit sie im Wirtsorganismus begründet sind, stellen sodann alles das dar, was unter dem Begriff der *Empfänglichkeit* des Wirts (Abschn. 4) für seine Endobiosen zusammenzufassen ist. Sie ist vor allem artgebunden und daher erblich-angeboren, weshalb etwa die für den menschlichen Wirt spezifischen Endobiosen (Anthroponosen) von solchen, die eigentlich gewissen Tierarten zugehören (Zoonosen) und gelegentlich auf den Menschen übergehen (Anthropozoonosen), zu unterscheiden sind. Vielfach ist die Empfänglichkeit aber auch an bestimmte Voraussetzungen im Wirt, wie etwa vorausgegangene Gewebsverletzungen, geknüpft (Wundinfektion) oder daran, daß die Endobionten bestimmte Eintrittspforten benützen (Darminfektionen) oder durch bestimmte Überträger (meist Arthropoden) eingeimpft werden. Die Eintrittspforten stehen daher mit ihr in engem Zusammenhang.

Angeboren ist weiterhin aber auch, in welcher Weise der Wirt nach eingetretener Haftung an der Eintrittspforte reagiert, und insofern ist Empfänglichkeit nicht nur etwas quantitativ, sondern auch qualitativ Verschiedenes, d. h. es gibt verschiedene *Arten der Empfänglichkeit*. Die rein quantitativen Unterschiede der angeborenen Empfänglichkeit treten am klarsten an der Verschiedenheit der Toxinwirkungen bei verschiedenen Wirtsarten in Erscheinung, während die qualitativ verschiedenen Arten der angeborenen Empfänglichkeit sich prinzipiell vor allem darin äußern, daß es entweder nur am Ort des Eindringens zur Reaktion kommt oder an diesem keine Reaktion eintritt, dafür aber eine Allgemeinreaktion des Wirtsorganismus.

Die Lokalisation bzw. die Ausbreitung der Endobiose im Wirtsorganismus mit der unter Umständen dabei stattfindenden Generalisation wirft die Frage der *Ausbreitungswege* auf (Hodogenese, Abschn. 5).

Sie ist aber davon abhängig, ob der Wirt primär und örtlich reaktionsfähig ist, wobei zunächst keine Ausbreitung erfolgt (Lokalinfektion), oder vor Eintritt einer Reaktion und im Lauf einer bestimmten Zeit (Inkubationszeit) erst eine *Sensibilisierung* durchmachen, d. h. seine primäre Empfänglichkeitslage steigern muß, um erst dann mit einer Allgemeinreaktion bzw. Generalisation die Endobiose an entfernter Stelle zu lokalisieren (cyclische Infektionskrankheiten).

Auf das Stadium der Sensibilisierung (Überempfindlichkeit, Hyperergie) folgt in diesem Fall nach Abschluß der damit einhergehenden hämatogenen *Generalisation* (Abschn. 7) dann ein Abklingen derselben mit Lokalisation der Endobiose an typischem, von der Eintrittspforte verschiedenem Ort und schließlich der Ausgleich der Endobiose in einem mehr oder weniger permanenten Gleichgewichtszustand, der im allgemeinen mit weiterer Anwesenheit und höchstens erst nach längerer Zeit mit Eliminierung des Gasts einhergeht, die *Immunität* (Abschn. 8).

Im mikroskopischen Bereich liegt dann stets ein *intracellulärer* Einschluß des Gasts vor, während — außer bei den oberflächlichen Endobiosen — ein *extracelluläres* Verweilen des Gasts im Wirt immer zu Gewebsreaktionen desselben führt, mithin zur Manifestation (Abschn. 6).

Diese ganze Dynamik der Endobiosen, wie sie sich aus der angeborenen und arteigenen Empfänglichkeitslage des Wirts gegenüber dem betreffenden Gast ergibt, ist wie alle Erbeigenschaften nur aus der Stammesgeschichte von Wirt und Gast verständlich, weshalb der *Phylogenese der Endobiosen* ein hoher Erklärungswert für diese Verhaltensweisen der beteiligten Organismen zukommt (Abschn. 9).

Dabei darf aber auch die Bedeutung von Ontogenese, Reifung und Alterung nicht vernachlässigt werden, indem sowohl der Gast als auch der Wirt einer Individualentwicklung in Form von Entwicklungscyclen bzw. Alterung unterliegen kann, die sich für die endobiontische Dynamik vielfach als schrittmachend erweisen (Abschn. 10). Von seiten der Gastart ergibt sich daraus die mindestens bei Protozoen und Helminthen vorliegende Gesetzmäßigkeit der *Bindung der Wirtsreaktionen an die Entwicklungsstadien* des Gasts (Abschn. 11), von seiten des Wirtsorganismus die Abhängigkeit der Reaktionsweise auf eine eingetretene Endobiose von seinem Lebensalter.

Dabei ist die endobiontische Reaktionsweise des Wirts im frühesten Stadium der Individualentwicklung, der Embryonalzeit, noch sehr verschieden *(Embryopathie)* von der des Feten *(Fetopathie)*, des Neugeborenen („unreife" Reaktionsart), des Kindes, Erwachsenen und Greises, wobei freilich in zunehmendem Maße außer der rein angeboren-endogenen artgemäßen Entwicklung *(Lebensalter)* im persönlichen Vorleben erworbene Fähigkeiten bzw. Schädigungen für den Verlauf der Endobiose von Bedeutung werden.

Dieser, d. h. die Intensität der endobiontischen Gleichgewichtsstörung *(Verlaufsschwere)* ist mithin eine komplizierte Resultante aus vielerlei teils angeborenen, teils erworbenen Eigenschaften des Wirtsindividuums, die von der normalen Besiedlung seiner Körperhöhlen mit normalen Endobionten *(normale Symbiose)* über die krankhafte Ansiedlung von normalen Endobionten an atypischem Ort, das erscheinungsfreie Eindringen abnormer (pathogener) Endobionten *(Latenz und inapparente Infektion)* bis zur abortiven oder typischen *Manifestation*, ja zur irreparablen Gleichgewichtsstörung *(Infektionstod)* reicht (Abschn. 13).

Ganz vorwiegend aus den arteigenen Eigenschaften von Gast und Wirt und nur in geringem Maße aus erworbenen Eigenschaften derselben ergibt sich auch gesetzmäßig das Tempo der Endobiose, also vor allem der eventuellen Manifestation (Krankheit), aber auch die Flüchtigkeit oder die Permanenz einer einmal eingetretenen Endobiose, ihre Dauer. Der Rolle des *Zeitfaktors* kommt daher bei allen Endobiosen besondere Bedeutung zu (Abschn. 12).

Außer durch ihn ist aber auch das Bild jeder Manifestation (Krankheit) von Eigenschaften des Gasts abhängig, wobei ihre Lokalisation ausschlaggebend ist für das klinische Bild der Krankheit (Abschn. 14).

Da schließlich jedes Wirtsindividuum im Laufe seines Lebens mit vielerlei spezifischen Endobionten in Berührung kommt, so spielt für seine Reaktionsweise die Menge der vorausgegangenen Endobiosen und deren gegenseitiger Zeitabstand eine bedeutende Rolle, wobei besonders beim zeitlichen Zusammentreffen mehrerer Endobiosen deren Ablauf beeinflußt und verändert werden kann *(Wechselwirkungen)* (Abschn. 15).

3. Die ökologischen Beziehungen

Wenn auch die Verschiedenartigkeit der typischen Umweltsbeziehungen von Endobionten und ihren Wirten für die Klinik nicht wichtig erscheinen mag und deshalb auch — etwa vom Hygieniker — weniger beachtet bzw. anders gesehen zu werden pflegt, so ist ihre naturwissenschaftliche Systematisierung doch für das Verständnis der Empfänglichkeits-Verhältnisse aufschlußreich und damit auch für das der Patho- und der Phylogenese der Endobiose. Es soll daher mit diesem Abschnitt ein Exkurs nicht nur in die mikrobiologische Ökologie, sondern auch in die vergleichende Pathologie, darüber hinaus in ein weites Gebiet der biologischen Umweltslehre gemacht werden.

Vorausgeschickt sei, daß sich die prinzipiell gleichen Arten der Umweltsbeziehung von Wirt und Gast sowohl bei den erst gering organisierten Gästen, den Viren und Bakterien als auch bei den höher organisierten aus dem Reich der Proto- und Metazoen, also auch bei den Helminthen, ja sogar angedeutet bei den Arthropoden (Insekten, Milben) nachweisen lassen. Es handelt sich also dabei um eine Systematik der Wirt-Gast-Beziehung, nicht um eine solche der Gäste. Freilich ist Erforschung dieser Dinge bei den höher organisierten Endobionten leichter und deshalb bei den niedrigsten, den Viren, sicher vieles noch unbekannt.

Man kann in diesem Sinne etwa die folgenden Stufen in der Wirt-Gast-Beziehung, soweit sie das Verhalten des Gastes außer- und innerhalb des Wirts angeht, unterscheiden:

1. Keime, die ihr Leben und ihre Fortpflanzung gewöhnlich außerhalb höherer Wirte fristen, aber Ansiedlungsfähigkeit in Wirten besitzen und bei

„zufälliger" (akzidenteller) Einschleppung in solche zu Erkrankung derselben führen können. Sie sind also zu ihrer Arterhaltung nicht auf ein Wirt-Gast-Verhältnis angewiesen.

Beispiele:
Spaltpilze: Fäulniserreger, besonders die Anaerobiergruppe der Clostridien (Gasbrand, Tetanus, Botulismus).
Pilze: Viele Schimmel-, Strahlen- und Hefepilzarten.
Höher organisierte Parasiten: Alle Blutsauger unter den Insekten, Zecken und Milben.

2. *Keime, die als Oberflächenbesiedler beim Wirtsorganismus gedeihen* und sich vermehren, dabei jedoch durch akzidentelle Verschleppung an falsche Standorte bzw. ins Gewebe des Wirtsorganismus auch zu Krankheitserscheinungen führen können.

Beispiele:
Spaltpilze: Haut-Staphylokokken (St. albus), Schleimhaut-Streptokokken (anhämolytische Str.) — gramnegative Mikrokokken der oberen Luftwege, sog. Influenzabacillen (Haemophilusarten), Pseudodiphtheriebacillen, Colibakterien, Vibrio Metschnikoff.
Protozoen: Amoeba coli, buccalis, auch Entamoeba histolytica (als Minutaform und Cyste).

3. *Keime der Anthroponosen,* also der im wesentlichen nur beim Menschen spontan auftretenden Infektionskrankheiten. Sie vermehren sich im allgemeinen nur noch im Wirt. Es besteht die sehr auffällige Tatsache, daß die meisten dieser Keime mit Vertretern der unter 2 genannten in der bakteriologischen Systematik eng verwandt sind bzw. sich in der gleichen Bakterien-Gruppe „apathogene" und „pathogene" Vertreter finden:

Beispiele:

Infektionsstoff	*damit verwandter, normaler Symbiont*
häm. Staphylokokken	Haut-Staphylokokken
häm. Streptokokken Pneumokokken	Schleimhaut-Streptokokken
Meningokokken Gonokokken	Mikrokokken der oberen Luftwege
Keuchhustenbacillen	sog. Influenzabacillen (Schleimhautsaprophyten)
Diphtheriebacillen	Pseudodiphtheriebacillen
Ruhrbakterien Typhusbakterien Paratyphusbakterien	Colibakterien
Cholerabacillen	Vibrio Metschnikoff u. a. Vibrionen

Diese Tatsache ist wohl kaum ökologisch oder gar phylogenetisch gesehen ein Zufall, sondern dürfte ihre — freilich bislang nicht sicher faßbare — Bedeutung haben. Über die Umwandlung der pathogenen in apathogene Keime und umgekehrt ist von den ersten Zeiten der Mikrobiologie an viel diskutiert worden. Ob sie nun im Krankheitsablauf eine Rolle spielt oder nur als stammesgeschichtliches Ereignis gelten muß, muß auch heute noch dahingestellt bleiben. Die von der mikrobiologischen Systematik benutzten Unterscheidungsmerkmale sind vielfach keine solchen (also morphologischen), wie sie sonst in der biologischen Artsystematik benutzt werden, sondern nur funktionelle, biochemische Merkmale. In irgendwelcher, noch ungeklärter Art und Weise aber dürfte diese merkwürdige nahe Beziehung zwischen den normalen Oberflächen- und Körperhöhlenbesiedlern einerseits, den Erregern der für den menschlichen Wirt spezifischen Krankheiten andererseits ihre ökologische Bedeutung haben, und zwar sowohl für die Empfänglichkeit des Menschen für letztere als auch für seine Befähigung, diese Empfänglichkeit in Unempfänglichkeit zu verwandeln, wie sie angeboren gegen erstere besteht, d. h. also für den Immunitätserwerb. Für die Sicherung der Fortbestandes der Keime, ihre Arterhaltung, mag die Bedeutung darin liegen, daß die Ökologie der pathogenen und der apathogenen verwandten Arten doch wohl auf sehr ähnlichen Grundlagen beruht.

Bei den Erregern der chronischen Anthroponosen, Tuberkulose, Lepra, Syphilis usw., bestehen zwar auch entferntere Beziehungen zu apathogenen Oberflächen-Keimen (etwa Smegmabacillen, apathogene Spirillen); der Fortbestand der pathogenen Arten ist hier aber durch die Chronizität der Infektionen in einer symptomarmen, ja latenten Besiedlung des Wirts begünstigt; eine langsam verlaufende Krankheit bedeutet für die Arterhaltung des Wirts wie des Gasts ja einen Vorteil (E. MARTINI).

Wenn wir bisher in diesem Abschnitt nur die selbständig vermehrungsfähigen Mikroorganismen und noch nicht die Viren berücksichtigt haben, so deshalb, weil über ihre Ökologie und Phylogenese noch Unklarheit besteht. Das gilt vor allem für die Frage, ob es apathogene Viren gibt, worüber z. Z. noch nicht mehr ausgesagt werden kann, als daß viele Virusarten viel häufiger den Menschen nur latent besiedeln, als daß sie ihre krankmachende Potenz dabei manifestieren. Im übrigen ist ihr ökologisches Verhalten wahrscheinlich prinzipiell gleichartig demjenigen höherer Endobionten. Solange die Forschung noch keine sichere Antwort auf die Frage weiß, ob Viren die Urform des Lebendigen oder aber „Verlustmutanten" ursprünglich höher organisierter Parasiten sind, bleibt hier das meiste der Spekulation überlassen.

Als rein anthroponotische Viren sind zu nennen: Masern-, Windpocken-, Mumps-, Kinderlähmungs-, Hepatitis-Virus u. a.

Es sei schließlich darauf hingewiesen, daß die menschenpathogenen Protozoen außer der Entamoeba histolytica (nur in ihrer Magna-Form pathogen!) zur Gruppe 5 (s. unten) gehören.

4. Die Keime der (Anthropo-) Zoonosen sind eigentlich anderen warmblütigen Wirtsarten angepaßt als dem Menschen. Sie finden aber beim Menschen zuweilen ein ausreichend ähnliches Milieu vor, so daß es dann zur Infektion bei diesem kommen kann. Solche menschlichen Erkrankungen stellen epidemiologisch nur zufällige Ausläufer der tierischen Epizootien dar, und eine weitere Übertragung von Mensch zu Mensch findet nur vereinzelt statt, d. h. die Infektketten reißen beim Menschen ab. Alle diese Infektionsstoffe stehen zu den normalen Symbionten des Menschen in keinem engeren verwandtschaftlichen Verhältnis, sehr wahrscheinlich aber zu den Normalsymbionten ihrer eigentlichen Wirtsarten, worüber freilich bisher nur wenig bekannt ist, weil diese Frage in der Veterinär-Mikrobiologie noch kaum beachtet wurde. Zu den Zoonosen gehören:

von den Vira: sicher: Lyssa, Psittakose, Stomatitis epidemica, einige Encephalitisarten; vielleicht im weiteren Sinne: Pocken, Poliomyelitis, Grippe u. a.;

von den Spaltpilzen (einschl. Spirillen): die Enteritiserreger aus der Paratyphusgruppe, Schweinerotlauf, Milzbrand, Rotz, Brucellosen, Tularämie, Pest, Leptospirosen, Rattenbißfieber;

von den höheren Pilzen: Favus und manche Trichophytien (von verschiedenen Haustieren);

von den Protozoen: Balantidium coli (vom Schwein);

von den Würmern: Trichinen, Darm- und Leberegel und diejenigen mit obligatem Wirtswechsel, bei denen der Mensch nur akzidenteller Wirt ist, sei er Haupt- (manche Tänien), sei er Nebenwirt (Echinococcus, Cysticercus).

Die Zahl der Zoonosen ist erstaunlich groß. Phylogenetisch bedeutet das, daß die Anpassung von Gästen an ihre gewöhnlich bewohnte Wirtsart offenbar nur eine relative, leicht beeinflußbare Eigenschaft ist und sich dabei alles im Fluß befindet.

Die Wirtsspezifität eines Mikroben kann wie bei den Zoonosen (vor allem der Lyssa) nur wenig fixiert sein; in anderen Fällen ist sie aber sehr streng (Gruppe 3: Anthroponosen), wobei die Spontanübertragung nur auf Wirte der gleichen Art erfolgt und es nur im Experiment oder gar nicht möglich ist, andere Wirtsarten zu infizieren. Bei den meisten Mikrobenarten finden sich dann aber ähnliche verwandte Erreger, die ebenso streng auf tierische Wirtsspecies fixiert sind wie die humanen Formen auf den Menschen. Das gilt besonders für die Viren: das bekannteste Beispiel ist das Virus der humanen Pocken, dem etwa ein Dutzend Arten von streng spezifisch an tierische Wirtsarten gebundene Tierpocken an der Seite stehen (Kuh-, Pferde-, Mäuse-, Geflügel- usw. -Pocken). Man weiß heute, daß das bei den meisten humanen Viren prinzipiell ähnlich ist, z. B. Masern- und Staupevirus, Poliomyelitisvirus und Virus der Teschener Schweinekrankheit, humane und tierische Grippe-Viren. Ähnlich liegen die Verhältnisse der Wirtsspezifizierung oft auch bei Bakterien, so — wie bekannt — etwa bei den Tuberkelbakterien, den Leprabakterien (humane und Ratten-Lepra), auch den Treponematosen. Nur über die bakteriellen Erreger der akuten Anthroponosen ist wenig über Vorkommen verwandter Arten bei tierischen Wirten bekannt, d. h. etwa z. B. darüber ob es einen spontanen Tiertyphus gibt (der sog. Mäusetyphus darf wohl nicht als solcher, sondern muß als Sepsis angesehen werden). Bei Protozoen und Würmern hingegen liegen die Verhältnisse wiederum klar: man kann nämlich beinahe sagen, daß jede Säugetierart in den Tropen ihre eigene „Malaria" (Plasmodiose), ihre eigenen Ascariden und Bandwürmer usw. besitzt, wobei deren Erreger sich ganz streng an ihre Wirtsspezifitäten halten und dabei von den humanen

Erregern morphologisch oft nur ganz geringfügig verschieden sind, obwohl es sich dabei um nicht kreuzbare, streng geschiedene Species handelt.

5. Damit sind wir schon zur letzten Gruppe dieser ökologischen Einteilung der Endobionten gekommen, den *Überträger-Krankheiten*. In dieser Gruppe von meist exotischen Krankheiten ist der Bestand der Gastart außerhalb des menschlichen Wirts derart sichergestellt, daß ein (meist zu den Arthropoden gehöriger) zweiter Wirt als Überträger dient. Es handelt sich also um eine recht komplizierte Lebensgemeinschaft (Biocönose) von Wirt, Zwischenwirt und Gast, die hochdifferenziert ist. Auch bei den Erregern dieser Gruppe bestehen keine engen Beziehungen zu normalen Symbionten des Menschen. Bei einem Teil dieser Krankheiten ist der Mensch obligater Zwischenwirt (z. B. Malaria[1]), bei einem anderen Teil aber nur akzidenteller (z. B. Gelbfieber, manche Rickettsiosen und Rückfallfieberarten sowie Leishmaniosen); diese sind also eigentlich auch Zoonosen.

Die ihnen entsprechenden Krankheiten sind sämtlich solche mit cyclischer Allgemeininfektion. — Hierher gehören:

von den Vira: Gelbfieber, Dengue, Pappatacifieber, einige Encephalitisarten; sämtliche Rickettsiosen, d. h. die ganze Fleckfiebergruppe, Q-Fieber, Febris quintana, ferner Carrionsche Kr. (Bartonellose!);

von den Spaltpilzen: kein einziger!;

von den Spirillen: Rückfallfieber;

von den Protozoen: Plasmodien, Trypanosomen, Leishmanien;

von den Würmern: Bilharzien und Filarien (kaltblütiger Nebenwirt), Tänien (warmblütiger Nebenwirt).

Die Anpassung der Symbionten an die Lebensbedingungen im Wirt und die Sicherstellung ihrer Fortpflanzung und Vermehrung außerhalb desselben, d. h. die Übertragung vom einen zum nächsten Wirt, erfolgt also in verschiedener Art und Weise, die eine entwicklungsgeschichtliche Erklärung geradezu aufdrängt. Was aber im Rahmen der klinischen Infektionslehre am meisten interessiert, ist nicht die Entwicklungsgeschichte der Infektketten und ihrer Sicherstellung außerhalb des Wirts, sondern diejenige der Endobiose innerhalb des menschlichen Wirts.

Schrifttum

MARTINI, E.: Vom Parasitismus in der Zoologie. Med. Klin. 1933, 1248.

4. Empfänglichkeit

Das Schicksal der Endobionten innerhalb des Wirts wird auffallenderweise in der Mikrobiologie seit ihren Anfängen einseitig fast nur unter dem Gesichtswinkel von deren Fähigkeiten gesehen, ihrer Aktivität und Aggressivität,

---

[1] Hauptwirt ist nach zoologischer Definition stets diejenige Wirtsart, in der geschlechtliche, Zwischen- oder Nebenwirt diejenige, in der ungeschlechtliche Vermehrung stattfindet, also bei der Malaria Hauptwirt die Anopheles, Nebenwirt der Mensch.

besonders ihrer „Pathogenität", gegen die vom Wirt mit mehr oder weniger Erfolg „Abwehr" geleistet wird. Daß es sich bei der Entwicklung einer Endobiose, vom Augenblick der Erstberührung von Gast und Wirt angefangen bis zum Ende der betr. Endobiose, aber auch um eine sehr aktive Leistung des Wirtsorganismus im Sinne einer „Bewirtung" handelt, die eingehender Analyse bedarf, um die gesamte Endobiose einem naturwissenschaftlichen Verständnis zuzuführen, wird außer acht gelassen.

Erste Voraussetzung für jede Endobiose von seiten des Wirts ist dessen *Empfänglichkeit* für den betr. Gast, und diese ist zunächst ein Artmerkmal, da es nur bestimmte Gastarten sind, denen der Wirt die Haftung erlaubt. Die Mikrobiologie hat aber die Voraussetzung für das Zustandekommen, die Wirtsempfänglichkeit fast nur als passives Verhalten des Wirts gedeutet und nur ihr Reziprokes, die Abwehr und die Resistenz, als eine aktive Leistung der Wirte in den Vordergrund gestellt. Sie hat seit METSCHNIKOFF nicht die merkwürdige Befähigung des Wirts zur Aufnahme ganz bestimmter Mikroorganismen untersucht, sondern nur die „Abwehr", die in bestimmten Fällen versage und so zur Infektion führe. Wenn man darauf achtet, so liest man auch heute noch kaum eine Publikation, die sich irgendwie mit Infektion beschäftigt, wo nicht von der Abwehr gesprochen wird; von der viel wichtigeren Empfänglichkeit aber liest man höchst selten. Zwar haben wiederholt bedeutende Bakteriologen wie R. DOERR und GOODPASTURE diese Einseitigkeit als einen prinzipiellen Fehler bezeichnet, aber seit METSCHNIKOFF, dem Begründer der Entzündungslehre im heutigen Sinne, kann sich die Medizin von diesem, von der Biologie her gesehen falschen Ausgangspunkt nicht mehr befreien.

DOERR sagt zu dieser auffallenden Einseitigkeit der Betrachtungsweise: „Die Unfähigkeit..., die Empfänglichkeit bestimmter tierischer Wirtsarten für bakterielle Infektionen befriedigend zu erklären, hat dazu geführt, daß die Bakteriologie auf die Erschließung des Problems der Speciesdisposition überhaupt verzichtet und sich — besonders unter dem beherrschenden Einfluß von E. METSCHNIKOFF — ganz der Erforschung des Gegenteiles, der natürlichen Speciesresistenz, zugewendet hat. Für diese spezifisch bakteriologische Denkrichtung existieren nur negativ gefaßte Fragen, wie etwa, warum das Meerschweinchen... gegen die pyogenen Staphylokokken refraktär ist. Es wird also angenommen, daß jede Tierart durch jedes ‚pathogene' Bakterium infiziert werden kann; die unempfänglichen Spezies sollen nur deshalb eine Ausnahme machen, weil sie über „Abwehrvorrichtungen" verfügen, welche die eindringenden ‚Erreger' vernichten. Vom parasitologischen wie vom allgemeinbiologischen Standpunkt aus erscheint diese negative und nur den Wirt berücksichtigende Erfassung des Problems der Empfänglichkeit der Arten abwegig, weil sie von der genetischen Grundlage jedes Gast-Wirtverhältnisses... keine Notiz nimmt. Verfehlt ist auch die herrschende Tendenz, die natürliche Resistenz gegen Infektionen mit der erworbenen Immunität in Parallele zu setzen; diese beiden Zustände sind voneinander in sämtlichen fundamentalen Beziehungen gänzlich verschieden. Demgemäß sind die Bemühungen im allgemeinen gescheitert, die... Resistenz auf das Vorhandensein von Serumstoffen oder auf die phagocytierenden Fähigkeiten bestimmter Wirtszellen zurückzuführen. Ein ausgeprägt refraktäres Verhalten kann mit dem völligen Fehlen mikrobizider Serumstoffe einhergehen, und Bakterien können gerade für jenen Wirt infektiös sein, in welchem sie lebhaft phagocytiert werden."

Dieselbe zutreffende Kritik drückt GOODPASTURE 1937 wie folgt aus: „Seitdem sachliche Unterlagen für die Infektionslehre geschaffen wurden, haben die Untersuchungen über die Infektionsphänomene hauptsächlich zwei Richtungen eingeschlagen; die eine richtete sich auf die Serumantikörper, die andere wollte die

Rolle der Phagocytose aufklären. Die erwiesenen, dabei vorliegenden Wirkkräfte dieser beiden Abwehrmechanismen gegen bakterielle Infektionen haben die Sicht der Pathologen und Bakteriologen auf die Grundlagenprobleme vernebelt, die doch in dem Gegensatz zur Resistenz, der Empfänglichkeit, gipfeln. Sicher ist die natürliche Resistenz von allgemein-biologischem Interesse, aber es leuchtet doch ein, daß erst eine Erklärung der natürlichen Empfänglichkeit ein richtiges Verständnis für sie liefern könnte. Man blickt sich jedoch vergebens nach einleuchtenden Hypothesen auf diesem Gebiet um, die mit denen aus den Nachbargebieten der Serumantikörper und der Phagocytose auch nur annähernd verglichen werden könnten."

In der Tat ist es viel merkwürdiger, daß der Mensch gegenüber der riesigen Menge von Mikrobenarten im allgemeinen zwar resistent, aber für eine kleine Auswahl unter ihnen empfänglich ist (während umgekehrt etwa die Vögel völlig unempfänglich sind für Pest, Milzbrand oder Trichinose). Man hat sich dabei immer wieder gefragt, ob die natürliche Resistenz spezifisch oder unspezifisch sei, und betont, daß letzteres der Fall sein müsse, aber die Tatsache vernachlässigt, daß das Reziproke, die Empfänglichkeit nämlich, sicher etwas sehr Spezifisches sein muß, eine ganz spezifische Ausnahme nämlich von der sonst allgemein vorhandenen Resistenz. Die übliche Gegenüberstellung von angeborener unspezifischer Resistenz und erworbener spezifischer Immunität hat, wie auch DOERR betont, zu großer Begriffsverwirrung geführt und ist sinnlos, da es sich das eine Mal um eine Art-, das andere Mal um ein erworbenes Individualmerkmal handelt, Dinge, die man ebensowenig als Korrelate einander gegenüberstellen kann, wie etwa die angeborene Haarfarbe eines Menschen derjenigen, die durch ein Haarfärbemittel erzeugt ist! Wohl aber ist die Empfänglichkeit für einen bestimmten möglichen Erreger, genau so wie die Unempfänglichkeit für die große Zahl der anderen, ein angeborenes Artmerkmal und damit ein Gegenstand der Erbbiologie. In der Tat war auch schon bisher eigentlich das einzige, was über die merkwürdige Tatsache der Empfänglichkeit näher ausgesagt werden konnte, daß sie artspezifisch sei, ohne daß man sonst irgendeine Erklärung geben konnte, warum nur der Mensch etwa an Typhus oder an Masern erkrankt und wir für diese Anthroponosen kaum ein Versuchstier besitzen, an dem sie sich, spontan oder künstlich erzeugt, in gleichem Ablauf beobachten ließen.

Empfänglichkeit ist demnach als Artmerkmal zunächst etwas Qualitatives, m.a.W.: Der Wirt hat für den lebenden Gast entweder die Fähigkeit, ihn zur Ansiedlung zu bringen, oder er hat sie nicht.

Darüber hinaus ist Empfänglichkeit aber auch etwas Quantitatives. Das läßt sich am besten an der artgebundenen Empfindlichkeit verschiedener Wirtsarten für antigen wirkende Körpersubstanzen der Gäste demonstrieren, die zugleich eine bestimmte toxische Wirkung besitzen, da mit ihnen isoliert gearbeitet werden kann, während die quantitativen Vorgänge bei allen Infektionsprozessen durch die Eigenvermehrung lebender Keime unübersichtlich werden. Bei den Toxinen treten die enormen quantitativen Unterschiede der Wirtsempfindlichkeiten eindrucksvoll hervor (Tab. 1) (HÖRING 1949, vgl. hierzu auch die artspezifischen Reaktionsunterschiede auf Pyrexal, FRITZE 1958). Erwähnt sei hier auch die bekannte Unempfindlichkeit des Igels für den Kreuzotterbiß.

Tabelle 1. *Empfänglichkeitsunterschiede für Exotoxine* (D. l. m./kg Gewicht)

Toxin	Mensch	Kaninchen	Meer-schwein.	Maus	Hund	Katze	Pferd	Huhn	Taube
Diphtherie	+	1	1/20	∞	1/100	1		1/100	1/50
Scharlach	+++	1	∞	∞	∞	∞	∞	∞	∞
Ruhr	++	+	(+)	(+)	∞	∞	∞	∞	∞
Tetanus	++	1	600	100	2	1/6	1200	1/300	1/40
Botulismus	+	1	1,2	2,5			1/5 000 000	40	

Zusammengestellt nach verschiedenen Literaturangaben und bezogen auf die D. l. m. beim Kaninchen.

Die Empfänglichkeit für das Haften einer Gastart ist in ähnlicher Weise von verschiedenen Faktoren abhängig, auf die im einzelnen im klinischen Teil einzugehen sein wird; so spielt in manchen, aber nicht allen Fällen die Quantität der infizierenden Art (die Keimzahl) eine wichtige Rolle, in anderen das von der Infektion befallene Wirtsgewebe (die Eintrittspforte), in wieder anderen ein- oder mehrmaliger Kontakt, besonders als zweiphasisches Geschehen (also der Zeitfaktor).

Neben der arteigenen Empfänglichkeit sämtlicher Angehöriger der gleichen Art gibt es weiterhin individuelle Schwankungen der Empfänglichkeit, und zwar einerseits solche, die konstitutionell gebunden sind und entweder ganze Unterarten bzw. Rassen (Empfänglichkeits-Unterschiede der weißen, gelben, schwarzen und roten Menschenrassen) oder nur Familien oder einzelne Wirtsindividuen betreffen, und andererseits solche, die sich im Lauf der Zeit beim selben Individuum ändern, seien sie altersgebunden (Reifung der Empfänglichkeit), seien sie durch die wechselnde Disposition der Individuen ausgelöst. Experimentell läßt sich die individuelle Empfänglichkeit derzeit besonders durch folgende 4 Eingriffe beeinflussen:

1. durch künstliche Hebung bzw. Senkung der Körpertemperatur bei Kalt- und Warmblütern, wobei der natürliche Winterschlaf von homoiothermen Tieren der erst in letzter Zeit näher erforschten künstlichen Hibernisation den Weg gewiesen hatte;

2. durch Störung der endokrinen Regulation des Wirts, besonders in Form der Gabe von Glucocorticoiden (Empfänglichkeits-Senkung durch die Cortisone), oder durch Eingriffe am R.E.S. wie Blockade desselben oder Milzexstirpation;

3. durch Einwirkung von Strahlen, insbesondere Röntgen-Strahlen;

4. durch Eingriffe in die Zusammensetzung des Bluteiweißes (z. B. Properdin, Agammaglobulinämie) und der Blutzellen (Agranulocytose). — Punkt 2, 3 und 4 stehen dabei zueinander in naher physiologischer Beziehung.

Auf diese Abhängigkeiten der jeweiligen individuellen Empfänglichkeit für Infektion wird im klinischen Teil näher einzugehen sein.

Haben wir Empfänglichkeit also bis hierher nur als quali- und quantitatives, aber im übrigen einheitliches Problem betrachtet, so bleibt noch die

Frage, ob sie sich in allen Fällen in gleicher Weise äußert oder ob man bei ihr in dieser Hinsicht verschiedene Arten unterscheiden kann.

Diese Unterscheidung der Empfänglichkeitsarten kann in zweifacher Weise gemacht werden, entweder nach den besonderen Voraussetzungen, unter denen jeweils Empfänglichkeit vorhanden ist, oder nach den unmittelbaren Folgen, die die gegebene Empfänglichkeit mit sich bringt:

Voraussetzungen der Empfänglichkeit: Nicht bei jeder Art der Berührung mit dem Keim erfolgt seine Haftung im Wirtsorganismus. So ist das intakte Integument für die meisten Keime zur Haftung ungeeignet, und ist eine Verletzung desselben notwendige Voraussetzung für diese (Wundinfektion). Dagegen sind die Schleimhäute der nach außen geöffneten Körperhöhlen des Wirts für Haftung und Eindringen vieler Keimarten geeignet (Tröpfcheninfektion), was aber auch wiederum örtlich verschieden sein kann, indem manche Keime etwa in den oberen Luftwegen oder im Rachen, andere nur im Darmkanal nach Passage des Magens zur Haftung kommen (respiratorische und intestinale Virus- und Bakterien-Infektionen). Manche Keime haften nur, wenn sie gewissermaßen „eingespritzt" werden (Stichinfektionen). Da das Wesentliche über diese verschiedenen Voraussetzungen für Empfänglichkeit des Wirts bzw. Haftung des Keims schon im vorausgehenden Abschnitt über die ökologischen Beziehungen erörtert wurde, brauchen wir hier nicht nochmals dabei zu verweilen.

Unmittelbare Folgen der Empfänglichkeit: Von größter Bedeutung ist demgegenüber, ob Ansiedlung *und* Vermehrung eines Keims im Wirt bei gegebener Empfänglichkeit oberflächlich begrenzt bleiben bzw. sich die Infektion vom Eintrittsort aus höchstens kontinuierlich ausbreitet, oder ob an der Eintrittspforte überhaupt nichts, sondern eine Vermehrung erst nach Abtransport des Erregers von ihr in ein geeignetes entferntes Gewebe erfolgt. Hierbei treten deutlich grundsätzlich verschiedene *Arten der Empfänglichkeit* in Erscheinung, wobei man unter Einbeziehung der normalen, d. h. nicht zu Krankheit führenden, sondern bei jedem Wirtsorganismus obligat vorhandenen Endobiosen folgende 4 Arten unterscheiden kann:

1. Oberflächliche, lokalisierte Endobiosen: Hierzu gehören die *Keimbesiedlungen der äußeren Haut,* die besser noch als Ektobiosen zu bezeichnen sind, aber auch die *Endobiosen der Lumina* von zur Umwelt geöffneten Körperhöhlen, wie Nase, Mund und Rachen, Trachea, Darmkanal (ab Ileum), Urethra und Vagina. Solange dabei Deckzellen und tiefere Gewebe intakt bleiben, handelt es sich nur um eine lockere Stufe der Empfänglichkeit.

2. Eine für die Humanpathologie relativ unwichtige Empfänglichkeitsart, die aber schon hier aus Vollständigkeitsgründen (s. auch Abschn. 9, Phylogenese) angeführt sei, ist die mit epi- und vor allem intrazellulärem Befall von Deckepithelien einhergehende ohne Beteiligung tieferer Gewebeschichten, wie sie sich am besten bei protozoischen Keimen (Lamblien bzw. Isospora hominis) erkennen läßt, aber auch schon bei Viren (Verrucae, Molluscum contagiosum) vorkommt. Während es sich bei der unter 1. genannten Empfänglichkeitsart durchweg um lebenslängliche Normal-Endobiosen handelt, ist auch bei dieser 2. Art die Besiedlung noch vorwiegend statischer Art, d. h. mit sehr großem Zeitfaktor.

3. Erfolgt ein Eindringen des Keims in oberflächliche Gewebe mit lokalisierter Haftung und Vermehrung an der Eintrittspforte, so entsteht eine Lokalinfektion. Bei dieser Empfänglichkeitsart, der *Lokal-Empfänglichkeit*, gewinnt die Infektion prozessualen Charakter, d. h. der Zeitfaktor ist zwar wechselnd, aber doch prinzipiell beschränkt, und der Prozeß kommt wieder mit der Beendigung der Endobiose zur Abheilung, d. h. er bleibt episodisch. Der Keimbefall kann sich örtlich in engen Grenzen halten oder per continuitatem weite Gewebsbezirke durchsetzen und so zu ausgedehnter Zerstörung führen.

4. Die 4. Empfänglichkeitsart ist im Gegensatz zur 3. dadurch gekennzeichnet, daß es an der Eintrittspforte, also oberflächlich (mindestens klinisch) zu überhaupt keiner Gewebsreaktion kommt, sondern der Endobiont latent nach einer ersten Verschleppung auf dem Lymph- oder Blutwege, entfernt von ihr, zur Vermehrung kommt und sich erst nach einer längeren Vorbereitungszeit (Inkubationszeit) die ersten klinischen Zeichen einstellen, wenn der Keim hämatogen generalisiert. Im Gegensatz zur Lokalempfänglichkeit (3.) liegt hier also *Allgemein-Empfänglichkeit* vor. Aus ihr geht ein an genormte Zeiten (Stadien) gebundenes, phasisches oder „cyclisches" und zeitlich mehr oder weniger streng begrenztes Krankheitsgeschehen hervor, das dynamisch ineinander greift und als wichtiges Merkmal zur bleibenden Empfänglichkeits-Änderung (Immunität) des Wirts-Individuums führt.

Der Verlauf dieses Krankheitsgeschehens führt über die nur der 4. Empfänglichkeitsart eigene Generalisation des Erregers zu einer lokalen Organmanifestation, wie sie in der Reaktionsweise des Wirts der 3. Empfänglichkeitsart entspricht, und nach Abheilung dieser zu einer nur noch latenten intracellulären Haftung (2. Art der Empfänglichkeit), u. U. wieder zurück bis zur Ektobiose (1. Empfänglichkeitsart). Die Beachtung dieser gewissermaßen rückläufigen Dynamik gewinnt für die phylogenetische Analyse (Abschn. 9) Bedeutung.

Für die klinische Infektionslehre sind, wie gesagt, die 1. und 2. Empfänglichkeitsart von nur geringer, die 3. und 4. dafür von größter Bedeutung, also die Lokal- (Gewebs-, Organ-) und die Allgemein- (organismische bzw. cyclische) Empfänglichkeit. Auf Onto- (Abschn. 10) und Phylogenese (Abschn. 9) der Empfänglichkeit werden wir noch näher einzugehen haben, ebenso auf ihre verschiedenen Zeitfaktoren (Abschn. 13). Die Empfänglichkeitsarten manifestieren sich u. a. in der verschiedenen Ausbreitungsweise der Erreger, ihrer Hodogenese, die zuvor im nächsten Abschnitt besprochen sei.

Schrifttum

DOERR, R.: Die Lehre von den Infektionskrankheiten in allgemeiner Darstellung. Lehrb. d. inn. Med., 5. Aufl. Berlin: Springer 1942.
FRITZE, E.: Celluläre und humorale „Abwehr"-Systeme und -Reaktionen. Erg. inn. Med. u. Kinderh. Neue Folge 9, 282 (1958).
GOODPASTURE, E. W., and K. ANDERSON: The problem of infection as presented by bacterial invasion of the chorio-allantoic membrane of chick embryoes. Amer. J. Path. **13**, 149 (1937).
HÖRING, F. O.: Über die Empfänglichkeit des Menschen für Infektionskrankheiten. Mschr. Kinderheilk. **97**, 3 (1949).
— Die Strahlenwirkung auf die Infektionsresistenz. Med. Klin. **1956**, 616.
METSCHNIKOFF, E.: Immunität bei Infektionskrankheiten. Jena: G. Fischer 1902.

5. Ausbreitungswege und Keimvermehrung

Die Wege und die Ausdehnung, die eine Endobiose nimmt, werden in erster Linie vom Wirtsorganismus bzw. von der Empfänglichkeits-Art, die er gegen den betreffenden Erreger hat, vorgeschrieben; je nach derselben setzt seine „Abwehr" schon an der Eintrittspforte ein oder erst sehr viel später (nach der Generalisation des Keims). Die Wahl für die eine oder andere Reaktionsart ist also eine aktive Leistung des Wirtsorganismus, der im Regelfall aller Infektionen Herr der Lage bleibt und dem Keim den Ort seines Verbleibs und das Ausmaß seiner Vermehrung vorschreibt. Nur wenn ihm in den zahlenmäßig viel selteneren Fällen diese Beherrschung der Endobiose mißlingt, kommt es zum Infektionstod, der regelmäßig nicht nur der Arterhaltung der Wirtsart, sondern stets auch zugleich derjenigen der Keimart abträglich ist und deshalb auch unter diesem Gesichtspunkt nicht „im Interesse" des Keims liegt, wie es die Lehre vom „Kampf" zwischen Wirt und Keim (DARWINS „Kampf ums Dasein") mit dem „Endsieg" des einen *oder* des anderen Partners irreführender- und unbiologischerweise dargestellt hat.

Jede Endobiose beginnt zunächst an einer *Eintrittspforte*, deren Sitz am oder im Wirtsorganismus sinngemäß zu den ökologischen Beziehungen von Wirt und Keim in Beziehung steht, wie sie in Abschn. 3 besprochen wurden. Es sei daher hier einleitend eine kurze Übersicht über die möglichen natürlichen und in Ergänzung dazu die künstlich-experimentellen Eintrittspforten gegeben:

Jede Endobiose muß zu Beginn das äußere oder innere Integument, Haut oder Schleimhäute, befallen oder durchbrechen. Der reine Befall des Hautepithels (etwa bei den Verrucae oder den oberflächlichen Mykosen) und des Schleimhautepithels (beim Grippevirus — wenigstens im ersten Krankheitsstadium — oder auch der Lambliasis und der Isospora hominis) sei hier außer Betracht gelassen (s. Abschn. 8). An der Haut erfolgt ein tieferes Eindringen ins Unterhautgewebe und weiter in den meisten Fällen nur dadurch, daß eine gröbere oder feine Traumatisierung durch akzidentelle Ereignisse dem Erreger den Weg bahnt, entweder eine Wunde bzw. Verletzung (Wunderreger), feinere Hautrisse wie Rhagaden (etwa beim Erysipel und Milzbrand), eine Bißverletzung (Lyssa, Rattenbißkrankheit) oder ein Arthropoden-Stich (Gelbfieber, Pest, Orientbeule, Malaria, Filariasis usw.). Das aktive Durchbohren der intakten Haut durch den Erreger ist sicher selten, wird aber für Leptospiren angenommen und ist für die Larven von Bilharzien und Ancylostoma gesichert. Auch hier sei betont, daß die verschiedenen Arten dieses Eintritts bei allen Klassen von Endobionten von den Viren bis zu den Helminthen in gleicher Weise gefunden werden.

Die Schleimhäute dienen den Endobionten vielfach auch ohne vorausgehende Traumatisierung als Eintrittspforte, wobei dann meist das submuköse Gewebe rasch in den Infektionsprozeß einbezogen wird. Das gilt sowohl für die Conjunctiven (Virus-Conjunctivitiden einschl. Trachom und bakterielle), die Nasen-, Mund- und Rachen-, besonders die Tonsillenschleimhaut, als auch für die tieferen Schleimhäute der Luftwege (Trachea,

Bronchien, Alveolen) und des Intestinaltrakts. Am letzteren geben aber die Ruhramöben ein Beispiel dafür, daß auch hier die Schleimhaut in manchen Fällen nur dann zur Eintrittspforte eines Erregers wird, wenn eine von ihm unabhängige primäre Schädigung (hier: bakteriell ausgelöste Katarrhe) vorausgegangen ist. Ein gewisser Unterschied besteht im Verhalten der normalerweise bakteriell besiedelten Schleimhäute wie des Mundes, Rachens, Colons und der Vagina und den normalerweise unbesiedelten, wie denen der Harnwege, da letztere vielfach für Keime wie Coli-Bakterien anfällig sind, auf die erstere nicht entzündlich reagieren, m. a.W.: die Fähigkeit zum Krankheitserreger zu werden, kann in gewissen Fällen vom Ort der Eintrittspforte abhängen, wofür nicht nur das Colibacterium, sondern auch etwa das Grippevirus ein Beispiel abgibt, das künstlich unter die Haut gebracht (injiziert) nicht zur Erkrankung führt, sondern nur über die Trachealschleimhaut. Von anderen Erregern ist jedoch bekannt, daß die Eintrittspforten auch bei spontaner Haftung sehr verschieden sein können, wofür als Beispiel für die Viren die Frühjahr-Sommer-Encephalitis (Zeckenstich- oder enterale Milch-Infektion), für die Rickettsien das Q-Fieber (Inhalations- oder Milch-Infektion), für Bakterien die Brucellose (tierärztliche Haut- oder Milch-Infektion), für Protozoen die Orientbeule (Stich- oder Kontakt-Infektion), für Würmer die Bilharzien (Bade- oder Trinkwasser-Infektion) dienen mögen. Jedoch kann gelegentlich der Krankheitsverlauf vom Sitz der Eintrittspforte weitgehend beeinflußt sein, so etwa bei der Tularämie. — Das gilt besonders bei künstlichen Eintrittspforten, seien sie klinisch (Bluttransfusion, Injektionsspritzen-Hepatitis), seien sie experimentell, besonders am Tier (i.v., s.c., i.p., i.l.). Dabei kann die bei Spontaninfektion vorhandene Reaktion an der Eintrittspforte (Primäraffekt) übersprungen werden (Lues-Übertragung als Transfusionsunfall). Diese kurzen Ausführungen zur Eintrittspforte sollen hier genügen.

Von größerer Bedeutung für das endobiontische Geschehen sind die unmittelbaren Folgen, also die Reaktionsart nach erfolgtem Eintritt, und zwar die *weitere Ausbreitung der Endobiose* und die Stärke der dabei erfolgenden Keimvermehrung. Prinzipiell sind dabei zunächst 2 Möglichkeiten zu unterscheiden: entweder kommt es an der Eintrittspforte zu kontinuierlicher Ausbreitung des Prozesses, gewöhnlich mit entsprechender Keimvermehrung (Lokal-Infektion), oder es kommt mit oder ohne örtliche Reaktion gesetzmäßig zur Absiedlung fern von der Eintrittspforte infolge einer Generalisation des Keims (cyclische Infektion). Dabei sind aber, was die Ausbreitungsweise und Keimvermehrung angeht, gewisse Besonderheiten der Hauptklassen der Erreger (Viren, Bakterien, Protozoen, Helminthen) zu beachten, die sich aus ihrer jeweiligen biologischen Differenziertheit ergeben; diese werden hier unter 3. und 4. gesondert besprochen.

1. **Lokal-Infektion:** Der Wirtsorganismus reagiert bei ihr im typischen Fall an der Eintrittspforte mit der sogenannten „Entzündung", deren Erfolg die Lokalisierung der Endobiose ist. Der klassische Fall ist die Wundinfektion, bei der am Eintrittsort eine starke Keimvermehrung eintritt, die aber vom Wirt erfolgreich lokal gehalten wird. Die krankhaften Erscheinungen bleiben auf die Eintrittspforte lokalisiert oder *verbreiten sich per continuitatem* von dieser aus wie bei der Phlegmone. Sie können

in manchen Fällen auch noch das regionäre Lymphgebiet mit einbeziehen, bleiben dann aber an den regionären Lymphknoten stehen *(lokale Lymphangitis und -adenitis)*. Nach einer Zeit der kontinuierlichen Ausbreitung und der Keimvermehrung wird beides vom Wirtsorganismus gestoppt. Ausbreitung und Keimvermehrung hängen eng im Sinne des *Massenwirkungsgesetzes* von einander ab, wobei die Empfänglichkeitslage des Wirtsorganismus unverändert bleibt.

Eine Sonderstellung in letzterer Hinsicht, d. h. dem Faktor der endogenen Empfänglichkeitslage haben solche Lokalinfektions-Prozesse der Schleimhäute, bei denen Haftung und Ausbreitung biphasisch dadurch bedingt sind, daß die Infektion nur haftet, wenn das örtliche Gewebe in seiner angeborenen Empfänglichkeitslage in einer ersten Phase in bestimmter Weise vorbeeinflußt, *sensibilisiert* wurde und die Keimansiedlung und -vermehrung erst dadurch ermöglicht, zugleich aber auch beschränkt wird. Das ist dort der Fall, wo antigen wirkende Leibessubstanzen des Keims erst den Boden für die Haftung vorbereiten und die angeborene Empfänglichkeit verstärken, ehe es zur Reaktion kommt, wie wir es von den Angina-Krankheiten (Streptokokken, Diphtherie-Bakterien) und manchen lokalen Darmerkrankungen des Menschen (Bakterienruhr, Cholera) kennen (Näheres s. dort). Aber auch sie bleiben auf das jeweils sensibilisierte Gewebe beschränkt, und auch bei ihnen wird die Keimvermehrung nach Überwindung der hyperergischen Lokalreaktion vom Wirtsorganismus beherrscht, d. h. außer dem Faktor der endogenen Sensibilisierung unterliegen auch diese Lokalprozesse dem Massenwirkungsgesetz. Zu beachten ist, daß der der Haftung hierbei vorausgehende örtliche Sensibilisierungsprozeß in relativ kurzer Zeit (Stunden) abläuft.

2. **Cyclische Infektion:** In gewissen Fällen (Lymphogranuloma inguinale, ostasiatische Rickettsiosen, Tuberkulose, Lues, Schlafkrankheit, Bilharzia) schließt sich an die manifeste Reaktion an der Eintrittspforte *(Primäraffekt)*, die örtlich und auch, was die hier stattfindende Keimvermehrung angeht, eng begrenzt bleibt, nach einer festen Sensibilisierungsfrist eine Verbreitung des Erregers über den Lymphweg—Ductus thoracicus—Blut mit Fernabsiedlung im R.E.S., meist der großen R.E.S.-Organe (Leber), an und erfolgt eine erneute Keimausschüttung aus diesem ins Blut, also *eine hämatogene Generalisation*, erst nachdem die hauptsächliche Keimvermehrung dort stattgefunden hat. In den anderen Fällen (Masern, Typhus, Malaria, Filarien) erfolgt an der Eintrittspforte aber überhaupt keine örtliche Reaktion und Keimvermehrung, sondern bleibt die Eintrittspforte völlig latent und ebenso die Erstansiedlung der Endobionten im R.E.S.; dann beginnen die Krankheitserscheinungen erst mit bzw. nach Eintritt der hämatogenen Generalisation, die als Ergebnis der Sensibilisierung des Wirtsorganismus stattfindet und schließlich zur Beherrschung der generalisierten Endobiose durch Desensibilisierung bzw. Immunisierung führt (s. die folgenden Abschnitte). Hier sei nur betont, daß die Generalisierung ohne oder mit Primäraffekt auf Grund der angeborenen arteigenen Empfänglichkeit aktiv vom Wirtsorganismus veranlaßt, geregelt und beendet wird, wobei sich die Keimvermehrung stets in engen Grenzen hält, d. h. ebenfalls reguliert ist. Diese sowie die Dauer der Generalisierungsphase

werden von der Wirtsart in typischer Weise beherrscht. Die Lokalisierung der Endobiose in bestimmten Geweben bzw. Organen *(Organmanifestation)* unterliegt ebenfalls strenger Gesetzmäßigkeit.

Bei all diesen Endobiosen genügt im Prinzip das Eindringen eines einzelnen Erregerindividuums (Ein-Keim-Infektion) bzw. der „infektiösen Einheit" des betr. Keims (bei Viren) an der Eintrittspforte, dessen Vermehrung und Verschleppung latent während der stets mehrtägigen Inkubation geschieht, um schließlich mit der Generalisation die typische Krankheit auszulösen; die Krankheit ist also im Prinzip weder von der Infektionsdosis noch von der erreichten absoluten Zahl der Keime, sondern ganz vorwiegend von der Sensibilisierungshöhe des Wirts abhängig, d. h. sie unterliegt nicht dem Massenwirkungs-, sondern dem *Alles-oder-Nichts-Gesetz*. Ausbreitung und Keimvermehrung geschehen in streng vorgeschriebenen Bahnen, die von der angeborenen Empfänglichkeitslage des Wirtsorganismus diktiert werden.

3. **Sepsis:** Nicht bei den niedrig organisierten und streng an intracelluläre Vermehrung gebundenen Endobionten (Viren und Rickettsien), sondern erst bei den höher organisierten (Bakterien, Protozoen, Helminthen) kommt als Ausbreitungsart eine *zweite Art der Generalisation* vor, die keinerlei quantitative und zeitliche Gesetzmäßigkeit kennt, sondern ein „Unglücksfall" ist. Sie besteht darin, daß ein irgendwo vorhandener Lokalprozeß, zum „Sepsisherd" wird, indem er durch kontinuierliche Ausbreitung direkt in eine Vene und damit ins Blut einbricht (thrombophlebitische Sepsis) oder das regionäre Drüsenfilter durchbricht und so über den Ductus thoracicus Anschluß ans Blut bekommt. Dabei spielt weder eine gesetzmäßig vorangegangene Sensibilisierung des Wirtsindividuums noch irgendeine Zeitgesetzlichkeit eine Rolle, es kommt auch nicht zum Stillstand und zur Überwindung der Generalisation, vielmehr dauert sie genau so lang, als die entstandene Verbindung von Herd und Blutbahn anhält, also oft bis zum Wirtstod. Die *Keimzahlen* im strömenden Blut können dabei je nach der Art der Streuung ganz *vereinzelt bis extrem hoch* sein. Da Krankheitserscheinungen hierbei durch die extracelluläre Wirksamkeit der Erreger ausgelöst werden, zu der Viren nicht befähigt sind, gibt es wie nochmals betont sei, keine „Virus-Sepsis".

4. **Helminthen:** Obgleich die Ausbreitung bzw. die Hodogenese bei diesen prinzipiell die gleiche ist wie bei Bakterien- und Viruskrankheiten, sich also lokale, cyclische und septische Wurmkrankheiten unterscheiden lassen, unterscheiden sie sich in einem wichtigen Punkt von allen anderen „niedrigeren" Endobiosen: eine *Keimvermehrung im Wirtsorganismus* findet bei ihnen *nicht statt*, m.a.W.: jeder im Wirt gereifte („erwachsene") Einzelwurm ist immer von außen her erst in diesen eingedrungen. Das führt einerseits dazu, daß die Schwere der Krankheitserscheinungen in einem Abhängigkeitsverhältnis von der Massivität der Infektion steht und Minimalinfektionen im allgemeinen latent bleiben, sofern nicht — wie beim Echinococcus und der Cysticercose — ein lokales expansives Wachstum erfolgt, andererseits dazu, daß die cyclische Generalisation in den entsprechenden Fällen meist mehr oder weniger latent bleibt und erst das septische Stadium manifest wird (Filariasen, Bilharziosen). Es sei dazu auf Abschn. 11 ver-

wiesen. Es sei ferner auf den Umstand verwiesen, daß infolge des Mangels einer intracellulären Lebensweise dieser Endobionten alle dadurch bedingten Phänomene, also vor allem die Immunität, bei den Helminthiasen entfallen.

6. Extra- und intracelluläre Endobiose

Wenn wir unsere Aufmerksamkeit nun der Ausbreitung und Vermehrung der Endobionten in der mikroskopischen Größenordnung der Zelle zuwenden, so sei hierzu eine historische Vorbemerkung gestattet. Um zu einem Verständnis der Infektions-Pathogenese im Cellularraum zu gelangen, muß man sich von den überkommenen einseitigen Vorstellungen frei machen, die auch heute noch das Feld weithin beherrschen und die Bedeutung des cellulären Geschehens verkennen. Einerseits wurde in der Mikrobiologie und Immunitätslehre nämlich seit E. VON BEHRINGs Entdeckung der Antikörper, die Reaktion der Wirtsorganismen und ihrer „Abwehr" gegen die eingedrungenen Erreger fast ausschließlich in ihrer humoralen Seite untersucht und dabei der Spezifität der Antigen-Antikörper-Reaktion die beherrschende Rolle beigelegt. Andererseits wurde unter dem Einfluß von METSCHNIKOFF, wie oben (S. 18) ausgeführt, der Zelle beim Infektionsprozeß nur eine Bedeutung als „Phagocyt" eingeräumt und dabei merkwürdigerweise die Tatsache geflissentlich übersehen, daß der intracelluläre Keimaufenthalt mindestens bei den Protozoen schon lange bekannt war und bei den Viren in immer größerem Maße erkannt wurde. METSCHNIKOFF war nicht nur der Entdecker der Phagocytose, sondern kann auch als der Begründer der Entzündungslehre im heutigen Sinne bezeichnet werden. Seine drei Hauptthesen lauteten: 1. Jede Infektion löst im Wirtsorganismus Abwehrvorgänge aus. 2. Ausdruck dieser Abwehr ist die Entzündung. 3. Deren wichtigstes Mittel zur Keimbeseitigung ist die intracelluläre Phagocytose. Von diesen Thesen, insbesondere von der Vorstellung, daß der intracelluläre Keimeinschluß nur der „Abwehr", also der Abtötung und Elimination des Erregers diene, muß man sich aber heute frei machen. Ebenso wie das Infektionsgeschehen nicht von der Resistenz, sondern von der Empfänglichkeit aus betrachtet werden muß, ist der Intracellulärraum nicht nur ein Kampfplatz für Abwehrvorgänge, sondern ist die Zelle infolge ihrer Empfänglichkeit befähigt, bestimmte Erreger in ihr Inneres einzulassen und mit ihnen eine enge Symbiose zu führen. Zu dieser Erkenntnis, die so sehr zu den hergebrachten Meinungen in Widerspruch steht, haben nicht zuletzt die Entwicklung der Virologie und mit ihr die Gewebskultur-Methode beigetragen. Eine systematische Erfassung dieser Bedeutung des Zellinnern für die Infektions-Pathogenese ist aber noch kaum versucht worden; es ist im Gegenteil in den letzten Jahren mehrfach ausgesprochen worden, daß diese in bezug auf die Krankheiten noch dunkel sei (SPINK 1952).

Unter Hinweis auf Abschn. 9 muß zum Verständnis auch hier eine phylogenetische Betrachtung vorweggenommen werden. Eine Endobiose von Lebewesen in Wirtszellen, besonders von Bakterien und Pilzen, läßt sich in der Systematik der Wirtsorganismen von den Vertebraten über die Avertebraten, also von den Metazoen bis zu den Protozoen, zurückverfolgen, ist also eine uralte Fähigkeit der Zelle. Eine leukocytäre Phagocytose dagegen beginnt sich erst bei den Medusen in erster Andeutung zu zeigen (Wanderzellen), wird bei den Mollusken mit der Differenzierung von Leukocyten als Fremdkörper-Entferner weiter entwickelt, ist aber in der Art und Weise, wie sie beim Menschen vorkommt, überhaupt erst bei Säugetieren zu finden. Sie ist also stammesgeschichtlich viel jünger als die Symbiose von Zelle und Parasit. Wir halten daraus fest, daß sich bei jedem intracellulären Keimeinschluß die Frage stellt, ob er einer Symbiose oder einer „Antibiose" dient. Im ersteren Fall handelt es sich zeitlich um einen lang anhaltenden, im letzteren stets um einen eng begrenzten Zustand, ein Gegensatz, der der Acceleration der Phänomene des Lebens entspricht, durch welche stammesgeschichtliche Urfunktionen meist langfristig, jüngere Funktionen aber im Tempo beschleunigt sind.

Eine weitere nur phylogenetisch erklärbare Unterscheidung ist zum Verständnis unerläßlich: eine intracelluläre Endobiose in Zellen epidermaler Art findet sich schon bei den primitivsten Wirten, die noch gar kein Mesenchym besitzen (Medusen); eine solche in Zellen mesenchymaler Herkunft, ist wiederum naturgemäß erst eine jüngere Funktion als jene.

Es ergeben sich mithin im Prinzip 4 Arten der intracellulären Endobiose:
1. Dauer-Symbiose in Epithelzellen,
2. Dauer-Symbiose in Mesenchymzellen,
3. kurzfristige „Antibiose" in Epithelzellen,
4. kurzfristige „Antibiose" in Mesenchymzellen,

wobei hier „Antibiose" zum Ausdruck bringen soll, daß es nach Aufnahme des Keims in die Zelle zu einer Lebensbehinderung der Zelle oder des Keims mit Untergang des einen oder anderen oder beider Partner kommt.

Aus der menschlichen Infektions-Pathologie seien Beispiele für diese 4 Fälle angeführt:

Zu 1.: An Deckzellen, etwa des Darms, gibt es (klinisch unwichtige) derartige Fälle wie die Besiedlung derselben durch Protozoen (Isospora). Wichtig ist der langfristige Befall von Leberparenchymzellen durch die E-Formen der Malariaplasmodien, ein phylogenetisch besonders interessantes Beispiel. Sehr wahrscheinlich gehört hierher auch die Dauersymbiose des Herpes simplex-Virus mit Hautepithelzellen.

Zu 2.: Beispiele hierfür gibt es aus allen Erreger-Klassen: Viren und Rickettsien, etwa das Lymphogranuloma inguinale-Virus oder die Fleckfieber-Rickettsie, die zum Spätrezidiv führt, leben viele Jahre in R.E.S.-Zellen; Bakterien wie die der Tuberkulose, Protozoen wie die Leishmanien tun dies in gleicher Weise.

Zu 3.: Dies ist besonders bei vielen Organmanifestationen von Viruskrankheiten, z. B. Pocken, Gelbfieber, aber kaum bei Bakterien und Protozoen der Fall. Wir finden eine solche aber auch bei den Virus-Conjunctivitiden und dem Trachealepithel-Befall durch das Grippevirus.

Zu 4.: Nur hierher gehört die Phagocytose im Sinne METSCHNIKOFFS.

Die Entwicklung der Gewebskultur als Züchtungsverfahren für Mikroorganismen hat einige experimentelle Einsichten über die intracelluläre Symbiose nicht nur der Viren, sondern auch von Bakterien vermittelt. Soweit darauf systematisch eingegangen wurde, kamen die Untersucher zu so überraschenden Ergebnissen, daß ihre Beobachtungen, gerade weil sie so paradox schienen, weitgehend unbeachtet blieben. Schon 1912/1916 hat der Amerikaner HENRY F. SMYTH noch mit insuffizienter Methode das intracelluläre Wachstum von Typhus- und Tuberkelbakterien in der Kultur beschrieben, während ihm dies mit Colibakterien, Staphylokokken und Diphtheriebakterien nicht gelang. 1937 haben GOODPASTURE und ANDERSON über Bakterienzüchtung im Hühnerei berichtet; auch sie kamen zu dem Ergebnis, daß gerade Erreger von Allgemeininfektionen wie Tuberkelbakterien, Brucellen, Typhusbakterien intracellulär gut angehen und die Entwicklung des Embryos nur wenig stören, während hämolytische Streptokokken und andere Lokalinfektionserreger kein intracelluläres Wachstum zeigen und den Embryo rasch abtöten. Leider fehlen systematische Untersuchungsreihen aus neuerer Zeit. Ich erwähne hier nur einen Mitarbeiter von BUCHNER und KOCH, PUCHTA, der beim Studium des Verhaltens von Bakterien in Hühnerfibroblasten ebenfalls feststellte, daß für den Menschen apathogene Keime nie zu intracellulärer Lage gelangen und die Gewebskulturen rasch abtöten, während gerade pathogene Keime viel besser angehen und sich intracellulär vermehren. Die Gewebskultur hat also das zunächst paradox erscheinende Ergebnis, daß sich Empfänglichkeit und Pathogenität in der cellulären Größenordnung gewissermaßen gerade umgekehrt verhalten, wie wir sie aus der klinischen Beobachtung erwarten würden: Erreger von zu Immunität führenden Krankheiten gehen intracellulär gut an, solche von Lokalinfektionen und sogenannte apathogene Keime tun dies nicht. Jene sind zu intracellulärer Endobiose befähigt, diese nicht. Was uns noch fehlt, ist eine systematische Untersuchung menschenpathogener Keime in Kulturen menschlichen Gewebes und entsprechend etwa hühnerpathogener in Hühnerzellkulturen, also das Studium der cellulären Artempfänglichkeiten. — Dieses Kulturverhalten wird ergänzt durch das, was aus der pathologischen Histologie über intracellulären Aufenthalt von Bakterien bekannt ist: Wir finden mindestens zeitweise einen Makrophagenbefall durch den Erreger im R.E.S. oder in Granulomen oder doch Gefäßwandzellen nicht nur bei chronischen bakteriellen Krankheiten wie der Tuberkulose oder Lepra, sondern auch bei akuten wie den Brucellosen, Leptospirosen, ja auch den typhösen Krankheiten, wie das zuerst GOODPASTURE 1937 gezeigt hat. Wir kennen ihn bei den Protozoenkrankheiten und erst recht bei den im System unterhalb der Bakterien stehenden Erregern wie den Rickettsien und allen Viren. Ich erwähne hier nebenbei, daß in für jede Krankheit spezifischer Weise auch epitheliale Zellen befallen sein können, etwa die des Leberparenchyms bei Malaria, M. Weil und Gelbfieber.

Überblickt man diese Erfahrungen über intracellulären Keimaufenthalt, so kann man sagen: Außer der von jeher bekannten intracellulären Bindung der Vermehrung von Viren, Rickettsien und Protozoen gibt es Beispiele auch bei den Bakterien in großer Zahl. Und wenn man von der Pathogenese der Infektionskrankheiten ausgeht, lassen sich alle diese Vorkommnisse eines kurz- oder langfristigen intracellulären Einschlusses von Erregern folgendermaßen ordnen, wobei sich wieder zeigt, daß eine solche

Ordnung alle Erregerklassen von den Viren über die Bakterien bis zu den Protozoen betrifft:

1. Bei allen mit cyclischer Generalisation einhergehenden Krankheiten befinden sich die Erreger zeitweise intracellulär und vermehren sich auch intracellulär zunächst unter Zerstörung ihrer Wirtszellen; nach einer gewissen Zeit aber kommt es zur Einschränkung ihrer Vermehrung, und es entwickelt sich für längere Zeit eine intracelluläre „Symbiose", bei der Wirtszelle und Erreger in einem Gleichgewicht verharren, und die bei der Vermehrung — Teilung der Wirtszelle, Keimvermehrung und Weitergabe einer beschränkten Keimzahl an Tochter-Wirtszellen — erhalten bleibt. Der Vorgang der cyclischen Generalisation, also die Ausschwemmung einer beschränkten Zahl von Erregern, ist die Folge der ersten Phase des Zellbefalls mit zunächst starker Vermehrung, die Beendigung der cyclischen Generalisation fällt mit der Erreichung des genannten Gleichgewichts von Wirtszellen und Erregern zusammen.

In dieser Zeit können dann am Ort der Organmanifestation viele erregerbefallene Parenchym-, d. h. Epi- und Endothelzellen, ebenfalls befallen sein. In ihnen bleibt die Endobiose aber nur kurzfristig und führt zum Wirtszellen-Untergang mit akuter Entzündung und Erreger-Abtötung. Das endobiontische Gleichgewicht in den befallenen R.E.S.-Zellen überdauert jedenfalls die Organmanifestation mehr oder weniger lange in latenter Form.

2. Bei lokalen Infektions-Prozessen pflegt die intracelluläre Endobiose wie bei den Organmanifestationen nur in wenigen Sonderfällen langfristig zu sein, ist vielmehr gewöhnlich nur eine kurzfristige Phagocytose, die zum Untergang von Wirtszelle (Phagocyt) und Erreger führt. Es ist aber zu beachten, daß gerade in den Fällen, wo die Phagocytose der Erreger besonders lange anhält und daher seit langem als typisch bekannt ist, besonders bei den gramnegativen Mikrokokken (Meningo- und Gonokokken), eine cyclische Generalisation von kurzer Dauer durchaus vorkommt. Der extracelluläre Aufenthalt von Erregern im Gewebsinterstitium führt stets zu mehr oder weniger starker entzündlicher Reaktion und ist daher im Prinzip stets manifest.

Der intracelluläre Erregeraufenthalt findet sich also langfristig in kleiner Ausdehnung in R.E.S.-Zellen als latente Infektion, in größerer Ausdehnung in chronisch-entzündlichen, lymphomonocytären Gewebsherden (z. B. dem Tuberkel) und kann latent oder auch manifest sein bzw. durch „Einschmelzung" des Herdes manifest werden, wobei dann wieder durch Untergang infizierter Wirtszellen Erreger in die extracellulären Räume gelangen; stets haben dabei lympho-mono-histiocytäre Zellen die Wirtseigenschaft. — Im akut-entzündlichen lokal-infektiösen Herd finden sich die Erreger extracellulär oder kurzfristig in den phagocytierenden Granulocyten myeloischer Herkunft. Man kann daher verkürzt sagen: *Latenz geht stets nur mit intracellulärer Endobiose, Manifestation vorwiegend mit extracellulärem Keimaufenthalt einher.* Dabei ist ersteres meist ein statischer, rein cellulärer Zustand, letzteres ein prozessualer Vorgang, bei dem eine Ausbreitung der Infektion im Interstitium auf humoralem Wege, evtl. bis in die Blutbahn hinein stattfindet.

Schrifttum

GOODPASTURE, E. W.: Concerning the pathogenesis of typhoid fever. Amer J. Path. 13, 195 (1937).
HÖRING, F. O.: Über intra- und extrazellulären Parasitismus. Vortragsref. Dtsch. med. Wschr. 1956, 1657.
— Endocellulärer Parasitismus und Immunität. Zbl. Bakt., I. Abt. Ref. 162, 103 (1957).
— Zoologische Symbioseforschung und medizinische Infektionslehre. Referat. Verh. Dtsch. Ges. inn. Med. 1957, 94.
PUCHTA, O.: Experimentelle Symbioseuntersuchungen an Gewebskulturen von Hühnerfibroblasten. Arch. Mikrobiol. 21, 255 (1955).
SMYTH, H. F.: The reactions between bacteria and animal tissues under conditions of arteficial cultivation. I.—IV. J. exp. Med. 21, 103 (1915) u. 23, 265, 275, 283 (1916).
SPINK, W. W.: Some biological and clinical problems related to intracellular parasitism in brucellosis. New Engl. J. Med. 247, 603 (1952).

7. Sensibilisierung und Generalisation

Liegt bei einem Wirtsorganismus Allgemein-Empfänglichkeit vor, so führt dies wie ausgeführt zur Generalisation. Diese käme nicht zu einem Ende, wenn sich nicht im Laufe derselben die angeborene Empfänglichkeit ändern würde. Erst dadurch, daß die Allgemein-Empfänglichkeit sich in eine Allgemein-Unempfänglichkeit, freilich bei weiter bestehender Lokal-Empfänglichkeit, verwandelt, kann die zuvor generalisierte Infektion wieder lokalisiert werden. Und mit der anschließenden Überwindung der lokalen Infektions-Reste ist die manifeste Krankheit dann beendet, die angeborene Empfänglichkeitslage aber für mehr oder weniger lange Zeit in Un- bzw. Lokal-Empfänglichkeit (Immunität) überführt. Das Wesen dieser Art von Infektions-Krankheiten besteht also, wie G. JÜRGENS schon 1936 sagte, darin, den Wirt vom Zustand der Empfänglichkeit für einen bestimmten Erreger zu dem der Unempfänglichkeit für ihn zu überführen.

Diese Überführung nimmt stets den Weg über eine Sensibilisierung zur Desensibilisierung, und zwar in den Phasen (Stadien): Infektion — Sensibilisierung (Inkubation) — Überempfindlichkeit (Generalisation, Hyperergie) — örtliche Empfindlichkeit bei allgemeiner Unempfindlichkeit (Organmanifestation, Hypergie) — Unempfänglichkeit für erneute Reinfektion (Immunität, positive Anergie).

Auf die Infektions-Allergie und ihre umstrittene Bedeutung wird hier zunächst noch nicht näher eingegangen (vgl. II B 3).

Hingewiesen sei aber auf die ausgedehnten und mühevollen Experimente, die MILLBERGER an Meerschweinchen mit fortlaufender Zufuhr eines Allergens (artfremdes Serum) in kleinen Dosen über Tage und Wochen hin durchgeführt hat. Sie ahmen den Generalisationsvorgang mittels exogener Zufuhr statt endogener Streuung und damit den Verlauf einer cyclischen Krankheit nach, freilich unter Ausschaltung des lebenden Erregers mit seiner Vermehrungs- und Lokalisationsfähigkeit. Trotzdem stellen sie eine vorzügliche experimentelle Bestätigung insofern dar, als sie auch bei Anwendung eines leblosen Antigens formal Werden und Vergehen einer

Allgemeinerkrankung mit Sensibilisierung + Generalisation sowie Desensibilisierung (freilich hier nur im Sinne einer Antianaphylaxie, nicht einer wirklichen Immunität) wiedergeben.

Betont sei weiterhin, daß es sich bei diesem ganzen Vorgang um eine ganzheitliche Reaktion des Wirtsorganismus handelt, die wie selten in der Biologie von echter „Ganzheits"-Pathologie zu reden erlaubt. Und dies kommt besonders deutlich darin zum Ausdruck, daß der Erreger im Stadium der ausgebildeten Sensibilisierung sich auf dem Blutwege im ganzen Wirtsorganismus ausbreitet, d. h. hämatogen generalisiert. Sensibilisierung und Generalisation gehören also eng zusammen, sie sind gewissermaßen derselbe Vorgang, nur jene vom Wirt, diese vom Keim aus gesehen: eine ganzheitliche Angleichung beider aneinander.

Beim Wirt wird dabei eine arteigene angeborene Eigenschaft durch eine neue jeweils individuell erworbene abgeändert. Es ist also augenscheinlich, daß es sich um einen Vorgang handelt, der von der erbbiologischen bzw. genetischen Seite her betrachtet werden muß und damit auch enge Beziehungen zur Entwicklungsgeschichte der Arten (Phylogenese) besitzt, wie das schon in Abschn. 4 und 5 ausgeführt wurde. Es geht daraus auch einleuchtend hervor, daß der Sensibilisierungsvorgang die Träger der Erbeigenschaften, also Zelle und vor allem Zellkern, verändern muß; wie in Abschn. 6 ausgeführt, findet sich daher der Erreger bei den mit Sensibilisierung einhergehenden Krankheiten gerade im hyperergischen Stadium intracellulär in mesenchymalen Zellen, und zwar vor allem Blutuferzellen, und gelangt von da durch den Untergang derselben extracellulär ins Blut, wo er sich „humoral" verbreitet und dabei die Überempfindlichkeitsreaktion zur Manifestation, schließlich aber auch zum Abklingen bringt.

Das intracelluläre Geschehen führt zu einer bleibenden Veränderung der Gen-Konstellation des Individuums. Es ist also zu postulieren, daß eine Gen-Änderung eintritt, da für die angeborene Empfänglichkeit ein oder mehrere Gene verantwortlich sein müssen, das bzw. die durch die Berührung mit dem spezifischen Erreger mutieren. Die moderne Virologie hat genügend biochemische Beweise für die Tatsache erbracht, daß sich der Infektionsvorgang intracellulär in Form einer chemischen Reaktion zwischen Ribo- bzw. Desoxyribonucleinsäure von Virus und Wirtszelle abspielt. Es muß darüber hinaus gefolgert werden, daß das nicht nur bei Virusinfektionen der Fall ist, sondern eine gleiche Reaktion sich auch bei cyclischen Bakterien-Infektionen abspielt, wobei die Feststellung, daß auch bei allen diesen der Keim mindestens zeitweise intracellulär eingeschlossen ist, das Verständnis erleichtert. Dies ist zwar auch bei Protozoen der Fall, die aber nur eine schwächere bleibende Veränderung im Sinne der Immunität erreichen (bei der Malaria tertiana die sog. Anfangsfieber-Immunität). Trotzdem bleibt auch noch bei diesen, also allen cyclischen Krankheiten, von den Virus- bis zu den Protozoen-Krankheiten, die Forderung einer Reaktion bzw. Mutation an einem oder mehreren Genen der Wirtszelle, induziert durch die intracelluläre Infektion bestehen. In diesem Sinne habe ich 1947 für alle cyclischen Infektionen ein „Patho-Gen" postuliert, das Voraussetzung für das cyclische Geschehen, also Sensibilisierung und erworbene Immunität sei, und dessen Vorhandensein beim Erreger die „Mutation" von Empfänglichkeit zu Immunität beim Wirt induziere. Die Entwicklung der experimentellen Forschung hat bis heute keine Widersprüche zu diesem Postulat nachgewiesen, das sich aus der klinischen und vergleichend-phylogenetischen Analyse der cyclischen Infektionskrankheiten ergibt.

Zu beachten bleibt, daß der Sensibilisierungs- und Desensibilisierungs-Vorgang sich einerseits in der Größenordnung der Zelle, andererseits aber durch die Generalisation zugleich auch in derjenigen des Gesamtorganismus abspielt, eine Parallelität, die ja ebenfalls im Wesen der Genetik liegt, die die Erbeigenschaften des Gesamtorganismus als durch die Struktur der Chromosomen und Mitochondrien bedingt ansieht.

Schrifttum

HÖRING, F. O.: Die zyklische Infektionskrankheit als quantenbiologisches Geschehen. Klin. Wschr. **1947**, 842.
— Hyperergie und Generalisation bei zyklischen Infektionskrankheiten. Med. Welt **1953**, 1080.
— Infektionskrankheiten und Allergie. In: Allergie. Herausgeg. von K. HANSEN. 3. Aufl. Stuttgart: Gg. Thieme 1957.
JÜRGENS, G.: Grundlagen der Epidemiologie. Leipzig: J. A. Barth 1936.
— Wesen und Entstehung der Seuchen. Med. Klin. **1940**, 65.
MILLBERGER, H.: Ein Modellversuch für das Studium des zyklischen Infektionsgeschehens und allergischer Erkrankungen. Zbl. Bakt., I. Abt. Orig. **154**, 167 (1949).
— Arbeiten zur Nachprüfung, Erweiterung und Auswertung der Versuchsanordnung zur Erzeugung einer zyklischen Serumkrankheit (Modellversuchsanordnung nach Millberger 1949). Zbl. Bakt., I. Abt. Orig. **157**, 295 (1951/52).
—, V. V. BRAND, K. GEHRMANN und L. TAUSCHER: Ein Modellversuch für das Studium des zyklischen Infektionsgeschehens und allergischer Erkrankungen. Zbl. Bakt., I. Abt. Orig **154**, 167 (1949).
—, J. GABKA, E. KÖNIG und E. STÜDEMANN: Über den Einfluß der Infektionsdosis und des Injektionsintervalles auf die zyklische Serumkrankheit. I. Mitteilung. Zbl. Bakt., I. Abt. Orig. **157**, 297 (1951/52).
— — — Arbeiten zur Nachprüfung, Erweiterung und Auswertung der Versuchsanordnung zur Erzeugung einer zyklischen Serumkrankheit. II. Mitteilung. Immunitätsstudien. Zbl. Bakt., I. Abt. Orig. **157**, 325 (1951/52).
— und A. GOETZKEI Arbeiten zur Nachprüfung, Erweiterung und Auswertung der Versuchsanordnung zur Erzeugung einer zyklischen Serumkrankheit. (Modellversuchsanordnung n. Millberger 1949). IV. Mitteilung. Die zyklische Serumkrankheit beim Kaninchen unter besonderer Berücksichtigung des Antigen- und Antikörperspiegels im Blute. Zbl. Bakt., I. Abt. Orig. **159**, 286 (1952/53).
— Neuere Experimente zur Pathogenese der Infektionskrankheiten. Zbl. Bakt., I. Abt. Ref. **156**, 185 (1955).
— und G. SEEBODE: Arbeiten zur Nachprüfung, Erweiterung und Auswertung der Versuchsanordnung zur Erzeugung einer zyklischen Serumkrankheit. (Modellversuchsanordnung nach Millberger 1949). III. Mitteilung. Unterliegt das zyklische Infektionsgeschehen dem Alles-oder-Nichts-Gesetz? Zbl. Bakt., I. Abt. Orig. **157**, 498 (1951/52).
— und L. TAUSCHER: Eine experimentelle Studie über die allgemeinen Grundgesetze der Entstehung und des Ablaufes von Infektionskrankheiten. Zbl. Bakt., I. Abt. Orig. **156**, 3 (1950/51).

8. Immunität

Aus dem bisher Gesagten ergibt sich, was hier unter Immunität verstanden wird: die durch eine spezifische Infektion vom Wirtsindividuum erworbene Fähigkeit, bei Re-Infektion weder manifest zu erkranken noch auch latent wieder eine Allergisierung mit Generalisation durchzumachen. In diesem Sinne sollte man daran festhalten, daß *Immunität ein klinischer Begriff* ist, der auch historisch auf die uralte Beobachtung, besonders an den Pocken, zurückgeht, daß das Überstehen einer bestimmten Krankheit vor Zweiterkrankung an derselben für lange Zeit oder gar lebenslänglich schützt. Wir benutzen deshalb der Klarheit halber den Ausdruck „Krankheitsimmunität" immer dann, wenn dieser ursprüngliche Sinn des Wortes Immunität zu betonen ist. In ihm ist definitionsgemäß als wichtiges Merkmal des Begriffes enthalten, daß eine solche Immunität nur eine Eigenschaft des Gesamt-Individuums in seiner Integrität sein kann, nicht aber eine solche einzelner Organe, Gewebe, Zellen oder gar des Blutserums.

Faßt man den Begriff so, dann wird unter Berücksichtigung der Abschnitte über Empfänglichkeit und Sensibilisierung sogleich klar, daß und warum nicht jede Infektionskrankheit zu Immunität führt. In der Tat hat die Klinik von jeher zwischen solchen Infektionskrankheiten, die zu Immunität führen, und solchen, die das nicht tun, unterschieden und allenfalls als dritte Gruppe solche hinzugefügt, bei denen diese Frage ungelöst ist. Ist aber Immunität (Krankheitsimmunität) die Unfähigkeit des betr. Wirtsorganismus, sich gegen den betr. Erreger zu sensibilisieren und damit die Vorbedingung für eine cyclische Generalisation zu schaffen, so ist also Immunität damit gebunden:

1. an eine bestimmte angeborene Empfänglichkeits-Art, die der betreffenden Wirtsart die Sensibilisierung mit anschließender Generalisation erlaubt und
2. daran, daß das betreffende Wirtsindividuum eine solche mit Generalisation des Erregers bereits einmal durchgemacht hat.

Gehen wir also von diesem Immunitäts-Begriff („Krankheitsimmunität") aus, so haben die cyclischen Infektionskrankheiten die Eigenschaft zu Immunität zu führen, während Lokal-Infektionskrankheiten, die nicht mit Sensibilisierung und Generalisation einhergehen, auch nicht in Krankheitsimmunität auslaufen können.

Es muß aber auch schon hier betont werden, daß *der immun gewordene Wirtsorganismus* unter bestimmten Umständen durchaus *von demselben Erreger wieder krank gemacht werden kann*, nur nicht in gleicher, d. h. cyclischer Weise. Gelangt der betreffende Keim im immunen Wirt auf irgendeine Weise wieder (extracellulär) ins Gewebe, so kommt es in diesem nur zu einer Lokalinfektion an der Stelle dieses Einbruchs (z. B. Osteomyelitis durch Typhusbakterien nach vorausgegangener Typhus-Erkrankung). Das bedeutet aber, daß sich dieser (immune) Wirt dem Erreger gegenüber genau so verhält, wie seine gesamte Wirtsart sich angeborenermaßen gegenüber Lokal-Infektionserregern verhält (z. B. Staphylokokken als die gewöhnlichen Osteomyelitis-Erreger). Immunität besteht also in der Überführung der allgemeinen oder cyclischen Empfänglichkeit in eine Lokal-

Empfänglichkeit (vgl. Abschn. 4). Im immunen Wirt können daher bakterielle Erreger cyclischer Krankheiten auch eine echte Sepsis (von einem „septischen" Herd aus) erzeugen (z. B. posttyphöse Typhusbakterien-Sepsis).

Ja, man kann noch einen Schritt weitergehen und sagen: Jede tertiäre Organmanifestation einer cyclischen Infektionskrankheit ist bereits eine Folge der erworbenen Krankheitsimmunität, da es ja schon in diesem Krankheitsstadium dem Wirt gelungen ist, sich zu desensibilisieren und die Generalisation zu beenden, damit also seine angeborene Allgemein-Empfänglichkeit in eine Lokal-Empfänglichkeit zu verwandeln und den Erreger nun nur noch als Lokalinfektions-Erreger zu behandeln. In diesem Sinne ist bereits jede (tertiäre) Organmanifestation ein Lokalinfektions-Prozeß.

Aus theoretischen Überlegungen heraus hat man den Begriff der Krankheitsimmunität in 2 Unterarten zerlegt, da man von der Vorstellung ausging, daß Immunität zur Eliminierung des Erregers führen müsse. Man unterschied *die zu „Sterilität"* (d. h. vom betreffenden Erreger) *führende* und *die nicht sterilisierende* (non-sterilizing) *Immunität*, für die im französischen Schrifttum auch der von den Brüdern SERGENT (an der Malaria) geprägte Ausdruck Prämunition, im deutschen die etwas unglückliche Bezeichnung *Infektionsimmunität*, (d. h. Immunität bei weiterbestehender Infektion) gebraucht wird. Diese Infektionsimmunität sollte hauptsächlich das Merkmal der chronischen Krankheiten, besonders also Tuberkulose und Syphilis, sein. Wir werden unten darauf zurückkommen, ob diese Unterscheidung heute noch eine prinzipielle Bedeutung hat oder nicht.

Im Bisherigen haben wir den Immunitäts-Begriff nur im Sinne einer Ganzheitseigenschaft des Wirtsindividuums gebraucht, wie es seinem ursprünglichen und heute noch gültigen Wesen entspricht. Immun kann in diesem Sinne nur ein Gesamtorganismus sein; Immunität kann also nicht an Teilen desselben demonstriert werden, seien es Organe, Gewebe, Zellen oder gar Körperflüssigkeiten, besonders Serum. Klinisch spielt aber der Ausdruck „Immunität" nun aber auch eine gewisse Rolle als sogenannte lokale oder Organ-Immunität, und experimentell wird er in großem Umfang mißverständlicherweise gebraucht für Teilerscheinungen, die nur an isolierten Geweben oder Zellen und an Humores wie dem Serum zu demonstrieren sind. Mit solchem Gebrauch hat man eine „pars pro toto" gesetzt, was zu vielen falschen Deutungen geführt hat. Es zeigt sich nämlich, daß die angeblichen Immunitätserscheinungen von Teilen des Gesamtorganismus sich für dessen Krankheitsimmunität ganz verschieden, teils fördernd, teils indifferent, teils aber auch hemmend auswirken können.

Ob es überhaupt eine *lokale Immunität* gibt, die im strengen Sinne diesen Namen verdient, also eine durch vorausgegangene Infektion erworbene Eigenschaft nur eines Organs oder Gewebes ohne Immunität des Gesamtorganismus ist, ist eine unentschiedene Frage. Man hat als Beispiel dafür etwa die seltenen Fälle von Zweiterkrankungen an Mumps angeführt, bei denen bei der Ersterkrankung nur die Parotis der einen Seite befallen war und bei der Zweiterkrankung nur die der anderen eine Schwellung zeigt, wobei also die zuerst befallen gewesene eine erworbene „Organimmunität" aufweisen sollte. Der Vorgang läßt sich ohne Schwierigkeit auch anders deuten. — Ob man den durch lokal angewandte abgetötete

Impfstoffe erzeugten Schutz, z. B. der Darmwand gegen Typhus durch die orale Vaccine, so bezeichnen kann, erscheint ebenfalls zweifelhaft, wie sich besonders neuerdings am Beispiel der Poliomyelitis-Vaccinen zeigen läßt: es ist allgemein anerkannt, daß die Impfung mit inaktiviertem Virus (nach SALK) das spätere Haften einer Virusinfektion im Darm nicht verhindern kann, während diejenige mit aktivem (lebendem) Impfstoff auf peroralem Wege dieses tut. Es wäre aber unrichtig, diese letztere Tatsache als eine „Organ-Immunität des Darms" zu deuten; vielmehr wird bei der inaktiven Impfung eben nur eine serologische Immunität verliehen, bei der aktiven aber eine solche des Gesamtorganismus, also eine echte Krankheitsimmunität. Es liegt also im ersteren Fall nur ein Teilgeschehen (am Serum und eben nicht im Darm), im letzteren aber ein ganzheitliches vor, nicht aber eine isoliert erworbene Organ-Immunität. — Ob schließlich Lokalinfektionen, etwa eine Coli-Cystitis, der Harnblase einen erhöhten Schutz gegen eine gleichartige Zweiterkrankung verleihen, erscheint nicht nur zweifelhaft, sondern die klinische Erfahrung lehrt eher das Gegenteil. Auch die übrigen einschlägigen, als Organ- bzw. lokale Immunität gedeuteten Beispiele, vor allem die von BESREDKA untersuchte Ruhr-Immunität (verallgemeinert als sog. Antivirus-Theorie), ist wohl eher, wenn überhaupt existent, eine unspezifische Resistenzsteigerung bzw. Empfänglichkeitsminderung vorübergehender Art, vielleicht im Sinne eines Interferenz-Phänomens (vgl. S. 75), als eine spezifische und erworbene Organeigenschaft.

Es bleibt daher die Frage zu erörtern, ob man von einer „Immunität der Zelle" und einer „Immunität des Serums" (bzw. einer „humoralen Immunität") sprechen kann. Beides ist falsch und sollte vermieden werden, da Immunität eben weder eine celluläre noch eine humorale Eigenschaft ist, da zudem die erworbenen Veränderungen, die man im immunen Gesamtorganismus an seinen Zellen und Humores findet, oft geradezu im Gegensatz zur Krankheitsimmunität stehen: so ist die fortbestehende Infektion von Körperzellen (intracellulär!) geradezu die Voraussetzung für die Immunität des Gesamtorganismus, und letztere ist keineswegs an das Vorhandensein von humoralen Antikörpern gebunden; auch verleiht ein solches keineswegs eine echte Krankheitsimmunität (vgl. das obige Beispiel der Poliomyelitis-Impfungen). Es besteht heutzutage auch allgemeine Übereinstimmung darin, daß Immunität sicher nicht allein durch Vorhandensein spezifischer Antikörper hervorgerufen wird, also auch sicher nicht nur als Antigen-Antikörper-Reaktion gedeutet werden darf, und daß Immunität maßgeblich von cellulären Eigenschaften des Wirtsorganismus abhängig ist. Immunität ist aber nicht *nur* cellulär, sondern eine Eigenschaft lebender Organismen, bei der celluläre, humorale und wohl noch andere (biochemische, besonders enzymatische) Teilmechanismen gemeinsam zusammenwirken.

Eine Ausnahme von dieser These scheint auf den ersten Blick diejenige Form einer Immunität zu bilden, die zuerst entdeckt und durch VON BEHRING aufgeklärt wurde: *die antitoxische Immunität*. Denn sie könnte als rein humorales Phänomen aufgefaßt werden. Hierzu muß nach unserem heutigen Wissen Folgendes gesagt werden: Man kann zwar die Toxin-Antitoxin-Bindung in vitro demonstrieren, z. B. als Ramon-Flockung beim Diphtherie-Toxin und dabei auch die Inaktivierung der Giftwirkungen des Toxins durch das Antitoxin beweisen. Insofern handelt es sich in vitro um einen reinen humoralen Vorgang. Wie aber verhält sich die antitoxische Immunität in vivo? Diejenigen Infektionskrankheiten, bei denen ein echtes Toxin (Exotoxin) eine pathogenetische Rolle spielt, sind stets nur Lokal-Infektionskrankheiten (s. II D, 2), also solche, die nicht zu echter Krankheitsimmunität führen und bei denen auch die klinische Erfahrung zeigt, daß sie vom gleichen Individuum mehrmals durchgemacht werden können, wenn auch die Zweiterkrankungen oft leichter verlaufen. Dabei nimmt der aktuelle Antitoxin-Spiegel im Serum nach der Ersterkrankung (bzw. einer Toxoid-Impfung) im Verlauf der Zeit wieder ab. Kommt es danach zur Reinfektion, so wirkt diese als „Booster-Effekt", d. h. die erneute Antitoxin-Bildung der Antikörper-bildenden Zellen findet sehr viel rascher statt als vor der Erstinfektion (bzw. Impfung). Der klinische Ausgang der Reinfektion ist dann eine reine Zeitfrage, ob nämlich die Bindung des in den Organismus eingebrachten Toxins an die empfänglichen Zellen oder der im Serum wieder rasch ansteigende Antitoxin-Spiegel, der das Erreichen der Zelle durch das Toxin verhindert, quantitativ und zeitlich das Rennen gewinnt. Ist das Toxin erst an die Zelle gebunden, so können, wie heute allgemein anerkannt, auch größte humorale Antitoxin-Mengen die Erkrankung nicht mehr rückgängig machen. Die humorale Toxin-Antitoxin-Bindung ist in diesem Wiedererkrankungsvorgang also nur ein Teilmechanismus, dessen Ausgang von den jeweils gegebenen quantitativen Verhältnissen, vor allem aber von der Aufeinanderfolge der einzelnen Mechanismen (Schnelligkeit der Toxin-Bindung an die Zellen bzw. der Antitoxin-Lieferung durch die Zellen) in der Zeit abhängt. Die rein humorale Toxin-Antitoxin-Bindung ist klinisch also nicht der Hauptfaktor der antitoxischen Immunität. Auch diese ist im klinischen Sinne ein ganzheitlicher Vorgang, bei dem Serum und Zellen unter der Herrschaft des Zeitfaktors gemeinsam agieren. — Freilich bleibt ein wichtiger Unterschied zwischen antitoxischer und Krankheitsimmunität: jene ist ein quantitativ wechselndes Phänomen, das von schwachem bis zu komplettem Schutz alle Übergänge zeigen kann und nur bei Lokalinfektions-Krankheiten vorkommt; Krankheitsimmunität ist dagegen prinzipiell ein Entweder-Oder bei cyclischen Infektionskrankheiten, indem sie entweder eine erneute cyclische Generalisation verhindert oder zuläßt, wobei freilich ein vorhandener humoraler Teilschutz auch dabei die klinische Manifestation mehr oder weniger stark dämpfen kann.

Es sei deshalb schon hier eine ergänzende Bemerkung zur *Bedeutung der humoralen Antikörper bei der echten Krankheitsimmunität* gemacht (vgl. dazu II B 3 d). Sie können auch bei ihr einen Teilmechanismus darstellen. Das gilt offenbar wenigstens für die Viruskrankheiten. Vom oben erwähnten Beispiel der Poliomyelitis-Impfungen wissen wir heute, daß ein ausreichender Antikörper-Spiegel, wie er durch inaktivierte Impfstoffe hervorgerufen werden kann, im Verlauf der Virus-Generalisation die Virusbindung an die Nervenzellen weitgehend verhindern kann, ohne aber die Haftung des Reinfektions-Virus im Darm und seine Generalisation, also eine abortive Erkrankung zu verhindern. Dies letztere vermag nur die Impfung mit lebendem Impfstoff. Von der Masern-Prophylaxe mit Antikörper-haltigem

Serum (oder γ-Globulin) wissen wir seit langem, daß Antikörper, im richtigen Augenblick gegeben, ebenfalls eine gute Schutzwirkung entfalten. Beide Beispiele zusammen zeigen, daß auch bei den Viruskrankheiten den humoralen Antikörpern im Immunitäts-Geschehen eine ähnliche Rolle zukommt wie bei der „antitoxischen Immunität", d. h. abhängig von den im Augenblick vorhandenen Antikörper-Mengen und vom Zeitfaktor. Bei den cyclischen Bakterien-Krankheiten haben jedoch vorhandene humorale Antikörper einen schon viel geringeren, wenn überhaupt einen Einfluß; so können auch noch so hohe Antikörper-Titer das Typhus-Rezidiv nicht verhindern; im Gegenteil pflegt dieses, also eine erneute cyclische Generalisation meist gerade dann aufzutreten, wenn die Titer am höchsten sind.

Fassen wir das Bisherige zusammen, so ergab sich, daß „Immunität" stets als ein Ganzheitsphänomen lebender Organismen angesehen werden muß, daß man aber auf Grund der heute bekannten Teilmechanismen unterscheiden kann:

1. die „sterilisierende", d. h. zur Eliminierung des Erregers führende Immunität,
2. die Infektionsimmunität,
3. die antitoxische Immunität.

Man unterschied früher die *antiinfektiöse* und die antitoxische *Immunität* und glaubte, die letztere als Antigen-Antikörper-Reaktion richtig zu verstehen, während der Mechanismus der ersteren noch unbekannt sei. DOERR (1949) sagte dazu: „Worauf die immunisierende Wirkung ablaufender Infektionsprozesse beruht und warum sie sich von einer Antigenfunktion unterscheidet, ist vorläufig unbekannt. Die Hoffnung, einen klaren Zusammenhang zwischen diesen beiden durch Beobachtung und Experiment gesicherten Erscheinungen herzustellen, ... braucht aber nicht aufgegeben zu werden. Von diesem Ziel ist die Forschung jedoch einstweilen noch weit entfernt." Als eine Unterform der antiinfektiösen Immunität sah DOERR dabei die Infektionsimmunität an, über deren Mechanismus aber eigentlich überhaupt nichts bekannt sei, da sie sich in vitro nicht untersuchen lasse. Wir verstehen heute, warum gerade dieses Phänomen der Infektionsimmunität der früheren Immunitätslehre so unbegreiflich war: es bleibt so lange unbegreiflich, als man Immunität nur als Reagenzglas- und nicht als Ganzheitsphänomen lebender Organismen betrachtet und infolgedessen dabei die cellulären Teilmechanismen übersieht.

Nun hat aber die Forschung der letzten 12 Jahre Wesentliches gerade zur experimentellen Analyse dieser cellulären Funktionen — vor allem durch die Entwicklung der Gewebekultur-Technik — erbracht, und ist dadurch auch der grundsätzliche Irrtum der früheren Immunitätslehre ins allgemeine Bewußtsein der Forscher getreten, daß nämlich „Immunität" nur als eine Eigenschaft lebender Organismen und nicht als Reagenzglas-Phänomen aufgefaßt werden kann (wie ich es schon seit der 1. Auflage dieses Buches 1938 immer vertreten habe). Und durch diese Entwicklung ist gerade das „unbegreifliche" *Phänomen der Infektionsimmunität* in den Mittelpunkt der ganzen Immunitätslehre gerückt worden. Dazu hat auch die klinische Beobachtung beigetragen, die immer mehr typische Fälle des früher gar nicht für möglich gehaltenen Vorkommens einer jahre- und jahrzehntelangen latenten Beherbergung des Erregers nach Ausheilung der Ersterkrankung festgestellt hat. Als Beispiele dafür seien hier nur angeführt: die lebenslängliche Infektion mit dem Herpesvirus, das sich nach immer wieder eintretender Latenz doch auch immer wieder erneut manifestiert, die offenbar ebenfalls lebenslängliche Infektion mit dem Varicellen-Zoster-Virus, das sich dann auch gelegentlich einer Schädigung des Spinalganglions etwa durch ein Carcinom in hohem Alter wieder als Zoster manifestiert, die Spätrezidive des Fleckfiebers nach 10 und mehr Jahren als Brillsche Krankheit, die jahrelange Latenz bei Brucellen, das Auftreten von Spät-Osteomyelitiden oft erst 10 und mehr Jahre nach einem Typhus abdominalis u. ä.

Auch an dieser Stelle ist wieder ein Seitenblick auf eine vergleichende Infektions-Pathologie geboten: Man weiß heute aus der Pflanzenvirologie, daß bei einer Reihe von Kulturpflanzen wie Kartoffeln, Bohnen, Tomaten, die Qualität bestimmter, oft gerade von den Züchtern geförderter Sorten darauf beruht, daß diese chronische Virusträger sind. Und in der Veterinärpathologie sind Beispiele für jahrelang latente Virusinfektionen mit Spätreaktivierung einer Manifestation, z. B. bei der infektiösen Pferdeanämie, auch der Ornithose, schon seit langem bekannt (vgl. auch CAMPBELL und HARVEY 1958). Schließlich bestehen hier auch enge Beziehungen zum Verhalten von Geschwulstviren bei Tieren, etwa dem erblich auftretenden Mamma-Carcinom mancher Mäusestämme, wo das Virus der Filialgeneration von Geburt an mitgegeben wird, sich aber erst nach langer Latenz bei der erwachsenen Maus manifestiert.

Alle diese Beobachtungen beweisen, daß mindestens in einem Teil der Fälle, wo man früher eine „sterilisierende" Immunität annahm, in Wirklichkeit der Erreger jahre- und jahrzehntelang, vielleicht lebenslänglich im Organismus latent erhalten bleibt, in Wirklichkeit also eine Infektionsimmunität vorliegt, vergleichbar dem, was man bisher nur bei Tuberkulose, Syphilis usw. annehmen zu müssen glaubte. Diese Entwicklung ist heute schon so weit gediehen, daß man bei der großen Bedeutung, die die Infektionsimmunität mit ihrer latenten Infektion eben nicht nur bei cyclischen Protozoen- und chronischen Bakterien-Krankheiten, sondern auch bei allen cyclischen akuten Bakterien- und den Viruskrankheiten hat, die Frage stellen muß, ob nicht Krankheitsimmunität immer auf dem latenten Fortbestehen der Infektion des Organismus, also immer auf Infektionsimmunität beruht, und die Annahme, daß es überhaupt eine „sterilisierende" Immunität gibt, im Einzelfall jeweils erst bewiesen werden muß.

Dieser Beweis aber ist äußerst schwierig zu erbringen, da es ja schon immer z. B. von der Tuberkulose und der Syphilis mit Recht hieß, daß der einzige Beweis für die Abtötung des letzten Tuberkelbacteriums bzw. der letzten Spirochäte im Organismus das Neuauftreten eines Primärinfekts sei, m. a. W.: nachdem für die Aufrechterhaltung einer Infektionsimmunität gewissermaßen das latente Überleben auch nur eines einzigen Keims irgendwo in dem ganzen Wirtsorganismus zu genügen scheint, und zwar — entsprechend Abschn. 6 — auch noch intracellulär und etwas derartiges, wie die oben angeführten Beispiele zeigen, sicher viel häufiger vorkommt, als man früher annehmen zu dürfen glaubte, ist die Auffindung dieses Keims im immunen Wirtsorganismus natürlich technisch äußerst schwierig und wird der Nachweis, daß kein einziger mehr anwesend ist, und damit der

Beweis für die Existenz einer „sterilisierenden" Immunität nahezu unmöglich.

Für die Möglichkeit eines solchen langwährenden intracellulären und latenten Keimaufenthaltes, die man früher ablehnte, da man den Sinn der „Phagocytose" nur in der Keimvernichtung sah, hat nun die Gewebskultur aufschlußreiche experimentelle Kenntnisse erbracht, wie es bereits im Abschn. 6 ausgeführt wurde. Das gilt zunächst für das Wachstum Tuberkelbakterien-infizierter Zellen in der Kultur, wie es schon 1927 erstmals von HAAGEN (erneut 1957) und 1954 dann von MACKANESS studiert wurde: intracellulär stellt sich ein Gleichgewicht zwischen Zelle und Bacterium ein, so daß auch die infizierten Zellen sich weiter teilen und ihren Tochterzellen jeweils einige Bakterien mitgeben, während beim Überwuchern extracellulär gelegener Bakterien bald die ganze Gewebskultur zum Absterben kommt. In Weiterentwicklung dieser Versuche haben K. F. MEYER und ELBERG teils an Tuberkelbakterien, vor allem aber an Brucellen gezeigt, daß zwei Voraussetzungen nötig sind, um das „System" Zelle + Erreger bei weiter ungestörter Vermehrung und Fortpflanzung zu halten, nämlich daß man Zellen (Monocyten) von einem vorher mit abgeschwächten Keimen schutzgeimpften Tier zur Explantation in die Gewebekultur wählt, sodann daß man dieser (bei Brucellen) etwas Antikörper-haltiges Serum zusetzt. Wie schon in den früheren Versuchen ist es aber nötig, möglichst alle frei, d. h. extracellulär liegenden Bakterien auszuwaschen, da nur dann die infizierte Kultur schadlos fortzüchtbar ist. Und genau den gleichen „Immunitäts-Mechanismus" haben ACKERMANN und KURTZ 1958 auch für das Poliomyelitis-Virus experimentell zeigen können: verhindert man das Überhandnehmen des cytopathogenen Effekts in einer Virus-infizierten Gewebekultur durch Zusatz einer kleinen Menge spezifischer Antikörper, beschränkt man also dadurch den Aufenthalt des lebenden Virus auf den Intracellulärraum und verhindert die schrankenlose Anreicherung im Kulturmedium, d. h. extracellulär, dann gelingt es, die Kultur der Virus-infizierten Zellen praktisch unbegrenzt am Leben zu halten, während sie ohne den Zusatz der das Gleichgewicht stabilisierenden Antikörper durch ein Überhandnehmen des cytopathogenen Effekts zum Absterben kommt. Ist die zugesetzte Antikörper-Menge allerdings zu groß, so erliegt das Virus und sterilisieren sich die Zellen, werden dann aber für eine erneute Infektion wieder empfänglich.

Mit diesen Versuchen dürfte das Prinzip der *cellulären Funktion bei der Immunität* des Makroorganismus auch experimentell aufgezeigt sein: Die Aufrechterhaltung einer quantitativ regulierten, rein intracellulären (und daher latenten) Infektion bedeutet den Schutz für den Makroorganismus. M. a. W.: gerade das Weiterbestehen der Infektion in der cellulären Größenordnung ist die Grundlage für die Immunität des Gesamtorganismus, die ja darin besteht, daß eine Krankheits-Manifestation verhindert wird. Wollte man also von einer „cellulären Immunität" sprechen, so wäre diese identisch mit der Empfänglichkeit der Zelle für den betreffenden Erreger und ihrer Fähigkeit, mit ihm eine Symbiose auf Dauer zu führen. Infektion im kleinen wird also dabei identisch mit Immunität im großen. In einem Teil der Fälle aber, besonders bei den Viruskrankheiten, ist die latente Dauersymbiose der Wirtszelle mit dem Erreger nur unter Mithilfe kleiner Antikörper-

Mengen im extracellulären Raum der Humores möglich, wobei die Antikörper aber gerade nicht zur „Abtötung" des Erregers führen dürfen, sondern zu einem notwendigen Faktor für die Aufrecht- und Latent-Erhaltung des intracellulären Gleichgewichts von Wirtszelle und Erreger werden.

Eine solche dem Experiment entnommene Auffassung des Geschehens bei der Immunität steht in guter Übereinstimmung mit den klinischen Beobachtungen über dieselbe, wie sie zuvor geschildert wurden, und zeigt, daß die Existenz einer „sterilisierenden" Immunität heute überhaupt fraglich geworden ist, bzw. daß wahrscheinlich jede Krankheitsimmunität auf einer „Infektionsimmunität" beruht. Möglich, daß bei den Virusinfektionen, die ja auch zu den zuverlässigsten Immunitäten führen (z. B. die Masern), die intracelluläre Bindung des Erregers in einer so festen Art erfolgt, daß er mit heutigen Mitteln dort nicht mehr nachweisbar ist. Bewiesen ist ja auch, daß gerade bei den Virusinfektionen *neutralisierende Antikörper* zeitlebens in geringer Menge nachweisbar bleiben.

Diese Entdeckung wurde zuerst schon vor fast 30 Jahren am Gelbfieber gemacht, bei dem ja auch die Technik des Mäuse-Schutzversuches zuerst entwickelt wurde, und sie schien damals eine Sonderstellung zu besitzen, da präcipitierende, agglutinierende und auch komplementbindende Antikörper ja meist rasch nach Überstehen einer Infektion wieder verschwinden. Heute weiß man, daß die neutralisierenden Antikörper keineswegs nur beim Gelbfieber, sondern praktisch bei allen Virusinfektionen lebenslänglich nachweisbar bleiben. Offenbar werden sie von der latenten cellulären Minimal-Infektion, die weiter bestehen bleibt, unterhalten, in manchen Fällen auch im Laufe des Lebens durch erneute Superinfektionen, die klinisch latent bleiben, exogen wieder aufgefrischt (z. B. bei Mumps, CABASSO und HOAGLAND 1954).

Die berechtigte Frage, wie es die *eine* latent weiterhin infizierte Zelle fertig bringt, den gesamten Makroorganismus des Wirts zu schützen, bedarf weiterer Aufklärung. Wie aus den oben angeführten Versuchen von MEYER und ELBERG hervorgeht, haben auch selbst nicht erregerbefallene Monocyten eines infizierten Tieres eine erworbene Eigenschaft, die sie und ihre Tochterzellen zur Dauerendobiose mit dem Keim befähigt, auch wenn sie schon in Kultur lange Zeit isoliert worden sind. In welchem Mechanismus diese Eigenschaft begründet ist, läßt sich vorläufig nur ahnen: es muß da die Eigenschaft ja bei der Zellteilung erhalten bleibt, eine Veränderung in ihrem Genapparat eingetreten sein, also wohl in der Zellkernstruktur; jedoch läßt sie sich vorläufig nur als eine *mnemische Funktion* (Gedächtnisfunktion) definieren. Hier mündet das Immunitätsproblem wieder in ein *genetisches*.

Erleichtert wird das Verständnis hierfür durch die *Immunitäts-Theorie* von BURNET (1959), der insofern eine Arbeitsteilung im Makroorganismus annimmt, als er zeigen konnte, daß ein und dieselbe mesenchymale Zelle immer nur ein oder zwei Sorten von Antikörpern bildet und diese Fähigkeit an ihren „Klon", d. h. alle von ihr abstammenden Tochterzellen weitergibt. Diese Annahme erleichtert zwar das Verständnis für die enorme Zahl von nicht nur art-, sondern auch typenspezifischen Dauerimmunitäten, die ein Wirtsorganismus erwirbt. Es muß aber darüber hinaus jede Zelle auch an alle diese Immunitäten eine gewisse „Erinnerung" behalten, da der wesentliche Teil ja nicht in der Antikörper-Bildung, sondern in der erworbenen Unempfänglichkeit der Zelle gegenüber dem Erreger besteht.

Diese Unempfänglichkeit kann ontogenetisch — ganz ohne Antikörper-Bildung, — wie man heute weiß, schon sehr frühzeitig, d. h. im Embryonal- bzw. unmittelbar postnatalen Zustand durch ein spezifisches „Erlebnis" der Zelle erworben werden. Das hat die Entdeckung des Phänomens der sog. *Immuntoleranz* (MEDAWAR, BURNET) gezeigt, das ebenfalls ein Beweis dafür ist, daß Immunität weder mit einer Antigen-Antikörper-Reaktion gleichgesetzt, noch auch nur unter dem Blickwinkel des lebenden Erregers gesehen werden darf, daß Voraussetzung für jede Immunität vielmehr wie eingangs betont die Empfänglichkeit für das spezifische Ereignis darstellt (s. auch S. 50—51). Und diese ist eine angeborene und daher im allgemeinen erbliche Arteigenschaft; nur gerade in diesem Falle der Immuntoleranz ist die Unempfänglichkeit zwar angeboren, aber erst intrauterin erworben, also nicht erblich. Mit der Immuntoleranz kommen wir aber nun schon in die Problematik der Phylogenese der Endobiosen und ihrer artefiziellen Beeinflussung, die in einem gesonderten Abschnitt besprochen werden soll.

Schrifttum

ACKERMANN, W. W., and H. KURTZ: Observations concerning a persistent infection of Hela cells wath poliovirus. J. exp. Med. 102, 555 (1955).
BURNET, F. M.: The clonal selection theory of immunity. Nashville/Tennessee: Vanderbilt Univ. Press 1958.
CABASSO, V. J., and R. J. HOAGLAND: Mumps skin test during a mumps epidemic. J. Amer. med. Ass. 152, 1527 (1953).
CAMPBELL, D. H., and J. S. HARVEY: The fate of labelled foreign antigens in the livers of normal and immunized rabbits. Int. Arch. Allergy 12, 70 (1958).
DOERR, R.: s. S. 22.
HAAGEN, E.: Das Verhalten von Lungengewebskulturen gegenüber Tuberkelbazillen. Arch. exp. Zellforsch. 5, 157 (1927).
— und B. H. HAAGEN-CRODEL: Über das Verhalten von Tuberkelbazillen in der Zellkultur. Zbl. Bakt., I. Abt. Orig. 172, 525 (1958).
HÖRING, F. O.: Die Krankheitsimmunität. Dtsch. med. Wschr. 1944, 207.
— Die Grundlagen der Immunität in neuzeitlicher Betrachtung. Ärztl. Forsch. 2, 1 (1948).
— Die erworbene Immunität mit besonderer Berücksichtigung von Poliomyelitis und Grippe. Med. Welt 1958, 1269.
— Immunität bei Viruskrankheiten. Münch. med. Wschr. 1959, 4.
— Allgemein-biologische Grundlagen der Immunität. Med. Klin. 1959, 1001.
— Das Verhältnis von angeborener Resistenz und erworbener Immunität. Hippokrates 30, 19 (1959).
— Die verschiedenen Arten der Immunität und ihre künstliche Beeinflussung. Med. Welt 1959, 1510.
MACKANESS, G. B.: The growth of intracellular tubercle bacilli in monocytes from normal and vaccinated rabbits. Amer. Rev. Tuberc. 69, 479 (1954).
MEYER, K. F., and S. S. ELBERG: Caprine immunization against brucellosis: a summary of experiments on the isolation, properties and behaviour of a vaccin strain. Bull Wld Hlth Org. 19, 589 (1958).

9. Phylogenese der Endobiose

Ein so grundlegendes und tiefgreifendes biologisches Phänomen, wie es die Infektion, biologisch ausgedrückt: Symbiose und Parasitismus bzw.

Endobiose ist, muß sich entwicklungsgeschichtlich bis in seine Ursprünge zurückverfolgen lassen. Dafür muß natürlich die Phylogenese sowohl der Wirtsorganismen als auch der Endobionten herangezogen werden. Dabei soll aber das Augenmerk nur auf die Entwicklungsgeschichte der Beziehungen von Wirt und Keim gerichtet sein, wobei sich wieder einmal mehr zeigen läßt, daß gleichgültig, ob diese beiden primitiven oder höher organisierten Arten angehören, sich doch immer wieder dieselben Formen der Endobiose nachweisen lassen, wenn man dabei nur auch bei diesen Formen die „frühesten" und primitivsten Stufen und die „später" hinzukommenden, höheren Formen zu sondern weiß, also etwa von der Endobiose der Phagen in ihren bakteriellen Wirten beginnend über diejenige von bakteriellen Gästen in protozoischen Wirten und Insekten, diejenige von protozoischen Gästen in Würmern und Mollusken als Wirten bis hinauf zu Bakterien, Protozoen und Würmern als Gästen im Säugetier und im Menschen als Wirt. Es ist dabei stets im Gedächtnis zu behalten, daß neue und kompliziertere Formen der Endobiose die primitivsten Formen überwölben, wobei aber diese letzteren gewöhnlich hartnäckig beibehalten werden, wie es in der Phylogenese ja allgemein für primitive Strukturen und Funktionen gilt (biogenetisches Grundgesetz von HECKEL). Wir sind gewohnt in den primitiven „alte" und in den höher organisierten „jüngere" Formen zu erblicken, obgleich eine solche zeitliche Folge sich keineswegs immer (paläontologisch) beweisen läßt. Auch hier seien die Begriffe „alt" und „jung" bzw. „früh" und „spät" nur mit diesem Vorbehalt angewandt. Im übrigen kann die folgende Darstellung überhaupt nur einen Umriß geben, da die Phylogenese der Endobiosen bisher nur wenig beachtet wurde.

Für die Analyse unter dem Gesichtspunkt der allgemeinen Biologie muß man, wie schon in der Einleitung ausgeführt, den Gegensatz von Symbiose und Parasitismus fallen lassen und also nicht von den Folgen der Endobiose für das Wirts- und Gastindividuum ausgehen, sondern nur auf das Zusammenleben über längere Zeit hin achten, also über Wirts- und Gastgenerationen hin (sofern solche im strengen Sinn existieren, was ja bei primitiven Arten mit amitotischer Teilung nicht der Fall ist, obwohl die Erforschung gerade der primitivsten Gäste, der Viren, Beweise mindestens für einen Gen-Austausch ergeben hat). Denn das Urphänomen der Endobiose, ohne das es nie zu einer solchen kommen kann, ist und bleibt die Empfänglichkeit des Wirts für den Gast bzw. was identisch ist: die „Infektiosität" der Gast- für ihre Wirtsart. Nicht jede Gastart vermag eben in jeder Wirtsart zu leben.

Auf dem Boden der Empfänglichkeit kommt es zur Endobiose; sei es eine „nützliche" oder eine „schädliche" für die beteiligten Individuen, irgendwie wird der Fortbestand beider Arten erreicht, das „Überleben" sichergestellt. Wäre das nicht der Fall — ob Symbiose oder Parasitismus —, so wäre die betreffende Wirts- oder Gastart ja längst ausgestorben. Auch eine Symbiose wäre unmöglich, wenn der Wirt dem Gast nicht Beschränkungen (seiner Vermehrung, seines Aufenthaltsorts usw.) auferlegen, ihn also in diesem Sinne „bekämpfen", „abwehren" würde, wie er es beim Parasitismus auch tut — freilich nur gesehen von einem unbiologischen anthropozentrischen Gesichtswinkel aus. Das Bild vom Kampf zwischen Wirt und Parasit auf Leben und Tod (die sog. „Infektionsabwehr") ist, biologisch gesehen, prinzipiell verfehlt; stets handelt es sich auf Dauer nur um Gleichgewichte, und zwar solche zwischen den Arten, wobei das Interesse (Überleben und Gesundheit) des Individuums keine Rolle spielt. Ob Symbiose oder Parasitismus, ob Überleben oder Tod des Individuums, ist belanglos, wenn Empfänglichkeit des Wirts für den Gast besteht. Eben das Überleben beider *Arten* beweist in der Phylogenese, daß es auf dem Boden ihrer Empfänglichkeit zu einem biologischen Gleichgewicht auf Dauer gekommen ist.

Betrachtet man dementsprechend die in Abschn. 4 aufgezeigten Empfänglichkeits-Arten mit Berücksichtigung der mikroskopischen Größenordnung entsprechend Abschn. 6 unter phylogenetischen Gesichtspunkten, also unter Anwendung einer vergleichenden Morpho- und Physiologie der Wirts-Arten, so stellen sich die früher unterschiedenen 4 Empfänglichkeits-Arten als 4 phylogenetische Stufen der Empfänglichkeit dar (Tab. 2):

Tabelle 2. *Empfänglichkeitsstufen für Keimbesiedlung*

Räumliche Ausbreitung		Zeitfaktor	Stufe	Klinik
Körperoberflächen und Lumina umweltgeöffneter Körperhöhlen	extra-corporal	umwelts-abhängig	Ektobiose cavale Endobiose	„Ausscheider"
Epitheliale und besonders mesenchymale Zellen	intra-cellulär	statisch	intra-celluläre Endobiose	latente Infektion
Geweblich-lokal	intra-cellulär + inter-stitiell	prozessual	Gewebs-Endobiose	Lokal-infektionen
Organismisch	intra-cellulär + inter-stitiell + vasal-generalisiert	dynamisch (in Stadien)	organismische Endobiose	cyclische Infektions-krankheiten

1. Die zur Umwelt hin geöffneten Körperhöhlen von Wirtsorganismen können bestimmten Keimarten in ihrem Lumen eine lokalisierte extracelluläre Endobiose ermöglichen. Sie unterscheidet sich wie gesagt nur wenig von Ektobiosen, d. h. Besiedlungen der Körperoberfläche, und ist also erst eine lockere Stufe der Empfänglichkeit. Eine solche Keimbesiedlung des Darmlumens findet man schon bei Wirbellosen bis hinauf zum Wirbeltier und Menschen.

2. Die zweite Stufe einer schon stärkeren Empfänglichkeit liegt dort

vor, wo der Keim nicht mehr auf Oberfläche oder Lumen von Körperhöhlen beschränkt bleibt, sondern sich intracellulär im Epithel derselben aufhält. Man findet solche Endobiosen schon bei Coelenteraten und besonders bei Insekten, zunächst lokalisiert auf ganz umschriebene Abschnitte des Darmepithels, und sie sind dort Vorläufer der Entwicklung spezialisierter zelliger Organstrukturen, der Mycetome (Schrifttum hierzu: BUCHNER, KRIEG). Auch bei vertebraten Wirten, selbst beim Menschen, gibt es noch wie erwähnt (Abschn. 4) eine solche Infektion ausschließlich des Darmepithels (Isospora hominis). Aber auch schon bei den Coelenteraten und erst recht bei Insekten trifft man auf den Übergang solcher intracellulären Endobiosen aus epithelialen auf mesenchymale Zellen, und lange, oft zeitlebens dauernde mesenchymale Endobiosen werden bei den höheren Metazoen immer wichtiger. In der Fähigkeit mesenchymaler Zellarten (Wander- und Mastzellen, Fibroblasten) zu langfristiger intracellulärer Endobiose liegt also eine phylogenetisch uralte Funktion vor. — Dabei findet man schon in dieser zweiten Empfänglichkeitsstufe zeitweilig die Ausstoßung der Keime zur Oberfläche und damit ihre Rückverwandlung in die erste Stufe.

3. Bei der dritten Empfänglichkeitsstufe, die sich erst bei schon höher entwickelten Metazoen mit ausgebildeter geweblicher Funktion findet, kommt es zur Haftung und Vermehrung von Keimen intra- und extracellulär in Gewebsabschnitten. Und hier gewinnt der Haftungsvorgang den Charakter eines zeitlich beschränkten Prozesses, d. h. der entzündlichen Gewebsreaktion, da der Keim im Extracellulärraum als körperfremd empfunden wird. Wird diese Empfindung und damit die Entzündung überwunden, so entsteht unter Umständen wieder die intracelluläre Endobiose der Stufe 2.

4. Die vierte und höchste Empfänglichkeitsstufe besteht in der zeitlich begrenzten und normierten Reaktion des gesamten Wirtsorganismus auf einen zur Haftung gekommenen Keim mit bleibender Veränderung der Empfänglichkeit des Wirts (Immunität). Eine solche findet sich erst bei den Homoiothermen und geht mit einer zeitlich in Stadien ablaufenden Reaktion einher, wobei der Keim zeitweilig generalisiert, um dann wieder über die örtliche Entzündung (Stufe 3) oft zur intracellulären Endobiose (Stufe 2) oder gar zur Ektobiose (Stufe 1) zurückzukehren. Entscheidend für die Stufe 4 ist die beherrschende Rolle des Zeitfaktors. Sie läßt sich in ihrer Dynamik nur in vivo beobachten, während Stufe 1 bis 3 morphologisch faßbar sind.

Besonders hingewiesen sei an dieser Stelle darauf, daß die Rückverwandlung von Stufe 4 (Generalisation) über Stufe 3 (Organmanifestation) in Stufe 2 (latente intracelluläre Endobiose: hier freilich nicht oberflächlich-epithelial, sondern tief-mesenchymal) eine phylogenetische Ableitung für den Zustand der Infektions-Immunität (vgl. Abschn. 8) gibt, die uns die hohe Bedeutung derselben auch stammesgeschichtlich verdeutlicht.

Die 3. und 4. Empfänglichkeitsstufe finden als Voraussetzungen für pathologisches, krankheitliches Geschehen im Wirtsorganismus ihren morphologischen Ausdruck in dem komplexen Vorgang, den die Medizin als *Entzündung* bezeichnet. Die Phylogenese der Entzündung vermag uns daher wichtige Beweise für die Berechtigung der Unterscheidung der Empfänglichkeitsstufen zu geben. METSCHNIKOFF hat selbst als erster 1892 eine vergleichende Pathologie der Entzündung geschrieben. Grundlegend und im ganzen heute noch gültig, wenn auch vielleicht in Einzelheiten überholt, ist aber das bekannte Entzündungsreferat von ROESSLE 1923 über seine phylogenetischen Studien zur Entzündungsfrage. Er hat die einzelnen Teilvorgänge bei der Entzündung des Menschen, die cellulären und humoralen, die das sehr komplexe Bild einer lokalen Entzündung zusammensetzen, bis zu ihren phylogenetischen Ursprüngen zurückverfolgt. Die Tab. 3 zeigt kurz

Tabelle 3. *Phylogenese der Entzündung* (nach RÖSSLE 1923)

(Nur „epithelial"	*Protozoen*)
Keimblattanlage	*Metazoen*
	Avertebraten
↯ Mesenchym	Coelenteraten
	Spongien
Wanderzellen	Medusen
Wanderzellen der Leibeshöhlen (Lymphraum)	Würmer
	Anneliden
Gefäß- und Herzanlage	Tunikaten
Kreislauf	Mollusken
Leukocyten mit ⎱ Durchwanderung der	Cephalopoden
Leukocyten ohne ⎰ Gefäßwand	
Wandernde Adventitiazellen	
Milzanlage	Schnecken
(Mycetocyten und Mycetome	Insekten)
	Vertebraten
Antikörper	Fische
Stase	Amphibien
noch getrennte Entzündung und Reparation	Reptilien
Eiterung	Mammalier
Neurale Gefäßreaktion	
↯ Psychische Faktoren bei der Entzündung	Homo sapiens

(Linke Spalte mit Klammer „Acceleration")

zusammengefaßt die wichtigsten Ergebnisse seiner Untersuchungen. Was man beim Menschen Entzündung nennt, beginnt danach bei Coelenteraten als rein celluläres Geschehen. Humorale Vorgänge treten erst auf, wo sich ein Kreislaufsystem findet, bei den Mollusken, Antikörperbildung erst bei den Wirbeltieren, in ihren Anfängen bei Amphibien (Axolotl) und den Fischen. Die Reaktion auf Fremdstoffe wird im Laufe der Entwicklung von den epithelialen Geweben immer mehr ins Mesenchym verlegt, und mit der Spezialisierung bestimmter Zellarten werden die Rollen auf diese verteilt, wobei die schon hoch differenzierten Zellen des strömenden Blutes, also besonders die Leukocyten, erst von den Tunicaten und Mollusken an auf eine „Polizeifunktion" im Sinne von METSCHNIKOFF spezialisiert sind. Demgegenüber ist die intracelluläre Aufnahme von Fremdkörpern eine ja schon bei Protozoen vorhandene uralte Zellfunktion. Eine eitrige Entzündung findet sich noch nicht einmal beim Axolotl, kaum bei der Kaulquappe und voll entwickelt erst beim Säugetier. Phylogenetisch alte Zellarten, wie Fibroblasten und Histiocyten, besitzen die Fähigkeit zur Aufnahme von

Fremdkörpern und Keimen und oft zu ihrer dauernden Einheilung in größerem Ausmaß als hochspezialisierte wie die Leukocyten.

Wie überall in der Phylogenese werden aber die älteren Funktionen nicht zu Gunsten der jüngeren über Bord geworfen, sondern bleiben neben ihnen erhalten. Die leukocytäre Phagocytose, die in der medizinischen Infektionslehre ganz in den Vordergrund gerückt wurde, ist also eine junge Spezialfunktion, die sich den viel älteren Zelleinschlußmöglichkeiten anderer mesenchymaler Zellen oder gar derjenigen von Epithelzellen überlagert, ohne sie zu verdrängen.

Das morphologische Bild der akuten Entzündung, bestehend aus cellulären und humoralen Anteilen und koordiniert durch das Nervensystem, das erst spät in die Gewebstrophik eingreift, setzt sich also, wie ROESSLE gezeigt hat, aus Anteilen zusammen, die sich in der Tierreihe erst allmählich entwickelt und Stück für Stück eingebaut und koordiniert werden, und mit dieser steigenden Spezialisierung nimmt, wie ROESSLE sagte, auch die Geschwindigkeit der Reaktion auf Fremdstoffe zu, es tritt eine Acceleration der Prozesse ein. Der Zeitfaktor beherrscht das Geschehen in zunehmendem Maße. Daneben bleiben aber auch die primitiven und langsam ablaufenden Gewebsfunktionen erhalten, zu denen der reaktionslose intracelluläre Einschluß gehört. ROESSLE kennzeichnete also, was wir als Stufe 2 bezeichneten, durch das Fehlen der Empfindung für Gewebsfremdheit, als Empfänglichkeit ohne Entzündungsreaktion. Das morphologische Studium der Phylogenese der Entzündung läßt eine ähnliche Abstufung erkennen wie die Analyse der verschiedenen Empfänglichkeitsstufen.

Haben wir so in der Phylogenese der Wirtsorganismen Entsprechungen zur Phylogenese der Endobiose, also der Wirt-Gast-Beziehung, in ihren Stufen aufzeigen können, so bleibt noch übrig, nach Entsprechungen in der Phylogenese der Erreger Umschau zu halten: Dabei zeigt sich, daß die 4 Empfänglichkeitsstufen nicht etwa an primitivere oder höhere Organisation des Erregers gebunden sind, sondern daß sich im Prinzip jede der 4 Stufen bei jeder Klasse von Erregern nachweisen läßt, wofür im Folgenden Beispiele angeführt seien.

1. Bei den Viren ist über Stufe 1 noch zu wenig Sicheres bekannt (symbiontische Viren in Körperlumina); der Stufe 2 entspricht die Endobiose der epithelialen Viren der Haut, die noch nicht zu Entzündungsprozessen führen (Verrucae, Molluscum contagiosum); in Stufe 3 finden sich die Erreger reiner örtlicher Schleimhautkatarrhe (Common cold, conjunctivale Viren); die Mehrzahl der humanpathogenen Viren lösen Krankheiten der Empfänglichkeits-Stufe 4 mit bleibender Immunität aus. Jedoch stehen sie z. T. als Übergänge zwischen 3 und 4, so das Influenza-Virus.

2. Bakterien, die normale Haut- und Schleimhautbesiedler sind, entsprechen der Stufe 1. In Stufe 2 dürften einige seltene bakterielle Erkrankungsformen wie Rhinosklerom und Granuloma venereum einzuordnen sein. Zur Stufe 3 gehören z. T. Bakterien, die am typischen Standort nur Normalsymbionten sind, aber Lokalinfektions-Erreger werden, wenn sie an einen „falschen" Standort geraten, z. B. Coli-Bakterien in der Harnblase, im übrigen die große Zahl der typischen Lokalinfektions-Erreger. Stufe 4 findet sich bei allen bakteriellen cyclischen Infektionskrankheiten (Typhus

abdominalis usw.). Es sei hier an die auffallenden Beziehungen der Anthroponosen-Erreger zu den Normalsymbionten erinnert (Abschn. 3), die zweifellos auch einer phylogenetischen Deutung zugänglich sind.

3. Protozoen finden sich als Lumen-Besiedler (Stufe 1) reichlich (Amoeba buccalis, coli und viele andere), als intracelluläre Deckepithel-Besiedler häufiger bei Tieren als bei Menschen (Isospora), als Lokalinfektions-Erreger seien die Ruhramöbe und die Erreger der Haut-Leishmaniase, als cyclische Erreger die Malariaplasmodien, Trypanosomen und Kala-azar-Erreger genannt.

4. Unter den Würmern gibt es zahlreiche reine Lumenbewohner (keineswegs *alle* Darmwürmer, sondern nur diejenigen ohne Infektions-Cyclus wie Oxyuren und Taenien). Stufe 2 (intracellulär) entfällt bei ihnen (und damit auch die Immunität!). Einige machen nur oberflächliche Hautprozesse (Stufe 3) (Sparganum, „Hautmaulwurf"); zahlreiche Wurminfektionen verlaufen cyclisch generalisierend (Ascariden, Bilharzien usw.).

Bei Heranziehung nicht nur der Human-, sondern auch der Veterinärmedizin lassen sich diese Verhältnisse für alle Erregerklassen noch sehr viel vollständiger exemplifizieren; doch würde das hier zu weit führen.

Die phylogenetische Betrachtungsweise der Endobiose vermittelt jedenfalls Einblicke, die nicht nur zum Verständnis des Verhältnisses von Symbiose und Parasitismus, sondern auch der Immunität Wesentliches beitragen können. Sie findet ihre notwendige Ergänzung in der Analyse der Ontogenese der Wirtsorganismen als Endobiose-Partner und der Veränderlichkeit der Erreger im Laufe ihres Daseins (Entwicklungs-Cyclen).

Schrifttum

BUCHNER, P.: s. S. 10.
HÖRING, F. O.: Die Phylogenese der Infektion. Klin. Wschr. **1941**, 161.
— Zoologische Symbioseforschung und medizinische Infektionslehre. Referat. Verh. Dtsch. Ges. inn. Med. **1957**, 94.
KRIEG, A.: Grundlagen der Insektenpathologie. Darmstadt: D. Steinkopff 1960.
METSCHNIKOFF, E.: Leçons sur la pathologie comparée de l'inflammation. Paris: G. Masson 1892.
ROESSLE, R.: Die konstitutionelle Seite des Entzündungsproblems. Schweiz. med. Wschr. **1923**, 1053.
— Referat über Entzündung. Verh. Dtsch. Ges. Path. **1923**, 18.

10. Ontogenese, Reifung und Altern des Wirtsorganismus

Wenn die Empfänglichkeit und ihre Arten als angeborene Arteigenschaften gekennzeichnet wurden, so ist ein Verständnis für sie, wie für alle Arteigenschaften, am ehesten aus der Entwicklungsgeschichte zu erhoffen. Tatsächlich haben Entdeckungen der letzten 15 Jahre wesentliche Beiträge zur Ontogenese der Empfänglichkeit erbracht, die schon heute nicht mehr aus der allgemeinen Infektions-Biologie wegzudenken sind. Das sind die Erkenntnisse über die Embryo- und Fetopathien einerseits, diejenigen über die Immuntoleranz, die an Feten und Neugeborenen experimentell demonstriert wurde, andererseits. Beide Entdeckungen fanden die gebührende Auszeichnung durch Verleihung des Nobelpreises (GREGG 1958, MEDAWAR und BURNET 1960).

Betrachtet man diese Entdeckungen unter dem Gesichtswinkel der ontogenetischen Reifung der Empfänglichkeit, so bezieht sich die erste auf die frühen, die zweite auf die letzten Schwangerschafts- und ersten postnatalen Zeitabschnitte. Erstere ist eine klinische, letztere eine experimentelle Beobachtung. Erstere bezieht sich auf natürliche Virusinfektionen, letztere nur auf künstliche Antigen-Einwirkungen.

Die Entdeckung der Virus-*Embryopathien*, die von GREGG zunächst an der Röteln-Infektion gemacht wurde, sich aber im Prinzip auf alle Virusinfektionen bezieht, hat gelehrt, daß der menschliche Embryo schon in seiner frühesten Entwicklungsperiode virusinfiziert werden kann, schon ehe es zur Ausbildung eines eigenen Kreislaufs gekommen ist, und gerade dann, also besonders im ersten Trimenon, mit charakteristischen Zeichen reagiert — besonders an Augen, Ohren und Herz —, die darauf hindeuten, daß die Ausbildung immer gerade derjenigen Zellen gehemmt wird, die sich im Moment des Eindringens des Virus in besonders starker Entwicklung befinden. M. a. W.: die so frühzeitig eintretende Virusinfektion befällt die jeweils gerade wichtigsten Zellfunktionen, läßt aber den Wirtsorganismus sonst unbeteiligt, da er noch nicht ganzheitlich zu reagieren vermag. Das wird erst mit der Entwicklung von Kreislauf und Nervensystem anders, und je später während der Schwangerschaft eine intrauterine Virusinfektion eintritt, um so mehr gleicht die Reaktion des fetalen Wirtsorganismus derjenigen der postnatalen Zeit, so daß schließlich am Ende der Gravidität etwa eine Pockenvirusinfektion dazu führt, daß der Neugeborene schon bei der Geburt das Vollbild der Pocken-Krankheit aufweisen kann. Die Reaktion des Embryo und Feten auf die Virusinfektion entwickelt sich also im Verlauf der Gravidität von einer zunächst nur lokal-cellulären zu einer cyclisch-ganzheitlichen, entsprechend der Reifung des Individuums.

Es dürfte dabei gewiß kein Zufall sein, daß sich die typische Embryopathie nur bei Virusinfektionen findet, während bakterielle Infektionen intrauterin entweder zum Absterben des Embryos bzw. Feten oder im Überlebensfalle zu latenter Infektion (z. B. die Typhus-Infektion des Meconiums Neugeborener bei Müttern, die Typhus-Ausscheiderinnen sind) oder zu typischen Organerscheinungen (z. B. kongenitale Syphilis, auch selten: kongenitale Tuberkulose) führen, wobei die betreffenden Kinder dann eine Infektionsimmunität besitzen. Diese Organmanifestationen unterscheiden sich aber erheblich von denen nach postnataler Infektion und können noch zu schweren Organentwicklungsstörungen führen (Pneumonia alba, Leberlues, Knochenveränderungen bei der kongenitalen Lues).

Auch bei protozoischen Infektionen intrauteriner Art kennt man heute am Beispiel der Toxoplasmose solche typischen Organstörungen, die sich von denen der Erwachsenen-Infektion unterscheiden.

Von intrauterinen Wurminfektionen ist dagegen nur die latente Infektion bekannt: so können Neugeborene von Ascariden-infizierten Müttern während der Gravidität auch schon reife Ascariden in ihrem Darm haben.

Muß bei allen natürlichen Intrauterin-Infektionen vorausgesetzt werden, daß die Mutter ebenfalls infiziert ist, so gehört bei der hohen Durchlässigkeit der menschlichen Placenta (im Gegensatz etwa zu derjenigen der Rinder) auch dazu, daß Antikörper von der Mutter auf den Embryo bzw. Fet übertragen werden. U. a. auch deshalb verläuft die pränatale Infektion verschieden, je nachdem die mütterliche Primärinfektion vor der Gravidität, zu Beginn oder Ende derselben stattfand. Während bei Virusinfektionen eine vor der Gravidität durch Erkrankung erworbene Immunität der Mutter im allgemeinen ausreicht, um intrauterine Infektionen des Keimlings zu verhindern (Ausnahme: Cytomegalie-Virus), ist eine solche bei Müttern, die bakterielle oder protozoische Infektionen vor der Konzeption durchgemacht hatten, wenn sie weiter Keimträger sind, durchaus möglich, und es zeigt sich dabei, daß der Verlauf der Infektion beim Fet wesentlich blander, wenn nicht sogar latent ist, je länger vor der Konzeption die Mutter erkrankt war. Das ist nicht nur von der Syphilis als sog. Profetasches Gesetz bekannt, sondern gilt mutatis mutandis wohl auch für andere bakterielle Infektionen wie Tuberkulose, Typhus, Brucellose. Wird die Primärinfektion aber erst während der Gravidität erworben, so findet sie auch den Keimling ungeschützt von mütterlichen Antikörpern, und er wird daher wenn es nicht überhaupt zu seinem Absterben und Abort kommt, wesentlich stärker befallen, da er dann noch am Generalisations-Stadium der Mutter mit teilnimmt.

Das experimentell studierte Phänomen der sog. *Immuntoleranz* zeigt nun, wie der Fet bzw. das Neugeborene reagiert, wenn er von einem Antigen-Reiz getroffen wird, dem die Mutter überhaupt nicht ausgesetzt war. Da er selbst noch nicht in der Lage ist, eigene Antikörper zu bilden, so assimiliert er gewissermaßen das Antigen (wenn es nicht zu starke Gewebsschädigung setzt), und diese „Prägung" der noch ungereiften Antikörperbildenden Zellen des Organismus bleibt als „Erinnerung" lebenslänglich erhalten (BURNETs „self-marker-Prinzip"); das so im Geburtsalter vorbehandelte Individuum bildet auch späterhin bei erneutem exogenem Antigen-Reiz keine Antikörper, d. h. es hat seine „Empfänglichkeit" verloren und „toleriert" das Antigen — im Gegensatz zu den nicht vorbehandelten Artgenossen. In diesem frühen Lebensabschnitt ist also noch das Artmerkmal der spezifischen Empfänglichkeit individuell beeinflußbar, prägbar. Und wo keine Empfänglichkeit besteht, kann sich auch keine Immunität entwickeln.

Die Immuntoleranz wurde freilich bisher im wesentlichen an Gewebstransplantaten studiert, und ihre Bedeutung für die Infektions-Empfänglichkeit ist noch nicht zu übersehen, wenn auch bereits Studien mit Diphtherie-Toxoid, Pneumokokken Typ II, Salmonellen, BCG-Bacillen, Trichomonas fetus ihre prinzipielle Übertragbarkeit auf bakterielle und protozoische Antigene beweisen (Lit. bei FOERSTER 1959). Bei Virusinfektionen scheint ihr sogar eine noch größere Bedeutung zuzukommen. BURNET und FENNER hatten schon 1949 vorausgesagt, daß nach einer generalisierten, nicht tödlichen, intrauterinen Infektion postnatal bei erneuter Infektion Unfähigkeit zur Antikörperbildung vorhanden sein müsse. BURNET betonte allerdings 1959, daß die Erreger, die im Laufe der Embryonal- oder Fetalzeit Immuntoleranz erzeugen, eine relativ geringe Antigenität und Pathogenität besitzen müßten, da sie sonst den Keim töten würden. Dies treffe offenbar für das Virus der Serumhepatitis zu, bei der daher auf diese Weise symptomlose Virusträger u. U. auf Lebenszeit entstehen könnten. Den Beweis für einen derartigen Vorgang hat inzwischen experimentell E. TRAUB 1960 bei der lymphocytären Choriomeningitis der Maus erbracht: durch Virusinjektionen von Embryonen intrauterin entstanden symptomlose Virus-Dauerträger ohne Antikörper im Blut.

KOPROWSKI 1959 glaubt Versuche an jungen Hunden, die mit dem Flury-Stamm der Lyssa infiziert waren, durch das Auftreten von partieller Immuntoleranz erklären zu dürfen, und BERMAN et al. haben 1955 bei einigen Säuglingen und Kleinkindern bei bestehender Virämie mit Ornithosevirus das Fehlen von Antikörpern beobachtet, wofür vielleicht auch Immuntoleranz als Erklärung herangezogen werden kann, wie LYON 1961 vermutet. Versuche mit anderen Viren, insbesondere dem Influenzavirus, eine Immuntoleranz zu demonstrieren, schlugen dagegen bisher fehl.

Der Ausdruck „Immun- oder immunologische Toleranz" ist wenig glücklich. Wie ausgeführt, kann Immunität nur entstehen, wo Empfänglichkeit gegeben war, und was in den Versuchsanordnungen über die sog. Immun-Toleranz beeinflußt wird, ist nicht die Immunität, sondern ihre Voraussetzung, die Empfänglichkeit: Es wird durch die Vorbehandlung des unreifen Individuums eine Aufhebung seiner Empfänglichkeit erzeugt. Diese wird, ohne daß humorale Antikörper dabei eine Rolle spielen würden, durch eine Beeinflussung der später Antikörper-bildenden Zellen erreicht, derart, daß sie ihre Fähigkeit, Antikörper gegen das betreffende Antigen zu bilden, einbüßen, also durch den Verlust ihrer Fähigkeit zur Sensibilisierung. Letztere ist aber Voraussetzung für die Entstehung von Immunität. — Der Vorgang ist rein cellulärer Natur und bedeutet deshalb einen wesentlichen Fortschritt zum Verständnis der cellulären Grundlagen der Immunität. Die Tatsache, daß die noch unreife Zelle sich dem Antigen anpaßt, es also arteigen markiert und diese Markierung an ihre sämtlichen Nachkommen informatorisch weitergibt, bewirkt ihre und ihrer Nachkommen mangelnde Reaktion auf das betreffende Antigen, ihre „Toleranz". In gleicher Weise toleriert auch die Granulomzelle das Tuberkelbacterium und gibt es an ihre Nachkommen weiter. Das Phänomen der Immuntoleranz ist also prinzipiell gleichartig mit dem cellulären „Mechanismus" der Infektionsimmunität, die sich, wie oben ausgeführt, heute als Grundphänomen jeder Immunität darstellt. Insofern trägt die Entdeckung der Immuntoleranz nicht nur zum Verständnis der Ontogenese bzw. der Immunitäts-Reifung des Wirtsorganismus, sondern allgemein zu demjenigen der Immunität überhaupt wesentlich bei und verschafft uns für deren celluläre Grundlagen neue experimentelle Möglichkeiten, da das Arbeiten an unreifen Organismen es erlaubt, die Immunität zwar in vivo, aber unter Ausschluß ihres humoralen Anteils zu studieren.

Trifft den Säugling *postnatal* eine Infektion, ohne daß er Antikörper gegen dieselbe von der Mutter mitbekam, so ist auch dann noch meist eine unreife Reaktionsweise zu erwarten, was freilich wiederum weniger für die Virusinfektionen gilt, die meist auch dann schon typisch verlaufen, als für bakterielle und protozoische. So ist bei der Typhus-Infektion und der Malaria des jungen Säuglings ein „sepsisähnlicher" Verlauf insofern zu erwarten, als gewöhnlich eine rasche tödliche Überschwemmung des ganzen Wirtsorganismus mit Erregern stattfindet, wobei es vor allem zum Bilde der Meningoencephalitis kommt. Eingehend beschrieben ist vor allem die Verschiedenheit des Verlaufs bakterieller Pneumonien in Abhängigkeit vom Lebensalter des Säuglings und Kleinkindes.

Bei der *Ausreifung der arttypischen Empfänglichkeit mit dem Lebensalter* bestehen naturgemäß erhebliche Unterschiede, je nachdem ob es sich um Erreger von Lokal- oder von cyclischen Infektionen handelt. Die Gefahrenzeit betrifft bei den Lokalinfektionen mehr das frühe Kindesalter und zeigt sich in der hochgradigen Empfänglichkeit von Säuglingen für Staphylokokken-Infektionen der Haut, Streptokokken-Infektionen der Schleimhäute und der Nabelschnur und Coli-Infektionen des Darmkanals, also die Normalbesiedler des Erwachsenen. Hierher gehört auch die Influenzabakterien-Meningitis der Kleinkinder und die große Empfänglichkeit der Kinder für die beim Erwachsenen harmlose E-Ruhr. Die cyclische Empfänglichkeit reift erst später zu voller Höhe heran, so z. B. gegenüber Typhus und Pneumonie (Lobärpneumonien gibt es erst ab dem zweiten Lebensjahr) und nimmt an Heftigkeit der Reaktionsweise (Schwere des Krankheitsverlaufs) noch bis zum Adoleszentenalter zu; deshalb verlaufen durchschnittlich fast alle Viruskrankheiten beim Kind leichter als beim Erwachsenen, z. B. Masern, Varicellen, Variola, Mumps, Gelbfieber, Poliomyelitis; aber auch die bakteriell cyclischen Krankheiten verlaufen — abgesehen von ihrem „sepsisähnlichen" Ausgang beim Säugling vor der Ausreifung des cyclischen Immunitäts-Erwerbs — beim Kinde durchschnittlich leichter als beim jugendlichen Erwachsenen, so Typhus und Lobärpneumonie. Das gilt auch für die Meningokokken-Meningitis, deren anfangs hohe Letalität im Kleinkindalter rasch abnimmt, um zum Adoleszentenalter hin wieder zu steigen; beim älteren Erwachsenen wird sie dann immer seltener.

Die Altersabhängigkeit der rein endogenen Reifung der Empfänglichkeit wird allgemein mit steigendem Lebensalter schwieriger zu beurteilen, da sich dann immer mehr ein Einfluß erworbener, also exogener Immunitäten statistisch bemerkbar macht, der die endogene Steigerung der Reaktionsheftigkeit seinerseits abschwächt. Außerdem spielen natürlich auch unspezifische Einflüsse herein, die vom Lebensalter abhängen; so die Reaktion auf „Stress" jeder Art, die teils hormonal, teils neural reguliert und auch altersabhängig ist.

Diese exogenen und unspezifisch endogenen Einflüsse bringen es mit sich, daß schließlich der ältere Mensch vor allem im Greisenalter auf Infektionen durchschnittlich weniger heftig reagiert, dafür aber um so leichter an Organkomplikationen erkrankt und ihnen erliegt.

Damit ist die Betrachtung der ontogenetischen lebensalterabhängigen Gesetzmäßigkeiten des Wirtsorganismus bzw. seiner ihn zum Wirt befähigenden Funktionen beschlossen. Sie zeigt, daß sich diese Funktionen vom Moment der Konzeption an über die intrauterine und die unmittelbar postnatale Zeit, das Kindes-, Erwachsenen- und Greisenalter in einer fortlaufenden Entwicklung befinden. Diese führt in ihren ersten Abschnitten zu Veränderungen in sehr rascher Folge, und dieses Tempo der Entwicklung nimmt danach mit zunehmenden Alter immer mehr ab. Während die Phylogenese, wie oben erwähnt, eine Acceleration der Wirtsfunktionen ergibt, zeigen Ontogenese, Reifung und Alterung eine Retardation. Ehe wir auf das Problem dieses Zeitfaktors noch einmal eingehen, sei aber auch den Veränderlichkeiten der Erreger im Verlauf ihres Aufenthaltes in ein und demselben Wirtsorganismus die Aufmerksamkeit zugewandt. Man kann diese zwar zum Teil auch als Alterungsvorgänge des Erreger-Individuums auffassen, wenigstens bei den höher organisierten Erregern, besonders manchen Protozoen und Würmern; jedoch erfolgt auch bei den Protozoen die Vermehrung im Wirtsorganismus noch durchweg amitotisch, und nur bei den Zwischenwirten (z. B. Malaria: Anopheles) gibt es eine echte Generationenbildung. Erst bei den Würmern, die sich im menschlichen Wirt nie bis zu einer nächsten Generation vermehren, kann eine wirkliche Reifung und Alterung zum Krankheitsverlauf in Beziehung gesetzt werden. Deshalb bedienen wir uns im folgenden Abschn. 4 nicht der Bezeichnung „Alterung", sondern: Entwicklungsgesetze der Endobionten im Wirtsorganismus.

Schrifttum

BERMAN, S.: zit. n. LYON 1961.
BIELING, R., und H. FLAMM: Pränatale Infektionen. Wiener Colloquium Mai 1959. Basel—New York: S. Karger 1960.
BURNET, F. M.: Recent progress in microbiology. Stockholm: Almquist u. Wicksel 1959.
— and F. FENNER: The production of antibodies. 2. Aufl. Melbourne: Macmillon 1948.
FLAMM, H.: Die pränatalen Infektionen des Menschen unter besonderer Berücksichtigung von Pathogenese und Immunologie. Stuttgart: Gg. Thieme 1959.
FOERSTER, O.: Immunologische Toleranz. Ergebnisse und Probleme. Wiener Z. inn. Med. 40, 257 (1959).
HÖRING, F. O.: Die intrauterine Infektion. Ärztl. Forsch. 6, I, 29 (1951).
KOPROWSKI, H.: An approach to the biology of tumors and viruses through consideration of tolerance and congenital defects. In: Immunity and virus infection. Herausg. von V. A. NAJJAR. London: J. Wiley & Sons 1959. S. 38.
LYON, E.: Schwangerschaft, eine Gegenanzeige der Pockenwiederimpfung? Med. Klin. 1961, 1205.
TRAUB, E.: Über die immunologische Toleranz bei der lymphozytären Choriomeningitis der Mäuse. Zbl. Bakt., I. Abt. Orig. 177, 472 (1960).

11. Entwicklungsgesetze der Endobionten im Wirtsorganismus

Über phylogenetische Probleme der Endobionten in ihrer Beziehung zu den Krankheitsbildern wurde im Vorangegangenen mehrfach gesprochen (s. S. 15, 27 und Abschn. 9). Hier soll nur von ihrer Entwicklung im Wirtsorganismus die Rede sein, also ihrer Vermehrung, eventuellen Stadien- und Cyclus-Bildung und Alterung. Da sich diese Vorgänge am besten an den höher organisierten Endobionten erkennen lassen, sei mit diesen begonnen. Hier kann aber nur das Prinzipielle besprochen werden, während für die vollständige Berücksichtigung der Endobionten-Arten auf den speziellen Teil verwiesen werden muß.

1. **Helminthen:** Im Gegensatz zu den Protozoen-, Bakterien- und Virusinfektionen findet bei ihnen im Wirtsorganismus nie eine Vermehrung der reifen (erwachsenen) Parasiten mehr statt; jeder reife Wurm ist als Ei oder Larve von außen in den Wirt gelangt. Die Schwere der Krankheitserscheinungen geht daher auch der Zahl der Parasiten parallel.

Jeder einzelne Wurm-Endobiont macht seine Entwicklungsstadien durch. Dabei sind die Stadien der Wirtserkrankung streng an die verschiedenen Stadien des Wirtscyclus gebunden (HÖRING 1943): in den Fällen, wo der

Mensch Hauptwirt ist (vgl. Anm. S. 17), erfolgten Organlokalisationen immer im geschlechtsreifen Stadium, wo er Nebenwirt ist, im Larvenstadium; wo bei Würmern cyclische Allgemeininfektionen stattfinden, erfolgen sie im Larvenstadium, wo septische existieren, im Ei- und bei Lebendgebärenden im Junglarvenstadium. Dies ist ein für alle Wurmarten gleicherweise gültiges Gesetz (Tab. 4). Diese Stadienbildung ist zeitlich weitgehend normiert.

Tabelle 4.

Invasionskrankheiten	Cyclische Generalisation	Organ-manifestation	Septische Generalisation
Cyclische: Paragonimiasis Dracunculosis Filariasis Trichinosis Schistosomiasis Ancylostomiasis Ascaridiasis	Spätlarven	Imago (reifer Wurm)	Junglarven Eier
Lokale: Taeniasis [1] Trichocephalosis Oxyuriasis Distomatosis Heterophyiasis	—		— Eier [2]

Schließlich haben alle reifen Würmer eine beschränkte Lebenszeit, d. h. sie altern und sterben endlich ab — mit und ohne Behandlung. So beträgt die durchschnittliche Lebensdauer der reifen Trichinen-Männchen nur wenige, der -Weibchen höchstens 14 Tage, die der Hakenwürmer 5 bis 7 Jahre, der Ascariden bis zu 8 Jahren, der Bandwürmer meist etwa 20 Jahre usw. Mit dem Tode der Würmer hört ihre Ei- bzw. Larvenablage auf und tritt eine Beendigung der Endobiose, d. h. Selbstheilung ein, sofern sie nicht inzwischen irreversible Schäden gesetzt haben.

2. Protozoen: Bei ihnen findet im Menschen stets nur eine Vermehrung durch Teilung, also ungeschlechtlich statt. Soweit sie eine geschlechtliche Vermehrung besitzen (Malaria-Plasmodien), erfolgt diese im Überträger (Anopheles), der also der Hauptwirt ist.

Die Entsprechung von Fieberanfall und Schizogonie ist bei der Malaria als Golgisches Gesetz bekannt. Bei den Trypanosomiasen ist nur bei der Chagaskrankheit der Wechsel von der Trypanosomen- zur Leishmanienform entsprechend der hämatogenen Generalisation und der Organansiedlung bekannt, während bei den menschlichen Leishmaniasen ein gleicher

---

[1] Bei Taenia echinococcus und saginata (als Cysticercus) ist der Mensch Nebenwirt. Die Generalisation findet dann im Stadium der Jung-, die Organmanifestation in dem der Spätlarven (Finnen) statt.

[2] Die Eier dieses tropischen Saugwurms (Trematoden) können durch Ansiedlung an den Herzklappen das Vollbild der Endocarditis lenta hervorrufen.

Wechsel noch nicht, wohl aber bei der Hunde-Kala-azar nachgewiesen werden konnte.

Trotz ihrer im Wirt erfolgenden Vermehrung durch Schizogonie (= ungeschlechtliche Vermehrung) haben die Malaria-Plasmodien — wie die Würmer — auch nur eine beschränkte Lebenszeit und kann sich diese Schizogonie nicht beliebig lange fortsetzen, ohne daß nicht irgendwann einmal eine neuerliche Gametogonie (= geschlechtliche Vermehrung) dazwischengeschaltet wird, die aber nur im Hauptwirt, der Anopheles, vor sich gehen kann. Das Schizonten-Stadium im Menschen ist also an diese Lebensdauer gebunden, die bei der M. tropica nur etwa $3/4$ Jahre, bei der tertiana 2—3 Jahre, bei der quartana aber merkwürdigerweise bis zu 25 Jahren beträgt, freilich stets nur asymptomatisch (d. h. nicht manifest rezidivierend, sondern nur zufällig bei Blutspendern im neuen Wirt entdeckt). Nach diesen Fristen kommt die Endobiose der Plasmodien, wenn keine exogene Superinfektion des menschlichen Wirts erfolgt, immer spontan durch Absterben der Erreger zum Erlöschen — mit und ohne Therapie! — Über die Lebensdauer der anderen menschenpathogenen Protozoen ist nichts Genaues bekannt.

Ein aufschlußreiches Beispiel für die Anpassung des Entwicklungscyclus an die „Pathogenität" im Menschen gibt die Ruhr-Amöbe: An sich ist die Entamoeba histolytica ein Normalsymbiont des Darmlumens, wo sie als vegetative Minuta-Form gedeiht, sich dabei teilt oder als Dauerformen für die Ausscheidung mit dem Stuhl Cysten bildet. Nur wenn die Darmschleimhaut, vorbereitet durch unspezifische Schäden, ihrer schlummernden „Aggressivität" Gelegenheit gibt, dringt sie in diese ein, und zwar als vegetative Magna-Form, die nun „histolytisch" wirkt und Erythrocyten phagocytiert. Diese Magna-Form kann sich wohl noch durch Teilung vermehren, aber bildet nie Cysten; sie ist also „ein Seitenzweig der Ruhramöbe, der für ihren Lebenscyclus vollkommen überflüssig" (REICHENOW), d. h. also vom Gesichtspunkt der Arterhaltung aus „pathologisch" ist. Nicht nur der Wirt, sondern auch der Endobiont sind also dabei „krank". — Das Beispiel zeigt einmal mehr den Irrtum vom Gleichnis des „Kampfes zwischen Wirt und Erreger"; Krankheit bedeutet eben nur einen Verlust des endobiontischen Gleichgewichts, der für beide Partner „unerwünscht" ist! — Auch hier sehen wir also die Parallelität von Entwicklungsstadium des Erregers und Krankheit des Wirts, obgleich es sich dabei nur um eine Lokalinfektion (keine cyclische) handelt. Der Endobiont erleidet beim Übergang von Oberflächen-Symbiose zum Gewebsparasitismus eine morphologische Veränderung.

3. Bakterien: Im Prinzip wären auch hier die gleichen Veränderungen im Verlauf der Krankheit zu erwarten; ihre wissenschaftliche Erfassung ist aber sehr viel schwieriger, vor allem durch ihre rasche Vermehrung im Wirt und durch unsere Unfähigkeit, ihren Funktionswandel im Wirt sicher zu erfassen und den Krankheitsverlauf damit in einwandfreie Beziehung zu setzen. Und doch liegt ein nicht unbedeutendes Beobachtungsmaterial über solche Erscheinungen vor.

Was zunächst den Phasenwechsel im Krankheitsablauf angeht, so ist damit in Beziehung zu setzen, was wir an Variabilitätserscheinungen im

Wirt kennen. Das Studium derselben in vitro, wie es in der Bakteriologie intensiv betrieben wurde, gibt dafür allerdings nur geringen Aufschluß. Entscheidend für das Verständnis der biologischen Bedeutung der Bakterienvariabilität ist es vielmehr, sie im Zusammenhang mit dem Krankheitsverlauf klinisch-bakteriologisch zu studieren. Dafür möchte ich nur einige Beispiele geben: so geht beim Pneumococcus im Verlauf der Pneumonie die anfänglich deutliche Kapselbildung (Schleimbildung) und seine Fähigkeit, den Blutfarbstoff zu zersetzen (Schwärzung bzw. Vergrünung auf der Blutplatte), langsam zurück, und er gleicht sich damit immer mehr den gewöhnlichen vergrünenden Mundstreptokokken an, die zu den normalen Symbionten gehören und auch bei der abklingenden Pneumokokken-Pneumonie meist schon vom 4.—5. Krankheitstag an die Sputumflora beherrschen. — Die Typhusbakterien zeigen gegen Ende der Krankheit öfters Verschleimung und andere als regressiv gedeutete Erscheinungen; es kommen dann im Darm neben typischen Typhusbakterien fast regelmäßig solche gram-negativen Keime vor, die nach der auf der Kulturmethode aufgebauten bakteriologischen Systematik als atypische Colibakterien zu bezeichnen sind, die sich vom B. coli commune aber doch dadurch unterscheiden, daß sie mehr oder weniger stark Eigenschaften aufweisen, die dem echten Typhusbacterium zukommen (Mangel von Gas- oder Indolbildung, Paragglutination mit Typhusserum u. a.). Dasselbe findet man auch im Verlauf der betreffenden Krankheiten bei den anderen Angehörigen der Typhus-Ruhr-Gruppe. Es sei auch daran erinnert, daß sich das Vi-Antigen der Typhusbakterien in höherem Titer fast nur bei Typhus-Ausscheidern findet, also auch Parallelen zwischen den Krankheitserscheinungen und dem antigenen Aufbau des Erregers finden lassen. — Bei der Diphtherie sehen wir bei Abklingen der Krankheit ebenfalls morphologische Veränderungen der Diphtheriebacillen, die sie den Pseudodiphtheriebacillen angleichen, und schließlich finden wir nur noch solche. — Erinnert sei hier auch an die Phasenbildung der Keuchhusten-Bacillen und ihre enge Beziehung zum Krankheitsstadium. — Diese wenigen Beispiele sollen hier genügen, um zu zeigen, daß es zahlreiche morphologische und auch antigene Veränderungen auch bei Bakterien gibt, die als Anpassungsmaßnahmen an die Endobiose im Wirt aufgefaßt werden können und die man gewissermaßen als Krankheitserscheinungen des Keims bezeichnen könnte. — Daß es sich bei solchen Beobachtungen im Wirt wirklich um „Umwandlungen", nicht etwa um Überwucherung anderer Keime handelt, wie es meist angenommen wurde, wird verständlich, wenn man bedenkt, daß eine Bakterienflora nicht nur eine Summe von einzelnen Keimen ist, sondern eine genetische Einheit, in der Wechselwirkungen stattfinden, deren Ausmaß und Bedeutung zwar noch ziemlich unbekannt ist, im Zeitalter der von den Pilzen und Bakterien produzierten Antibiotica aber als gesichert angesehen werden muß. Erbbiologisch hatte man früher (JOLLOS 1939) angenommen, daß die die sog. „Arten" einer Bakteriengruppe unterscheidenden Merkmale weitgehend nur als „Dauermodifikationen" aufgefaßt werden könnten und wir daher nicht in der Lage seien, sichere Artgrenzen zu ziehen. Ob die relativ geringfügigen Unterschiede zwischen Colibakterien einerseits und Typhus- oder Ruhrbakterien andererseits es erlauben, in ihnen wirklich getrennte Arten bzw. bleibende Mutationen zu erblicken und hier nicht vielmehr nur induzierte Mutationen und eventuelle Rückmutationen vorliegen, ist erbbiologisch auch heute noch durchaus zu diskutieren, nachdem die Mutationsfreudigkeit des B. coli dieses in jüngster Zeit zu einem wichtigen Objekt der Bakterien-Genetik gemacht hat. Dasselbe gilt noch viel mehr für die Typenlehre in der Bakteriologie; ist es doch sogar in vitro vor fast 20 Jahren gelungen (AVERY, MACLOED und MCCARTY 1944), verschiedene Typen eines Bacteriums (des Pneumococcus) ineinander zu überführen (was bekanntlich zur Grundlage für die moderne Entwicklung der Bakterien-Genetik wurde). — Zu nennen ist hier auch das Problem der L-Formen, über deren Bedeutung im Wirtsorganismus noch zu wenig bekannt ist. — Das alles braucht in keiner Weise die epidemiologische Bedeutung der Typen zu beschränken. Wichtig sind diese Variationen innerhalb der Bakteriengruppen aber für das Verständnis der Beziehungen zwischen den normalen Symbiosen des Menschen und seiner Empfänglichkeit für die bakteriellen Anthroponosen, wie sie schon oben (S. 14) erörtert wurden, sowie für die Frage, inwieweit auch Bakterien „Entwicklungscyclen" durchmachen, die ihrer Pathogenität bzw. den Krankheitserscheinungen ihrer Wirte parallel gehen.

Daß wir bei pathogenen Bakterien so wenig über diese Vorgänge wissen, ist wohl hauptsächlich die Folge unserer bakteriologischen Methodik: nach Isolierung des spezifischen Erregers aus einer am Krankheitsherd vorhandenen Flora pflegt man dieser kaum mehr Beachtung zu schenken, und wenn wie so oft der Erreger aus dem Blut gezüchtet wurde, so besteht überhaupt keine Möglichkeit zur Beachtung mehr; denn ins Blut gelangen ja nur wenige einzelne Bakterienzellen aus dem Krankheitsherd bzw. der sich laufend ändernden Flora, und hier sind diese dann entweder dem Untergang geweiht oder sie müssen sich erst wieder neu ansiedeln; daher ist die Züchtung einzelner Keime aus dem Blut für die Beobachtung ihres Funktionswechsels im Krankheitsverlauf — vollends in vitro — ungeeignet.

Wie weit es auch bei Bakterien, besonders wenn sie in einem (intracellulären) Ruhezustand überdauern, wie etwa der Tuberkelbacillus im latenten Herd, eine Beschränkung ihrer Lebensdauer, d. h. eine Alterung und schließlichen Tod gibt, ist eine fast als müßig zu bezeichnende Frage. Immerhin mag die bei alten latenten Herden vorkommende „Selbstreinigung" zum Teil durch ein dem spontanen Tod höherer Organismen vergleichbares Absterben der Bakterien mitbedingt sein.

4. Viren: Beim heutigen Stand der Virusforschung ist zwar über deren Vermehrungsweise, den Wechsel ihrer Infektiosität im Verlauf ihrer Ansiedlung in der Wirtszelle („stumme" Phase), auch über ihre elektronenoptische Anordnung in derselben vieles bekannt. Vor allem besteht zweifellos eine zeitliche Beziehung zwischen ihrer Ansiedlung, Vermehrung und einer Art Ruhephase (z. B. Einschlußkörperchen) einerseits, der Entwicklung der Wirtserkrankung andererseits. Es würde aber hier zu weit führen, in die Diskussion dieser Beziehungen im einzelnen einzutreten, die bisher ebenso wenig wie bei den Bakterien systematisch studiert wurden; das muß bei den dazu nötigen virologischen Spezialkenntnissen noch Spezialwerken überlassen bleiben. HUDSON und PHILIP haben schon 1929 gezeigt, daß die

Infektiosität virushaltigen Blutes von gelbfieberkranken Affen nicht nur der Virusmenge entspricht, sondern auch vom Zeitpunkt der Entnahme, d. h. dem Krankheitstag des Wirtsorganismus abhängt. Es ist zu erwarten, daß sich in Zukunft Gesetzmäßigkeiten aufweisen lassen werden, denen der „Entwicklungscyclus" eines Virus und zugleich der Ablauf der Wirtserkrankung unterliegt. Ihre Erkennung wird vor allem auch für die Erklärung der so hoch wirksamen Immunität bei Viruskrankheiten von Bedeutung sein. Bis heute ist darüber zu wenig bekannt.

Ontogenese, Reifung und Altern des Wirtsorganismus als endogene Grundlagen für den Wechsel des Infektionsablaufs sowie die Entwicklungsgesetze der Endobionten während der frischen Infektion und der lang andauernden Immunitäts-Phase haben ihre Zeitgesetzlichkeiten. Ihnen sei als der 4. Dimension der folgende Abschnitt gewidmet.

Schrifttum

HÖRING, F. O.: Zur Pathogenese der Invasionskrankheiten (durch Würmer und Arthropoden). Eine vergleichende Betrachtung von Infektions- und Invasionskrankheiten. Trop. hyg. Schriftenreihe, Hippokrates 9, 5 (1943).
— Exotische Krankheiten und Krankheitsverläufe. Stuttgart: Gg. Thieme 1950.
— Allgemein-biologische Gesetzmäßigkeiten in der Pathogenese der Infektionskrankheiten. Dtsch. med. Wschr. 1959, 255.
HUDSON, N. P., and C. B. PHILIP: Infectivity of blood during the course of experimental yellow fever. J. exp. Med. 50, 583 (1929).
JOLLOS, V.: Grundbegriffe der Vererbungslehre (Mutation, Dauermodifikation, Modifikation). Handb. d. Vererbungswissensch. Berlin: Springer 1939.

12. Der Zeitfaktor

In den drei vorausgehenden Abschnitten wurden die Zeitgesetzlichkeiten des Wirts bzw. der Erreger besprochen, so weit sie aus deren eigenen Stammes- bzw. Individual-Entwicklungen hervorgehen. Sollen nun diejenigen ihres Zusammenlebens besprochen werden, so stoßen wir dabei freilich infolge der Entsprechung von Krankheitsablauf des Wirts und Entwicklungsabläufen des Erregers auf eine ähnliche Schwierigkeit wie bei der Definition des Worts Pathogenität, die auch stets die Berücksichtigung von Eigenschaften sowohl der Wirts- als auch der Erregerart verlangt.

In den Verlauf der Endobiose gehen die Zeitgesetzlichkeiten beider Partner ein. In diesem übergeordneten Biotop des Wirt-Gast-Verhältnisses kommt es zu eigenen übergeordneten Zeitgesetzlichkeiten, wie wir sie schon bei der Unterscheidung der 4 Empfänglichkeits-Arten im Abschnitt 4 und 9 (S. 21/22 sowie Tab. 2, S. 44) zu deren Charakteristik herangezogen. Dabei wurden unterschieden: die statischen Endobiosen der Lumen- oder Epithel-Besiedlungen von den prozessualen bzw. dynamischen der Lokal- bzw. cyclischen Allgemein-Infektionen, die allein für die Klinik der Infektionskrankheiten von Bedeutung sind. Auf diese soll hier nochmals näher eingegangen werden.

Wir bedienen uns der von L. R. GROTE gegebenen Charakteristik der verschiedenen zeitlichen Abläufe biologischer Vorgänge: „Alle Vorgänge im lebenden Organismus ... sind teils periodisch, teils phasisch, teils episodisch. Unter periodischen Abläufen verstehen wir sich in kurzen oder längeren Abständen wiederholende Erscheinungen. Phasen kommen im Ablauf des Lebens nur einmal vor. Episoden wollen wir Ereignisse nennen, die, einmalig oder wiederholt eingetreten, den Charakter des Zufälligen tragen und den eigentlichen Prozeß der organismischen Entwicklung nicht im Wesentlichen berühren." Periodische Rhythmen zeigen sich nach GROTE vor allem im Puls, in der Blutzusammensetzung, der vegetativen Innervation, im Wach-Schlaf-Wechsel usw. Phasisch und damit „unumkehrbar" verlaufen Wachstum, Entfaltung und Alterung, wobei „das Problem der Lebensdauer als die Kernfrage der biologischen Zeit" und als wissenschaftlich ungelöst erscheint, „weil kein zwingender Grund dafür angegeben werden kann, warum denn gerade diese Veränderungen (des Alterns) im allgemeinen am Ende der 70er und 80er Jahre des Menschenlebens eintreten müssen". Episodische, gewissermaßen umkehrbare Vorgänge „übersteht der Organismus ohne Folgen und sie erlauben nach einer kurzen Schwankung der Lebenskurve eine restitutio ad integrum".

Wenden wir diese Dreiteilung auf die Zeitgesetzlichkeit der Infektionskrankheiten an, also den prozessualen Charakter der Lokal- und den dynamischen der cyclischen Allgemein-Infektionen, so ergibt sich folgendes:

Lokalinfektionen sind prinzipiell episodischer Art. Sie führen zu keiner bleibenden Veränderung des Wirtsorganismus, wenn man von Narbenbildungen absieht, die sie hinterlassen können, insbesondere nicht zu Immunität, und sind daher auch bei gegebenem Anlaß in der Lage, sich in gleicher Weise zu wiederholen. Ihre Entstehung wird in der Abheilung gewissermaßen rückläufig kopiert, „umgekehrt", sie sind in diesem Sinne „umkehrbar". — Cyclische Allgemein-Infektionen dagegen sind phasisch, hinterlassen den Wirtsorganismus in einem bleibend abgeänderten Zustand (Immunität) und sind daher nicht umkehrbar. Solche „Krankheiten sind Phasen, die selber in zeitlichen Rhythmen ablaufen; ... es haben sich Erfahrungen und Erinnerungen, körperliche und seelische Engramme gebildet, die ihrerseits die weitere Existenz beeinflussen. Das phasische Ereignis kehrt nicht wieder, aber es hinterläßt merkbare Spuren" (GROTE). Bei manchen von ihnen finden wir schließlich auch ein periodisches Geschehen, und zwar in ihrem Rezidiv-Verhalten.

Der zeitliche Rhythmus, in dem das phasische Geschehen verläuft, äußert sich vor allem in der Stadienbildung, die bei allen cyclischen Infektionskrankheiten wiederkehrt: Inkubation, Generalisation, Organmanifestation mit Heilung und schließlich Latenzstadium bei fortbestehender Immunität, wobei diese nach mehr oder weniger langer Zeit auch wieder verloren werden kann; damit kann sich dann der Cyclus vollenden (Abb. 1).

Der Cyclus kann aber auch, wenn es sich um ein echtes *Rezidivgeschehen* handelt, kurzfristig mehrmals durchlaufen werden, wodurch sich ein *periodisches* Geschehen in einer oft charakteristischen Periodik entwickelt. Das klassische Beispiel für die Periodik mit mehreren cyclischen Phasen ist das Rezidivieren des Typhus abdominalis, der ja ganz allgemein als der Schulfall der cyclischen Infektionskrankheiten zu bezeichnen ist (Abb. 2). Entscheidend für diese Rezidivarten ist in Fällen wie dem Typhus die im Wirt begründete Periodik der Durchimmunisierung, in anderen wie der Malaria die Vermehrungsperiodik des Erregers. In wieder anderen Fällen, denen nämlich, wo der Erreger sogenannte Rezidivstämme bildet, ist eine Periodik im antigenen Verhalten des Erregers für die Rezidivgenese ausschlaggebend (Abb. 3). Schließlich kann sich auch eine „zufällige" und daher meist un-

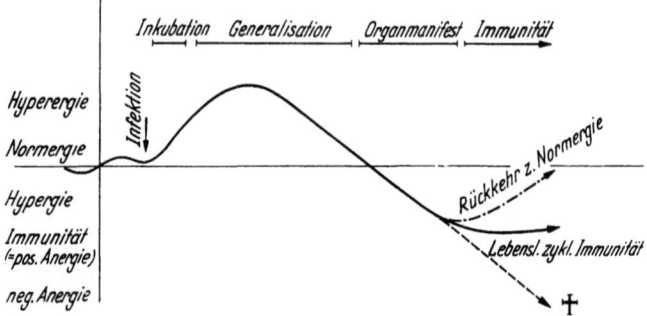

Abb. 1. Die Stadien der cyclischen Infektionskrankheiten in ihrer Beziehung zur Reaktionsempfindlichkeit (Sensibilisierung) des Organismus

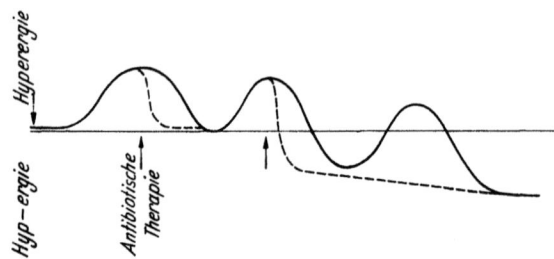

Abb. 2. Sensibilitätskurve bei Frührezidiven cyclischer Krankheiten (Typhus u. a.) mit und ohne antibiotische Behandlung

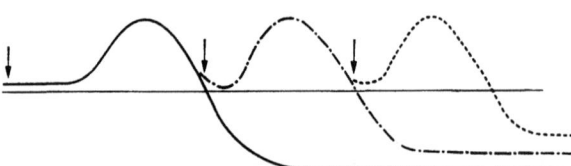

Abb. 3. Sensibilitätskurve bei Rezidiven cyclischer Krankheiten mit Rezidivstammbildung (Febris recurrens u. a.) oder bei exogener Superinfektion durch einen anderen Stamm bzw. Typ des gleichen Erregers (z. B. Grippe)

regelmäßige Fieber-Periodik bei Lokalinfektionen und vor allem der Sepsis finden; sie hängt mit dem Tagesrhythmus des Wirts zusammen. Den klinisch als Rückfall bezeichneten Erscheinungen können also bei verschiedenen Infektionskrankheiten verschiedenartige Mechanismen zugrunde liegen, wenn man die Wiedererreichung der für das Rezidiv notwendigen Empfänglichkeitslage des Wirtsorganismus ins Auge faßt. Das Rückfallprinzip ist aber bei allen cyclischen Infektionskrankheiten das gleiche; nur können durch die jeweiligen krankheitsspezifischen Umstände Rezidive in etwas verschiedenen Phasen des Cyclus zustandekommen.

Eine solche pathogenetische Betrachtungsweise, wie sie durch die neuen Erkenntnisse klinischer und bakteriologischer (Brillsche Krankheit, Herpes), besonders auch therapeutischer Art (Antibiotica, Cortison) vielfache Bestätigung erfahren hat, vertieft durch die prinzipielle Einheitlichkeit bei großer Vielfältigkeit im einzelnen das biologische Verständnis für die Frage der Rezidiventstehung.

Jede Infektionskrankheit hat nun ihren eigenen „spezifischen" Zeitfaktor, ihr eigenes *Tempo*. Hat auch jede Lokalinfektion ihren Zeitfaktor, so etwa eine Staphylokokken-Wundinfektion einerseits, eine Urethral-Gonorrhoe andererseits, so sind Intensität und Dauer des Entzündungsprozesses hierbei doch von zusätzlichen Faktoren wie Größe der Wundfläche, Übergreifen auf Nachbargewebe, Übergang in Sepsis, u. ä. abhängig. Deutlicher im Wesen der betreffenden Krankheit verwurzelt ist der *Zeitfaktor bei allen cyclischen Infektionskrankheiten*. Warum sind die Tuberkulose und die Lues chronische Infektionen, und warum dauert ein Typhus 3—5, eine Pneumonie aber nur 1 Woche? Und wenn wir die Stadien berücksichtigen, so müssen wir fragen: Warum dauert die Generalisation bei der Tuberkulose einige Wochen bis Monate, beim Typhus 1—2 Wochen, bei der Pneumonie aber nur wenige Stunden? Bei fast allen akuten Viruskrankheiten dauert sie 3—4 Tage, so bei Masern, Poliomyelitis, Gelbfieber. Wir können das zwar nicht erklären; aber das Zeitschema, das jede cyclische Krankheit besitzt, muß sich irgendwie aus der endobiontischen Auseinandersetzung des betreffenden Wirts und des betreffenden Gasts erklären lassen.

Wir können diesen Zeitfaktor, dieses Tempo des Ablaufs in einigen Fällen auch sei's experimentell, sei's auch sogar praktisch-therapeutisch, beeinflussen. Ein Beispiel für experimentelle *Zeitdehnung* sind die Infektionsversuche an Kaltblütern unter wechselnder Temperatur oder an winterschlafenden Tieren. Darüber liegen sehr hübsche Versuche schon seit über 50 Jahren vor, die zeigen, wie man das Tempo des Verlaufs, etwa beim Tetanus, der Pest, Tuberkulose, Lues oder Trypanosomiase verlangsamen kann. Aus ihnen geht hervor, daß eine künstliche Infektion bei natürlichen Winterschläfern auch im Winterschlaf eigentlich immer haftet, daß sich bei Lokalinfektionen und Toxinvergiftungen dann eine entsprechend verlängerte „Inkubation", also ein Latenzzustand anschließt, nach dem beim Aufwachen sich das Vollbild der betreffenden Krankheit entwickelt, während es bei cyclischen Infektionen zu einem zwar auch etwas verzögerten und vor allem deutlich abgeschwächten Verlauf mit Generalisation kommt, woraufhin die Infektion, wenn der Winterschlaf fortbesteht, aber durch „Autosterilisation" auszulöschen pflegt. Letzteres ist besonders eindrucksvoll bei der Syphilis (JAHNEL 1935), die beim Siebenschläfer im Winterschlaf in längstens 4 Wochen „ausheilt", wobei die im Wachzustand stets auftretenden Syphilome an der Injektionsstelle und die Hirninfektion ausbleiben. Hier sei auch an die künstliche Hibernation und ihre klinische Anwendung erinnert (vgl. dazu Teil III, Abschn. A II, 2 a).

Handelt es sich in diesen Beispielen um eine erzwungene Verlangsamung und Abschwächung, also eine Retardation der Verläufe, so läßt sich auch das Gegenteil, die *Acceleration (Zeitraffung)* mit künstlicher Exacerbation therapeutisch verwenden: Ich habe von jeher betont, daß die Pyrifer-Therapie des Typhus abdominalis nichts anderes ist als eine künstliche Zeitraffung der Krankheit (dazu Teil III, Abschn. II, I b).

Versucht man das im Vorangegangenen Gesagte in graphische Darstellung zu bringen, so ist dies nur in einem dreidimensionalen Koordinatensystem durchführbar, bei dem in der einen Dimension die veränderliche Reaktionsweise des Wirtsorganismus im Sinne des Schemas der Abb. 1 erscheint, in der zweiten der Reifungs- bzw. Vermehrungscyclus des Erregers, wie wir ihn als sicher von demselben reguliert freilich nur bei Würmern und Protozoen kennen (vgl. S. 53 ff.), und in der dritten als Resultante der beiden genannten Zeitfunktionen die Endobiose bzw. das Krankheitsgeschehen mit seiner klinischen Manifestation und Latenz (Abb. 4), eine im Raum gewundene Kurve also, die den biologischen Ge-

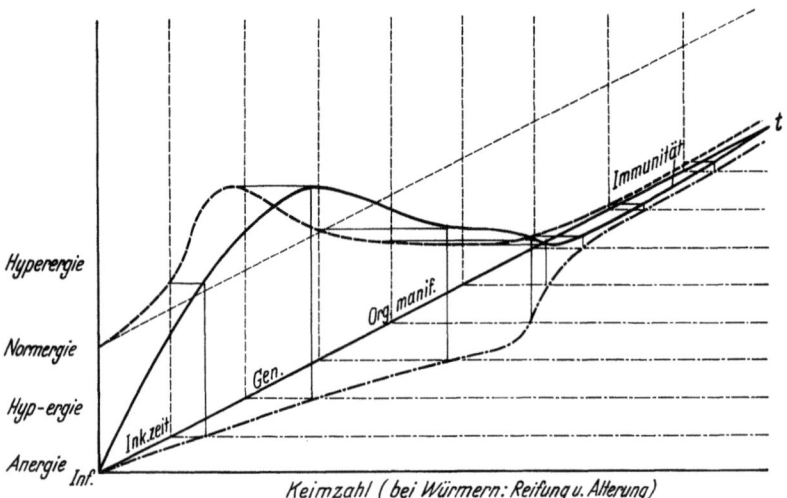

Abb. 4. Dreidimensionale Darstellung der Endobiose (ihrer Entstehung, manifesten und latenten Phase)

samtvorgang symbolisiert, ohne mit der Fieberkurve identisch zu sein. Jeder Infektionskrankheit käme eine eigene derartige Kurve zu. Sie symbolisiert das korrelative Geschehen der Endobiose in der Zeit[1].

Es leuchtet ein, daß sich aus der Kenntnis der Zeitfunktionen in praxi vor allem für die Therapie wichtige Gesichtspunkte ergeben, wozu auf den letzten Hauptteil verwiesen sei.

In der allgemeinen Biologie knüpfen sich eingehende Bearbeitungen des Problems der biologischen Zeit vor allem an die Namen K. E. v. BAER, MACH, PEARL, v. UEXKUELL, u. a. (Schrifttum bei BACKMAN). Demgegenüber ist eine Chronopathologie noch kaum über die Entwicklungsstufe eines vorläufigen Programms hinausgekommen. Wenn der Kliniker GROTE in seinem Entwurf für eine solche

---

[1] Ich danke Herrn Dr.-Ing. DIETRICH FROST, Berlin, R. Virchow-Krankenhaus, für die Beratung betr. die mathematische Problematik der Darstellung.

von der „Zeitgestalt" der Krankheiten spricht, so ist damit angedeutet, daß das Problem der biologischen Zeit vom Kliniker kaum losgelöst werden kann von einer Betrachtungsweise, die nicht zugleich auch andere Kategorien der Erkenntnis, vor allem Raum und Kausalität (mit der Zeit im Sinne KANTs die wichtigsten) in die Problematik miteinbezieht; denn der von v. UEXKUELL geprägte Ausdruck der Zeitgestalt ist ja letzten Endes der Gestalttheorie entnommen, die ursprünglich von der Psychologie (v. EHRENFELS) ausgegangen, für die Physik vor allem von W. KÖHLER und BAVINK, am umfassendsten von FRIEDMANN entwickelt wurde. Das Denken in Raum-Zeitgestalten erfordert den Verzicht auf ein einfaches linear-kausales Zergliedern und die Anerkennung mehrdimensionaler Korrelationsdynamik, bei deren Ablauf wir auf die einseitige linear-kausale, „ätiologische" Erklärung vom Erreger her verzichten müssen, um uns ein Bild von der Zeitgestalt der Krankheit zu machen. Es ist dies eine Art des Denkens, wie es der erfahrene, intuitiv arbeitende Arzt am Kranken stets getätigt hat. Wie hätte er sonst je eine individuelle Prognose stellen können? Auch v. NEERGARD hat in seinem Buch „Dynamische Reaktionspathologie" (1946) den verschiedenen Aspekten des Zeitfaktors ausführlich Rechnung getragen. Im Rahmen der Klärung der Rolle des Zeitfaktors wird der Analyse der Einflüsse der physikalischen und der biologischen Zeit bei den Infektionskrankheiten, die sich zum Teil als episodische, zum anderen aber als phasische und rhythmische Vorgänge darstellen, eine besondere Bedeutung zukommen, wie sie die Infektionslehre für die Erkenntnistheorie der Medizin schon von jeher innehatte. Ich halte es jedenfalls im Prinzip für möglich, am Beispiel der cyclischen Infektionskrankheiten einen Ansatzpunkt für eine mathematische Analyse des Zeitfaktors zu finden und sich damit der Forderung BAVINKs nach einer Mathematik der Formen, eine Gestaltmathematik, zu nähern. Um hier weiter zu kommen, wird es der Zusammenarbeit von Klinikern und Mathematikern bedürfen. Möglich geworden ist ein solches Streben erst durch die moderne Entwicklung der Mathematik, die in der Relativitätstheorie den Beweis erbracht hat, daß es in der vieldimensionalen Welt eine unendliche Zahl von verschiedenen Zeiten gibt.

Schrifttum

BACKMAN, G.: Wachstum und organische Zeit. Bd. 15 der Bios-Reihe. Leipzig: J. A. Barth 1943.
BAVINK, B.: Ergebnisse und Probleme der Naturwissenschaften. 9. Aufl. Zürich: S. Hirzel 1948.
GROTE, L. R.: Allgemeine Therapeutik. Banaschewski-Verlag 1948.
— Chronopathologie. Dtsch. med. Wschr. **1948**, 6.
HÖRING, F. O.: Die Zeit in der Pathologie, besonders beim Ablauf von Infektionen. Hippokrates XXIII, 169 (1952).
— Der Faktor Zeit in der spezifischen Therapie. Verh. Dtsch. Ges. inn. Med. 1952, 62.
— Beiträge zur Theorie der Schlaf- und Winterschlaftherapie von Infektionskrankheiten. Dtsch. med. Wschr. **1954**, 987.
— Die Abhängigkeit der Immunität von der Empfänglichkeit und dem biologischen Zeitfaktor. Münch. med. Wschr. **1959**, 2136.
— Die Zeit in der Infektionsallergie. Med. Welt **1960**, 1433.
JAHNEL, F.: Über den Einfluß des Winterschlafes auf die Syphilisspirochaeten im Gehirn und den inneren Organen des Siebenschläfers. Arch. Dermat. Syph. 171, 187 (1935).
VON NEERGAARD, K.: Dynamische Reaktionspathologie. Basel: B. Schwabe & Co. 1946.

13. Latenz und Manifestation. Ihre Beziehungen zur Keimzahl

Wurden im vorangehenden Abschnitt die Zeitgesetzlichkeiten der Endobiosen behandelt, so wenden wir uns nun den Gesetzmäßigkeiten der Schwere bzw. Quantität der Gesundheitsstörungen des Wirtsorganismus zu, um dann noch im nächsten den Gesetzen ihrer Lokalisation oder Qualität nachzugehen.

Die wichtigsten Begriffe, die für die Bezeichnung der Verlaufsschwere einer Infektion üblich sind, sind vorwiegend dem klinischen Sprachgebrauch entnommen und lauten: Latenz, inapparente Infektion, „subklinische", abortive, typische Manifestation leichten, mittleren und schweren Grades bis zum Infektions-Tod. Diese Terminologie erweist sich bei allgemeinbiologischer Betrachtung der Endobiosen vielfach als unzureichend und bedarf daher näherer Erläuterung. Als Beispiel dafür seien hier die obligaten Endobiosen bei Insekten angeführt, bei denen die Endobionten für ihre Wirte eine Lebensnotwendigkeit sind: diese Endobiosen sind natürlich „latent" und werden erst „manifest", wenn sie gestört oder gar beseitigt werden, weil der Wirt dann an ihrem Mangel zugrundegeht. Schon dieses Beispiel zeigt, daß es sich bei der obigen Terminologie weitgehend um rein human-klinische, biologisch unbrauchbare Begriffsbildungen handelt, die dem in der Klinik berechtigten, anthropozentrischen Denken entstammen und daher für eine biologische Betrachtungsweise nur mit Vorsicht zu gebrauchen sind. Wir haben bereits früher auf diese Schwierigkeiten hingewiesen im Zusammenhang mit der Erörterung des Begriffs der Infektion (vgl. I 1).

Die latente Infektion ist nach Doerr ganz allgemein „die symptomlose Besiedlung eines Organismus oder eines seiner Teile durch einen Erreger". Hierzu gehört also definitionsgemäß ebenso die Besiedlung des unteren Darmkanals mit der Darmflora wie die subklinisch bleibende „latente" Krankheit, aber auch das Inkubationsstadium der manifesten Krankheit, der ausgeheilte (verkreidete) tuberkulöse Primäraffekt und der Typhusbakterien-Ausscheider, also Dinge völlig verschiedener physio- und pathologischer Wertigkeit. In diesen Latenzbegriff gehen wie ersichtlich Fragestellungen wie die der Pathogenität eines Keims, der Zeitgebundenheit seiner infektiösen Wirkungen, aber auch der makro- oder mikroskopischen Ausmaße von diesen, kurz der vielfachen klinischen Folgen und ihres Ausbleibens ein. Ist z. B. die Besiedlung einer gesunden Mutter, die eine mißbildete Frucht trägt, mit Toxoplasmen demnach eine „latente Infektion" oder nicht? Ein solcher Latenzbegriff kann biologisch also nicht befriedigen.

Den Begriff der „infection inapparante" wollte sein Schöpfer, Ch. Nicolle, auf akute, mit „Septicämie" (also Generalisation) einhergehende Infektionskrankheiten beschränkt wissen, und Gaedeke (1957) läßt ihn im wesentlichen nur für Rickettsien- und Viruskrankheiten gelten, die zu Immunität führen. Das zeigt schon, daß dieser Begriff auch nur aus einem ganz bestimmten (vorwiegend klinischen) Blickpunkt heraus angewandt wird und sich in dieser Beschränkung für eine biologische Betrachtung der Endobiosen nicht eignet.

Die Begriffe der „latenten Krankheit", der subklinischen oder abortiven Erkrankung sind ebenfalls logischer und biologischer Kritik ausgesetzt. Man muß immer im Auge behalten, daß alle die mit den genannten Termini bezeichneten Zustände nicht scharf von einander getrennt werden können, sondern fließend ineinander übergehen. Eine exakte Definition ist daher prinzipiell unmöglich, schon deshalb, weil mit dem Wort „Infektion" so

Latenz und Manifestation. Ihre Beziehungen zur Keimzahl

verschiedene Dinge zusammengefaßt sind wie normale Symbiose, lokale und cyclische Endobiosen, und die Anwendung der Latenz- und Inapparenz-Begriffe auf jede von diesen Infektionsarten diesen selbst eine ganz unterschiedliche Bedeutung gibt.

Dieses Problem gerade, die Bedeutung der verschiedenen Endobiose-Arten für den Zustand des Wirtsorganismus, die Quantität der Folgen der Besiedlungen, ist also im Folgenden zu analysieren. Bei ihnen allen handelt es sich um biologische Gleichgewichte, die wie früher angeführt, statischen, prozessualen oder dynamisch-cyclischen Charakter haben und mithin nicht nur zeitlichen, sondern eben auch quantitativen Gesetzmäßigkeiten in bezug auf das Befinden des Wirtsorganismus unterliegen.

1. Die — in zeitlicher Hinsicht rein statischen, nur mit der Altersentwicklung des Wirts sich ändernden — Normal-Endobiosen des Menschen in Darmkanal, Mundhöhle und Vagina sind so lange klinisch „latent", als sie auf ihren normalen Standort beschränkt bleiben, können aber manifest werden, sobald die Endobionten an normalerweise sterile Körperstellen verschleppt werden, z. B. Coli-Cystitis, Perforationsperitonitis usw. Latenz ist also hier normal, Manifestation der Ausnahmezustand, und im Normalzustand regelt sich die Menge der Endobionten durch die Selbstreinigung der an die Symbiose angepaßten, nach außen durchwegs geöffneten Körperhöhlen. Die Stärke einer Manifestation solcher Endobiosen bei Verpflanzung der Keime an fremde Standorte zeigt eine quantitative Beziehung zur Keimzahl, wie sie bei den Lokalinfektionen besteht (s. unten), da eine solche ja den statischen Charakter verliert und prozessual wird.

Zwischen den Normal-Endobiosen und den Lokalinfektionen stehen einige — in der menschlichen Pathologie weniger wichtige — abnorme, aber doch noch statische Endobiosen von Körperhöhlen bzw. von deren epithelialer Auskleidung, deren bekannteste die Lambliasis, noch ein Oberflächen-Parasitismus, die wenig bekannte Sporozoen-Infektion mit Isospora aber schon ein intracellulärer ist. Auch die Besiedlung des Darmlumens mit Würmern kann mindestens z. T. hierher gerechnet werden. Kommt es bei diesen Infektionen bzw. Invasionen überhaupt zur klinischen Manifestation, so besteht eine deutliche Abhängigkeit derselben von der Zahl der Endobionten im Sinne des Massenwirkungsgesetzes. Meistens bleiben diese Besiedlungen aber sehr lange Zeit subklinisch oder latent und tragen daher in dieser Zeit mehr statischen als prozessualen Charakter.

2. Die typische — im Gewebsinterstitium ablaufende, nicht zu Immunität führende — Lokalinfektion, wie etwa die Wundeiterung, kennt keine Latenz, ist vielmehr prinzipiell ein stets manifester Prozeß. Ihre zeitlichen, räumlichen und quantitativen Ausmaße stehen dabei in einem Abhängigkeitsverhältnis von der Keimzahl (und natürlich auch der Pathogenität der Erreger), und zwar nicht nur derjenigen Erregermenge, die von außen eingebracht (dadurch wird vor allem die Inkubationszeit beeinflußt), sondern auch von der, die im Verlauf des Prozesses durch Vermehrung im Wirt erreicht und schließlich beim Heilungsprozeß wieder bis zur völligen Elimination der Erreger aus dem Gewebsinterstitium vermindert wird. M. a. W.: Die gegenseitige Abhängigkeit von Manifestation und Keimzahl verläuft nach dem Massenwirkungsgesetz.

Am Prinzip des Mangels latenter Infektion bei Lokalprozessen und ihrer Ausheilung mit Keim-Elimination ist festzuhalten, auch wenn Ausnahmen bzw. Übergänge zur statischen Infektion einer-, zur dynamischen andererseits vorkommen. Als Beispiel für jenes ist die „katarrhalische Infektion" von oberflächlichen Schleimhäuten zu nennen, wie sie etwa mit Staphylokokken und Streptokokken, besonders auf und in den Tonsillen, aber auch den übrigen Luftwegen, oder mit Salmonellen auf den Darmschleimhäuten vorkommt. Auch intracellulär ablaufende chronische Oberflächen-Infektionen wie die Hautleishmaniose oder das Granuloma venereum stehen noch zwischen statischem und prozessualem Geschehen oder tragen durch Immunitäts-Bildung schon Züge dynamischen Geschehens. Beispiel für den Übergang zur dynamischen Infektion ist vor allem die mit rheumatischer Hyperergisierung des Wirts einhergehende „latente" Streptokokken-Infektion. Auf die pathogenetische Zwischenstellung dieser Infektionen, bei denen die konstitutionelle Besonderheit des Wirtsindividuums entscheidet, soll hier aber noch nicht näher eingegangen werden (vgl. II D 4), obgleich sie für das Problem der latenten Infektionen von großer Bedeutung sind. Hier soll zunächst der biologische Typus der prozessualen Infektionen hervorgehoben werden.

Eine weitere Sonderstellung im Rahmen der lokalen Infektionsprozesse haben die Infektionen mit Exotoxin-bildenden Keimen (Diphtherie, Tetanus), da bei ihnen eine Sonderform der Immunität, die antitoxische Immunität, den Prozeß beeinflußt. Vom Botulismus ist das sehr auffällige Phänomen einer „latenten Intoxikation" bekannt, das einer zureichenden Erklärung ermangelt: Bei Gruppenvergiftungen hat man Individuen gefunden, in deren Blut ebenso hohe (im Mäuseversuch nachweisbare) Botulinus-Toxin-Mengen kreisen wie bei schwer und tödlich Erkrankten und die trotzdem gänzlich erscheinungsfrei blieben, obwohl sie keine größeren Antikörpermengen besaßen. Trotz dieser unerklärten Beobachtung können wir daran festhalten, daß die Vergiftung mit echten Toxinen prinzipiell genau so nach dem Massenwirkungsgesetz verläuft, wie es alle Lokalinfektionen tun; sind doch auch alle toxigenen Keime im Prinzip Lokalinfektionserreger und handelt es sich bei der antitoxischen Immunität ebenfalls um eine nach der Massenwirkung verlaufende Antigen-Antikörper-Reaktion, was für die anticyclische Immunität nicht zutrifft.

3. Einer prinzipiell verschiedenen Gesetzmäßigkeit in bezug auf Latenz und Manifestation unterliegen nun aber die dynamischen, cyclischen Infektionskrankheiten. Das zeigt sich zunächst darin, daß keine Beziehung zwischen infizierender Keimzahl und Verlaufsschwere besteht. Im Prinzip genügt die Ein-Keim-Infektion, um den cyclischen Ablauf voll in Gang zu bringen; auch wird die Zeitdauer etwa der Inkubationszeit nicht durch die infizierende Keimzahl verändert, und die Keimzahlen bleiben im sekundären Generalisations-Stadium — mindestens verglichen mit der Sepsis — gering, auch bei schwerem Verlauf.

Sodann wird bei zeitlich gleichbleibender (normierter) Stadienbildung Immunität (mit intracellulärem Überleben einiger weniger Erreger) erreicht, wobei kein Abhängigkeitsverhältnis zur Verlaufsschwere existiert, sei sie klinisch inapparent, abortiv oder typisch.

Der prinzipiellen Unabhängigkeit von Latenz oder Manifestation, also der Verlaufsschwere von der Keimzahl liegt zugrunde, daß die cyclischen Infektionskrankheiten nach einem Alles-oder-Nichts-Gesetz zustande kommen und die exogen eingebrachte Keimmenge keine grundsätzliche Bedeutung besitzt. Das ist nur bei den cyclischen Wurmkrankheiten anders, bei denen es ja nicht zu einer Erregervermehrung im Wirt kommt und also die Stärke der Manifestation von der infizierenden Keimzahl abhängt; bekanntlich führen sie auch nicht zu echter Immunität. Bei den anderen cyclischen Infektionskrankheiten ist im Inkubations- und Generalisations-Stadium die Keimzahl vom Wirtsorganismus streng gezügelt und reguliert; erst im Tertiärstadium bei eingetretener Organmanifestation besteht wieder eine Parallelität zwischen örtlicher Keimzahl und Stärke der Manifestation wie bei Lokalinfektionen. Beim Ausbleiben einer deutlichen Organmanifestation ist der Verlauf oft abortiv, d. h. es kommt nach der Inkubationszeit zwar zur Generalisation, die sich klinisch wie eine „Grippe" darstellt, d. h. als fieberhafter Infekt ohne führendes Organsymptom. Das Tertiärstadium aber fehlt, es bleibt „latent", mithin auch eine lokale Keimvermehrung. Der sog. „grippale Infekt" ist also ein Zwischenglied zwischen Latenz und Manifestation (HÖRING 1961).

Wohl besteht aber eine Abhängigkeit von Latenz und Manifestation von der Keim*art*, indem es cyclische Infektionen gibt, die — ohne ärztliche Beeinflussung — praktisch immer manifest werden (z. B. Pocken, Masern), solche, die es nur in einem mehr oder weniger großen Anteil werden (Typhus, Poliomyelitis, Mumps, Hepatitis, Gelbfieber) und solche, bei denen eine Manifestation selten, also die Ausnahme ist (z. B. Toxoplasmose, Cytomegalie-Virus).

Dabei muß freilich beachtet werden, daß die Manifestation im Sinne der klinischen Diagnostizierbarkeit besonders bei den an zweiter Stelle genannten Beispielen viel seltener ist als eine Manifestation von mäßigen Allgemein-, aber klinisch nur uncharakteristischen Lokalsymptomen im Sinne des „unspezifischen" oder grippalen Infekts. Eine solche, bei der dann die spezifische Krankheits-Diagnose nicht gestellt wird, ist sicher sehr häufig, und insoweit stellt der grippale Infekt das so häufige Bindeglied zwischen klinisch „latenter" und manifester Infektion dar.

Die schwerste, die tödliche Manifestation von cyclischen Infektionskrankheiten ist im allgemeinen nur bei deutlicher Ausprägung der Organmanifestation, und eben erst gerade auch nur als Folge derselben, anzutreffen und nur sehr selten so foudroyant, daß schon das Generalisationsstadium zum Tode führt, wie etwa beim Waterhouse-Friderichsen-Syndrom. Hier ist es eine überstarke „Alarmreaktion" (SELYE) im Allgemeininfektions-Stadium, die den Tod herbeiführt. Im allgemeinen jedoch ist diese Alarmreaktion, wie sie für das Generalisations-Stadium aller cyclischen Krankheiten zutrifft, noch nicht lebensgefährlich; ja sie kann trotz ablaufender Generalisation ganz gering sein oder völlig fehlen. Dieses Fehlen jeder Manifestation in Allgemeinsymptomen bei cyclischen Infektionen (im Sinne der infection inapparente von NICOLLE) ist es, was die Forscher am stärksten beeindruckt und verwundert hat und was zugleich die oben ausgeführte prinzipielle Unabhängigkeit von Latenz und Manifestation von der Keimzahl bei cyclischen Infektionen am besten illustriert.

Auf der Tatsache, daß die Mobilisierung des „Alarmapparates", d. h. eine klinische Manifestation zur Erreichung einer Immunität nicht nötig ist, beruhen auch die großen Erfolge unserer Impfverfahren mit lebenden Erregern bei cyclischen Infektionskrankheiten.

Man hat natürlich immer wieder nach Ursachen und Gründen für Latenz oder Manifestation von cyclischen Infektionen gesucht, und man findet bei dieser Suche oft Theorien, die sich von der Massenwirkung nicht lösen und sich dem rein qualitativen Geschehen bei cyclischen Infektionen im Sinne des Alles-oder-Nichts-Gesetzes nicht unterwerfen können, Theorien aber, die sich deshalb immer wieder in praxi als falsch erweisen. Da ist zunächst die Annahme, daß angeborene Schwächlichkeit oder erworbene Schäden wie Unterernährung, Überanstrengung u. a. eine cyclische Infektionskrankheit schwerer verlaufen lassen. An großen Beobachtungszahlen ließ sich solches aber nie als gesetzmäßig erweisen; ja, vielfach findet man eher das Gegenteil, daß nämlich bei schwächlichen, kachektischen Individuen cyclische Infektionen nur leicht oder gar latent verlaufen. Man trifft auch häufig die dem quantitativen Denken selbstverständliche Annahme, daß gleichzeitig erworbene mehrfache Infektionen die Prognose trüben; aber auch das ist keineswegs gesetzmäßig der Fall, worauf in Abschn. 15 noch einzugehen ist. Im Einzelfall stehen wir meist vor einer Unmöglichkeit, hinreichende Gründe für Latenz oder Manifestation angeben zu können. Das rührt wohl daher, daß uns Ärzten alle in die Biographie des einzelnen Individuums eingegangenen tausendfachen Faktoren spezifischer und unspezifischer, angeborener und erworbener, bleibender und wechselnder Art zu erkennen unmöglich ist und wir vor dieser Aufgabe auch ehrlich unser „Nescimus" bekennen sollten. Wir müssen uns damit begnügen, daß wir durch Impfungen die Latenz oft begünstigen, nach Ausbruch der Manifestation aber durch ärztliche und pflegerische Maßnahmen die Infektion günstig beeinflussen können, wozu heutzutage große Möglichkeiten bestehen.

Wir können wohl statistisch gesetzmäßige Abhängigkeiten der Manifestation oder Latenz für bestimmte Infektionen angeben, wie z. B. die oben genannte Erfahrung, daß diese in 100%, jene nur in 50% und einige nur in 1—2% der Fälle manifest verlaufen, ferner die statistischen Abhängigkeiten der Manifestation vom Lebensalter oder solche von der endokrinen Situation des Individuums — wie z. B. die schweren Verläufe der Windpocken bei Kindern, die unter Cortison stehen, oder die von Malaria und anderen Krankheiten bei Menschen (und Tieren), denen vor nicht zu langer Zeit die Milz exstirpiert worden war.

Im ganzen genommen müssen wir jedoch eingestehen, daß sichere Gesetzmäßigkeiten für die Frage „Latenz oder Manifestation bei cyclischen Infektionen" unbekannt sind. Bei Berücksichtigung der Erkenntnis, daß es sich bei diesen nicht um eine Massenwirkung, sondern nur um eine Art Treffer-Reaktion im Sinne des Alles-oder-Nichts handelt, wird dieses auffällige Verhalten der cyclischen Infektionen aber dem biologisch-wissenschaftlichen Verständnis näher gebracht.

Schrifttum

GAEDECKE, R.: Die inapparente Virusinfektion und ihre Bedeutung für die Klinik. Berlin-Göttingen-Heidelberg: Springer 1957.
HÖRING, F. O.: Der grippale Infekt, das Zwischenglied von manifester und latenter Virusinfektion. Ärztl. Mitt. 45, H. 34, 1740 (1960).
NICOLLE, CH.: Destin des maladies infectieuses. Paris: Libr. F. Alcan 1933.
REITER, H.: Infektionskinetik und stumme Infektion. Münch. med. Wschr. 1959, 917.

14. Die Lokalisation der Endobionten im Wirt

Haben wir im Vorangegangenen den Zeitfaktor und den Intensitätsfaktor der Endobiosen besprochen, so wenden wir uns nun der Ortswahl, der Lokalisation der Endobiosen im Wirtsorganismus zu. Phylogenetisch ist dabei, wie in Abschn. 9 ausgeführt, eine allmähliche Entwicklung von der reinen Ekto- zur oberflächlichen und zur tiefen Endobiose zu beobachten, wobei man schon bei avertebraten Wirten wie den Insekten hoch spezialisierte Einrichtungen für dieselbe wie die Mycetome findet, also besondere Organe oder auch nur besondere Organellen (Zellsysteme) für die Lokalisierung und Beherbergung von Endobionten. Stets bis hinauf zum Menschen ist jedenfalls, wie in Abschn. 6 gezeigt, das Prinzip gewahrt, daß eine Dauer-Endobiose nur intracellulär — mit Ausnahme der besiedelten Körperhöhlen — stattfindet und daß Endobionten innerhalb des Gewebsinterstitiums zu einer pathologischen Reaktion (Entzündung) führen.

Alle Lokalinfektionskrankheiten sind — wie ja nicht anders möglich — an ihrer Eintrittspforte, also an den äußeren und inneren Oberflächen von Haut und Schleimhäuten lokalisiert, um allenfalls von hier aus per continuitatem in die Tiefe zu dringen oder im Falle der Sepsis auf dem Blutwege verschleppt zu werden. Dabei stoßen wir wieder auf die in Abschn. 3 erörterte deutliche Beziehung der krankheitserregenden Arten zu ihren symbiontischen Verwandten, derart, daß Kokken, Coryne- und Hämophilus-Stäbchen einer-, gramnegative Bakterien andererseits sowohl in ihren symbiontischen als auch in ihren krankheitserregenden Vertretern lokalisatorisch an dieselben Standorte gebunden sind. So wird man höchstens ausnahmsweise Salmonellen-Eiterungen auf der Haut oder in den oberen Luftwegen, Streptokokken-Prozesse am Darmkanal finden, während sich in der Harnblase als Ausdruck einer Einwanderung der Erreger entweder von der Haut oder vom Darm her beide Gruppen gewissermaßen überkreuzen. Kommt es zu einer vorübergehenden Ansiedlung von Staph. aur. haem. im Colon, so spielt hierbei ein bestimmtes Entero-Toxin eine Rolle, das auch ohne Ansiedlung der Keime selbst Durchfall zu erzeugen vermag.

In den Organotropismen der echten Exotoxine ist ein Prinzip verwirklicht, mit dem Lokalinfektionen schwere Fernwirkungen erzielen können. Die eigentliche Endobiose, die Lokalisation der Erreger, bleibt dabei aber auf ihre oberflächliche Eintrittspforte beschränkt. Sie sezernieren dort ihr Toxin, das teils auf dem Blut- und Lymphwege, teils entlang der Nervenschiene (Neuroprobasie) den Ort seiner Giftwirkung erreicht, ebenso wie das auch etwa beim Schlangenbiß der Fall ist; auch die Darmschleimhaut kann (beim Botulismus, der Ruhr usw.) Aufnahmeort für ein Toxin sein. Erfolgsorgane der Toxine sind besonders das Nervensystem, vor allem das ZNS (Neurotoxine), das blutbildende und Gefäßsystem (Hämatotoxine) einschließlich des Herzmuskels (Diphtherie-Toxin), der Dickdarm (Enterotoxine) oder die Haut (erythrogenes Toxin). Die Erreger cyclischer Infektionskrankheiten bilden keine echten Exotoxine; dies tun nur Lokalinfektionserreger.

Die Erreger der cyclischen Infektionskrankheiten zeigen nun unabhängig von ihrer Eintrittspforte charakteristische („spezifische") Lokalisationen erst im Stadium der Organmanifestation, wo sie sich am Ende des hämatogenen Generalisations-Stadiums ansiedeln und die typische klinische Symptomatologie, die führenden Organsymptome, hervorrufen. Dieser von alters her in die Augen springende Tatbestand hat je nach dem Standpunkt der Betrachter mehrere, im Grunde synonyme Bezeichnungen gefunden: (elektive) Lokalisation, Organ-Affinität, Organ-Fixation, Organmanifestation, (Organo-)Tropismus, in denen zum Ausdruck kommt, daß die Ursachen dieses Phänomens bald mehr in Eigenschaften des Erregers, bald in denen des Wirts gesucht wurden. Wie bei allen endobiontischen Phänomenen ist aber auch hier eine einseitige Betrachtung fehl am Platze.

Sicher liegen dem Phänomen oft — wie bei den Exotoxinen — irgendwelche biochemische Affinitäten von Keim- und Zell-Bestandteilen im Sinne von Receptoren zugrunde, die vor allem das Eindringen von Viren in die Wirtszelle und ins Gewebe erklären (spreading factor, Mucopolysaccharide, bestimmte Enzymsysteme). Diese biochemische Betrachtung stellt aber nur eine Seite dar und zeigt uns die „Biotechnik" des betreffenden Falles.

Der Versuch, die Gründe für die verschiedenen Organotropismen irgendwie auf die Keimblätter zurückzuführen, etwa derart, daß das Ektoderm (Haut und ZNS) für die einen Erreger, das Mesoderm (als Entzündungsorgan) für andere, das Entoderm für die Infektionsprozesse des Darms und der Darmanhangsgebilde richtunggebend sei, hat keine wesentliche Erkenntnis erbracht. Jeder Versuch einer Erklärung nur unter einem bestimmten Gesichtspunkt dürfte von vornherein zum Scheitern verurteilt sein.

Vor allem bei höher organisierten Endobionten gibt es überraschende Beispiele dafür, wie bestimmte Lokalisationen den Charakter einer „fremddienlichen Zweckmäßigkeit" (ARNULF MEYER) haben. So lokalisiert sich der Medinawurm, infolge eines „Hydrotropismus", meist so, daß das Kopfende, an dem sich auch der Ausführungsgang des Uterus befindet, am Fuß des Menschen liegt, so daß der Wurm im Augenblick, wo der Mensch in ein Gewässer tritt, seine Larven in dasselbe entleeren kann; bei Wasserträgern von Beruf lokalisiert sich das Kopfende aber auch nicht selten in diejenige Schulter, auf der der Wirt den Krug trägt! Die Filaria bancrofti braucht für die Daueransiedlung des reifen Wurms eine bestimmte Temperatur von etwa 35°, die sie besonders im Scrotum und den Mammae findet („Thermotropismus"); sie entleert ihre Mikrofilarien nur bei Nacht ins Blut des Wirtes, „weil" ihre Überträger bei Nacht fliegende Mücken sind, während Filaria loa-loa dies nur bei Tage tut, „da" ihre Überträger (Bremsenarten) den Sonnenschein lieben. — Auch die Tatsache, daß sich gewisse Erreger an die Bevorzugung einer Lokalisation im Genitalapparat des Wirts (Gonadotropismus) gewöhnt haben und so zu Erregern von Geschlechtskrankheiten geworden sind, läßt sich entsprechend als fremddienliche Zweckmäßigkeit deuten. — Ein Thermotropismus findet sich auch bei Viren, z. B. wenn das Schnupfenvirus sein Temperaturoptimum bei 34° hat.

Bei den Organotropismen der bakteriellen Erreger cyclischer Krankheiten findet man wieder die Neigung, sich an dem Organ zu manifestieren, wo verwandte Arten Normalendobionten sind (Pneumokokken-Pneumonie, Typhus).

Besonders ausgesprochen zeigen Rickettsien und Viren Organotropismen, so z. B. der Neurotropismus der Poliomyelitis, der Dermatotropismus von Masern und Pocken oder der Viscerotropismus bei Hepatitis und Gelbfieber. Es ist aber bemerkenswert, daß alle Viren einen mehr oder weniger starken Neuro-, oft auch Dermato-, ja Pantropismus besitzen und daß der Organotropismus beim gleichen Virusstamm von der Wirtsart abhängen kann, so wenn etwa das Gelbfiebervirus sich im Menschen vorwiegend viscerotrop, in bestimmten Affenarten aber ausschließlich neurotrop verhält.

Darin zeigt sich eine Abhängigkeit des Organotropismus von der Wirtsart. Tierexperimentell läßt sich aber ein Gelbfieber-Virusstamm in einen fast rein neurotropen umwandeln, so daß er dann auch im menschlichen Wirt seinen Viscerotropismus verloren hat, wodurch die Abhängigkeit auch vom Erregerstamm demonstriert wird. Stets treffen also Einflüsse vom Wirt wie vom Erreger zusammen, um das typische Verhalten der Organotropie zu verursachen, und ist Einseitigkeit fehl am Platze.

Wie eine krankhafte Veränderung des Wirtsorganismus zu einer Abwandlung des Organotropismus eines Virus führen kann, dafür haben ENDERS u. Mitarb. letzhin ein interessantes Beispiel erbracht: sie konnten zeigen, daß das Masernvirus bei chronisch kranken Kindern, besonders solchen mit Leukämie, zu einer subakut verlaufenden sog. Hechtschen Riesenzell-Pneumonie mit langfristiger Persistenz und z. T. sogar Ausscheidung des Virus führt, wobei sich diese bei 4 Fällen erst nach dem typischen Exanthem, in 3 aber überhaupt ohne ein solches als einzige Organmanifestation entwickelte. Den ätiologischen Zusammenhang dieser Pneumonie-Form mit den Masern hatte vor langer Zeit PINKERTON schon auf Grund der Ähnlichkeit von deren Riesenzellen mit den Warthin-Finkeldey-Zellen bei Masern vermutet; jedoch konnte dies erst jetzt nach der Erforschung des Masernvirus (ENDERS und PEEBLES 1955) bewiesen werden, das übrigens auch in der Gewebekultur die Bildung ganz ähnlicher Riesenzellen als cytopathogenen Effekt hervorruft. ENDERS schreibt: „Wir wissen nichts über die Art der bei diesen Patienten gehemmten unspezifischen Faktoren"; mit der Antikörperbildung habe diese Veränderung der Organotropie jedenfalls aus mehreren, im einzelnen von ihm diskutierten Gründen nichts zu tun, sondern mit einer „Hemmung unspezifischer Faktoren, die normalerweise die Infektion mit diesem Virus eingrenzen."

Organotrope Eigenschaften von Keimen brauchen nicht konstant zu sein, sondern sie lassen sich u. U. experimentell verändern. HÖRING, DIGHENOPONLOS und SCHMID haben gezeigt, daß man unter bestimmten Kautelen bei Coli-Stämmen von frischen Cystitiden auch im Tierversuch eine deutliche Affinität zu den Harnwegen nachweisen, diese aber ihnen auch leicht wieder „abgewöhnen" kann, und TONUTTI hat gezeigt, daß der Organotropismus des Diphtherie-Toxins experimentell dadurch beeinflußt werden kann, daß man das Wirtstier unter bestimmte endokrine Bedingungen versetzt; so bleibt das typische Bild der Diphtherie-Toxin-Vergiftung aus, wenn man durch Hypophysektomie das adrenotrope HVL-Hormon ausschaltet; gibt man dann aber gonadotropes Hormon, so lokalisiert sich der diphtherotoxische Schaden ebenso nicht auf die Nebennieren, sondern auf die Gonaden. Auch experimentell läßt sich also der Organotropismus sowohl von Keim- wie von der Wirtsseite aus beeinflussen.

Die Versuche von TONUTTI lehren wohl, daß die Lokalisation von der relativen Durchblutungsgröße der Organe zur Zeit der Infektion abhängt, wobei diese vorwiegend neural reguliert sein dürfte. Das zeigt auch daß ein Masern- oder Windpocken-Exanthem durch UV-Bestrahlung eines Hautbereiches unmittelbar vor seinem Ausbruch in diesem verstärkt wird (KNAUER). Aber auch rein statische Momente können eine Rolle spielen; so ist von den Organtuberkulosen erwiesen, daß sie sich innerhalb eines befallenen Organs in dem Teil desselben meist am frühesten und stärksten ansiedeln, der am höchsten liegt, d. h. z. B. in Lunge und Niere beim Menschen am oberen Pol, bei allen Versuchstieren aber im dorsalen Teil, nur bei der Fledermaus, die in Ruhelage mit dem Kopf nach unten hängt, im unteren Pol (Theorie von ORTH, VOLLAND und JACOBY, 1889, bestätigt durch ROTHLIN und UNDRITZ 1944 und 1952). Zu erwähnen ist auch, daß beim gleichen Wirtsindividuum vielfach der bereits vorhandene Befall eines Organs oder Organsystems die übrigen Organe vor weiterem Befall schützt, also ein sogenanntes *Ausschließungsverhältnis* des Organbefalls besteht. Das gilt wiederum vor allem für die Tuberkulose, bei der eine vorhandene Lungentuberkulose die extrapulmonale Ansiedlung mindestens erschwert; ja, es ist möglich, durch künstliche Erzeugung einer Hauttuberkulose eine Lungentuberkulose zum Rückgang, ja zur Ausheilung zu bringen (W. BOEHME, KUTSCHERA-AICHBERGEN). Das Ausschließungsverhältnis lehrt, daß der Organotropismus einer Infektionskrankheit z. T. auch von den individuellen — und deshalb so schwer faßbaren — Bedingungen des Wirts beeinflußt wird.

Das klinisch so wichtige und biologisch scheinbar so rätselhafte Phänomen der Organotropismen ist nach allem sicher im Grunde immer irgendwie biochemisch erzeugt, dabei aber vielfachen Einflüssen der Gewöhnung, Adaptation und Mutation unterworfen, also auch ein genetisches Problem. Für die Klinik der Infektionskrankheiten ist es dasjenige Phänomen, das die Spezifität der Infektionskrankheiten im Sinne von ZIEMSSEN hervorruft (vgl. S. 4), der lehrte: „Die Spezifität der Infektionsstoffe gibt sich dadurch zu erkennen, daß die Übertragung desselben Ansteckungsstoffes immer nur dieselbe Krankheit erzeugt, von welcher er abstammt." Wir werden aber auf die Problematik des Spezifitätsbegriffes erst später eingehen.

Schrifttum

ENDERS, J. F.: Resistance against virus infections. Trans. Stud. Coll Phycns. Philad. 4. Ser., 28, Nr. 2, 1960. — Gekürzte Fassung in Therap.-Berichte Bayer Leverkusen 33, 85 (1961).
HÖRING, F. O., und E. ARJONA: Über elektive Lokalisation von Bakterien. Z. exp. Med. 91, 549 (1933).
— CH. DIGHENOPOULOS und F. SCHMID: Organotrope Aggressine. Klin. Wschr. 1939, 192.

Jacoby, E.: Die künstliche und natürliche Hyperämie der Lungenspitze gegen Lungentuberkulose durch Thermotherapie und Autotransfusion. I u. II. Münch. med. Wschr. **1897**, 197 (232).
Knauer, H.: Die Bedeutung der Haut im Abwehrkampf gegen Infektionskrankheiten. Klin. Wschr. **1938**, 1510.
Orth, J.: Ätiologisches und Anatomisches über Lungenschwindsucht. Berlin: Hirschwald 1887.
Rothlin, E., und E. Undritz: Beitrag zur Lokalisationsregel der Tbk. Schweiz. Z. allg. Path. **15**, 690 (1952).
Tonutti, E.: Das System Hypophyse-Nebenniere beim infektiösen Geschehen. Neue med. Welt **1950**, 111.
— und H. Langendorff: Zur Regulation des weißen Blutbildes. Lymphocyten und NNR-Funktion. Ärztl. Forsch. **4**, 8 I, 197 (1950).
Volland, A.: Dtsch. med. Z. **1889**, 702.

15. Wechselwirkung von Endobiosen untereinander

Haben wir im Vorangegangenen im wesentlichen jeweils die Dynamik eines einzelnen „spezifischen" Wirt-Gast-Verhältnisses ins Auge gefaßt, so ist es bei der allgemein-biologischen Betrachtung der Endobiosen abschließend wichtig, sich klar vor Augen zu halten, daß jedes Wirtsindividuum im Laufe seines Lebens sich mit einer Vielzahl von Endobionten auseinandersetzt und schon sehr früh in seinem Werdegang durch eine rasch zunehmende Zahl von Endobionten besiedelt wird. Die Zahl der latenten und manifesten Endobiosen nimmt mit der Dauer des Lebens immer mehr zu und erreicht durch Hinterlassung von „Spuren", seien sie bakterio-serologisch feststellbar oder nicht, bei jedem ausgereiften und gar alt gewordenen Individuum, geradezu die Größenordnung eines endobiontischen „Museums". Es sind, wie wir heute wissen, nicht einige Dutzend, sondern sicher in die Hunderte gehende Infekte, die im Lauf der Zeit ihre Spuren im Wirtsindividuum eingraben und in seine Biographie eingehen, d. h. es zu einem endobiontisch einmaligen Individuum abstempeln. Bei jeder erneuten Infektion wirkt die endobiontische Vergangenheit des Individuums irgendwie mit, und es bestehen vielfache Möglichkeiten einer gegenseitigen Beeinflussung vergangener oder noch bestehender Endobiosen auf jede neu erworbene, worüber hier zu sprechen sein wird, soweit solche heute bekannt sind. Wie schon in Abschn. 13 ausgeführt, ist es unter diesen Umständen nicht verwunderlich, daß man über die Gründe des latenten oder manifesten Verlaufs im Einzelfall so wenig sagen kann.

Die große soziale Bedeutung der im Wirtsindividuum gehäuften Engramme seiner endobiontischen Vergangenheit besteht darin, daß er mit ihnen eine zunehmende Einpassung in seine Umwelt, besonders auch in seine lebende Umwelt erfährt, die ihm ja in erster Linie durch das Zusammenleben mit artgleichen und artfremden anderen Wirtsindividuen immer neue Endobionten anbietet bzw. zuführt. Ein Umweltswechsel (Wechsel der sozialen Daseinsform, etwa Kasernen- und Lagerleben; Ortswechsel) bedeutet daher auch immer eine vermehrte endobiontische Belastung; denn im angestammten Milieu pflegt sich das reife Individuum mit diesem in einem Gleichgewicht zu befinden, das nur eine kleine Auswahl von Endobionten unter allen den möglichen umfaßt.

In gewisser Hinsicht stellt diese Betrachtung des Wirtsindividuums als Beherberger einer großen Zahl von Endobionten ein Gegenstück zur Epidemiologie dar, die in diesem Buche beiseite bleibt. Diese untersucht ja das Schicksal einer bestimmten Erregerart in den zahlreichen Wirtsindividuen und evtl. auch Wirtsarten, die sie befällt, während wir hier vom Schicksal der zahlreichen Erregerarten in einem bestimmten Wirtsindividuum sprechen. Es sei bei dieser Gelegenheit darauf hingewiesen, daß sich der Begriff des „Individuums" nur auf Lebewesen anwenden läßt, die infolge Fortpflanzung durch Geschlechtsteilung zeitlich bestimmbaren Anfang und Ende ihres Daseins haben (Geburt und Tod), was also unter den Endobionten nur für manche Protozoen und die Würmer zutrifft. Bei Viren und Bakterien stellt die ganze Art, mindestens aber ein in seinen Eigenschaften definierter Stamm oder Typ, ein einziges „Individuum" dar, das sich zeitlich ohne „Tod", d. h. also praktisch „mit ewigem Leben" begabt, und örtlich über und durch alle von ihm befallenen Wirte ausdehnt und dessen „Lebensbeschreibung" (Biographie) eben seine gesamte Epidemiologie ist. Dadurch wird die enge Beziehung des Themas dieses Abschnittes zum Gegenstand der Epidemiologie verdeutlicht.

Bei der Analyse der Wechselwirkung verschiedener Endobiosen im gleichen Wirt stößt man prinzipiell auf zwei Faktoren: einmal die Frage, wieweit sich die Endobiose mit zwei oder mehr Erregern überhaupt gegenseitig tangiert, medizinisch gesprochen also die Frage nach den Grenzen der Spezifität der Infektionskrankheiten, sodann die Rolle des Zeitfaktors dabei; es ist natürlich ein Unterschied, ob zwei verschiedene Infektionen mehr oder weniger lange nacheinander oder gleichzeitig eintreten.

Grenzen der Spezifität bzw. unspezifische Wechselwirkungen: Hatte man im Beginn der modernen Infektionslehre seit ZIEMSSEN und KOCH begreiflicherweise den Nachdruck auf die hohe Spezifität der Infektionsvorgänge gelegt, so hat die weitere Forschung doch zahlreiche Beispiele für un- und paraspezifische Phänomene erbracht und damit gezeigt, daß das Prinzip der Spezifität seine Grenzen hat. Der Versuch, alle unspezifischen oder paraspezifischen Phänomene auf die sogenannte „Resistenz" zurückzuführen, hat sich als unhaltbar erwiesen (vgl. II c 3). Unter Hinweis auf den Abschn. II führen wir hier folgendes an:

An vielen Beispielen hat sich gezeigt, daß nahe verwandte Species und besondere Typen oder Stämme von Erregern vom Wirt als solche „erkannt" und dementsprechend gleich behandelt werden. So gibt es ein Übergreifen der Immunität, also eine alle getrennten Typen umgreifende gemeinsame *Species-Immunität* z. B. gegenüber den verschiedenen Typen des Poliomyelitis- oder des Influenza-Virus, auch gegenüber dem Typhus- und dem Paratyphus B-Schottmüller-Bacterium oder den verschiedenen Stämmen des Plasmodium vivax.

Darüber hinaus können sich auch Erreger ganz verschiedener Arten, die aber pathogenetisch ähnliche Prozesse im Wirt hervorrufen, in diesem gegenseitig beeinflussen. Schon PFEIFFER entdeckte, daß man Mäuse gegen tödliche intraperitoneale Cholerainfektion durch unmittelbar vorher durchgeführte Vorbehandlung mit intraperitoneal gegebenen Proteusbakterien schützen kann.

Das *Shwartzman-Phänomen* besteht darin, daß eine zuerst nur geringe Haut-Entzündung am Ort der intracutanen Injektion eines Bakterienextraktes hämorrhagisch wird, wenn man innerhalb 1—2 Tagen denselben Stoff intravenös gibt. Es zeigte sich aber, daß es gar nicht Stoffe derselben

Keimart zu sein brauchen, sondern daß die hämorrhagische Reaktion auch stattfindet, wenn man zur Reinjektion Extrakte anderer Bakterienarten verwendet. So nahm SANARELLI für die Vorbehandlung abgetötete Choleravibrionen und konnte durch Zweitinjektion von banalen Darmbakterien trotzdem das Vollbild der Cholera auslösen.

K. F. MEYER und ELBERG haben gezeigt, daß in Gewebekultur gebrachte tierische Zellen die Fähigkeit haben, sowohl mit Brucellen als auch mit Tuberkelbakterien in der Kultur intracellulär weiter zu gedeihen, wenn die Tiere nur mit einer der beiden Bakterienarten vorbehandelt waren, wobei also die Vorbehandlung mit einer Bakterienart diese Fähigkeit für beide Species in gleichstarkem Ausmaß verleiht.

Hierher gehört auch das Phänomen der „Interferenz" bei verschiedenen Virusarten, dem gegenwärtig viel Interesse zugewandt wird und das darin besteht, daß, wenn ein Virus zur Haftung im Wirt gekommen ist, es andere Virusarten für Stunden oder Tage daran verhindern kann, im gleichen Wirt ebenfalls zu haften. Freilich gilt dies keineswegs allgemein, sondern stehen auch hier nur bestimmte Virusarten in solchem Interferenz-Verhältnis.

Das ursprünglich fast gleichzeitig von FINDLAY und MACCALLUM sowie von MAGRASSI 1937 entdeckte Prinzip konnte von ISAACS 1959 und LINDENMANN 1960 dadurch biochemisch aufgeklärt werden, daß empfängliche Zellen bei der Infektion ein Protein, das *Interferon*, bilden, das weder Nucleinsäure noch Kohlenhydrat enthält und nicht etwa einen Bestandteil des in der Zelle synthetisierten Virus darstellt; es ist nicht antigen und wird auch nicht von den betreffenden Virusantiseren neutralisiert. Zweifellos besitzt das Interferon durch seine Fähigkeit, verschiedene Viren zu blockieren, großes biologisches Interesse (Lit. bei LINDENMANN 1960).

Da beim zeitlichen Zusammentreffen verschiedenartiger Infektionen solche gegenseitigen schützenden Mechanismen vielfach aufzutreten scheinen, hat man schon früher für solche Phänomene Ausdrücke wie Depressionsimmunität (MORGENROTH) oder (unspezifische) *Promunität* (BIELING, BRANDIS) geprägt.

Im Gegensatz zu solchen paraspezifischen Schutzmechanismen sind nun aber auch provozierende Wechselwirkungen verschiedenartiger Infektionen zu erwähnen, deren Grundlagen experimentell allerdings noch wenig analysiert und die mehr aus der klinischen Erfahrung bekannt sind. Man hat sich dabei vorzustellen, daß die Reaktion auf einen Erreger diejenige auf einen anderen verstärkt, also eine *Parallergie* auftritt. Eine solche haben MORO und KELLER zuerst dadurch demonstriert, daß ein an sich Tuberkulin-negatives Kind im Stadium der floriden Pockenimpfpustel vorübergehend auf Tuberkulin positiv reagieren kann. Umgekehrt ist bekannt, daß eine positive Tuberkulinprobe durch die Masern vorübergehend negativ zu werden pflegt und zugleich, daß hinzutretende Masern eine vorhandene Tuberkulose oft verschlechtern.

Der typische Fall einer *Provokationskrankheit* ist das Auftreten einer typhösen Erkrankung im Anschluß an eine eben überstandene Malaria tertiana. Den typhösen Verlauf einer Paratyphus C-Infektion beobachtet man fast nie allein, sondern nur nach eben überstandener Malaria. Aber auch der echte Typhus abdominalis hat sich z. B. im Kriege auf dem Balkan in ⅓ der Fälle an eine Malaria tertiana angeschlossen. — Klassischer Fall der Provokation ist auch der Herpes labialis bei Pneumonie, Malaria, Coli-Pyelitis usw.

Auch die *bakterielle Misch- oder Sekundärinfektion,* etwa bei der Virusgrippe in Form der komplizierenden bakteriellen Pneumonie kann unter dem Gesichtspunkt einer parallergischen Provokation betrachtet werden, wobei der Grippe-Infekt als hyperergische Alarmreaktion wirkt, an die sich dann eine Erschöpfungsphase anschließt, in der eine Depression der Reaktivität (durch Corticoid-Überproduktion) die bakterielle Haftung erleichtert.

Schließlich sei darauf hingewiesen, daß man gewisse *Paare von Erregern* besonders häufig zusammen antrifft, was wohl auch nicht nur als Folge gemeinsamer Exposition, sondern als ein wechselseitiges Erleichtern der Haftung zu erklären ist, so etwa Poliomyelitis- und Coxsackie-Virus, anaerobe Streptokokken und funduliforme Stäbchen (SCHOTTMUELLERS Bact. symbiophilus), schließlich der klassische Fall der „Symbioseflora", die Plaut-Vincent-Angina mit der sog. Fusospirillose.

Auf die heute noch nicht restlos geklärte Frage, inwieweit durch ein *Zusammentreffen eines an sich atoxischen oder apathogenen Bacteriums mit einem spezifischen Phagen* im Wirt ein Virulentwerden hervorgerufen wird, eine Frage, die für die Diphtherie heute ziemlich gesichert zu sein scheint (FREEMAN), beim Scharlach aber noch unbewiesen ist (BINGEL), sei hier nur hingewiesen.

Rolle des Zeitfaktors: Alle solche Kombinationswirkungen im Wirtsorganismus sind nun in vielfacher Weise vom Zeitfaktor abhängig.

Es ist vorab von großer Bedeutung, ob zwei verschiedene Endobiosen den Wirt in naher Folge oder gar gleichzeitig befallen oder ob sie sich in einem solchen Abstand voneinander ereignen, daß die erste bereits abgeschlossen war und sich in einem Ruhezustand befindet. So werden die oben angeführten Schutzmechanismen der Promunität ja auch nur wirksam, wenn sich die beiden Infektionen in enger Folge ereignen. Im Falle einer Gruppen- oder — allgemeiner gesprochen — einer Grundimmunität kann der zeitliche Abstand aber sehr lange sein. Im Prinzip darf angenommen werden, daß eine solche im ganzen Verlauf des Individuallebens des Wirtsorganismus immer mehr verstärkt wird, wenn diese Entwicklung auch vielfachen Schwankungen und episodischen „Depressionen" unterworfen ist.

Daß aber eine solche Entwicklung bzw. Einpassung in die Umwelt im Leben des Wirtsindividuum stattfindet, geht am deutlichsten aus der großen Anfälligkeit des Kindes für Infekte hervor, die erst langsam nachläßt, wenn es eine große Zahl von meist leichteren Infekten hinter sich gebracht hat. Das gilt nicht nur in bezug auf die eigentlichen Kinderkrankheiten, sondern vor allem auf die „banalen" Infekte der oberen Luftwege und des Darmkanals. Wir kennen heute eine große Anzahl von Erregern solcher akuten Katarrhe (Schnupfen-, Adeno-, Croup-Viren usw.), deren jeder zahlreiche Typen aufweist, und dürfen damit rechnen, daß eine noch größere Zahl derzeit noch unbekannt ist. Jedes junge Individuum muß in Abhängigkeit von seiner Umwelt sich erst eine breite Skala von Immunitäten oder mindestens eine unspezifische „Übung" in der Überwindung solcher Infekte aneignen, ehe es seine soziale Tauglichkeit gefestigt hat.

Hieraus erhellt der Einfluß des Zeitfaktors der individuellen Wirtsentwicklung (Lebensalter).

Eine besonders wichtige Bedeutung beim zeitlichen Zusammenfall zweier Infekte hat der Zeitfaktor jeder Endobiose selbst: Häufig ist vor allem der Fall, daß sich auf eine bestehende chronische Infektion eine akute aufpfropft, etwa auf eine Tuberkulose eine Maserninfektion, wobei erstere entweder schon in ein latentes Stadium eingetreten oder auch noch aktiv sein kann. Wenn wir über die Wechselwirkung im ersteren Fall auch nur wenig aussagen können — hauptsächlich wohl deshalb, weil eine solche nicht so stark ist, daß sie sich leicht beweisen ließe —, so kann doch über die gegenseitige Beeinflussung zweier zusammenfallender manifester Infektionskrankheiten aus der Erfahrung manche Gesetzmäßigkeit formuliert werden, wobei sich erwartungsgemäß ergibt, daß die zeitliche und die quantitative Wechselwirkung letzten Endes ziemlich unabhängig ist von der Art des Erregers und vielmehr beeinflußt wird durch den pathogenetischen Typus beider Krankheiten, in dem sich der Zusammenfall etwa von zwei cyclischen anders auswirkt als der von Lokalinfektionen oder der einer solchen mit einer cyclischen. Wichtig ist dabei vor allem, daß keineswegs jede Doppel- oder Mischinfektion zu einer Summation und Verstärkung der Manifestation führen muß, daß vielmehr der Fall auch gar nicht so selten ist, daß eine Infektionskrankheit die andere auslöscht.

Wie BURNET ausführt, gilt auch beim Zusammenfall zweier Virusinfektionen, daß alle 3 theoretisch gegebenen Möglichkeiten in Wirklichkeit angetroffen werden können: 1. Zwei Viren können sich in derselben Zelle ohne gegenseitige Beeinflussung vermehren. Es sind einige Fälle bekannt, wo zwei verschiedene Arten von Einschlußkörperchen in doppelt infizierten Zellen sichtbar waren. 2. „Der Eintritt von Virus A verhindert die Vermehrung des nachträglich eingeführten Virus B (Interferenz). 3. Die Gegenwart von Virus A und B endet in der Produktion von Abstammungsformen, die Eigenschaften von A und B zeigen (phänotypische Mischung oder Rekombination)." Wir sehen also daraus, daß nicht nur klinisch, sondern auch in der Größenordnung der Zelle Doppelinfektionen einen sich summierenden oder sich abstrahierenden oder sogar den Erfolg einer genetischen Mischung haben können.

Daneben gibt es aber auch eine unspezifische Organdisposition beim Mensch, die dazu führt, daß sich Erreger verschiedener Art zeitweise bevorzugt am gleichen Organ manifestieren, so etwa an der Hirnhaut, wenn sich in der Herbstsaison Virusmeningitiden verschiedener Art, besonders mit Poliomyelitis- und ECHO-Virus gemeinsam finden, wobei offenbar neben Monoinfektionen verschiedener Individuen auch echte Mischinfektionen beim gleichen Kranken vorkommen, wie KOEHLER (R. Koch-Institut) mit dem von ihm entwickelten Anzuchtverfahren aus gewaschenen Leukocyten des Liquors cerebrospinalis an einigen unserer Patienten nachwies, ferner das schon von MORAWITZ beschriebene Auftreten einzelner eitriger hämatogener Pneumo- und Streptokokken-Meningitiden im Rahmen von Meningokokken-Meningitis-Epidemien, das auch später in Afrika vielfach bestätigt wurde, oder das Hinzutreten der letzteren Meningitis-Art zu tuberkulösen Meningitiden, wie es gehäuft von CHOREMIS u. Mitarb. 1950 beschrieben wurde. Hierbei liegt also eine zeitlich bedingte besondere Organdisposition („Depression") unbekannter Herkunft vor, die mindestens z. T. exogen bedingt sein muß; ist doch die Ursache der Saisonbedingtheit der Enterovirus-Meningitis, besonders der Poliomyelitis, ganz und gar unbekannt!

Als Regeln für den Verlauf von Kombinationen zweier Infektionskrankheiten kann folgendes formuliert werden, wie HÖRING 1947 an Hand der klinischen Erfahrungen über Doppelinfektionen eingehend begründet hat: 1. Je mehr sich zwei Infektionskrankheiten in ihrem pathogenetischen Typus gleichen und je vollständiger dann ihr Ausbruch zeitlich zur Deckung kommt, um so mehr fließen beide auch klinisch zusammen zu *einer* Krankheit, deren Symptomatologie und Prognose sich nicht von den entsprechenden ursprünglichen Einzelkrankheiten unterscheidet, wobei sich also die Prognose keineswegs trübt. 2. Bei pathogenetisch ähnlichen Krankheitspaaren kommt es oft zu einer Konkurrenz, aber schon nicht mehr zum Zusammenfließen der Krankheitsbilder. Die Konkurrenz führt dazu, daß die eine Infektionskrankheit durch die andere entweder ganz unterdrückt oder verkürzt wird. 3. In allen übrigen Fällen überlagern sich die beiden Krankheiten symptomatisch, je nach Infektionstermin und Inkubationszeit und *bilden dabei eine neue Krankheitseinheit*. Auch dabei können der „schwächeren" Infektionskrankheit Inkubationszeit-, Tempo- und Rhythmus-Veränderungen von der „stärkeren" aufgezwungen werden.

Allgemein führt aber die Gleichzeitigkeit zweier Infektionskrankheiten nicht zu einer so starken Trübung der Prognose, wie man früher meist erwartete; denn der Mensch kann gar nicht „an 2 Krankheiten leiden", vielmehr kann sein Krankheitszustand höchstens mehrere spezifische Ätiologien zugleich haben! An 2 Krankheiten zu leiden, ist ebenso wenig möglich, wie wenn wir von einem Gegenstand, den wir zuerst gelb, dann blau bemalten, sagen würden, er sei nunmehr zugleich gelb und blau; richtig ist aber, daß er nun grün ist, d. h. eine neue Farbeinheit hat, und dieses Grün ist deshalb nicht komplizierter als ein anderes Grün, weil wir wissen, daß es aus Gelb und Blau entstanden ist, sondern setzt sich wie jedes andere Grün aus verschiedenen Spektralteilen zusammen. Die Tatsache, daß wir 2 verschiedene Ätiologien feststellten, kann nur unter dem Zwang des irreführenden linearkausalen Denkens zu dem Irrtum führen, daß *ein* Mensch zugleich *zwei*mal krank sein könne und sich daher die Auswirkung zweier zusammentreffender Infektionen stets ungünstig gestalten müsse. Ist der Zeitfaktor jedoch so, daß die Infektionskrankheiten sich einander folgen, also getrennt sind, dann kann eine echte Summation mit Trübung der Prognose eintreten.

Ausnahmen hiervon bilden vor allem die — allerdings gar nicht so seltenen — Fälle, daß sich eine Infektionskrankheit mit kurzfristiger heftiger Allgemeinreaktion einer anderen mit wesentlich torpider verlaufendem Lokalprozeß überlagert; dabei kann jene diesen parallergisch exacerbieren und zuweilen seine Heilung dadurch beschleunigen; die Tertiärlage des Organismus gegen den Erreger wird gewissermaßen in eine sekundäre mit zurückgerissen, und dadurch wird die Entwicklung der vorher ungenügenden tertiären Immunitätslage intensiviert. Jedoch bedarf dabei — besonders etwa für therapeutische Auswertungen (z. B. therapeutische

Malaria) — jede einzelne Kombination hinsichtlich der Erst- und der Zweiterkrankung, besonders aber hinsichtlich des Zeitfaktors genauen Studiums und ausreichender klinischer Erfahrung.

Auf einige wichtige Krankheitskombinationen werden wir im klinischen Teil noch zurückkommen müssen.

Schrifttum

BIELING, R.: Die biologische Infektabwehr des menschlichen Körpers. Wien: F. Deuticke 1944.
BRANDIS, H.: Über die Promunität (Depressionsimmunität). Erg. Hyg. 28, 141 (1954).
CHOREMIS, H. B., N. ZERVOS, B. KONSTANTINIDIS, S. PANTARIS und G. BELISAROPOULOS: Das Auftreten von epidemischer Meningitis bei an Meningitis tuberculosa leidenden Kindern. Schweiz. med. Wschr. 1950, 138.
HÖRING, F. O.: Über das Zusammentreffen zweier Infektionskrankheiten beim gleichen Kranken. Med. Klin. 1947, 661.
— Parallergische Reaktionen als auslösender Faktor bei Viruskrankheiten. Dtsch. Arch. klin. Med. 195, 268 (1949).
LINDENMANN, J.: Neuere Aspekte der Virus-Interferenz. Erg. Mikrobiol. 30, 385 (1960).
MEYER, K. F., and S. S. ELBERG: Caprine immunization against brucellosis. Bull. Wld Hlth Org. 19, 589 (1958).
SANARELLI zit. n. H. SCHMIDT: Grundlagen der spezifischen Therapie. Berlin: B. Schultz 1940.

II. Die Infektion in klinischer Hinsicht

Die Klinik befaßt sich mit der Heilung erkrankter Menschen. Sie hat daher das Recht, ja die Pflicht zur Einseitigkeit der Betrachtung. Der gesunde Mensch liegt außerhalb ihres Aufgabenkreises und ebenso alles, was in diesem an Infektionsprozessen vor sich geht, ohne die Gesundheit des Menschen zu stören. Damit hätte alles, was nach der Doerrschen Definition (S. 64) eine latente Infektion darstellt, für sie kein Interesse.

Da die Klinik aber besonders für eine rationelle Therapie unbedingt der Kenntnis der Pathogenese bedarf, so ist es auch für die klinische Infektionslehre unerläßlich, *die Infektionsvorgänge im gesunden Menschen* zu berücksichtigen.

Sie sind nicht nur als latente Infektion mit „pathogenen" Keimen, also den Erregern von Infektionskrankheiten, sondern im Ablauf vieler anderer nicht infektiöser Krankheiten als Infektion mit „apathogenen" Keimen von größter Bedeutung, womit sich, wie schon in der Einleitung angeführt, erweist, daß eine Infektionslehre nicht nur die Lehre von den Infektionskrankheiten ist, sondern das gesamte Gebiet der allgemeinen Pathologie berücksichtigen muß. Das haben nicht nur alte klinische Fragestellungen, wie die Bedeutung der normalen Bakterienflora für Gesundheit und Krankheit (Eu- und Dysbakterie) gezeigt, sondern das hat die moderne Entfaltung der Medizin erst recht unterstrichen, weil die hoch wirksamen Heilmittel, besonders Antibiotica und Corticosteroide, so stark auf die Normalfloren bzw. die Empfänglichkeit ihnen gegenüber einwirken, daß sie — zwar nur im Sinne von unerwünschten Nebenwirkungen — auch die Normalfloren zu einem höchst bedeutsamen pathogenetischen Faktor beim Ablauf von Krankheiten verschiedenster Art werden ließen, den der Kliniker kennen muß, und zwar vor allem der Krankenhauskliniker (Problem des modernen Hospitalismus).

Auch eine klinische Betrachtung der Infektion muß sich also mit den Normalfloren und ihren Regulationen befassen. Ihr Hauptanliegen ist aber der manifeste Krankheitsprozeß, seine Patho- und Hygiogenese. Entstehung und Heilung der klinischen *Krankheitssymptome des Menschen* als Wirtsorganismus sind daher der Hauptgegenstand dieses Teils.

Nur die Kenntnis der Pathogenese der Symptomatik erlaubt, zu dem zentralen Problem der Infektionslehre Stellung zu nehmen, das bei einer allgemein-biologischen Betrachtung nebensächlich, bei klinischer aber so überaus wichtig ist: der *Spezifität*. Das Spezifitätsproblem ist im Laufe der Entwicklung der modernen Medizin sehr verschieden beurteilt worden. Eine klare Erfassung ist pathogenetisch und therapeutisch auch heute ebenso wichtig wie eh und je.

Bei der Vielfalt von Krankheitserregern aber wäre der Arzt verloren, wenn er die Infektionskrankheiten eine jede für sich isoliert als eine „spezifische", d. h. einzigartige Sache ansehen müßte. Für den Kliniker ist die Vereinfachung der Betrachtungsweise dringlich, die ihm erlaubt, einige wenige *pathogenetische Typen des Infektionsgeschehens* immer wieder zu erkennen und sich in der Therapie nach ihnen auszurichten, dies um so mehr als gerade die hochwirksamen heutigen therapeutischen Methoden gar nicht mehr im engeren Sinne spezifisch sind, wie das früher bei Serum- und Vaccine-Therapie der Fall war (vgl. auch 3. Teil).

A. Die normale Besiedlung und ihre Regulation

1. Topik der normalen Besiedlung im gesunden Wirt

Lassen wir die Latenzfrage beiseite, so ist normalerweise die mikrobielle Besiedlung auf die äußere Oberfläche der Haut und einige innere Schleimhaut-bedeckte Standorte, die mikrobiell besiedelten Körperhöhlen, die sämtlich nach außen geöffnet sind, beschränkt: Anfangs- und Endteil des Magen-Darm-Kanals, Mund und Rachen bzw. unteres Ileum und Colon sowie Nase und obere Trachea, zuweilen und kurzfristig auch Conjunctiva und Tränenkanal, ferner beim Weibe Vulva und Vagina.

Es ist aber nicht selten, daß auch ohne Krankheitszeichen ein tieferes Eindringen von Mikroben stattfindet, besonders in den oberflächlichen lymphatischen Organen der Rachen-, Gaumen- und Darm-(Appendix)Tonsille. Und wo solche nicht oberflächlich liegen, sind beim Eindringen von Keimen in allen anderen Regionen des Körpers die regionären Lymphknoten vorgeschaltet, die manche eingedrungenen Keime noch abfangen, ohne daß es zu Krankheitszeichen kommt.

Überhaupt ist die Grenze zwischen „manifest" und „latent" nicht scharf und hängt von der Dimension ab, in der sie untersucht wird. Mikrobiologisch finden sich besonders in den lymphatischen Organen häufig „entzündliche" Zeichen, ja ein Keimgehalt, ohne daß klinisch Symptome vorhanden sein müßten.

Es sei im übrigen auf die Erörterung des Latenz-Begriffs (S. 63 ff.) verwiesen. Ob man die Normalbesiedlung des Gesunden als latente Infektion bezeichnen will oder nur die erscheinungsfreie Auseinandersetzung des Wirts mit Krankheitserregern, ist eine reine Definitionsfrage.

Sicher aber ist sie nicht etwa nur eine Oberflächenbesiedlung in dem Sinne, daß sie mit dem Wirt gar nicht in Reaktion treten würde, sondern hat für die Lebensfähigkeit des Wirts, seine sog. Infektionsresistenz, wichtige Bedeutung (LAMMERS 1957). Man weiß dies heute auch daher, daß steril aufgezogene Versuchstiere γ-Globulin überhaupt nicht oder nur in geringen Mengen bilden und dessen Auftreten erst durch die Normalbesiedlung hervorgerufen wird.

2. Systematik der normalen Besiedlung im gesunden Wirt

Sie umfaßt die sogenannten apathogenen Arten, die beim Menschen gefunden werden (vgl. S. 14).

Die bei weitem häufigsten *bakteriellen Normalsymbionten* setzen sich aus folgenden Gruppen zusammen (nach der üblichen Nomenklatur der klinischen Bakteriologie):

Mikrokokken (umfassen im weiteren Sinne grampositive und -negative Staphylo-, Tetra- und die meisten Diplokokken),

Streptokokken (anhämolytische und vergrünende einschl. vieler Pneumokokken, ferner Entero- und sog. Milchsäurestreptokokken),

diphtheroide oder Coryne-Bakterien (Pseudodiphtherie- oder Xerosebacillen),

hämoglobinophile Bacillen (bes. die sog. Influenzabacillen),

Gruppe der Colibacillen,

Döderleinsche Milchsäure- (oder Vaginal-) Bacillen.

Zahlenmäßig eine geringe Rolle spielen als Normalsymbionten auf allen Schleimhäuten auch anaerobe gramnegative Bacillen (z. B. B. funduliformis, fusiformis, Streptomyces u. a.), im Darm auch grampositive (Clostridien), schließlich Vibrionen und Spirillen. Erwähnt seien als normale Symbionten aus der Klasse der Pilze Streptothrix-, Soor- und Hefearten, aus der Klasse der Protozoen die Entamoeba coli und einige andere saprophytische Amöben wie die A. buccalis in der Mundhöhle. Würmer werden prinzipiell nicht als Normalsymbionten angesehen.

Eine immer wichtiger werdende Frage ist, ob es *normale Symbionten aus der Klasse der Viren* gibt. Als „Virus" wurde ursprünglich definiert: eine in der Wirtszelle vermehrungsfähige, aber ohne diese stoffwechsellos ruhende Substanz mit pathogener Wirkung auf den Wirt. Nach dieser Definition wären symbiontische apathogene Viren nicht existent. Diese Definition kam aber seinerzeit deshalb zustande, weil die pathogene Wirkung das Hauptmittel zur Feststellung der Anwesenheit eines Virus war. Heute weiß man nun nicht nur, daß an sich pathogene Viren, wie etwa das Poliovirus, sehr oft in einem Wirt „latent" vorhanden sind, ohne ihre

Pathogenität zu entfalten, sondern man kennt eine große und immer steigende Zahl von Viren, über deren Pathogenität im lebenden Wirt (also nicht in der Gewebekultur!) nichts bekannt ist („Virus in search of disease"). Wenn diese auch vielleicht gelegentlich Symptome im Wirt hervorrufen, aber dort im weit überwiegenden Teil der Fälle symptomlos anwesend sind, so ist ein Unterschied in ihrer Pathogenität gegenüber den bakteriellen Normalsymbionten eigentlich nicht mehr gegeben, da diese sämtlich ja auch gelegentlich pathogene Potenzen entfalten. Und im ganzen genommen kann man beim heutigen Stand der Kenntnisse sogar sagen, daß die Latenz gerade bei Virusinfektionen viel häufiger ist als bei bakteriellen. Schon aus diesen theoretischen Erwägungen heraus ist also das Definitionsmerkmal „Pathogenität" bei den Viren sinnlos geworden — ganz abgesehen davon, daß es wie S. 9 ausgeführt, überhaupt kein tragfähiges Merkmal von Mikroben darstellt. Die Annahme, daß es zahlreiche symbiontische Virusarten gibt, stößt wohl heutzutage auch kaum mehr auf prinzipielle Ablehnung. Sie hat längst Anerkennung gefunden in der Form, daß man beim Menschen häufig *Phagen* antrifft, also Viren, deren „Pathogenität" sich nicht gegen den Wirt, sondern gegen Bakterien in demselben richtet. Ihre Einwirkung auf die Bakterien ist aber nach neuen Erkenntnissen auch für den Wirt keineswegs bedeutungslos, indem die lysogenen Bakterien zuweilen erst durch die Phagen eine hohe Pathogenität gewinnen können. Es ist trotz alledem aber heute wohl noch nicht möglich, sich ebensosehr ein zutreffendes Bild über die Bedeutung einer „normalen Virus-Symbiose" zu machen wie bei den bakteriellen Normalsymbionten. Sicher ist nur die hohe immunisierende Bedeutung der latenten Infektion mit pathogenen Viren.

Wichtige, aber noch weitgehend ungeklärte Beziehungen einer Normalsymbiose mit Viren bestehen wohl auch bei den *onkogenen Viren*, also den Virustumoren bei Tieren, da von ihnen teilweise bekannt ist, daß sie schon in utero auf die Nachkommenschaft übertragen, aber dann erst am erwachsenen Tier unter bestimmten Verhältnissen „provoziert" und so durch Entstehung bösartiger Tumoren manifest werden. Jedoch müssen die onkogenen Viren in einer klinischen Infektionslehre vorläufig noch außer Betracht bleiben, da ihre Bedeutung für den Menschen noch unbekannt ist.

Bei der Frage nach der Bedeutung von Normalsymbionten überhaupt ist wiederum der Zeitfaktor insofern zu beachten, als ein gelegentlicher kurzfristiger Aufenthalt von Keimen auch mit Ausscheidung derselben noch nicht als „Symbiose" bezeichnet werden kann, sondern oft wohl nur zufälligen, episodischen Charakter besitzt. Erst bei längerem oder gar latentem Daueraufenthalt der betr. Keimart kann von Symbiose gesprochen werden. Und ähnliches gilt auch für die Menge oder Masse, in der der betr. Keim erscheinungsfrei im Wirt angetroffen wird. Bei den meisten bakteriellen Symbionten finden wir daher, daß sie zusammen mit anderen Keimarten in Form einer *„Flora"* auftreten.

Solche normalen Floren in Körperhöhlen erhalten sich dabei in gewissen Grenzen über lange Zeiten in gleichmäßiger Menge und Ausbreitung. Diese sind durch das Gleichgewicht mit dem Wirt festgelegt. Zwar dienen die inneren und äußeren Körperoberflächen den Keimen als „Nährböden", zugleich gehen aber von ihnen auch Gegenwirkungen aus, die die Keime in Ausbreitung und Vermehrung eindämmen. Daß dabei eine echte Beziehung zwischen Wirt und Gast und nicht nur ein Nebeneinanderleben besteht, geht unter anderem daraus hervor, daß der Mensch meist deutliche Agglutinine gegen seinen darmeigenen Colistamm im Blutserum aufweist.

Die Vermehrung der normalen Symbionten im Wirt geht offenbar sehr rasch vor sich; das gilt zum mindesten für den Darm mit seinem täglichen „Bakterien-Umsatz" (mit dem Stuhl werden täglich mehrere Gramm Bakterien abgesetzt); es handelt sich dabei um Milliarden von Keimen. Wie schon auf S. 56 berührt, ist erbbiologisch gesehen eine ganze Bakterienart überhaupt nur jeweils ein Individuum und wäre es irreführend, die Aufmerksamkeit nur einzelnen Bakterien zuzuwenden; wir müssen vielmehr immer die durch den jeweiligen Standort begrenzte Bakterienpopulation ins Auge fassen, wobei wir praktisch, ohne einen zu großen Fehler zu machen, annehmen können, daß in einer solchen die meisten Einzelkeime genetisch sich auf ganz wenige, oft sogar nur eine Bakterienzelle zurückführen lassen. Auch in vitro ist infolge der Diskontinuität bzw. Rhythmik der Vermehrungsgeschwindigkeit, wie HIRSCH gezeigt hat, eine Bakterienpopulation als biologische Einheit anzusehen. So gelangen wir biologisch gesehen von selbst zum Begriff der *Bakterienflora*, die im Falle der Artgleichheit ihrer Konstituenten als einheitliches, von gleichen Umweltsbedingungen abhängiges Ganzes („Individuum") anzusehen ist. Sich dieses klar vor Augen zu halten ist auch für pathologische Veränderungen wichtig, wie sie dann aus den normalen hervorgehen können und wie sie teils durch die Variabilitätserscheinungen an der Flora, teils durch Verdrängung einer vorhandenen durch eine fremde (zuweilen „pathogene") Flora gekennzeichnet sind.

Normalerweise ist die gesunde Flora frei von Variabilitätserscheinungen innerhalb der Flora und die Verdrängung der dem Wirtsindividuum eigenen Flora sogar durch eine artgleiche, z. B. die experimentelle Ansiedlung eines Colistamms aus dem Darm eines anderen gesunden Menschen oder diejenige von wirtsfremden Stämmen auf den Tonsillen, gelingt nicht oder nur unter größten Schwierigkeiten für ganz kurze Zeit. Diese Stabilität ist auch notwendig, da der Mensch ja andauernd bakteriellen Einflüssen seiner weiteren Umgebung unterworfen ist, die auf seine eigene Flora bei längerer konstanter Einwirkung doch nicht ohne Folgen bleiben. Konstant einwirkende Faktoren sind z. B. geographische, klimatische, ernährungsbedingte, und deshalb können solche Einflüsse auch exogene Floraveränderungen, zuweilen auch mit Krankheitszeichen, hervorrufen (Anpassungserscheinungen an neue Gegend, neues Klima, neue Ernährung).

Gegen Störungen der Flora schon normalerweise mikrobiell besiedelter Oberflächen und Körperhöhlen stehen dem Wirt im Prinzip folgende Ausgleichsmittel zur Verfügung: an der Haut ihre intakte Kontinuität und ihr Säuremantel; an den Schleimhäuten wiederum deren Intaktheit, ferner soweit sie mit Flimmerepithel bewehrt sind, der aktive Abtransport von Fremdstoffen, die Wirkung ihrer Sekrete, die teils einfach mechanischen Schutz geben und durch ihren Flüssigkeitsstrom Fremdstoffe abspülen, teils aber auch Fähigkeiten der Einwirkung auf Mikroben besitzen, die auf in ihnen gelöste Stoffe zurückgeführt werden, wie die Lysozyme von Tränen-

und Nasensekret (FLEMING), die viele Luft- und andere Keime noch in höchsten Verdünnungen auflösen, die Inhibine (DOLD), die ihre Entwicklung zu hemmen, Mutine (DOLD) und Dissozine (HIRSZFELD), die ihre Infektiosität und ihre morphologischen Eigenschaften abzuändern vermögen. Weiter finden sich in den Sekreten noch aktive Leukocyten, die zur Phagocytose bereitstehen. Wahrscheinlich sind Organe, wie die Tonsillen, der Magen (Salzsäurewirkung), vielleicht auch die Appendix zur Kontrolle der Schleimhautfloren in besonderem Maße befähigt. Dadurch werden nun den normalen Symbionten günstige, den abnormen ungünstige Fortkommensbedingungen geschaffen, so daß jene diese leicht überwuchern („Bakterienantagonismus").

Nur fakultativer Besiedlung ausgesetzte Oberflächen und Körperhöhlen, z. B. die Bronchien, der Dünndarm, werden in entsprechender Weise immer wieder sterilisiert und obligat sterile, z. B. die Harnblase, auch bei akzidenteller Infektion steril erhalten.

Floraveränderungen als gesetzmäßiger Bestandteil infektiöser und nichtinfektiöser Krankheiten sind in großer Zahl sowohl in der Mundhöhlen- wie auch besonders in der Darmflora beschrieben worden. Mit dem Wechsel der kulturellen Erscheinungsformen gehen dabei auch stets erhebliche Funktionsänderungen im Stoffwechsel und im Antigenaufbau der Bakterien einher, die sich mit Abheilung der pathologischen lokalen Veränderungen wieder zurückzubilden pflegen.

3. Störungen der normalen Besiedlung im gesunden Wirt

Wie ausgeführt, wird das Gleichgewicht der Kräfte, durch das die normale Symbioseflora aufrechterhalten wird, mit bemerkenswerter Zähigkeit gewahrt. Es kann aber endo- und exogen zu so starker Beeinträchtigung kommen, daß die Symbioseflora sich zeitweise oder dauernd, standortgebunden oder ortsfremd, quantitativ und qualitativ so verändert, daß dies ihre „Latenz" stört und mit Krankheitszeichen symptomatischer Art einhergeht. Damit können dann die „apathogenen" (latenten) Symbionten sogar eine „Pathogenität" bekommen und sich auch klinisch manifestieren. Oft ist es freilich im einzelnen schwer zu entscheiden, wie weit solche Veränderungen der Flora nur Begleiterscheinung anderer Erkrankungen, wie weit sie selbst für die Symptomatik verantwortlich sind.

Es können hier nur einige typische Beispiele für solche Floraveränderungen angeführt werden, da sie so verbreitet sind, daß sie sich in fast allen Gebieten der klinischen Pathologie wieder finden.

Endogen, d. h. rein durch die Änderung der Empfänglichkeits-Verhältnisse des Wirts hervorgerufen sind die schweren Floraveränderungen der Mundhöhle bei Agranulocytose und Leukämie, auch bei Quecksilber-Stomatitis und Paradentose, die Coli-Besiedlung des Magens bei Achylie, wie sie z. B. sehr häufig bei Perniciosa-Kranken gefunden wird, oder diejenige mit Milchsäurestäbchen beim Magencarcinom, das Übergreifen einer Flora auf die Gallenwege bei vorhandener Entleerungsstörung durch Cholelithiasis, Carcinom u. a., die Besiedlung der Harnblase bei Stauungen infolge Prostatahypertrophie oder Blasencarcinom, eine pathologische (d. h. nicht nur aus Vaginalbakterien bestehende) Vaginalbesiedlung bei den verschiedensten gynäkologischen Leiden vom einfachen Altersprolaps bis zum Carcinom. Schon bei diesen Beispielen wird ersichtlich, wie eine primär nur durch endogene Veränderungen ausgelöste Floraveränderung bzw. ortsfremde Floraansiedlung häufig sekundär zur Entzündung und damit zu eigenen Symptomen führt und damit der Übergang von Apathogenität zu Pathogenität fließend ist. Im Falle entzündlicher Reaktion des Wirts kommt es zu einer quantitativen Beziehung der Flora zum Prozeß an der Schleimhaut. Ein solcher kann aber auch von den an der Flora beteiligten Keimarten mitbeeinflußt sein, so etwa wenn sich pyogene Staphylokokken statt Colibakterien in der Duodenalgalle finden oder Proteusbakterien in den Harnwegen.

Hierher gehört auch das Problem der *Dysbakterie des Dickdarms* (NISSLE). Dabei fanden von jeher die Veränderungen der Coliflora besondere Beachtung, bei denen sich atypische sogenannte Paracoli-Bakterien mit verschiedenen kulturellen Eigenschaften zeigen. Aber auch andere gramnegative Stäbchen, besonders Proteusbakterien, kommen oft hinzu, und die Kokkenflora des Darms zeigt ebenfalls quantitative und qualitative Besonderheiten (Enterokokken mit Hämolysierungsvermögen, Auftreten von Staphylokokken). Daneben finden sich bei entsprechender Untersuchungstechnik deutliche Veränderungen der Bifidus- und der Anaerobierflora. NISSLE hat von Anfang an großen Wert auf die antagonistische Wirkung besonders wuchskräftiger Colistämme gegenüber anderen Wert gelegt und in vitro gezeigt, daß sich ein solcher Bakterienantagonismus durch Überwuchern des kräftigeren Stammes nachweisen läßt. Ob hierbei antibiotische Wirkungen im Spiele sind, ist unerforscht. Über die Bedeutung der Dysbakterie und ihrer therapeutischen Bekämpfung ist viel theoretisiert und experimentiert worden, ohne daß sich eine solche für Patho- oder Hygiogenese der betreffenden Krankheitszustände je sicher erweisen ließ. Als Symptom mag dem Nachweis der Dysbakterie eine gewisse Bedeutung zukommen. Auf die Dysbakterie nach Gaben von Antibiotica kommen wir sogleich zu sprechen.

Ein kurzer Hinweis auf die physiologische Veränderung der Darmflora beim Säugling, von der Bifidus-Acidophilus- zur Coliflora, ist hier am Platze, um daran zu erinnern, daß die Normalflora auch vom Lebensalter abhängt, ebenso aber auch die „Pathogenität" gewisser Coli-Stämme, die bei Säuglingen Enteritiden hervorrufen können, die sogenannte Dyspepsie-Coli (ADAM).

Von größter praktischer Bedeutung ist das Studium der Floraverhältnisse in Mund, Atemwegen und Darmkanal aber erst geworden durch die Einführung der modernen hochwirksamen Medikamente, und zwar sowohl der Chemotherapeutica und Antibiotica als auch der Corticosteroide. Darauf muß hier noch näher eingegangen werden.

Zuvor ist die Frage zu stellen, inwieweit sogenannte pathogene Keime, wie der Staphylococcus aur. haem. und die hämolytischen Streptokokken, als stets pathogene oder nur als normale symbiontische Keime angesehen werden können, bzw. was dasselbe in klinischer Sicht bedeutet — warum die unerwünschten Nebenwirkungen der genannten Medikamente, die der

Kliniker heutzutage als den sogenannten Hospitalismus erlebt, an dieser Stelle unter der Überschrift „Regulation der Normalbesiedlung" besprochen werden.

Es wurde oben erörtert, daß sich jeder Mensch mit seiner Symbiontenflora in einem Gleichgewichtsverhältnis befindet, und daß diese ihrerseits auch wieder mit seiner Umgebung, seinem „Milieu", ebenfalls in einem solchen steht; diese fortgesetzte exogene Belastung des Gleichgewichts mit Fremdkeimen wird normalerweise durch die soeben geschilderten Regulationen abgefangen und damit erscheinungsfrei (latent) gehalten. Bei der ubiquitären Verbreitung von hämolysierenden Staphylokokken und Streptokokken wird jeder Mensch mit solchen häufig „infiziert"; der Befund von solchen auf der Haut bzw. im Rachenabstrich stellt ja auch an und für sich noch keineswegs einen „pathologischen" Befund dar. Zudem sind diese Keime, wie auf S. 14 u. 56 ausgeführt, den Normalsymbionten, anhämolytischen Staphylokokken und Streptokokken, nahe verwandt und ist die Frage, wieweit echte Umwandlungen in natura vorkommen, offen. Daß in vitro ein Verlust des Hämolysierungsvermögens zuweilen beobachtet wird, ist bekannt. Ihre „Pathogenität" entfalten diese Haut- und Schleimhautbewohner jedenfalls in erster Linie dann, wenn von seiten des Wirtsorganismus dazu gewisse Vorbedingungen, wie Verletzungen der Intaktheit der Haut oder Störungen der „Resistenz" der Rachenorgane, erfüllt werden. Es sei hierzu auch auf den Abschnitt „Symbiosekrankheiten" verwiesen.

Ob man also die hämolytischen Staphylokokken und Streptokokken als sogenannte pathogene Keime nicht doch auch zu den Normalsymbionten zählen will, ist eine Definitionsfrage. Und die Schwächen der Definition des Begriffs der Pathogenität sind genügend betont worden. Die Schwäche dieser Unterscheidung von pathogenen Keimen von Normalsymbionten zeigt sich im Falle des sogenannten Hospitalismus auch darin, daß bei Erkrankungen, die diesem Begriff heutzutage unterzuordnen sind, vielfach als „Erreger" Keime fungieren, die zweifellose Normalsymbionten sind, z. B. Coli-Bakterien, oder sogar eigentlich zu den apathogenen Keimen gehören, z. B. manche Pilzarten.

Aus alldem geht hervor, daß das, was heute Hospitalismus genannt wird, im Grunde Regulationsstörungen der Normalsymbiose sind, und daß wir durch die Einführung der modernen hochwirksamen Mittel über die Faktoren der Symbiose-Regulation wichtige Aufschlüsse erhalten haben, die freilich eigentlich keine neuen Erkenntnisse darstellen, deren hohe Bedeutung für die Gesundheit des Menschen aber früher, solange man sie nicht künstlich ausschalten konnte, unterschätzt wurde. Dabei sind vor allem 3 Punkte anzuführen:

1. Die moderne Ära hat eindrucksvoll gelehrt, wie sehr die Symbioseflora dauernd von außen beeinflußt wird und von der Umgebung des Individuums abhängt. So zeigt die Haut- und besonders die Schleimhautflora von Pflegepersonen und Ärzten in Krankenhäusern, wie man jetzt weiß, eine weitreichende Abhängigkeit vom „Milieu", und zwar bei vielen Individuen nicht nur flüchtig, sondern auch nach Herausnahme aus dem Milieu permanent und oft sogar mit den modernen Mitteln ebenso schwer beeinflußbar, wie man es immer schon von manchen Diphtherie- oder

Typhus-Ausscheidern kannte. Das heißt aber auch, daß die Verordnung von Antibiotica in jedem Einzelfall, wie man aus der Antibiotica-Resistenz speziell der Krankenhaus-Staphylokokken ersieht, nicht nur als individualmedizinische Therapie betrachtet werden muß, sondern stets zugleich — wenn auch im Einzelfall nur gering — das gesamte Milieu künstlich beeinflußt, also auch sozialmedizinisch beurteilt werden muß. Eindrucksvoll in dieser Beziehung sind insbesondere die vergleichenden Untersuchungen der Antibiotica-Resistenz in Abteilungen, wo viel oder wenig (z. B. psychiatrische Kliniken) mit Antibiotica behandelt wird. Die direkte hohe Abhängigkeit der Verbreitung der Resistenz von den ärztlichen Verordnungen wird hier sinnfällig.

2. Die Antibiotica-Ära hat unterstrichen, daß die Symbiose der Normalflora nicht nur eine zufällige Besiedlung exponierter Oberflächen des Wirts mit „apathogenen" Keimen, sondern eine aktive Leistung des Wirts und seiner Floren ist, die allein durch „Antibiose" nicht nur leichthin gestört, sondern durch ihre Störung und damit ihren Ausfall zu lebensbedrohlichen Zuständen, ja zum Tod führen kann, d. h., daß diese Floraregulation eine lebensnotwendige Leistung darstellt. Dabei sei besonders betont, daß keineswegs alle schweren oder gar tödlichen, durch Breitspektrum-Antibiotica hervorgerufenen ulcerösen Colitiden auf Ansiedlung von hämolytischen Staphylokokken beruhen, daß vielmehr solche tödlichen Verläufe auch allein durch Überwuchern an sich „apathogener" Keime vorkommen. Dabei wird also zunächst der in der Normalsymbiose ausgeglichene Bakterienantagonismus zerstört, und es kommt zum Überwiegen einer Keimart; als zweiter Schritt bricht der Selbstschutz der Darmschleimhaut gegenüber der normalen Mischflora zusammen, und es kommt damit zur Zerstörung derselben, zur Schaffung einer Wundfläche, auf der das Überwuchern gesteigert wird, und von hier aus erfolgt dann, ohne daß es zur Sepsis zu kommen braucht, die Zerstörung des Dickdarms, die, wenn unbeeinflußt, zum Tode führt.

3. Eine gefährliche Störung des symbiontischen Gleichgewichts ist nicht nur durch Ansatz an der Bakterienflora, sondern auch allein durch einen solchen am Wirtsgewebe möglich, wie es die gesteigerte Anfälligkeit für eitrige Infektionen unter Corticosteroid-Behandlung gelehrt hat. Auch dabei sind zwar Staphylokokken-Eiterungen die häufigste Form der entsprechenden Vorkommnisse, können aber auch Coli-, Pilz- und andere Infektionen provoziert werden.

So hat die moderne Ära tiefe Einblicke in das Wesen der bakteriellen Normalsymbiosen vermittelt. Hinzuzufügen ist schließlich noch, daß eine weitere Rolle, die die Flora, besonders die Darmflora, spielt und die schon lange bekannt war, überraschend und in ungeahntem Ausmaß bestätigt wurde. Wer hätte früher gedacht, daß mitunter schon in wenigen Tagen das wohlbekannte Bild bestimmter Avitaminosen entstehen könnte, wenn man die Darmflora stillegt! Daß das möglich ist, haben wir aber heute an den unerwünschten Nebenwirkungen zu starker Einwirkung von Aureomycin u. a. erfahren. Früher mußte man solche Dinge in mühevoller experimenteller Arbeit, z. B. durch sterile Aufzucht von frisch geschlüpften Hühnern, studieren. Heute werden sie uns unfreiwillig ad oculos demonstriert.

Die Untrennbarkeit der normalen (latenten) Endobiosen des gesunden Wirts von der Pathogenese der Infektionskrankheiten, der latenten und der manifesten Infektion, ist theoretisch betrachtet, vielleicht das wichtigste Ergebnis der modernen Ära und wird in Zukunft noch mehr beherzigt werden müssen, um den modernen hochwirksamen Mitteln ihre wirklich zweck- und sinnvollen Indikationen, vor allem aber Kontraindikationen zuzuweisen. Ihre eingehende Besprechung schon an dieser Stelle erschien daher unvermeidlich. Es sei aber nochmals auf die Besprechung ihrer klinisch-manifesten Symptomatik im Abschnitt Symbiosekrankheiten verwiesen.

Gegenüber allen diesen endo- oder exogenen Störungen des Gleichgewichts zwischen Wirt und Normalfloren ist bemerkenswert, wie schnell sich nach dem Wegfall der Ursache das Gleichgewicht wiederherstellt, wie gut also die Normalflora reguliert ist. Das gilt auch für die Mund- und Rachenflora-Veränderungen nach Antibioticatherapie. Die Wiederherstellung einer Normalflora kann freilich, besonders im Darm, manchmal doch auch erst verzögert, d. h. nach Tagen oder gar Wochen erreicht werden. Manifeste Funktionsstörungen des Darms (Durchfall oder Verstopfung) sind aber nach Absetzen der bacericiden Mittel gewöhnlich rasch wieder behoben.

Sogar beim Eindringen von Keimen in die Blutbahn, wie es weit häufiger vorkommt, als festgestellt wird, braucht es noch keineswegs zur Erkrankung zu kommen, wenn der Wirt für die betreffenden Keime nicht empfänglich ist. Solche *Bakteriämien* entstehen leicht bei kleinen Verletzungen, besonders bei lokalen Prozessen im Unterhautgewebe (Furunkel u. a. Eiterungen), bei Manipulationen, wie Verbandwechseln, bei Operationen, besonders Tonsillektomien, während der Menstruation, im Wochenbett usw. Das Schicksal solcher in die Blutbahn eingedrungener Keime ist experimentell gut erforscht: es können recht erhebliche Keimmengen im Blut folgenlos vertragen werden. Blutfilter sind für sie im Prinzip sämtliche Kapillargebiete, in besonderem Ausmaß jedoch Leber, Nieren und Lungen. Hier werden die Bakterien von den Endothelien festgehalten und aufgenommen, die ja auch dem R.E.S. in weiterem Sinne angehören. Es kann dabei zu lokalen Entzündungsherden kommen, und im Prinzip sind in Leber und Nieren immer dann solche anzunehmen, wenn das Filter undicht wird und die ins Blut gebrachten Keime in Galle bzw. Harn erscheinen, was oft schon nach nur wenigen Minuten der Fall ist; jedoch ist der Infektionsschutz des Leber-, Nieren- und Lungengewebes groß und gut reguliert (MÜLLER und PETERSEN, BAHRMANN), und auch die Lungen erweisen sich als vorzügliche Schlammfänger des Blutes (BINGOLD, NARATH). Kleinere Herdbildungen heilen beim wenig oder unempfänglichen Wirt wieder aus und bleiben klinisch latent, und nur ungünstigenfalls kommt es zu metastatischer Keimansiedlung und -vermehrung und damit zur Entstehung klinisch wahrnehmbarer Krankheitsherde.

Schrifttum

BAHRMANN, E.: Über die Ausscheidungscholangitis. Virchows Arch. 308, 808 (1942).
BINGOLD, K.: Die Rolle der Lungen bei den septischen Erkrankungen. Arch. klin. Med. 188, 350 (1942).

LAMMERS, TH.: Körpereigene Bakterien als Faktor der Infektionsresistenz. Arch. Hyg. 141, 421 (1957).
MUELLER, E. F., und W. F. PETERSEN: Über den Infektionsschutz des Lebergewebes bei experimenteller Sepsis. Z. exp. Med. 66, 442 (1929).
NARATH, H.: Die Lungen als Schlammfänger des Blutes. Münch. med. Wschr. 1942, 871.

B. Die pathologische Besiedlung und ihre Regulation

1. Topik der pathologischen Besiedlung

Eine pathologische Besiedlung der schon normalerweise Bakterien als Standort dienenden äußeren und inneren Oberflächen bzw. Körperhöhlen kann derart verlaufen, daß die Normalflora mehr oder weniger vollständig von ortsfremden Keimarten durchsetzt oder gar verdrängt wird. Das ist schon bei den Symbiosekrankheiten (vgl. unter: „Angina", „Colitis") insofern der Fall, als atypische Angehörige der Normalbesiedler, wie hämolytische Streptokokken, Proteusbakterien u. a. dann überwiegen. Erst recht kann es zu solcher Durchsetzung bei typischen Lokalinfektions-Krankheiten kommen, z. B. im Rachen bei der Diphtherie (freilich hier fast regelmäßig mit hämolytischen Streptokokken gemischt), im Darm bei Salmonellen-Enteritiden, Bakterien-Ruhr, Cholera; sogar die Ruhramöbe kann bei akuten Ruhranfällen innerhalb der Dickdarmflora so massenhaft auftreten, daß sie gewissermaßen die Flora beherrscht. Bei der Lambliasis der Gallenwege finden wir meist eine reine Protozoen-Flora daselbst.

Auch an normalerweise keimfreien Stellen des Wirts-Körpers, besonders in Körperhöhlen, können sich Misch- oder Ein-Keim-Floren festsetzen, so in der Gallen-, der Harnblase, der Urethra und Cervix uteri (Gonorrhoe), in der Pleura, dem Perikard und Peritoneum, dem Meningealraum usw. Solches findet aber selbstverständlich nur statt, wenn die letzteren Körperhöhlen traumatisch eröffnet werden (z. B. Magen- oder Darmperforation) oder wenn die Keime auf dem Blut-, seltener dem Lymphwege dorthin gelangen.

Lokalinfektionskrankheiten führen also meist zur Bildung einer lokalen Flora, die mit der beim Gesunden vorhandenen Normalflora in Wechselwirkung tritt. Cyclische Infektionskrankheiten dagegen verhalten sich topisch davon ganz verschieden und führen auch höchstens im Tertiärstadium zu pathologischer Floraansiedlung. Die Keimzahl bleibt bei ihnen meist infolge der viel intensiveren immunisatorischen Beziehung zum Wirt so stark gedrosselt, daß es nicht zu einer permanenten Florabildung kommt, und ihre Topik richtet sich nach den Organaffinitäten. Jedoch zeigen auch die Erreger cyclischer Anthroponosen wie ausgeführt stets die Tendenz, sich dort anzusiedeln, wo die ihnen systematisch verwandten Normalsymbionten ihren Standort haben (vgl. S. 14). Dort kann es dann auch zur Dauerausscheidung solcher Erreger von cyclischen Infektionskrankheiten kommen (Diphtherie, Typhus usw.).

2. Systematik der pathologischen Besiedlung

Tab. 5 gibt eine Übersicht über die Infektionskrankheiten des Menschen, geordnet nach der mikrobiologischen Systematik. Es sei darauf hingewiesen, daß sich in jeder Erregerklasse Krankheiten der verschiedenen pathogenetischen Typen finden, also cyclische und lokale, und daß auch die septische Generalisation außer bei Viren und Rickettsien bei allen vorkommt, mit Ausnahme der Spirochäten, bei denen die Bildung eines Sepsisherdes mit Ansammlung großer Erregermengen und anschließender Einschwemmung ins Blut wohl aus Gründen ihrer Vermehrungsweise unbekannt ist.

Tabelle 5. *Übersicht über die Infektionskrankheiten des Menschen, geordnet nach der systematischen Stellung der Erreger.*

	Anthroponosen	Zoonosen	Überträgerkrankheit
Viruskrankheiten *cyclische*			
dermatotrop:	Masern Röteln Pocken[1] Windpocken-Zoster Herpes simplex	Maul- u. Klauenseuche	
neurotrop:	Kinderlähmung[1] Encephalitis letharg. seröse Meningitis[1]	Tollwut equine Encephal. Choriomen. lymph.	Encephal. japonica Frühjahr-Sommer-Encephalitis
pneumotrop:	Grippe[1] Viruspneumonie[1]	Ornithose	
viscerotrop:	Hepatitis epidemica		Gelbfieber, Dengue Pappatacifieber
adenotrop:	Mumps inf. Mononucleose Lymphogranuloma inguin.	Katzenkratzkr.	
lokale dermatotrop:	Trachom Schnupfen u. a. Molluscum contagiosum Warzen u. a.		

Übergang in Sepsis kommt nicht vor.

Rickettsiosen *cyclische*		Q-Fieber	Fleck- und exanthematische Fieber Wolhyn. Fieber

---

[1] Bei vielen Viruskrankheiten bestehen nahe, z. T. noch ungeklärte Beziehungen zwischen Anthropo- und Zoonosen, die die Plastizität bzw. die Anpassungsfähigkeit der Viren an verschiedene Wirtsarten zeigen, so bei Pocken (Menschen- und Tierpocken), Kinderlähmung und anderen Encephalomyelitiden, Grippe (tierische Influenzaviren) u. a.

Systematik der pathologischen Besiedlung

Tabelle 5 (Fortsetzung).

	Anthroponosen	Zoonosen	Überträgerkrankheit
Bakteriosen *cyclische*	Tbc (Typus humanus) Lepra Typhus abdominalis Paratyphen croupöse Pneumonie epid. Genickstarre Erysipel Gonorrhoe	Tbc (Typus bovinus) Brucellosen Tularämie Listeriose	
lokale	Angina Scharlach Diphtherie Keuchhusten Sklerom Granuloma venereum Ulcus molle Bacillenruhr Cholera Furunkel	Salmon.-Enteritis Milzbrand Rotz	Pest
	Wundinfektionen [1] Anaerobierinfektionen [1]		

Übergang in Sepsis kommt — mit Ausnahme (?) von Keuchhusten Cholera, Sklerom und Granuloma — bei allen Bakteriosen vor, ist bei Pest und Rotz typisch

Mykosen *cyclische* *lokale*	Coccidioidomykose Soor	Trichophytien Favus	
	Aspergillose [1] Actinomykose[1] Blastomykosen u. a.[1]		

Übergang in Sepsis kommt vor.

Spirochätosen *cyclische*	Syphilis Frambösie	Leptospirosen Rattenbißfieber	Rückfallfieber
lokale	Fusospirillosen der Tonsillen (Plaut-Vincent), Mundschleimhaut (Noma), Lungen (Gangrän), des Darms, der Haut (Ulcus tropicum)[1], chron. Gingivitis und Alveolarpyorrhoe [1]		

Übergang in Sepsis unbekannt.

Protozoonosen *cyclische*		Toxoplasmose	Malariakrankheit Schlafkrankheit Leishmaniasis
lokale	Amöbenruhr Lambliasis	Balantidiosis	Orientbeule

Übergang in Sepsis regelmäßig bei Malaria tertiana und quartana, zuweilen bei tropica, sonst unbekannt.

[1] Schmutzinfektionen, als solche auch bei Tieren!

Tabelle 5 (Fortsetzung).

	Anthroponosen	Zoonosen	Überträgerkrankheit
Helminthiasen			
cyclische	Ascaridiasis	Echinococcus	Filariasis
	Ankylostomiasis	Cysticercus	Schistosomiasis
	Trichinosis		
lokale	Trichocephalosis	Distomatosis	Taeniosis
	Oxyuriasis u. a.		Bothriocephalosis

Übergang in Sepsis regelmäßig bei Trichinose, Filariasis und Schistosomiasis, zuweilen bei Heterophyiasis (einer Distomatose), sonst unbekannt.

Die in der Tab. 5 durchgeführte Trennung von spontan nur beim Menschen auftretenden Krankheiten (Anthroponosen), und solchen, die ihr eigentliches Reservoir bei Tieren haben, aber auch den Menschen befallen (Anthropozoonosen) läßt sowohl die ökologischen Verhältnisse als auch die Beziehungen der Erreger zu den Normalsymbionten des Menschen im besprochenen Sinne erkennen, ist im übrigen nicht in allen Fällen eindeutig durchführbar (z. B. Mykosen). Die durch Überträger aus der Klasse der Arthropoden bzw. durch tierische Zwischenwirte verbreiteten Krankheiten werden gesondert in der dritten Spalte aufgeführt, teils ebenfalls zur leichteren Erkennung der ökologischen Verhältnisse, teils aber auch, weil bei ihnen oft eine eindeutige Trennung von Anthropo- und Zoonosen schwierig oder gar unmöglich ist. Die Übertragung durch Zwischenwirte ist unter natürlichen Verhältnissen z. T. obligat (z. B. Gelbfieber, Malaria), z. T. aber auch nur fakultativ (Frühjahr-Sommer-Encephalitis, Pest, Orientbeule).

Vor Eintritt in die Erörterung der Patho- und Hygiogenese der klinischen Symptomatik des menschlichen Wirtsorganismus sei nochmals (vgl. S. 55 ff.) erwähnt, daß auch die Erreger im Krankheitsverlauf prinzipiell einen Wechsel ihrer Infektiosität und Pathogenität durchmachen, wenn dies auch im einzelnen noch wenig erforscht ist. Man kann als Regel sagen, daß die Infektiosität mit der Krankheit erst zu- und dann wieder abnimmt, um auch bei Bakterienausscheidern mit zunehmendem Abstand von ihrer Erkrankung immer geringer zu werden, und ebenso verhält sich die Pathogenität, besonders auch bei den Exotoxin-produzierenden Bakterien die Menge des abgesonderten Toxins.

3. Manifeste Folgen der pathologischen Besiedlung
Klinische Symptomatologie und pathologische Physiologie der manifesten Infektion

Kommt es im Wirtsorganismus zur Haftung von Erregern und zur klinischen Manifestation derselben, so treten gewisse typische Reaktionen auf, die z. T. „unspezifisch" in ähnlicher Form bei vielen Infektionen, z. T. spezifisch für die betreffende Keimart sind. Sie sind die Grundlagen des ärztlichen Handelns am Krankenbett und bedürfen daher in einer klinischen Infektionslehre ausführlicher Berücksichtigung und Darstellung im Sinne einer pathologischen Physiologie der Infektion.

Die klinischen Symptome sind das Ergebnis der morphologischen Prozesse, unspezifischen und spezifischen humoralen Veränderungen und der

Koordination aller dieser Vorgänge unter dem Einfluß des Nervensystems. Mit Hilfe aller dieser Teilfunktionen ist der Wirt bestrebt, das endobiontische Gleichgewicht wieder herzustellen. Die einzelnen Teilfunktionen unterscheiden sich dabei nicht prinzipiell von solchen, wie wir sie auch bei nichtinfektiösen Krankheiten finden; nur ihr Auftreten in einer bestimmten Koordination ist für die Infektionskrankheiten charakteristisch. Wir werden daher dieser unser besonderes Interesse zuzuwenden haben (Abschn. g u. h).

a) Allgemeinsymptome der Infektion

So verschieden die klinischen Zeichen je nach dem Ort der Störung und je nach der Art der Empfänglichkeit des Wirts gegenüber der Art des betreffenden Keims sein können, so lassen sich doch aus ihnen gewisse Symptome herausschälen, die sich in verschieden starker Ausprägung immer wieder finden und die wir als die *Allgemeinsymptome der Infektionskrankheiten* bezeichnen können. Besonders die akuten bieten sie mit großer Regelmäßigkeit. Die praktisch-diagnostisch wichtigsten sind folgende:
die Beeinträchtigung des Allgemeinbefindens (Prostration),
Fieber, manchmal mit Schüttelfrost,
Zungenbelag,
Milztumor,
Beeinträchtigung des Kreislaufs,
oft Albuminurie,
Veränderungen des Blutbilds.
Das gleichzeitige Auftreten der Mehrzahl dieser Symptome muß immer den Verdacht auf eine Infektionskrankheit erwecken. Das eine oder andere kann undeutlich sein oder fehlen, insbesondere bei subchronischen und chronischen Infektionskrankheiten; im allgemeinen aber sind einige dieser Symptome nachweisbar und gibt die Kombination von mehreren den Hinweis auf das Vorliegen einer Infektionskrankheit. — Dennoch können sie nicht als „spezifisch" für die Infektionskrankheiten bezeichnet werden; denn auch in ihrer charakteristischen Zusammenstellung kommen sie bei nichtinfektiösen Krankheiten vor, z. B. bei der akuten Leukämie. Die Allgemeinsymptome der Infektionskrankheit lassen auch nicht auf das Vorliegen einer Allgemeininfektion schließen, sondern sind an sich davon unabhängig, da der Gesamtorganismus auch ohne Generalisierung der Infektion in Reaktion treten kann.

Klinisch stehen ihnen *die führenden Symptome* gegenüber, die jeweils einzelne Gruppen der Infektionskrankheiten kennzeichnen. Die wichtigsten sind folgende:
Durchfall bei den sogenannten Durchfallskrankheiten (Enteritis, Dysenterie, Cholera, auch Typhus und Paratyphus),
Katarrhe der oberen Luftwege und Lungenerscheinungen (Pneumonie, Grippe, Keuchhusten, Psittakose u. a.),
Exantheme bei den Exanthemkrankheiten (Scharlach, Masern, Pocken, Fleckfieber u. a.),
zentralnervöse Symptome (Meningitis epidemica, Poliomyelitis, Encephalitis u. a.).

Als weitere diagnostisch wichtige Symptome, die als führend bezeichnet werden können, sind zu nennen:
Eiterungen und membranöse Beläge auf Wunden oder Schleimhäuten (Wundinfektionen, Diphtherie, Gonorrhoe u. a.),
Lymphdrüsenschwellungen (Mononucleose, Tularämie, Pest, Schlafkrankheit u. a.).
Ein sehr wichtiges, oft wegweisendes Symptom bei Infektionskrankheiten ist ferner der
Schüttelfrost (croupöse Pneumonie, Erysipel, Malaria, Sepsis, Pyelitis u. a.).
Die Hervorhebung dieser führenden Symptome dient klinisch-diagnostischen Zwecken und gibt gewissermaßen ein Schema an die Hand, um sich im Einzelfall zurechtzufinden.

Alle führenden Symptome sind in schwächerer Ausbildung auch unter den Allgemeinsymptomen der Infektionskrankheiten zu finden. d. h. sie gehören eigentlich zu diesen und werden erst dadurch führend, daß sie bei der betreffenden Infektionskrankheit besonders stark entwickelt sind. Sie sind also nur quantitativ, nicht qualitativ von den Allgemeinsymptomen verschieden. So finden wir z. B. bei den meisten Infektionskrankheiten gelegentlich Exantheme, während das Symptom Exanthem nur für eine bestimmte Gruppe von Infektionskrankheiten zum führenden wird. Die Erscheinung, daß das eine Mal dieses, dann wieder jenes Symptom als führend hervortritt, ist dadurch entstanden, daß der Wirt im Verlauf der Phylogenese die erbliche Fähigkeit erworben hat, diesen Endobionten hier, jenen dort zu fixieren; und dies hängt teils von der Eintrittspforte ab, d. h. von der Stelle, wo der Mensch mit dem Erreger zuerst in Berührung kommt, teils von der erwähnten Verwandtschaft des betreffenden Keims mit normalen Symbionten: die Keime der Coligruppe werden vorwiegend im Darm, diejenigen der Streptokokkengruppe in den Luftwegen fixiert usw. Die vom Tier auf den Menschen übergehenden Keime lassen naturgemäß solche Beziehungen vermissen, wie ja auch oft umgekehrt experimentell auf Tiere übertragene menschliche Infektionsstoffe bei diesen ganz andere Krankheitsbilder auslösen als beim Menschen.

Die führenden Symptome sind stets unmittelbar Ausdruck der Lokalisierung des betreffenden Infektionsstoffs: beim Durchfall findet man den Keim im Stuhl, bei den Lungenerscheinungen im Auswurf, bei den Exanthemen in aus ihnen gewonnenem flüssigem oder Gewebsmaterial, bei zentralnervösen Symptomen im Zentralnervensystem bzw. Liquor, bei Eiterungen und Drüsenschwellungen in diesen, beim Schüttelfrost im Blut. Daraus ergibt sich, daß das führende Symptom die Folge der Organfixation des betreffenden Infekts ist. — Demgegenüber können die Allgemeinsymptome der Infektionskrankheiten, wie schon erwähnt, nicht auf die Lokalisation der Endobiose zurückgeführt werden. Vielmehr können sie auch ohne unmittelbare örtliche Beteiligung der Erreger entstehen. Die Anwesenheit des lebenden Infektionsstoffs ist für sie nicht Bedingung. Kommen sie doch auch bei nichtinfektiösen Krankheiten, z. B. der Serumkrankheit, vor, auch in der für Infektionskrankheiten typischen Kombination.

Die nun folgende Darstellung der bei der Infektionskrankheit in Tätigkeit tretenden Teilfunktionen des Menschen als Grundlage für die klinische

Symptomatologie muß sich an eine Aufteilung des Stoffs entsprechend den wissenschaftlichen Methodiken der Medizin, d. h. der pathologisch-anatomischen, der biochemischen, der sero- und allergologischen halten. Man muß sich aber davor hüten, dabei den Blick für das Ganze der organischen Vorgänge zu verlieren, zu dem allein die klinische Beobachtung immer wieder zurückführt und das sich nur aus der übergeordneten hormonalen und nervösen Regulation der einzelnen Geschehnisse verstehen läßt.

Die ältere Infektionslehre hat diese ganzheitliche Betrachtung oft verkannt, wenn sie die Frage stellte, ob ein bestimmtes Symptom wie die Entzündung, das Fieber, das Auftreten von Antikörpern usw. als nützlich oder als schädlich anzusehen sei, und zu trennen suchte zwischen den schädlichen Folgen der Einwirkung von Bakterien und ihren Giften („Toxinen") und den Abwehr- oder Wiederherstellungsmaßnahmen des Menschen. Diese Isolierung eines kleinen Symptoms führt stets nur zu einer Verkennung seiner Bedeutung im Rahmen des Ganzen, d. h. der dem Leben allgemein zugehörigen Umwelts- bzw. Wirt-Gast-Beziehungen, die weder nützlich noch schädlich gewertet werden können.

b) Morphologische Grundlagen der Symptomatologie

Das Eindringen eines Mikroben löst im Gewebe Reaktionen aus, die sich histologisch im einzelnen erst nach Abtötung des Gewebes untersuchen lassen. Wir sind daher, um ihren feingeweblichen Ablauf zu erkennen, darauf angewiesen, diesen aus Material verschiedener Herkunft, das in einzelnen Stadien des Infektionsprozesses untersucht wurde, zu rekonstruieren. Auf diesem Wege gewinnt man dann ein Bild von der geweblichen Funktion, die nur eine von den vielen ist, die die Beziehung von Wirt und Keim regeln.

Es ist gerade hier unmöglich, zwischen Folgen einer Schädigung des Gewebes und Wiederherstellungsmaßnahmen in ihm streng zu unterscheiden. Beide gehen von Anfang an Hand in Hand. Diese Unterscheidung, die in der Entzündungslehre eine große Rolle gespielt hat, entsprang mechanistisch-kausalistischer Denkweise und verkannte, daß die Infektionskrankheit eine fortgesetzte Anpassung an die Umwelt, also eine Entwicklungsphase ist, bei der eine Wertung als Schaden oder Nutzen verfehlt ist.

Die geweblichen Veränderungen sind stets dort besonders stark, wo die eigentliche infektiöse Endobiose stattfindet, da sich hier der lebende Keim mit der lebenden Wirtszelle unmittelbar auseinandersetzt. Findet das intracellulär statt, so ist die Reaktion im klinischen Sinne weniger eindrucksvoll, als wenn sie im Gewebsinterstitium, also extracellulär, abläuft; denn in diesem Falle tritt ein über den ganzen Körper verbreitetes Gewebssystem in Aktion, das speziell für die Auseinandersetzung mit Fremdstoffen, belebten und unbelebten, eingerichtet ist, *das Mesenchym* mit allen seinen Teilen. Dieses reagiert auch entfernt vom Ort der Endobiose. So kommt es, daß die gewebliche Funktion des Wirts in der klinischen Symptomatologie in zweierlei Richtung in Erscheinung tritt: einmal in den Veränderungen am Ort der Endobiose (Katarrh, Eiterung, Anschoppung, Exanthem, Ausfallserscheinungen nervöser Zentren und Bahnen usw.), welche das führende Symptom herbeiführen, dann aber auch in manchen Allgemeinsymptomen der Infektion, die sich in mesenchymalen Geweben abspielen (Milztumor, Drüsenschwellungen, Blutbildveränderungen). Die Reaktion auf Infektionsstoffe erfolgt aber meist erst, wenn die oberflächlichen Bezüge von ihnen durchdrungen sind und Berührung mit mesenchymalem Gewebe erfolgt. Man kann daher sagen: *Hauptträger der geweblichen Funktion bei Infektionen ist das Mesenchym*, das unter normalen Verhältnissen nirgends mit der Umwelt in Berührung steht.

Die Grundform seiner Reaktion ist die *Entzündung*. Sie kann normergisch oder allergisch verlaufen, sie kann eine gewöhnlich unspezifische oder eine spezifische Entzündung sein. Alle diese Formen sind nicht prinzipiell, sondern nur quantitativ verschieden, wobei sich die allergische Entzündung durch die Schnelligkeit und Heftigkeit ihres Ablaufs auszeichnet, wenigstens in ihrer wichtigsten, der hyperergischen Abart. Aber auch die sogenannte spezifische Entzündung („spezifische Granulationsgeschwülste" der älteren Nomenklatur) unterscheidet sich nicht prinzipiell, sondern nur durch die Ausmaße des regeneratorischen Zellwachstums von der unspezifischen.

Der für die Infektionsprozesse wichtigste Teil des Mesenchyms ist das *reticuloendotheliale System*. Es reagiert bei allen stärker den Organismus beeinträchtigenden Infektionen und wird dabei zum Anlaß wichtigster klinischer Allgemeinsymptome der Infektion. Leber, Milz und Knochenmark einerseits, Lymphknoten mit Tonsillen andererseits sind die Hauptsitze des reticuloendothelialen Systems. Seine Aufgabe ist teils die Aufnahme von Keimen und Keimstoffen aus dem Blut und der Lymphe, teils die Absonderung von Antikörpern und Fermenten (Neuere Bearbeitung der Morphologie und Funktion des R.E.S. s. bei FRESEN 1953, FRIMMER 1954, FRITZE 1958).

Die mit der vermehrten Tätigkeit einhergehende Organvergrößerung zeigt sich am reticuloendothelialen System als wichtiges klinisches Symptom: bei lokalen Infektionen in der regionalen Lymphknotenschwellung, bei der Allgemeininfektion in allen als Blutfilter dienenden Organen; neben *Lymphknoten, Leber und Lungen* ist das besonders die *Milz*, und dadurch kommt es zu dem für die Allgemeininfektion so wichtigen *Symptom des Milztumors*, der von infektiöser *Leberschwellung* begleitet sein kann. Die *Anschwellung der Lymphknoten*, der Milz oder Leber, auch die Beteiligung der Lungen kann zum führenden Symptom werden, wenn sich der Keim in ihnen ansiedelt, z. B. in den Lymphknoten bei der Drüsentuberkulose, der chronischen Lues, der Bubonenpest u. a., in der Milz besonders bei der Malaria, in der Leber bei der Weilschen Krankheit oder dem Gelbfieber, in den Lungen bei croupöser Pneumonie, Tuberkulose u. a.

Andererseits ist auch bekannt, daß eine Milzexstirpation hinzutretende Infektionen besonders schwer verlaufen läßt oder vorhandene latente zur Manifestation bringt, was experimentell für die Rattenbartonellose gilt, die überhaupt nur durch Splenektomie manifest wird, klinisch besonders von der latenten Malaria-Infektion bekannt ist, die nach Splenektomie unbehandelt binnen kurzem zu letaler Überschwemmung des Blutes mit Plasmodien führen kann. Aber auch bei bakteriellen Viruskrankheiten kennt man schwere, ja tödliche Verläufe bei Splenektomierten, freilich offenbar immer nur dann, wenn die Infektion einen frisch Operierten trifft, da sich bekanntlich späterhin Ersatz-Milzgewebe neu bildet. Wir beobachteten kürzlich den foudroyant tödlichen Verlauf einer Virushepatitis bei einem 32jährigen Mann, dem wegen traumatischer Ruptur die Milz entfernt worden war und dessen Bettnachbar einige Tage nach dieser Operation an manifester Hepatitis erkrankte.

Eine besondere Stellung haben sowohl histologisch als auch funktionell und klinisch die *Tonsillarorgane* im Rachenring und der Appendix, sowie die kleineren lymphatischen Plaques, z. B. im Dünndarm. Ihre Funktion ist nicht vollständig geklärt, doch bezieht sich ihre Filterleistung wahrscheinlich sowohl auf Lymphe und Blut, als auch auf den Inhalt der Hohlräume, in denen sie stehen, Rachen, bzw. Darm. Entsprechend tritt ihre klinische Veränderung sowohl als lokaler vorwiegend durch exogene Infektion entstandener Prozeß im Sinne eines führenden Symptoms auf (*Tonsillitis, Angina* bzw. *Appendicitis*), wie auch als Ausdruck und Symptom der Allgemeininfektion (symptomatische oder Ausscheidungsangina z. B. bei Lues und vielen anderen Infektionskrankheiten, Appendixreizung bei vielen Infektionskrankheiten, besonders bei der kindlichen Pneumonie, typhösen Krankheiten); schließlich auch als bloße, primär nichtinfektiöse Schädigung des lymphatischen Gewebes bei Agranulocytose, Leukämie, Hg-Vergiftung. Die Tonsillarorgane verlieren mit zunehmendem Alter als Ansiedlungsort von Infektionen an Bedeutung entsprechend der altersbedingten Atrophie der lymphatischen Organe.

Während Leber, Milz und Lymphknoten durch weite Capillaren mit geringer Strömungsgeschwindigkeit für ihre Aufgaben besonders gut ausgerüstet sind, beteiligt sich an ihnen das *Capillarsystem der Unterhaut*, ein weiterer Träger reichlichen zum reticuloendothelialen System gehörenden Gewebes, erst unter bestimmten Umständen, die klinisch kenntlich sind an einer Hyperämie bzw. Rötung. Und diese führt unter Beteiligung entzündlicher Vorgänge zu den verschiedenen *Exanthemen*. Ein solches kann prinzipiell bei jeder Infektionskrankheit vorkommen. Auch ohne Ansiedlung von Keimen kann es bei lokalen Infektionen wie auch bei Serumkrankheit und Arzneimittelschädigung zu Exanthemen kommen. Als führendes Symptom enthält es bei den eigentlichen Exanthemkrankheiten den lebenden Erreger selbst. In den meisten infektiösen Exanthemen sind dieselben heute nachgewiesen, sowohl Bakterien (z. B. in den Typhusroseolen) als auch Viren. Manche tuberkulösen (Lupus) und spätluischen Exantheme enthalten die Keime nur in kleinsten Mengen; bei ihnen ist das Hautorgan überwiegend durch die Aufgabe der Bildung von Antikörpern und Fermenten alteriert (Eso- oder Eisophylaxie, HOFFMANN). Sie stehen also gewissermaßen zwischen dem Serumexanthem als Ausdruck einer Allgemeinwirkung der Infektion ohne Ansiedlung eines Infektionsstoffs in der Haut und den Typhusroseolen als „Bakterienembolien" (SCHOTTMÜLLER). — Nach allem ist auch das Exanthem teils Ausdruck einer Schädigung, teils einer Heilmaßnahme, und seine Entstehung kann nicht nur „toxisch" erklärt werden. Über das Zustandekommen der einzelnen charakteristischen Exanthemformen können wir freilich nichts aussagen.

Das *Knochenmark* ist beim Erwachsenen die Bildungsstätte der weißen

Blutzellen (außer Lymphocyten). Seine Funktionsänderung tritt daher klinisch-symptomatisch als die besonders bei Allgemeininfektionen diagnostisch so wichtige Veränderung der *Leukocytenzahl* und des *Differentialblutbildes* in Erscheinung, bei lokaler Infektion als führendes Symptom in Form der *Eiterung*, einer lokalen Anhäufung der im Knochenmark gebildeten weißen Blutzellen. Die Leukocyten der myeloischen Reihe haben teils die Aufgabe der Phagocytose, durch die sie geschädigt werden und zugrunde gehen können, teils machen sie aber auch für die Wiederherstellung der Störung wichtige Fermente frei; so ist auch bei ihnen Schaden und Nutzen nicht zu scheiden. Neben den Veränderungen der weißen Blutzellen wird im Knochenmark auch die Produktion der Erythrocyten bei Infektionskrankheiten beeinflußt, wohl teils in Form einfacher Bildungshemmung (toxische Aplasie), teils aber auch als Ausdruck relativen Eisenmangels im Mark. Auf diese Weise kommt es, besonders bei chronischen Infektionskrankheiten, zu den sogenannten *infektiös-toxischen Anämien*.

Die Hauptveränderungen des Knochenmarks bei akuten Infektionskrankheiten, seien sie leukocytotischer oder leukopenischer Art, sind etwa folgende: im Anfangsstadium und während des Verlaufs der Krankheit Hyperplasie des granuloblastischen Gewebes mit Zunahme der Blutformen, der unreifen myeloischen Zellen, der Plasmazellen und der Histiocyten, relative Verminderung der Erythroblasten, dabei Zunahme der basophilen und Verminderung der orthochromatischen; in der Rekonvaleszenz rasche Rückkehr zum normalen Zustand der Erythro- und Granuloblasten, zuweilen Auftreten von Eosinophilie.

Meist, aber nicht immer entsprechen dem Markbefund auch die *Befunde im Blutbild*, deren dynamische Veränderungen im Ablauf der Infektionskrankheiten besser bekannt sind („biologische Leukocytenkurve" von SCHILLING). Der häufigste und typische Befund bei akuten Infektionskrankheiten ist zunächst die Leukocytose mit Linksverschiebung und toxischer Granulation bei Aneosinophilie („Abwehrphase"), die bei abklingender Krankheit allmählich in eine Lympho-Monocytose, oft mit Eosinophilie umschlägt („Heilphase"). Bei cyclischen Krankheiten findet man dagegen zuerst eine Leukopenie, solange die Allgemeininfektion vorherrscht, dann Leukocytose im Organmanifestationsstadium. Daneben gibt es bei verschiedenen Infektionskrankheiten charakteristische Blutbildveränderungen, deren Genese nicht sicher bekannt ist.

Die für den Typhus bezeichnende Leukopenie ist zwar auch durch Einspritzung abgetöteter Typhusbacillen auslösbar, und die Eosinophilie beim Scharlach wird von manchen Autoren als Hinweis auf eine allergische Komponente seiner Pathogenese gedeutet; die speziellen Funktionen der einzelnen Leukocytenformen sind im einzelnen jedoch noch ungeklärt.

Reticuloendotheliales System, Blutgefäße und strömendes Blut können als die vom Wirt für die Wiederherstellung einer infektiösen Gleichgewichtsstörung am höchsten spezialisierten Organe bezeichnet werden. Das ihnen entwicklungsgeschichtlich zugehörige *Bindegewebe*, das ebenfalls mesenchymaler Abkunft und genetisch nicht von ihnen zu trennen ist, beginnt zugleich mit ihren Reaktionen den Umbau im erkrankten Gewebe, indem es die Wiederherstellung seines Gerüsts und die Bildung von Narbengewebe übernimmt.

Zuweilen greift die Entzündung noch über das eigentliche Mesenchym hinaus und bezieht die diesem entwicklungsgeschichtlich verwandten, auch vom Mesoderm abstammenden Gewebe mit ein: die *serösen Häute* in den Gelenken, Brust-, Bauchhöhle und Herzbeutel sowie die *Nieren*. Ihre Beteiligung ist bei den typischen akuten Infektionskrankheiten seltener; sie ist vielmehr eine Erscheinung einer besonderen (allergischen) Disposition oder eines ausgeprägten Überempfindlichkeitsstadiums gegenüber dem betreffenden Keim (bei Tuberkulose, Nephritis nach Angina und Scharlach, sogenannte infektiöse Rheumatoide nach Scharlach, Ruhr usw.). In diesen Fällen werden also gewissermaßen noch weitere oder gar alle zur entzündlichen Reaktion befähigten Gewebearten in diese mit einbezogen, der überempfindlich gewordene Organismus reagiert mit dem gesamten ihm zur Verfügung stehenden mesenchymalen Apparat.

Das Zusammenspiel der jeweils beteiligten Anteile des Mesenchyms ergibt nun quantitativ verschieden abgestuft und mit verschiedener Geschwindigkeit arbeitend, die verschiedenen *Formen der Entzündung:* die einfache oder die hämorrhagische Entzündung oder Eiterung, die Ödem-, die Exsudat- und die Granulombildung, wobei Ödem und Exsudate besonders bei hyperergischer, Granulome besonders bei den sogenannten spezifischen Entzündungen hervortreten.

Durch diese verschiedenen Phasen bzw. Grade der lokalen Entzündung sind die klinischen Bilder vieler Infektionskrankheiten gekennzeichnet, wir können sie unmittelbar für das führende Symptom verantwortlich machen. *Kleinste entzündliche Herdbildungen* werden klinisch als solche allerdings nur dann manifest, wenn sie lebenswichtige, hochempfindliche Gewebsteile, wie etwa das Zentralnervensystem, betreffen; dabei entstehen *lokalisierbare Symptome*, wie Lähmungen u. a., wie man sie bei den Encephalomyelitiden verschiedener Art findet.

Die *Eiterung*, an der Blutbildungsapparat und Bindegewebe zugleich beteiligt sind, ist das Hauptsymptom vieler lokaler Infektionsprozesse, und zwar derjenigen mit den sogenannten Eitererregern oder auch unter bestimmten immunisatorischen Umständen mit manchen anderen Keimen: wie Typhus- und Tuberkelbacillen. — Die *hämorrhagische Entzündung* findet sich bei lokalen und Allgemeininfektionen mit Keimen der verschiedensten Gruppen: bei Milzbrand als hämorrhagische Lymphadenitis, bei toxischer Diphtherie, bei Grippepneumonie und -encephalitis, im Pockenexanthem (sogenannte schwarze Blattern) und überhaupt als Ausdruck besonders heftiger Entzündung wie beim Shwartzman-Phänomen (S. 74).

Die *Ödembildung* als eines der Frühstadien der Entzündung kann bei manchen gutartigen Infektionen das Bild beherrschen, so bei den einfachen Schleimhautkatarrhen (Schnupfen, einfacher Darmkatarrh); sie kann aber auch, wenn sie im Übermaß auftritt, sehr bedrohlich werden, so bei der Cholera, bei der das Blutserum fortgesetzt in Strömen in die Darmlichtung ergossen wird. Bei einigen Infektionskrankheiten ist das führende Symptom durch die *Exsudation* von Blutplasma auf Schleimhautoberflächen mit anschließender Fibrinbildung beherrscht; das ergibt das Bild der membranösen

Entzündung, das bei Diphtherie und Ruhr im Vordergrund steht. Wieder andere sind durch die Exsudatanhäufung in verschiedenen Körperhöhlen gekennzeichnet, so die croupöse Pneumonie, tuberkulöse und rheumatische Entzündungen der serösen Häute in den entsprechenden Körperhöhlen, Brust- und Bauchhöhle, Herzbeutel und Gelenke.

Während die bisher genannten Entzündungsformen sich durch die Geschwindigkeit ihres Ablaufs und ihre Heftigkeit klinisch meist deutlich bemerkbar machen, tun das nicht so sehr die langsamer verlaufenden spezifischen Entzündungen, die *Granulome*. Bei den akuten Infektionskrankheiten mit spezifischer Granulombildung wird diese meist nur der histologischen Untersuchung wahrnehmbar, so beim Typhus, der Bangschen Krankheit und der Tularämie. Nur bei den chronischen Infektionskrankheiten, besonders Tuberkulose und Lues, wird sie klinisch manifest, wenn sie zur Einschmelzung und Zerstörung größerer Gewebsbezirke führt.

Schrifttum

FRESEN, O.: Die Pathomorphologie des retothelialen Systems. Verh. Dtsch. Ges. Path., 37. Tagg. 1953.

FRIMMER, M.: Neue Wege zur Funktionsprüfung des reticuloendothelialen Systems. Ärztl. Wschr. 1954, 57.

FRITZE, E.: Celluläre und humorale „Abwehr"-Systeme und -Reaktionen. Erg. inn. Med. Kinderheilk. 9, 282 (1958).

c) Biochemische Grundlagen der Symptomatologie

Bei der Untersuchung der Veränderungen im Stoffwechsel, Blutchemismus, Kreislauf, Atmung, der Darm- und Drüsentätigkeit hat die pathologische Physiologie — ähnlich wie die pathologische Anatomie bei der Entzündungslehre — vielfach auch die Frage zugrunde gelegt, ob es sich um reine Betriebsstörungen durch toxische Substanzen oder um Wiederherstellungsmaßnahmen des Organismus handle. Man wollte sie als „unspezifische" Vorgänge den spezifischen serologischen entgegenstellen und sah gewissermaßen in ihnen nur das Schädliche, in den serologischen Befunden nur das der Beseitigung der Toxine dienende Nützliche, das die Abwehr besorge. Mehrfach wurde auch versucht, alle diese Veränderungen auf die Einwirkung eines einzigen Stoffs zurückzuführen, der im empfindlich gewordenen Organismus als Reaktionsprodukt entstünde („Anaphylatoxin" von FRIEDBERGER). Insbesondere hat hierbei das Histamin eine große Rolle gespielt, das als körpereigenes toxisches Eiweißspaltprodukt nachgewiesen wurde und Vergiftungserscheinungen auslöst, die an die Zustände bei manchen Infektionen, besonders aber beim anaphylaktischen Schock stark erinnern: Kreislaufkollaps, urticarielle Hautreaktionen, leukotaktische Wirkung, Leberschädigung. Das Histamin kommt jedoch auch beim Schock nur in sehr kleinen Mengen im Organismus vor und wird rasch abgebaut. EPPINGER und seine Mitarbeiter haben aus Eiter, verdorbenem Fleisch und aus Bakterienkulturen durch Extraktion Stoffe gewonnen, die ähnliche Erscheinungen nach mehrstündiger Latenzzeit auch bei peroraler Verabreichung erzeugen; es handelt sich dabei besonders um Allylamin und Allylformiat. Sie sahen davon im Tierversuch neben den Zeichen der Erschlaffung Bluteindickung, später Hämolyse, Temperatursturz, erhöhte Durchlässigkeit der Gefäßwände, Albuminurie, schwere Veränderungen der Magen- und Darmschleimhaut und besonders des Leberparenchyms, oft mit Ikterus und am Endokard Veränderungen, die an eine verruköse Endokarditis erinnerten. Sie brachten diese Beobachtungen mit der Entstehung der Allgemeinsymptome der Infektionskrankheiten in Zusammenhang. Sicher liegt hierin *eine* Teilerklärung für deren Entstehung. Wie aber die gleich zu besprechenden pyrogenen Stoffe das Fieber bei Infektionskrankheiten nur zu einem gewissen Teil zu erklären vermögen, so handelt es sich, wie übrigens auch EPPINGER betont, auch bei diesen Stoffen nur um *einen* Teilfaktor für die Entstehung der Infektionssymptome. Die Vielfalt derselben, ihre gesetzmäßige Dauer und Abheilung lassen sich nicht nur als Vergiftungsfolgen verstehen, deren jede einzelne wieder beseitigt werden muß, vielmehr greift von Anfang an eins ins andere und erweisen sich die Folgeerscheinungen des Eiweißabbaus auch schon als Voraussetzungen für den Wiederaufbau.

Das für die Infektionslehre wichtigste physikalische Symptom ist das *Fieber*. Sicher sind an seinem Zustandekommen auch „Giftstoffe" beteiligt, doch sieht man gerade in ihm schon seit H. H. MEYER und KREHL allgemein eine nervös-regulatorische Maßnahme. Die einfachste Vorstellung, daß etwa die im Blute kreisenden Erreger selbst das Fieber erzeugten, mußte bald der weichen, daß es die verschiedensten teils bakteriellen, teils körpereigenen Zerfallsstoffe seien, die pyrogen wirken. Es war aber nie mit solchen möglich, Einsicht in die Eigenarten des klinischen Fieberverlaufs bei den natürlichen Infektionskrankheiten zu gewinnen; denn daß die Rolle bakterieller Gifte und Zerfallsstoffe nicht ausschlaggebend sei, ging schon daraus hervor, daß auch die nicht bakteriellen Viruskrankheiten prinzipiell gleichartiges Fieber begleitet, bei denen doch nur kaum wägbare Mengen von Erregersubstanzen in Aktion treten, und mit der Annahme, daß das Fieber durch den Zerfall körpereigener Substanzen hervorgerufen werde, war zum mindesten keine Erklärung für die eigenartigen verschiedenen Typen klinischer Fieberabläufe, z. B. die kritische Entfieberung bei manchen Krankheiten, gegeben. Ein wirkliches Verständnis ergab sich daher erst aus der Erkenntnis der nervösen Bedingtheit des Fiebers als einer formal immer wieder ähnlichen Reaktionsweise des Organismus auf die verschiedenartigsten Reize.

Entsprechendes gilt auch für die in neuerer Zeit sehr intensiv betriebenen Forschungen über pyrogene Substanzen, die auf den Versuch hinauslaufen, das Infektionsfieber auf *einen* bestimmten Mechanismus oder gar eine bestimmte Substanz zurückzuführen. Hier ist zunächst MENKIN zu nennen, der aus Terpentin- und Crotonöl-Abscessen Eiweißzerfallsprodukte isolierte, die die verschiedenen Phasen der Entzündung erklären sollten und daher Leukotaxin, Exsudin, Leukocytose-fördernder, Leukopenie-erzeugender Faktor, Nekrosin, schließlich vor allem Pyrexin genannt wurden. Spätere Untersuchungen ergaben jedoch, daß die chemische Charakterisierung dieser Stoffe unzulänglich ist und im Organismus durch bakterielle Pyrogene erst ein endogener Stoff provoziert wird — das „endogene

Pyrogen" —, das im Blut nachweisbar ist und auf das Fieberzentrum einwirkt (WOOD u. Mitarb., WESTPHAL u. Mitarb.); dieses wirkt im Gegensatz zu den exogenen, bakteriellen Pyrogenen mit kurzer Latenzzeit (15 bis 30 min), ist thermolabil und verursacht keine Gewöhnung. Man kann mit solchen Stoffen künstliches Fieber erzeugen; ob sie aber wirklich bei allen Arten des Infektionsfiebers wirksam sind, ist unbewiesen. Wahrscheinlicher ist, daß es vielerlei Arten von Fieber gibt (vgl. S. 120), von denen das durch solche Stoffe hervorgerufene nur eine ist. Dabei wird auch jetzt schon zugegeben, daß diese sehr verschiedener Natur sind und von komplexen hochmolekularen Gewebspolysacchariden über die Entzündungsstoffe MENKINs und im Urin regelmäßig ausgeschiedene Mucoproteine und Peptidkonjugate bis zu den gefäßwirksamen Peptiden und den H-Substanzen (Histamin-Körpern) reichen.

Am *Stoffwechsel* treten bei Infektionskrankheiten, teils gemeinsam mit Fieber, teils ohne solches, vielfältige Veränderungen auf. Für alle gilt, daß sie einzeln auch bei nichtinfektiösen Prozessen bekannt sind, und daher nicht notwendigerweise bakteriotoxisch entstehen müssen. In ihrer Gesamtheit ergeben sie aber ein für den Infekt sehr charakteristisches Bild.

Der *Grundumsatz* ist gewöhnlich gesteigert, und darin liegt *ein* Grund für die oft rasche *Gewichtsabnahme*. Bei Fiebernden geht diese Grundumsatzsteigerung großenteils auf Rechnung der vermehrten Wärmebildung, die um 20 bis 60% gegenüber der Norm gesteigert sein kann.

Klinisch zeigen sich die Stoffwechselveränderungen im Infekt objektiv faßbar am deutlichsten in den mannigfachen Veränderungen des *Blutchemismus*.

Der *Eiweißstoffwechsel* ist teils durch zentrale Reizung, teils peripher durch vermehrten Eiweißzerfall gesteigert. Für die Inkubationszeit ist im allgemeinen eine *Hypoproteinämie* bezeichnend, welche zur Zeit der Acme von einer ausgesprochenen *Hyperproteinämie* mit Bluteindickung abgelöst wird. Als Ausdruck des vermehrten Umsatzes sehen wir klinisch die Anreicherung von Endprodukten in Blut und Harn: *Reststickstofferhöhung*, vermehrte Harnstoff- und Harnsäureausscheidung im Harn, leicht kenntlich am reichlichen *Ziegelmehlsediment* des Fiebernden. Einige ebenfalls dem pathologischen Eiweißzerfall entstammende Endprodukte (vor allem Urochromogen) geben im Harn die diagnostisch wertvolle *Diazoreaktion*. Warum sie nur bei manchen Infektionskrankheiten, besonders Typhus, Fleckfieber, Masern, Trichinose und Phthise, positiv ist, bei anderen jedoch trotz gesteigerten Eiweißzerfalles negativ, ist ungeklärt.

Neben der Eiweißumsatzsteigerung treten auch erhebliche qualitative Änderungen in der Eiweißzusammensetzung auf. Die schwefelhaltigen Eiweißbausteine (Cystin, Methionin) und -abbauprodukte (Hippursäure) werden dabei im Infekt besonders beansprucht: dem Cystinabkömmling *Glutathion* kommt als „Entgifter" eine wichtige Rolle zu, seine Menge im Blutserum wird vermindert, im Harn erscheinen vermehrt schwefelhaltige Endprodukte. Die Beanspruchung dieses Teils des Eiweißstoffwechsels zeigt sich klinisch in Störungen des Haut-, Nagel- und Haarwachstums durch Infektionskrankheiten.

Die Verschiebungen im Verhältnis der einzelnen Serumeiweißfraktionen sind heute mit der *Elektrophorese* gut faßbar. Typischerweise kommt es bei Infektionen zu einer Hypalbumin- und Hyperglobulinämie („Labilisierung der Eiweißkörper"), wobei im akuten Fieberzustand zunächst die a_2-, dann auch wenig die β-Globuline, später die γ-Globuline (aber nicht höher als auf etwa 35%) ansteigen. Letztere sind bekanntlich die Hauptträger der Antikörper, ohne daß aber zwischen ihrem Anstieg und der Immunität eine konstante Beziehung bestehen würde, wie auch die Erfahrungen bei Patienten mit Dysproteinämien, einschließlich der Agammaglobulinämie lehren (vgl. S. 107). — Die Labilisierung der Eiweißkörper ist Hauptursache für die in der Diagnostik so wichtige, jedoch keineswegs regelmäßig vorhandene *Beschleunigung der Blutkörperchensenkung* im Infekt, auch für andere „unspezifische", aber diagnostisch doch zuweilen wertvolle Reaktionen wie das Weltmannsche Coagulationsband.

Der vermehrte *Fettabbau* aus den Fettdepots, zusammen mit der Inanition und der Anreicherung saurer Substanzen, wie sie im Infekt allgemein und lokal in jedem Entzündungsherd entsteht, führt nicht selten bei Infektionskrankheiten zu einer *Acidose,* als deren Ausdruck im Harn *Aceton* auftreten kann.

Stark beteiligt an der Reaktion des Organismus im Infekt sind auch die *Lipoide,* von denen das Cholesterin (besonders seine Ester) regelmäßig, oft bis auf 50%, absinkt, um dann zu einer postinfektiösen oder postfebrilen Hypercholesterinämie zu führen. Die Lipoide sind sowohl für die Permeabilität der Zellmembran wie auch für die Phagocytose von Wichtigkeit.

Durch vermehrte Ausschüttung der Glykogenspeicher kommt es im Infekt zuweilen zu einer *febrilen Hyperglykämie,* ja auch zur *Glykosurie* als Ausdruck der Störung des *Kohlenhydratstoffwechsels.*

Vielfältig sind die Störungen im *Mineralhaushalt* im Infekt. Die wichtigste ist die oft sehr ausgeprägte Kochsalzretention im Gewebe, die zu NaCl-Verarmung in Blut und Harn bei gleichzeitiger Wasserretention im Gewebe und Bluteindickung führt. Treten noch Chlorverluste nach außen durch Erbrechen oder Durchfälle (Ruhr!) hinzu, so kann es zum klinischen Bild der *Hypochlorämie* mit Alkalose kommen, die die sonst im Infekt übliche Acidose überdeckt. Der fast völlige *Cl-Mangel im Harn,* den man im Beginn vieler Infektionskrankheiten findet, kommt nicht nur bei Exsudatanschoppungen (Pneumonie, Pleuritis), sondern auch ohne solche (Typhus, Masern, Scharlach usw.) vor, ist also mindestens zum großen Teil nur Folge der Cl-Verschiebung ins Gewebe. — Das Kalium wandert umgekehrt ins Blut und der K-Spiegel steigt an. — Dies zusammen mit der Infektacidose führt oft auch zu einem deutlichen Abfall des Calciums, der genetisch an der Neigung zu hämorrhagischer Diathese im Infekt, vielleicht auch an Störungen des Knochenaufbaus beteiligt ist. In Überempfindlichkeitsstadien können die verschiedensten akuten *Kalkmangelsymptome* durch den diese begleitenden Kalkspiegelsturz hervorgerufen werden.

Das Eisen erfährt im Infekt gesetzmäßig eine Umlagerung, indem das reticuloendotheliale System, besonders in der Milz, auch in Knochenmark, Leber und Lungen Fe speichert, wenn nötig auf Kosten des Hämoglobineisens (HEILMEYER). Dabei kommt es zu starker Erniedrigung der Serumeisen- (und gleichzeitigen Erhöhung der Serumkupfer-) Werte. Nur die

Virushepatitis mit ihrer Serumeisenspiegelerhöhung als Folge des Zerfalls von Lebergewebe macht eine Ausnahme. Der typische Serumeisensturz beginnt schon in der Inkubationszeit, und der Wiederanstieg des Fe zeigt frühzeitig die Überwindung des Infekts an. Er kann besonders bei länger dauernden Infekten zur Entstehung „*toxisch-infektiöser*" *Anämien* im Sinne von Eisenmangelanämien beitragen. Hierbei besteht ein enger Zusammenhang mit dem vermehrten Verbrauch von Ascorbinsäure (Vitamin C), das ja für Resorption und Stabilisierung des Fe in seiner allein aktiven Ferro-Form benötigt wird. Das reticuloendotheliale System bedarf aber gerade des aktiven Eisens im Infekt in erhöhtem Maße.

Auch der *Vitaminhaushalt* wird bei Infekten stark in Mitleidenschaft gezogen. An erster Stelle ist das C-Vitamin zu nennen. Es wird bei allen Infekten im Organismus in erhöhtem Maße verbraucht. Eine bestehende C-Hypovitaminose führt zu vermehrter Anfälligkeit; der Skorbut wird sogar meist erst durch das Hinzutreten eines Infekts manifest. Wie weit hämorrhagische Diathesen bei Infektionskrankheiten als C-Mangelfolgen angesehen werden können, ist allerdings oft schwer abzugrenzen. — Dem Vitamin A wird wegen seiner Fähigkeit, Epithelschädigungen an Haut und Schleimhäuten zu verhindern bzw. zu heilen, eine „infektionsverhütende" Kraft beigemessen. — Der Vitamin B-Komplex, insbesondere das Lactoflavin (Vitamin B_2) steht mit der Trophik der Schleimhäute in Zusammenhang; sein vermehrter Verbrauch bei vielen Infekten führt zu den klinisch so wichtigen Veränderungen an Zunge und Zahnfleisch, wie sie bei vielen Infekten angetroffen werden. — Die Transmineralisation im Infekt bringt auch Beziehungen zum Vitamin D mit sich, dessen der Organismus im Infekt auch in erhöhtem Maße bedarf. Ein Infekt läßt beim Kind nicht selten eine Rachitis manifest werden. — Dem Mangel des sogenannten Permeabilitäts- oder P-Vitamins (Citrin) wird eine besondere Bedeutung für die erhöhte Blutungsbereitschaft bei Infekten zugeschrieben. — Das K-Vitamin steht mit der Darmflora, von der es teilweise gebildet wird, in Zusammenhang.

Die skizzierten Umsatzstörungen wirken sich auf die *einzelnen Organe* in vielfacher Weise aus. Auch diese Organsymptome sind im einzelnen nichts für den Infekt Charakteristisches, in ihrer klinischen Kombination aber ergeben sie das Bild des infektiösen Zustands und beteiligen sich am Zustandekommen der Allgemeinsymptome der Infektion.

Wohl am stärksten beteiligt ist am Umsatz und seinen Störungen die *Leber*. Bluteindickung und gesteigerter Eiweiß-, Kohlenhydrat- und Blutzerfall lassen es oft als infektiöses Frühsymptom zur Anreicherung von Gallenfarbstoffen in Blut und Harn kommen, kenntlich an der beim Fieber häufig positiven *Urobilin- und Urobilinogenprobe*. Bei schweren Infekten kann die Leberschädigung zum Ikterus, ja bis zur Leberdystrophie führen.

Die *Lungen* werden durch die Acidose und in ihrem reticuloendothelialen System vermehrt in Anspruch genommen, die Blutfülle nimmt in ihnen zu, der Tonus der Atemmuskeln ab. All das, zusammen mit Einflüssen hämodynamischer und direkt zentralnervöser Art, führt zu der im Infekt regelmäßigen *Steigerung der Atemfrequenz* bei herabgesetzter Vitalkapazität.

Leichte Schädigung des *Nieren*parenchyms, die man auch pathologisch-anatomisch an einer trüben Schwellung der Nieren (toxische Nephrose) nachweisen kann, führt zu der meist leichten sogenannten febrilen *Albuminurie*.

Mit der Verminderung und Ansäuerung des *Speichels* bei Infektionskrankheiten, außerdem mit Veränderungen der Mundatmung und der Mundflora hängt das wichtige Symptom des *Zungenbelags* zusammen. Warum es freilich zu typischen Formen desselben kommt (Typhus-, Scharlach- usw. Zunge), ist damit nicht erklärt.

Die Salzsäureproduktion des *Magens* und die der Verdauungssäfte des *Darmtrakts* überhaupt geht bei Infektionskrankheiten teilweise oder ganz zurück. Auch die resorptive Kraft von Magen und Darm läßt nach. Speichel- und Magensaftmangel sind eine wichtige Ursache der *Inappetenz* und damit Teilbedingung des *Kräfteverfalls*. Die Calorienaufnahme des Fiebernden kann auf ein Drittel des Tagesbedarfs und weniger heruntergehen. Die Motilität des Magendarmkanals wird weniger stark gestört. Jedoch ist ihre Verminderung, klinisch *Obstipation*, ein ebenso häufiges Symptom, z. B. bei Pneumonie, wie die Vermehrung, klinisch *Durchfälle,* auch wenn der pathologische Hauptprozeß nicht wie bei den spezifischen Darminfektionen im Darm selbst lokalisiert ist. Bei schweren Infekten treten oft symptomatische Durchfälle auf.

Die wichtigsten Erscheinungen am *Kreislauf* bei Infektionskrankheiten mit und ohne Fieber sind *Tachykardie und Blutdrucksenkung*. Im Mittel ist der Puls je Grad Temperatursteigerung um acht Schläge in der Minute beschleunigt. Worauf die von dieser Regel abweichende Bradykardie bei Typhus, Influenza u. a. beruht, ist unbekannt. Da die gewöhnlich erfolgende Beschleunigung auf Kosten der Dauer der Diastole geht, ist meist eine Herabsetzung der Herzleistung und damit auch eine schlechte Ernährung des Herzmuskels selbst unvermeidlich, auch ohne daß es in ihm zu Entzündung oder Degeneration zu kommen braucht (Myokardose). Im EKG zeigt sich eine Abflachung der Nachschwankung (T). So wird auch die Verlangsamung der Strömungsgeschwindigkeit und das Absinken des Blutdrucks verständlich. Für dieses ist außerdem das Nachlassen des Tonus der peripheren Gefäße verantwortlich. Ein klinischer Ausdruck davon ist die bei Infektionskrankheiten oft beobachtete *Dikrotie des Pulses*. In oder vor dem Schüttelfrost erfolgt oft vorübergehend ein Blutdruckanstieg durch Gefäßkontraktion. Die Herz- und Kreislaufschädigung führt schließlich zum *Kollaps,* einer bei Infektionskrankheiten stets zu fürchtenden Komplikation. Sie ist letzten Endes auch die häufigste Todesursache bei allen schweren akuten Infekten.

Schrifttum

Eppinger, H., H. Kaunitz und H. Popper: Die seröse Entzündung. Wien: Springer 1935.
Heilmeyer, L.: Die Eisentherapie und ihre Grundlagen. Leipzig: S. Hirzel 1944.
— und F. Woehler: Die Speicherung von Eisen im Entzündungsgebiet. Dtsch. med. Wschr. **1961,** 1591.

MENKIN, V.: Biochemical mechanisms in inflammation. 2. Aufl. Springfield: Ch. C. Thomas Publ., 1956.
WESTPHAL, O.: Immunchemie. In: Flaschentraeger-Lehnartz, Handb. d. physiol. Chemie Bd. 2, Tl. 2, 972. Berlin-Göttingen-Heidelberg: Springer 1957.
WOOD, W. BARRY jr.: The genesis of fever in infectious dissease. In: Immunity and virus infection. Herausgeg. v. V. A. NAJJAR. New York-London: J. Wiley & Sons 1959.

d) Serologische Grundlagen der Symptomatologie

Wie beschrieben, hat man ursprünglich die geweblichen und die pathologisch-physiologischen Funktionen bei Infektionskrankheiten vorwiegend unter dem Gesichtspunkt der Betriebsstörung betrachtet, ohne ihre Bedeutung für die Hygiogenese gebührend zu würdigen. Im Gegensatz dazu schrieb man den spezifisch-serologischen Funktionen, d. h. den nachweisbaren Antikörpern, von Anfang an die Hauptrolle in der „Infektionsabwehr" zu unter der irrigen Annahme, daß die Infektionskrankheit einer Vergiftung mit Bakteriengiften gleichzusetzen sei. Und dabei sollten die Antikörper die Entgiftung bewirken. Damit wurde ihre Bedeutung weit überschätzt; denn *die serologischen Antikörper sind nicht dazu imstande, die Heilungsvorgänge bei Infektionskrankheiten zu erklären.*

Nur zwei zu den Infektionskrankheiten gezählte Krankheiten können einer Vergiftung gleichgesetzt werden, Botulismus und Tetanus; bei einigen anderen sind echte Bakteriengifte, Exotoxine, am Krankheitsvorgang mehr oder weniger stark beteiligt, so bei den anaeroben Wundinfektionen, Diphtherie, Scharlach, auch bei Ruhr. Nur bei diesen Infektionskrankheiten kommt den *antitoxischen Antikörpern,* den echten Antitoxinen, eine gewisse Bedeutung für die Heilung zu; jedoch zeigt auch bei ihnen die klinische Erfahrung, daß die Antikörper zwar prophylaktisch gut, therapeutisch aber nur noch unzuverlässig, wenn überhaupt wirksam sind. Bei allen anderen, also der überwiegenden Mehrzahl der Infektionskrankheiten sind Giftwirkungen der Infektionsstoffe nicht in nennenswertem Maße im Spiele; hier handelt es sich vielmehr um lebendige Gleichgewichte der Endobiose. Wohl wirken auch bei ihnen die Leibessubstanzen der Infektionsstoffe wie jedes artfremde Eiweiß antigen, und antibakterielle, sogenannte *antiinfektiöse Antikörper* werden auch bei ihnen oft nachweisbar. Eine Bedeutung von solchen für die Heilung hat sich jedoch nie überzeugend nachweisen lassen, sondern auch hier höchstens eine prophylaktische Wirkung. Antikörper sind also vorwiegend Ausdruck einer Schädigung des Wirts. In vitro verursachen sie wohl eine Hemmung des Bakterienwachstums, jedoch meist erst in so hohen Konzentrationen, wie sie im Wirt nie erreicht werden. Dieser hat vielmehr das deutliche Bestreben, sich ihrer bald wieder zu entledigen, und so verschwinden sie bei der Ausheilung rasch aus dem Blute. Die fälschlich auf sie bezogene Immunität überdauert jedoch ihre Anwesenheit um lange Zeit und ist auch meist schon vor ihrem Auftreten erreicht. Ihre Anwesenheit ist also keinesfalls Vorbedingung für die Immunität oder die sogenannte Abwehr.

Ihre geringe Bedeutung gerade für die Heilungsvorgänge haben eindrucksvoll und für die meisten überraschend die neueren Erfahrungen mit dem *Antikörpermangelsyndrom* (AMS) bestätigt. Schon die Tatsache, das es zwar gewöhnlich, aber nicht immer mit einer A- oder wenigstens Hypo-Gamma-Globulinämie verbunden ist (wobei zumeist auch noch Fraktionen der Beta-Globuline — β_2A und β_2M — ausfallen, die ebenfalls Antikörperträger sind), muß Zweifel erwecken, ob die gesteigerte Infektanfälligkeit aller Patienten mit AMS wirklich in direkter ursächlicher Beziehung zu den Eiweißstörungen steht, dies umsomehr als sich ähnliche klinische Bilder auch bei ganz normalen Eiweißverhältnissen finden.

Überraschend ist aber bei allen Formen des AMS, daß sich die typische Infektanfälligkeit gerade nur auf solche Infekte bezieht, bei denen Antikörper pathogenetisch, wie ausgeführt, gerade *keine* Rolle spielen. Sowohl der Ausdruck „AMS" als auch die Behauptung, daß die gesteigerte Infektanfälligkeit dieser Patienten mehr durch den Antikörper- als den γ-Globulinmangel erklärt sei, ist also abwegig. Gerade die Arten von Infektionskrankheiten andererseits, die zu einer wirklichen Immunität führen und bei denen daher Antikörper eine gewisse pathogenetische Rolle, besonders in prophylaktischem Sinne, spielen, verlaufen bei diesem Syndrom normal und hinterlassen auch eine wirksame Immunität, d. h. alle cyclischen Krankheiten, voran die Viruskrankheiten und die Tuberkulose.

In ihrer Monographie über das „AMS" machen BARANDUN u. Mitarb. darüber folgende klinische Angaben: Der Verlauf ist gekennzeichnet
1. beim „kongenitalen AMS ohne Lymphopenie" anfangs durch gehäufte Entzündungen der Luftwege, auch der Haut, Ohren und des Darmkanals, später durch bakterielle Infekte, die oft zu Sepsis führen,
2. beim „kongenitalen AMS mit Lymphopenie" durch frühkindliche Soorerkrankung und Dyspepsie, ulcerierende Schleimhautprozesse in Mund und Darm (wie bei Agranulocytose), terminale Soorsepsis, auch bakterielle Lokalinfekte ohne Ansprechen auf Antibiotica oder Corticoide, mit Übergang in Sepsis,
3. beim „erworbenen AMS" durch Pneumonien, Otitis, Enterocolitis, ohne so starke Neigung zur Sepsis, aber zuweilen mit Pertussis-ähnlichem Krampfhusten und rezidivierendem Zoster.

Zusammenfassend kann also gesagt werden:
1. Die gesteigerte Anfälligkeit beim „AMS" bezieht sich auf Lokalinfektionen vor allem von Haut und Schleimhäuten und die pathogenetisch dazu gehörende Sepsis.
2. Gesteigert ist die „Anfälligkeit", also die Empfänglichkeit für lokale Infekte, nicht aber die Verlaufsschwere, da — mindestens bis zum kachektischen Endstadium hin — die zur Haftung gekommenen Infekte einen normalen Heilverlauf nehmen. Gerade zur Heilung aber sollten doch die Antikörper so viel beitragen!
3. Die zu Immunität und normalerweise auch zu starker Antikörperbildung führenden Infektionskrankheiten verlaufen beim „AMS" wie beim sonst Gesunden — auch ohne Vorhandensein von Antikörpern. Auch die Dauerhaftigkeit der erworbenen Immunität cyclischer Krankheiten ist beim „AMS" im Ganzen ungestört.

Klarer als in dem Naturexperiment des sogenannten „AMS" kann die Frage nach der pathogenetischen Bedeutung der Antikörper kaum beantwortet werden. Es beweist eindrucksvoll die geringe Rolle, die humorale Antikörper für Heilung und Immunität bei Infektionen spielen, wenn es nicht unter dem Vorurteil der alten Immunologie gesehen, gedeutet (und benannt!), sondern vom Standpunkt der Infektionspathogenese aus kritisch beleuchtet wird. Es lehrt vielmehr, daß die Empfänglichkeit für Lokalinfektionen gesteigert ist, wobei humorale Eigenschaften antibakterieller Art unspezifisch beteiligt sein mögen (Komplement und Properdin verhalten sich beim AMS aber normal!), daß die Heilfähigkeit aber ungestört, weil eine vorwiegend celluläre Funktion ist.

In diesen Rahmen reihen sich auch die Beobachtungen über Zoster und Schutzimpfungen beim „AMS" gut ein: es sind einige Fälle von AMS mit mehrfach rezidivierendem Zoster bekannt; wenn wir die heutige pathogenetische Auffassung des Zoster als Lokalrezidiv einer chronisch-latenten Varicellenvirusinfektion zugrundelegen, so zeigen auch diese Beobachtungen nur die gesteigerte lokale Anfälligkeit im betreffenden Spinalsegment und zugleich, daß eine solche nicht etwa nur auf Bakterien beschränkt ist, sondern, wo es sich einmal um ein lokales Virusgeschehen handelt, sich auch auf Viren bezieht. — Bei Schutzimpfungen an AMS-Kranken sind schwere, z. T. lebensgefährliche Komplikationen nur dort beobachtet worden, wo es sich um Impfstoffe aus bakteriellen Leibessubstanzen handelte, z. B. bei Typhus- oder Cholera-Impfung; bei Impfungen mit lebend-abgeschwächten Erregern, BCG- und vor allem Pockenschutzimpfung dagegen sind die Reaktionen ganz normal, nur daß Pocken-Wiederimpfungen auch schon nach ganz kurzen Abständen immer wieder lokal zwar angehen, aber auch rasch wieder abheilen. Auch hierbei gilt also: vermehrte Lokalempfänglichkeit bei normaler Heilfähigkeit und Immunitätsbildung.

Haben so die Erfahrungen am „AMS" die geringe pathogenetische Bedeutung von Antikörpern für die Immunität gegenüber Virusinfektionen bewiesen, so muß ihre prophylaktische Wirksamkeit bei noch nicht infizierten empfänglichen Individuen bei passiver Einverleibung schon in sehr kleinen Mengen hervorgehoben werden, wie man sie etwa von der γ-Globulin-Prophylaxe gegen Masern oder Hepatitis epidemica kennt. Diese kommt aber nur zur Geltung, wenn spezifische Antikörper schon vor oder ganz kurz nach der Infektion, also im Anfang der Inkubationszeit vorhanden sind; sie ist also streng an den Zeitfaktor gebunden. — Eine ähnliche passive Immunität haben auch die Neugeborenen in den ersten Lebensmonaten durch mütterliche γ-Globuline bzw. Antikörper, die zu der Zeit wirksam sind, wo der Neugeborene erst ganz geringe oder noch gar keine γ-Globuline zu bilden vermag. Die Dinge sind noch nicht restlos geklärt, da auch Tiere, z. B. Rinder, bei denen die Placenta für Antikörper undurchlässig ist, als Neugeborene einen ähnlichen Schutz aufweisen, obgleich diese bei der Geburt noch kaum γ-Globulin besitzen, das sich allerdings bei ihnen dann schneller einstellt als beim Menschen.

Es ist hier schließlich der Ort, um auf die Rolle hinzuweisen, die natürliche („angeborene") Antikörper bzw. Serumeiweißfaktoren für die Infektanfälligkeit spielen. Schon BUCHNER glaubte im „Alexin", das seit P. EHRLICH „Komplement" genannt wird, in neuerer Zeit PILLEMER im Properdin, einen im Normalserum vorkommenden Stoff, der exo- und endogene Polysaccharidkomplexe abzubauen vermag und selbst einen Anteil des Komplements darstellt, diejenigen Substanzen gefunden zu haben, auf die die normale „Abwehr" oder Resistenz zurückgeführt werden könne. In vitro besitzen sie auch eine deutliche antibakterielle Wirkung. In vivo aber findet sich keine Parallelität zwischen Resistenz und Gehalt des Serums an diesen

Stoffen. Ihre antibakteriellen Eigenschaften sind also nicht mehr als einer von vielen Stoffwechselwegen, auf denen sich der Abbau ort- und artfremder Substanzen vollzieht, ohne daß ihnen dabei irgendeine besondere Monopolstellung zukäme.

Ein interessantes Licht auf die Bedeutung der Eiweißkörper für die sog. „Abwehr", Haftung und Heilung von Infektionen werfen die neueren Erfahrungen an keimfrei aufgezogenen Tieren, die nur einen herabgesetzten Gehalt an γ-Globulinen besitzen: infiziert man solche mit Flexner-Bakterien oder Ruhramöben, so ergibt sich als überraschendes Ergebnis, daß die Erreger zwar haften und so gut gedeihen, daß man den Darm mit ihnen förmlich „überschwemmt" findet; dabei bleiben die Tiere aber klinisch völlig gesund, die Krankheit haftet also gerade bei solchen Tieren nicht (CREMER, PHILLIPS und WOLFE).

Spezifisch humorale Eigenschaften, d. h. angeborene oder erworbene Antikörper sind für die Heilung von Infekten also nicht von größerer Bedeutung. Zwar laufen in Serum und Lymphe im Zusammenwirken mit den Gewebszellen wichtige Stoffwechselprozesse ab, die aber nicht so sehr „abwehren" als einfach abbauen wie bei nicht infektiösen Prozessen auch. Auch Antikörper werden ja nicht nur gegen Erreger, sondern gegen jedes parenteral eingedrungene artfremde Eiweiß und manche Nicht-Eiweißstoffe gebildet. Und als angeborene Isoagglutinine u. ä. haben sie ebenfalls nichts mit Infektion zu tun.

Serologische Antigen-Antikörper-Reaktionen sind also nicht für Infektionskrankheiten charakteristische Phänomene. Wie alle Symptome der Infektionskrankheiten einzeln auch bei nichtinfektiösen Erkrankungen vorkommen, so auch diese (Präcipitation von Giften, z. B. Schlangengift, und von artfremden Eiweißen überhaupt; Komplementbindung gegenüber Antigenen und Allergenen der verschiedenen nichtinfektiösen Herkunft).

Ebenso wie experimentelle Antikörperbildung in stärkerem Maße nur durch parenterale, nicht oder nur schwer durch percutane oder perorale Verabreichung des Antigens zu erreichen ist, erscheinen auch antibakterielle Antikörper im Serum in höherer Konzentration nur, wenn eine Allgemeininfektion vorliegt, z. B. beim Typhus, und nur in geringem Maß bei lokalen Infektionen, z. B. bei Ruhr. So sind also die „spezifischen" Reaktionen keineswegs typisch für Infektionskrankheiten; typisch ist vielmehr nur die Koordination dieses Symptoms mit den anderen Symptomen der Infektionskrankheiten, wie sie in den folgenden Abschnitten besprochen wird.

Das Verständnis für die Patho- und Hygiogenese sowie die klinische Symptomatologie der Infektionskrankheiten wird durch die Kenntnis der serologischen Antikörper nicht wesentlich gefördert. Mit Hilfe der bakteriologisch-serologischen Laboratoriumsmethoden freilich werden die Antikörper im Blut der Patienten zu einem der wichtigsten *diagnostischen Hilfsmittel*. Nicht auf dem Gebiet der Pathogenese, sondern der praktischen Diagnostik liegt daher ihre überragende Bedeutung. Sie werden in den meisten Fällen durch *Agglutination, Neutralisation* oder *Komplementablenkung* nachgewiesen. Bei der Bewertung dieser diagnostischen Reaktionen muß jedoch immer bedacht werden, daß ihr positiver Ausfall nur ein Symptom ist, und daß *ein* Symptom unter vielen das Vorliegen einer bestimmten Infektionskrankheit nicht beweisen kann, d. h. die serologischen Reaktionen dürfen für die Diagnose nur im Rahmen der ganzen Symptomatik bewertet werden. Auch darf ihre Spezifität nicht überschätzt werden, da ein un- oder paraspezifisches Übergreifen vorkommt und auch sogenannte anamnestische Reaktionen zu Fehlschlüssen führen können. Im einzelnen wird auf sie im speziellen Teil hingewiesen werden.

Schrifttum

BARANDUN, S., H. COTTIER, A. HAESSIG und G. RIVA: Das Antikörpermangelsyndrom. Basel-Stuttgart: Benno Schwabe 1959.
CREMER, E.: Hippokrates **31**, 231 (1960): persönlich erhaltene unveröffentlichte Mitteilung im LOBUND Institut, Indiana/USA.
PHILLIPS, B. P., and P. A. WOLFE: The use of germfree guinea pigs in studies on the microbial interrelationship in amoebiasis. Ann. N. Y. Acad. Sci. **78**, 308 (1959).

e) Allergische Grundlagen der Symptomatologie

Haben die Antikörper im Serum, also die humoralen, für Patho- und Hygiogenese nur untergeordnete Bedeutung, so spielt freilich die zellständige Antigen-Antikörper-Reaktion pathogenetisch eine wichtige Rolle. Damit ist die Problematik der Infektionsallergie angeschnitten, über die bislang noch immer geteilte Meinungen herrschen.

Allergisches Geschehen bei Infektionen ist zunächst abzugrenzen gegen die reine Gift- und Fremdkörperwirkung der Erreger bei Lokalinfektionen wie der klassischen Eiterung, ferner gegen Exotoxinwirkungen, wie sie von manchen Lokalinfektionserregern abgesondert werden. Man muß also zwischen Infektionen mit und solchen ohne Allergisierung unterscheiden. Darüber ob es zu einer solchen kommt, entscheidet die angeborene Empfänglichkeit des Organismus gegenüber der betreffenden Keimart (vgl. S. 21/22). Die cyclische Infektion führt zu Allergisierung, die lokale nicht. Sie erfolgt bei cyclischen Krankheiten während der Inkubation und ruft, wenn sie eingetreten ist, am Ende derselben die Manifestation der Allgemeinsymptome hervor, die das Generalisationsstadium begleiten (Stadium der Hyperergie); über eine Desensibilisierung (hyp-ergisches Stadium) mit Organmanifestation kommt es allmählich zur Immunität (positive Anergie). Bei den Lokalinfektionen dagegen bleibt die angeborene Empfänglichkeitslage vor, während und nach Ablauf des Prozesses unverändert, es kommt dabei weder zu einer gesetzmäßigen Allergiephase noch zur Entwicklung bleibender Immunität.

Das viel diskutierte Verhältnis von Allergie und Immunität kann in der Infektionslehre nur so verstanden werden, daß beide *gesetzmäßig ineinandergreifende und wesensgleiche Phänomene der Anpassung von Wirt und Keim aneinander* sind. Hierzu sei auch auf die angefügte Kurve von LETTERER verwiesen (Abb. 5), deren Ähnlichkeit mit den Zeitkurven (Abb. 1—3, S. 60) ins Auge springt. Man muß sich stets vor Augen halten, daß in der gesetzmäßigen Dynamik von Allergie und Immunität bei der Infektion, also von Norm-, Hyper- und (positiver) Anergie, die im Spontanablauf der cyclischen Infektionskrankheit zur Wirkung kommen, die wechselnde Allergen- bzw. Erregermenge mitenthalten ist, während eine willkürliche Zufuhr von Allergen in unphysiologischen Mengen (wie sie im Experiment, besonders auch bei Hauttestungen, angewandt werden) stets als Injektionsphänomen gewertet und deshalb mit aller Vorsicht gedeutet werden muß. Bei solch künstlichen Eingriffen wird ja der gesetzmäßige Quantitätsfaktor des natürlichen Geschehens willkürlich durchbrochen.

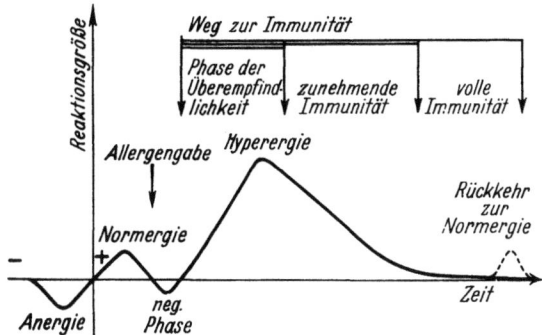

Abb. 5. Der Immunisierungsvorgang in der Darstellung von LETTERER

Das Verständnis für die Infektionsallergie konnte sich erst einstellen, als man es aufgab, zur Allergie nur zu rechnen, was dem Anaphylaxieversuch mit seinem Mechanismus (Erstaufnahme des Allergens, Sensibilisierungsphase, Zweitzufuhr und Auslösung der allergischen Reaktion) oder der Hautallergie vom verzögerten Tuberkulin-Typ entsprach, und dafür alles, was die morphologischen Merkmale der allergischen Entzündung aufwies, einbezog. Diese ist aber gerade bei Infektionsvorgängen sehr häufig, ohne daß die eben genannten Bedingungen dabei erfüllt bzw. nachweisbar wären. Damit hatte man freilich die Grundlage der spezifischen AAR als unabdingliches Postulat für jede Allergie verlassen oder zumindest in Frage gestellt. Theoretisch kann jedoch, auch wenn der Nachweis der AAR im Einzelfall nicht gelingt, an ihr auch für die Infektionsallergie festgehalten werden. Entscheidend war nämlich für die morphologische Betrachtungsweise die von der Allergielehre übernommene Erkenntnis, daß die Reaktion als solche morphologisch unspezifisch, spezifisch eben nur das Allergen ist. Solange man im Tuberkel nur den spezifischen Gewebsschaden sah, den der Tuberkelbacillus verursacht, blieb für Allergie kein Raum. Erst nachdem man den Tuberkel nur als einen bestimmten Ausdruck einer allergischen Entzündung, wie sie bei vielerlei Erregerarten vorkommen kann, sehen gelernt hatte, konnte die Allergielehre auch in der pathologischen Anatomie fruchtbar werden.

Eine ähnliche Blickwendung hat sich im Klinischen ergeben: Solange in allen Symptomen der Infektion nur die Reaktion auf spezifische Erregertoxine (insbesondere die sogenannten Endotoxine, die ja nur die Leibessubstanzen der Erreger, aber ohne spezifische Giftwirkung sind!) gesehen wurde, war in der klinischen Infektionslehre für den Begriff Allergie kein Raum. Erst nachdem man erkannt hatte, daß es bei Infektionskrankheiten sehr wohl beides gibt: spezifische, die betreffende Keimart kenntlich machende Symptome und zugleich unspezifische Zeichen der Infektion, wie Fieber u. a., deren Entstehung auf allergischer Basis in Betracht gezogen werden muß, wurde die große Bedeutung der Allergie auch für die Infektionslehre deutlich.

In der Entwicklung cyclischer Krankheiten sind demnach folgende Stufen zu unterscheiden: empfindlich — überempfindlich — unterempfindlich — unempfindlich, wofür pathogenetisch die folgenden Bezeichnungen üblich sind: normergisch — hyperergisch — hyp-ergisch — (positiv) anergisch.

Die Empfindlichkeits- bzw. Allergielage des Organismus ist nur eine schlummernde Eigenschaft; sie wird erst erkennbar in dem Augenblick, wo infolge fortdauernder oder erneuter Berührung mit dem Keim die allergische Reaktion beginnt. Dabei zeigen sich dann für jede Empfindlichkeitslage charakteristische Reaktionsformen. Sieht man nun dabei von den Verschiedenheiten der Lokalisation und des Zeitfaktors ab, so lassen sich trotz der Unterschiede in praxi für jede Stufe allgemein typische Reaktionsformen erkennen. Während also die Allergielage spezifisch auf den betreffenden Erreger eingestellt ist, sind die allergischen Reaktionsformen allgemeingültig, unspezifisch:

Die *Reaktion des Normergischen* ist auf alle Infektionsstoffe zunächst die einer Fremdkörperreaktion. Erst im weiteren Verlauf treten die für die einzelnen Infektionsstoffe typischen Intensitäts- und Tempounterschiede in Erscheinung und entwickelt sich dann z. B. bei langsamer Reaktion der „Primäraffekt".

Die *Reaktion des Hyperergischen* ist morphologisch im histologischen Bild der Entzündung zu erkennen, physiologisch im Bilde der ersten Phase der vegetativen Gesamtumschaltung (S. 122), in der Klinik besonders deutlich in denjenigen Zeichen, wie man sie auch bei der Serumkrankheit des Menschen sieht: Fieber, Dystonien der glatten Muskeln, der Gefäß- und Bronchialwände, schwere Wasser- und Mineralverschiebungen, oft mit Beteiligung der Leber, Exanthemen, kurz Beteiligung fast des gesamten mesenchymalen Apparates, oft auch einschließlich der serösen Häute der Gelenke und großen Körperhöhlen. Eine solche Geschwindigkeit der hyperergischen Reaktion, wie sie im Anaphylaxieversuch am Tier künstlich durch die intravenöse Reinjektion des Allergens erreicht wird, kommt beim Menschen kaum vor. Die hyperergische Reaktion mit ihren vielfachen Abwandlungen der Intensität und Lokalisation („Organwahl") wurde in ihrer völligen Unabhängigkeit von der Art des Erregers experimentell eingehend studiert und dadurch die ätiologische Bedeutung der Spezifität auf das ihr gebührende Maß zurückgeschraubt (KLINGE). Ein schönes experimentelles Beispiel für die Unabhängigkeit der allergischen Reaktion von der Art des Allergens hat BIELING beschrieben: die zur Serumgewinnung mehrfach mit Bakterien injizierten Pferde bekommen völlig gleichartige Veränderungen an Endokard und Gelenken, ob sie nun mit Strepto-, Pneumo-, Meningokokken oder gar mit Rotlaufbacillen vorbehandelt worden waren, wenn dieses nur in der gleichen Weise geschehen war. Bei einer solchen künstlichen Vorbehandlung wird die Hyperergie zum Dauerzustand gemacht; in der

Infektionslehre ist sie nur ein zwischen Norm- und Anergie eingeschaltetes Durchgangsstadium der entsprechenden Infektionskrankheiten. Die Gesamtreaktion des Wirts auf den Gast äußert sich dabei noch in besonders eindrucksvoller Weise dadurch, daß zu Beginn der hyperergischen Reaktion bei den Infektionskrankheiten gesetzmäßig eine Bakteriämie, also eine Verbreitung des Keims über den ganzen Körper stattfindet, die so recht die ganzheitliche Auseinandersetzung demonstriert.

Die *Reaktion des Hyp-ergischen* ist durch seine Fähigkeit gekennzeichnet, den Krankheitsprozeß und damit den Keim einzuengen, die Heftigkeit und meist auch die Geschwindigkeit der vegetativen Umschaltung zu dämpfen und so zur Heilung überzuleiten. In dieser Tendenz ist die Reaktion des Hyp-ergischen stets gleich, d. h. unspezifisch. Freilich treten bezüglich Zeitfaktor und Organwahl gerade in dieser Empfindlichkeitslage die größten Unterschiede bei den einzelnen Infektionsstoffen hervor, und dadurch kommt es histologisch zu den sogenannten spezifischen (granulomatösen) Entzündungen. Daß es sich aber auch bei ihnen nur um quantitative Differenzen gegenüber anderen Arten der Entzündung handelt, nicht um qualitativ Neues, und daß auch bei ihnen nicht der Gewebsprozeß, sondern nur das auslösende Agens spezifisch ist, wird auch von pathologisch-anatomischer Seite (RÖSSLE) anerkannt.

Die *Reaktion des Anergischen* auf den spezifischen Reiz schließlich ist ebenfalls unspezifisch; denn wenn ein Organismus auf die Infektion mit Typhusbacillen oder Masernvirus oder einem sonstigen Infektionsstoff hin gesund bleibt, so ist es, was die Art der Reaktion angeht, das gleiche: in allen Fällen überwindet er sie ohne manifeste klinische Zeichen, d. h. er bleibt eben gesund. Nur die beseitigten Infektionsstoffe sind spezifisch.

Schrifttum

HÖRING, F. O.: Die zyklische Infektionskrankheit. Med. Zschr. **1944**, 105.
— Hyperergie bei zyklischen Infektionskrankheiten und ihre Therapie mit spezifischen und unspezifischen Maßnahmen. Acta allerg. (Kbh.) Suppl. III. 158 (1953).
— Hyperergie und Generalisation bei zyklischen Infektionskrankheiten. Med. Welt, **1953**, 1080.
— Infektionskrankheiten und Allergie. „Allergie", herausgeg. v. K. HANSEN. 3. Aufl. Stuttgart: Gg. Thieme 1957.
LETTERER, E.: Allergie — morphologisch gesehen. Allgemeine Histologie hyperergischer Phänomene. Ärztl. Wschr. **1948**, 196.

f) Hormonale Regulation der Symptomatologie

Die inneren Drüsen greifen in mannigfacher Weise hemmend und fördernd in den Ablauf von cellulären Reaktionen des Gewebes, Stoffwechsel, Kreislauf usw. ein; sie stellen also mit ihrem Einfluß auf Empfänglichkeit (Infektionsresistenz) und Krankheitsablauf ein übergeordnetes Regulationssystem dar.

Um den Einfluß der verschiedenen Hormone auf Infektionsprozesse zu erfassen, gibt es zwei Wege: der ältere bestand darin, daß man an Patienten mit endokrinen Krankheiten, die auf Über- oder Unterfunktion einer Drüse beruhen, die Infektionsverläufe studierte, der neuere in der experimentellen Analyse des Einflusses rein dargestellter Hormone auf die Infektion. Entsprechend jenem älteren klinischen Erkenntniswege waren folgende Punkte schon lange bekannt (HÖRING 1937):

Die Empfänglichkeit für Lokalinfektionen ist bei
Überfunktion der Gonaden (Pubertät, Menses, Gravidität)   vermehrt,
Unterfunktion der Gonaden (Kastration, auch Greisenalter) vermindert,
Überfunktion der Schilddrüse (Basedowsche Krankheit)   vermindert,
Unterfunktion der Schilddrüse (Myxödem)   vermehrt,
Überfunktion der Nebenschilddrüse (Tetanie)   vermehrt,
Überfunktion der Nebenniere (Interrenalismus)   vermindert,
Unterfunktion der Nebenniere (Addisonsche Krankheit)   vermehrt,
Unterfunktion des Pankreas (Diabetes mellitus)   vermehrt,
Überfunktion der Hypophyse (M. Cushing)   vermehrt,
Unterfunktion der Hypophyse
(Sheehan-Simmondssche Krankheit) vermindert.

Man muß dabei freilich zwischen lokaler Empfänglichkeit und allgemeiner Reaktionsstärke unterscheiden. So ist beim hypophysären M. Cushing (eosinophiles Adenom des HVL) zwar eine gesteigerte Haftfähigkeit für eitrige Infektionen vorhanden, besonders, wenn wie meist, noch ein Diabetes mellitus besteht; diese werden aber mit erstaunlicher Reaktionsarmut überstanden; vor allem kommt es kaum zum Auftreten von Fieber.

Die experimentelle Erforschung hat nun in neuerer Zeit, besonders durch TONUTTI, SELYE u. a. den hormonalen Einfluß auf den Infektionsverlauf sehr genau erforscht und ihm, wie schon hier betont sei, eine so dominierende Bedeutung zugemessen, daß darüber insbesondere die neurale Regulation zu Unrecht in den Hintergrund gedrängt wurde. SELYE hat dabei versucht, in einer synthetischen Konzeption, die er als „allgemeine Adaptations-Reaktion" (AAR) bezeichnete (Abb. 6), das infektiöse Geschehen

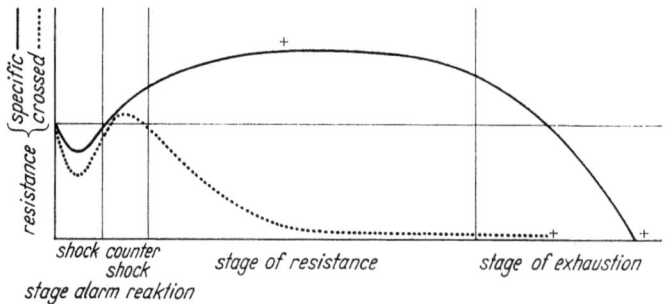

Abb. 6. Schema des Allgemeinen Anpassungssyndroms von SELYE: „Die wichtigsten funktionellen und hormonalen Wechselwirkungen zwischen den verschiedenen Organen"

überhaupt auf seine unspezifische und daher stets gleichartige Regulation zurückzuführen und der hypophysären Regulation dabei zentrale Bedeutung zuzuweisen. Wir werden im nächsten Abschnitt darauf eingehen, daß jeder einseitigen Konzeption ihre Schwächen anhaften, müssen uns aber hier mit dem hormonalen Einfluß auf die Infektion beschäftigen.

TONUTTI zeigte zuerst, daß hypophysektomierte Ratten auf mehrfach tödliche Mengen von Diphtherie-Toxin weder lokal noch allgemein reagieren und bei ihnen auch die sonst typische Nekrose der Nebennieren ausbleibt. Das ist ebenso der Fall, wenn das HVL-Hormon fehlt, wie wenn es zuvor im Überschuß gegeben worden war, der zur völligen Hormonentleerung der Nebennierenrinde geführt hatte. Mit diesen Beobachtungen war die Abhängigkeit der Symptomatik der Diphtherie-Intoxikation von der Hypophysen-Nebennieren-Funktion bewiesen.

SELYE entwickelte dann in ausgedehnten Experimenten seine Vorstellung von der „allgemeinen Adaptations-Reaktion" als unspezifische Antwort auf jede Art von „Stressoren", wobei er unter „Stress" „die allgemeinen Reaktionen auf die Einwirkung jeder Art von Stimulation oder Schädigung" oder auch „die Summe aller unspezifischen Veränderungen, die durch Funktion und Schädigung hervorgerufen werden", versteht. Ein typischer Stressor ist für ihn die „Infektion" ganz allgemein, die also vor allem die Hypophysen-Nebennieren-Achse aktiviert, diese Drüsen dazu reizt, „adaptive Hormone zu sezernieren, die die Resistenz gegen den Stressor verstärken, indem sie gewisse primordiale Anpassungsreaktionen anführen". Er gab später zu, daß gewisse Anpassungsreaktionen beim Stress auch durch das Nervensystem vermittelt werden. Die AAR ist also, besonders vom Gesichtspunkt der Infektionslehre aus, eine Abstraktion, die versucht, zunächst von allen spezifischen Symptomen, die die einzelnen Erreger erzeugen, zu abstrahieren und nur das herauszuschälen, was sich bei allen — eben „unspezifisch" — wiederholt. Es wird dabei aber nicht nur, wie bei den meisten experimentellen Anordnungen (z. B. bei TONUTTI), die Wirkung eines bestimmten Faktors — etwa eines Hormons — bei einer bestimmten Ausgangslage studiert, sondern es wird dabei der Zeitfaktor mit in die Abstraktion eingeführt. Was sich dabei im einzelnen abspielt, zeigt das Schaubild (Abb. 7), das in der Erweiterung von GRUMBACH 1960 wiedergegeben sei, in der auch der spezifische Anteil des Reizes berücksichtigt wird.

Auch dieser Autor kommt zu dem Urteil, daß das Selyesche Schema den verschiedenartigen Vorgängen bei verschiedenen Infektionen nicht gerecht wird, sondern zu stark simplifiziere. Die AAR zeigt ihre Schwäche vor allem darin, daß in ihr die verschiedene Rolle des Zeitfaktors verkannt und in ein einziges Schema gezwungen wird. Die Reaktion auf Stressoren hängt ja weitgehend von der Reaktionslage des Wirtsorganismus zur Zeit der Infektion ab, d. h. seiner jeweiligen Empfänglichkeit. Wenn SELYE ausausführt, daß „alle Pathogene durch ihre stresserzeugende Wirkung Krankheiten verursachen" und „dabei immer örtliche und allgemeine Wirkungen zusammen vorkommen", was gleichbedeutend sei mit dem völligen Fehlen des Vorkommens ausschließlich spezifischer oder ausschließlich unspezifischer Veränderungen, so widerspricht dieser seiner Meinung die Tatsache, daß wohl einige Infektionskrankheiten, nämlich die Lokalinfektionen örtlich beginnen und über die Herd- zur Allgemeinreaktion fortschreiten können, andere jedoch, nämlich die cyclischen, also gerade die wichtigsten, sich eben nicht so verhalten, sondern vielmehr zunächst gerade keine örtliche Gewebsreaktion setzen; erst nach dem symptomfreien Latenzstadium der Inkubation folgt dann bei ihnen eine zwar symptomatologisch unspezifische, aber spezifisch-hyperergisch ausgelöste Allgemeinreaktion als erste Folge des Stress und dann erst die spezifischen „Herd"-Erscheinungen (Organmanifestationen), die SELYE in seinem Ausbreitungsschema ein für alle Mal an den Anfang stellt. Es geht also nicht an, örtlich = spezifisch und allgemein = unspezifisch zu setzen, ebensowenig wie die Herdreaktion gesetzmäßig der Allgemeinreaktion vorausgehen zu lassen.

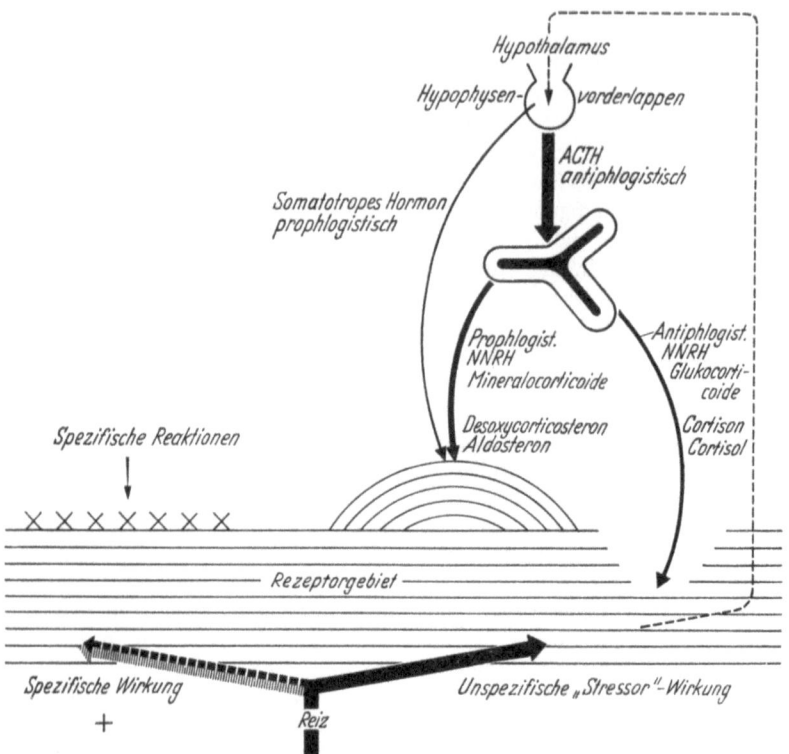

Abb. 7. Unbekannt ist bei der Selyeschen Adaptionstheorie der Weg, den der Reiz vom Receptorgebiet in den Hypothalamus nimmt (rechte Hälfte). Spezifische Reizwirkung ruft spezifische Reaktion hervor. Die Zwischenfaktoren sind überwiegend noch unbekannte Größen (linke Hälfte). Schema nach SELYE, modifiziert von GRUMBACH

Erst nach SELYES Konzeption gelangte die Medizin durch HENCH, KENDALL u. Mitarb (1949) zur Kenntnis der pharmakodynamischen Eigenschaften des Cortisons als des ersten reinen Glucocorticoids, und damit konnten dann erst deren regulative Einflüsse genauer analysiert werden, wobei sich freilich zeigte, daß diese auch von der Wirtsart maßgeblich abhängen (LONG).

Für das Verständnis der Regulation der Infektionsvorgänge durch die Corticosteroide, vor allem die antiphlogistischen Cortisone, sind die einzelnen Komponenten ihrer Wirkweise wichtiger als deren Zusammenfassung in der AAR von SELYE. Wenn diese auch nicht scharf von einander zu trennen sind, so kann man doch folgende, für die Infektion wichtigste

Wirkungen unterscheiden, wobei die biochemischen Wirkungen hier unberücksichtigt bleiben:
1. die antiphlogistische (entzündungshemmende) Wirkung,
2. die antilymphocytäre Wirkung im R.E.S.,
3. die damit einhergehende Einwirkung auf die Antikörper-Produktion,
4. die fiebersenkende Wirkung,
5. die den Infektions-Schock bremsende Wirkung,
schließlich zusammenfassend,
6. die antiallergische Wirkung.

Die antiphlogistisch-antiallergische Wirkung geht einher mit Herabsetzung der Capillar-Durchlässigkeit und der cellulären Exsudation und Infiltration, auch der Flüssigkeits- und Protein-Exsudation, der Fibrinogenese und örtlichen Reparation sowie der Phagocytose durch polymorphkernige Leukocyten. Die den Gefäßapparat betreffende Wirkung beruht mindestens z. T. auf erhöhtem Ansprechen der Gefäße auf Adrenalin unter Corticosteroiden, einer vermehrten vasomotorischen Reaktion auf Vasopressoren überhaupt, besonders in den Endarterien bei gesteigertem Widerstand gegen mechanische, toxische u. a. Insulte.

Diese direkten Wirkungen führen dazu, daß der Enderfolg der Cortisone bei Infekten aller Art in erster Linie vom Zeitfaktor abhängt, und zwar derart, daß die Einwirkung derselben auf normale Individuen *vor* der Infektion ihre Infektions-Resistenz schwächt, wenn die Infektion aber bereits zur Manifestation geführt hat, sehr wohl ihre Überwindung unterstützt und beschleunigt werden kann. Freilich darf auch dabei nicht zu stark vereinfacht werden, indem z. B. bei einer cyclischen Krankheit im hyperergischen Generalisationsstadium kurzfristige Cortisonanwendung günstig wirkt (z. B. beim Typhus abdominalis), in einem chronischen hyperergischen Zustand wie bei der Endocarditis rheumatica insbesondere bei zu langer Anwendung (und ohne Antibioticaschutz) erst recht die Voraussetzung zur Entwicklung einer septisch-bakteriellen Endokarditis geschaffen werden kann. Bei allen Lokalinfektionen ist ebenfalls Vorsicht mit der Abbremsung der lokalen Gewebsreaktion durch die Cortisone geboten, deren Anwendung bei allen akuten Infektionen überhaupt nur kurzfristig und unter Antibiotica-Schutz geschehen sollte.

Zu richtiger Zeit, in richtiger Dosis und Dauer gegeben besitzen wir heute in ihnen ein sehr wertvolles Therapeuticum und theoretisch ein für die ganze Infektionslehre ungemein wichtiges Regulativum.

Es war dann im weiteren Verlauf der Forschung das Verdienst vor allem von SELYE, unter den verschiedenen Hormonen von Hypophyse und Nebenniere die prinzipielle Wirkweise auf die Entzündung geklärt zu haben. Unter den Corticosteroiden sind die Cortisone oder Glucocorticoide als anti-, das Desoxycorticosteron und Aldosteron (Mineralocorticoide) als prophlogistisch, unter den HVL-Hormonen das ACTH als anti-, das STH als prophlogistisch zu bezeichnen.

Demgegenüber treten die Hormone anderer endokriner Drüsen in ihrer Wirksamkeit auf die Infektion stark in den Hintergrund. Prinzipiell kann aber entsprechend den eingangs angeführten klinischen Beobachtungen an endokrinen Krankheiten dem Thyroxin eine prophlogistische Wirkung zugeschrieben werden, wenn auch sein Mangel (beim Myxödem) eine vermehrte lokale Anfälligkeit für bakterielle Infektionen, also eine mangelnde „Abwehr" bedingt. Das Insulin hat indirekt wegen Erhöhung des Blutzuckers bei seinem Mangel eine antiphlogistische Wirkung, wie sie von den bösartigen Verläufen lokaler Entzündungen beim Diabetes mellitus bekannt ist. Die Sexualhormone üben wohl auch mehr indirekt über ihre Stoffwechselwirksamkeit Einflüsse auf Infektionsverläufe aus, wobei die Frage der erhöhten Anfälligkeit in Pubertät, Gravidität und Menstruation zwar viel diskutiert, aber von Krankheit zu Krankheit verschieden beurteilt wird. Allen diesen Hormonen kommt aber für die Regulation der Infektionen bei weitem nicht die hohe Bedeutung zu wie den HVL- und NNR-Hormonen.

Schrifttum

GRUMBACH, A.: Biologische Daten zur Entzündung. Schweiz. med. Wschr. 1960, 237.
HÖRING, F. O.: Endokrine Krankheiten und Infektionsresistenz. Ergebn. inn. Med. Kinderheilk. 52, 336 (1937).
— Allgemeines Anpassungsyndrom (Selye) und Pathogenese der Infektionskrankheiten. Dtsch. med. Wschr. 1952, 973.
— Eine klinische Würdigung der allgemein-pathologischen Systeme von Speransky, Selye u. a. Zbl. inn. Med. 9, 992 (1954).
LONG, D. A.: Relationship between susceptibility to corticosteroids and resistance to infection and response to chemotherapy. Antibiot. et Chemother. (Basel) 7, 29 (1960).
SELYE, H.: Einführung in die Lehre vom Adaptationssyndrom. Stuttgart: Gg. Thieme 1953.
— Die Beteiligung der Hormone bei nicht endokrinen Krankheitsprozessen. Regensburger Jahrb. f. ärztl. Fortb. VII, 116 (1959).
TONUTTI, E.: vgl. S. 73.

g) Neurale Regulation der Symptomatologie

In den vorangegangenen Abschnitten wurden zunächst die morphologischen, biochemischen und serologischen Vorgänge am Entzündungsherd, in den Organen, in Blut und Stoffwechsel besprochen, sodann die diesen übergeordneten Regulationen der allergischen und hormonalen Reaktion auf infektiöse Reize. Dabei ergab sich schon ihre vielfache Verknüpfung miteinander und daß bei der Untersuchung einzelner Symptome oft nur der gleiche Vorgang mit verschiedenen Methoden beobachtet wird, weiter, daß die lokalen Symptome an einem Krankheitsherd sich meist nur graduell, nicht prinzipiell von den Allgemeinsymptomen der Infektion unterscheiden, und diese nur, lokal gebunden und intensiviert, wiederholen: lokale Hyperthermie — Fieber, lokale Schwellung — allgemeine Kochsalz- und Wasserretention, lokale — allgemeine Gefäßdilatation, lokaler — allgemeiner Eiweißabbau, lokale — allgemeine Acidose usw. Die analytische Forschung versuchte jedes Einzelsymptom als Folge einer exogenen (bakteriellen oder toxischen) Schädigung, gewissermaßen als primäres Ereignis aufzufassen und verfolgte nun, von ihm ausgehend, seine Auswirkungen auf den Organismus. Dabei drängte sich dann die Frage auf, ob ein solches Symptom rein peripherer Natur, also etwa auch am isolierten Organ auslösbar, oder zentralnervös sei, und diese Fragestellung ergab schließlich in den meisten Fällen, daß das eine das andere nicht ausschließt: periphere Entstehung mit sekundärer Beteiligung des Gesamtorganismus einerseits, Auslösung des Symptoms primär vom Zentralorgan andererseits. Damit aber ist für das Geschehen im Gesamtorganismus die neurale Regulation als die letzte Instanz erwiesen.

Es seien für das Zusammenfallen des peripheren Automatismus mit zentraler Steuerung einige Beispiele angeführt:

Das Wesen der Entzündung wurde lang in der örtlich gebundenen cellulären Reaktion auf den an dieser Stelle eingetretenen chemischen oder physikalischen Reiz gesehen; heute tritt die Reaktion der innervierten Gefäßbahn als das Primäre des ganzen Vorgangs in den Vordergrund (RICKER).

Die Entstehung der örtlichen und allgemeinen Leukocytose wurde früher vorwiegend als Folge der Chemotaxis unter Einwirkung humoraler Substanzen (Opsonine) angesehen; wir wissen heute, daß die örtliche Leukocytenansammlung vorwiegend vom Verhalten der innervierten Capillargefäßwand abhängt, ihre Bildung im Knochenmark weitgehend humoral reguliert ist (HOFF, KEN KURE) und ihre Ausschwemmung aus diesem zentralnervösem Einfluß unterliegt (Hirnstich-Leukocytose).

Die lokale und allgemeine Stoffwechselsteigerung mit dem Eiweißzerfall, dem Fettabbau und der Kohlenhydratausschwemmung ist wohl von der Peripherie her „toxisch" oder auch nur rein lokal auslösbar; ihre zentrale Regulation, zum Teil auf dem humoralen Umweg über die inneren Drüsen, ist aber heute ebenso bekannt. Das gleiche gilt für die Wasserhaushaltsstörung und die Transmineralisation: der örtliche Automatismus in einem Herd und die Regulation von den Zentren des Zwischenhirns aus greifen ineinander (Salzstich, Osmoregulation von JUNGMANN und BERNHARDT).

Lokale und allgemeine Wärmehaushaltsstörung sind in ihrer Abhängigkeit von der Intaktheit der nervösen Leitungsbahnen (Splanchnicus) und von den Zentren genau erforscht (KREHL, GRAFE u. v. a.).

Die Auslösung einer dem Schock zugehörigen Kontraktion glatter Muskulatur nach vorausgegangener Sensibilisierung durch erneute Berührung mit dem Antigen ist zwar rein peripher möglich (Schultz-Dalescher Versuch am isolierten Meerschweinchenuterus), geschieht aber im Organismus im Rahmen der anaphylaktischen Gesamtreaktion. Und die Bildung der Immunstoffe, auf Grund deren die auch isoliert in vitro stattfindende Antigen-Antikörper-Bindung zustande kommt, ist vom Nervensystem beeinflußt (z. B. durch bedingte Reflexe, METALNIKOW, Ermüdung, FRIEDBERGER u. a.). Während Sympathicuserregung die Immunitätslage (Abwehrbereitschaft) hebt (BOGENDÖRFER u. a.), steigert Parasympathicuserregung den Immunkörperspiegel (Schrifttum s. bei H. MÜLLER 1940).

Die Wechselwirkung von Zentralnervensystem und Peripherie trat in diesen Forschungsergebnissen deutlich zutage. Je mehr man ein einzelnes

Symptom, aus dem organismischen Zusammenhang gerissen, betrachtete, um so mehr konnte es zunächst in die Peripherie verlegt werden; je komplexer aber das gewählte Symptom war, um so mehr wurde auch seine Bindung ans Nervensystem erkannt.

Das sei noch einmal ausgeführt für ein in seiner Entstehung so komplexes, dabei in der Infektionslehre so wichtiges Symptom wie das *Fieber*. Seine zentrale Genese und die Existenz eines Temperaturzentrums im Stammhirn (Wärmestich von ARONSOHN und SACHS), die Erfolgsorgane der Wärmebildung (vor allem Leber und Muskulatur) und -abgabe (Haut, Lungen) sind seit langem gut erforscht. Trotzdem blieben die Einzelheiten der Fieberverläufe (Continua, Remittens, Intermittens, Krise) unerklärt. Von den pyrogenen Substanzen, mit denen versucht wurde, die Fieberentstehung zu erklären, wurde schon gesprochen (S. 101), auch davon, daß bei gewissen Hypophysen-Zwischenhirnstörungen Fieberunfähigkeit besteht (S. 114); die künstliche Fiebertherapie mit pyrogenen Substanzen (Pyrifer) einerseits, das Vorkommen sicheren, rein zentralnervösen (nicht-infektiösen oder -toxischen) Fiebers bei Hirntumoren, nach Encephalographie usw. andererseits sind jedem Arzt geläufig, obwohl gerade letzteres, die rein nervöse Hyperthermie, noch bis in neuere Zeit in Zweifel gezogen wurde. Wir sehen daraus, daß der Komplex „Fieber" ganz verschieden ausgelöst wird und daß dabei die Wärmeregulation, wie es zuerst LIEBERMEISTER ausgedrückt hat, „auf verschiedene Temperaturgrade eingestellt werden kann". So haben wir auch in der Klinik der Infektionskrankheiten verschiedene Ursachen für die Fieberentstehung zu berücksichtigen, nämlich zunächst

Fieber aus lokaler Ursache, wie es bei schwereren lokalen Infektionsprozessen vorkommt, so bei Wundeiterungen, Furunkeln u. a., und wie es meist durch unregelmäßigen oder remittierenden (amphibolischen) oder gar intermittierenden Verlauf gekennzeichnet ist, wobei nach Entfernung der Ursache (operative Eröffnung, Drainage) das Fieber rasch zurückgeht. Dem steht das

Fieber aus zentraler Ursache, wie wir es kurz bezeichnen wollen, gegenüber, das mit andauernd hohen, kontinuierlichen Temperaturen zu verlaufen und, gelegentlich von Pseudokrisen unterbrochen, kritisch oder lytisch zu enden pflegt, und das man gerade dann findet, wenn ein entzündlicher Herd nicht oder noch nicht vorhanden ist, oft freilich in der Entstehung begriffen, dann aber nicht oberflächlich, sondern irgendwo innerlich gelegen ist. Während bei dem Fieber aus lokaler Ursache der Tonus des Wärmezentrums vom Entzündungsherd, also primär gewöhnlich von außerhalb des Nervensystems aus erregt wird, geschieht das beim Fieber aus zentraler Ursache im Verlauf einer primär nervösen Umsteuerung des Organismus. — Ein praktisch sehr wichtiges Ereignis für die Infektionslehre ist schließlich der

Schüttelfrost. Bei ihm reguliert das Fieberzentrum plötzlich auf eine hohe Temperatur um, es kommt daher zu dem subjektiven Kältegefühl, die Wärmeabgabe wird auf ein Minimum reduziert, die Wärmebildung durch die mit dem Schütteln einhergehende Muskeltätigkeit hochgradig gesteigert. Infektiöse Schüttelfröste kommen dann vor, wenn Bakterien in größerer Menge plötzlich ins strömende Blut kommen; bei Viruskrankheiten fehlen sie daher so gut wie gänzlich. Es handelt sich also hier tatsächlich um die Folge eines plötzlichen Freiwerdens pyrogener Zerfallsstoffe, einen Vorgang ähnlich wie beim künstlichen Schüttelfrost durch intravenöse Injektion von Milch, Pyrifer oder dgl. Wieso es zum Eindringen von Bakterien ins Blut kommt und warum die Reaktion des Wirts von Fall zu Fall quantitativ und qualitativ so variiert, d. h. der eine schon auf kleinste Keimmengen mit Frost antwortet, der andere nicht, der eine auf diese, der andere aber auf jene Bakterienart, das wird später zu besprechen sein. Auch die Geschwindigkeit, mit der es zum Frost kommt, wechselt sehr (der Zeitfaktor); meist dauert es 1—3 Std vom Eindringen der Keime bis zum Beginn des klinischen Frostes (SCHOTTMÜLLER), der Beginn der Temperaturbewegung kann aber auch wesentlich früher einsetzen (GRAFE).

Neben den individuellen Unterschieden sind auch allgemeine Gesetzmäßigkeiten auf Verlauf und Höhe der Temperatur ebenso auf Geschwindigkeit des Ausbruchs und Stärke eines Schüttelfrosts von Einfluß, so die *endogenen Rhythmen,* vor allem der 24-Std-Rhythmus des Menschen, der sich ja auch schon im Temperaturverlauf des Gesunden kundtut. Er erklärt die größere Höhe der Abendtemperaturen und die Tatsache, daß Schüttelfröste nachts, besonders in der zweiten Hälfte derselben, zu den größten Seltenheiten gehören. Auch in diesen Einflüssen dürfen wir die Wirkung des Nervensystems erblicken.

Noch komplexere Allgemeinsymptome der Infektion als das Fieber, über deren zentrale Bedingtheit a priori nie ein Zweifel entstehen konnte, sind die bei infektiösen Prozessen oft so charakteristischen *Störungen der Allgemeingefühle:* Prostration, Müdigkeit, Verstimmung, Übelkeit (Nausea) bis zum Erbrechen, vage Kopf-, Rücken- und Gliederschmerzen, Störungen des Schlafrhythmus und des Sensoriums überhaupt. Sie greifen vom Bereich der Tiefen-, stärkstens in das der Oberflächenperson, vom Unbewußten ins Bewußte über, wenn sie auch keineswegs als nur corticale Funktionen aufgefaßt werden dürfen, da die Organgefühle zum mindesten die Peripherie ebenso wie das Zentrum betreffen. Im Zusammenhang mit ihnen stehen letzten Endes auch komplexe äußere Einflüsse auf die momentane Disposition des Individuums zu Infekten, wie sie aus Lebensweise und äußerem Milieu hervorgehen. Hunger und Elend sind nicht nur der Verbreitung der Infektion günstig, sondern beeinflussen auch Haftung und Verlaufsschwere stark, und zwar je nach Art der Krankheit bald fördernd, bald hemmend. So sind z. B. Anginen im Dystrophiezustand äußerst selten, während die Lungentuberkulose (tertiäre Phthise) zunimmt. Auch cyclische Infektionskrankheiten verlaufen beim Dystrophiker oft „larviert" und abgeschwächt (so die Poliomyelitis — Lit. bei SCHNEIDER 1951, TAYLOR und GORDON 1953 —, Typhus, Pneumokokken-Pneumonie), während Lokalinfektionen wie die Ruhr meist schwer verlaufen. — Ähnliches gilt für Klima und Wetter, denen in neuer Zeit viel Beachtung geschenkt wird, wobei hauptsächlich plötzliche Wetterumschläge (Föhn, Frontdurchgänge, bes. der Antizyklon) plötzliche Erkrankungshäufungen auslösen können

(Petersen, Pfleiderer, de Rudder u. a.). Da wir diese Einflüsse heute zumeist nur mehr statistisch, noch kaum physiologisch erfassen können, wird hier nicht näher darauf eingegangen.

Die neurale Regulation und ihre Auswirkung in die Peripherie verläuft bei aller Verschiedenheit von Krankheit zu Krankheit und individuell von Fall zu Fall in prinzipiell ähnlicher Form, und man kann sie daher, vom Spezifischen der betreffenden Krankheit und Individuellen des betreffenden Falles abstrahierend und schematisierend als ein typisches Geschehen, eine typische Reaktionsweise des Gesamtorganismus darstellen, ähnlich wie das auch von der Allergielehre schon als Typ der allergischen Reaktion oder von der Endokrinologie als AAR getan wurde. Dabei ist die neurale Auslösung der allergischen Reaktion anerkannt und räumt auch Selye der neuralen Einwirkung des Zwischenhirns auf die Hypophyse (vgl. Abb. 7) eine übergeordnete Stellung ein, so daß auch diese Reaktionstypen dem Neuralen untergeordnet sind. Die neurale Regulation ist von verschiedenen Autoren, jeweils von etwas verschiedenen Ausgangspunkten aus, eingehend studiert und als Ganzes typisiert worden. Es würde aber hier zu weit führen diese „Syndrome" einzeln zu besprechen, die alle mehr oder weniger enge Beziehungen untereinander und zur Infektionslehre haben: die Notfallreaktion Cannons, das neurodystrophische Syndrom Speranskys, die neurovegetativen Reaktionen (réaction précoce et tardive) im Reillyschen Phänomen, die ergo- und trophotrope Reaktion von W. R. Hess und die vegetative Gesamtumschaltung von F. Hoff. Sie alle heben die Bedeutung des Unspezifischen, des Milieus oder Terrains als zweiten Faktor neben dem Spezifischen des Krankheitserregers hervor und betonen dabei das Ganzheitliche des organismischen Geschehens. Am meisten betont unter ihnen das für die Klinik Wichtige die Hoffsche Beschreibung. Er unterscheidet bei den Infektionskrankheiten ganz allgemein eine erste („Abwehr"-) Phase, die mit Fieber, Sympathicotonie, myeloischer Leukocytose, Umsatzsteigerung, Blutzuckeranstieg, Acidose usw. einhergeht, von der Phase „der Überwindung der Infektion", bei der es zum Überwiegen des parasympathischen Tonus mit Tendenz zum Temperaturrückgang, zur lymphatischen Reaktion, zum Umsatzabfall, zur Alkalose usw. kommt. Dieselben Phasen konnte er aber auch in allen Einzelheiten beim neurogenen Fieber z. B. nach Encephalographie nachweisen. Der Ablauf der Reaktion wird nicht nur vom Zwischenhirn aus reguliert, er kann auch nur teilweise in einzelnen „Funktionskreisen" zustandekommen, die durch Zwischen- und Querschaltungen verschiedener nervöser und humoraler Stationen kurzgeschlossen sind; als solche sind insbesondere der Automatismus des sympathisch-parasympathischen Systems und das endokrine System zu nennen, die eigene Impulse aussenden, aber auch solche vom Zwischenhirn empfangen, das seinerseits wieder solche aus höheren sub- und corticalen Sphären erhält.

Haben wir nun so den einen wichtigen Schlüssel für die klinische Infektionslehre im unspezifischen pathologisch-physiologischen Ablauf unter der neuralen Regulation gewonnen, so muß nun noch einmal zum Begriff der Spezifität von der Klinik aus Stellung genommen werden.

Schrifttum

GRAFE, E.: Das Fieber und die Frage seiner Bekämpfung. Münch. med. Wschr. **1933**, 447, 494, 527.
HOFF, F.: Infektionsabwehr und vegetatives Nervensystem. Dtsch. med. Wschr. **1941**, 417.
— Steuerungseinrichtungen des Organismus. Dtsch. med. Wschr. **1942**, 1189.
— Klinische Probleme der vegetativen Regulation und der Neuralpathologie Stuttgart: Gg. Thieme 1952.
JUNGMANN, P., und H. BERNHARDT: Experimentelle Untersuchungen über die Abhängigkeit der Osmoregulation vom Nervensystem. Z. klin. Med. **99**, 84 (1923).
KEN KURE: zit. n. HOFF: Japanische Beiträge zum Problem der zentralnervösen Blutregulation. Klin. Wschr. **1938**, 638.
KREHL, L.: Pathologische Physiologie. Berlin: Springer 1932.
MUELLER, H.: Der Einfluß des vegetativen Nervensystems auf Abwehr und Antikörper. Z. Kinderheilk. **62**, 162 (1940).
— Über Schwankungen der Infektdisposition und über „Parergie." Dtsch. Z. Kinderheilk. **65**, 60, 1947.
— Poliomyelitis und Immunitätsschwankung. Z. Kinderheilk. **62**, 162 (1940).
PETERSEN, W. H.: The patient and the weather. Michigan: Edwards Broth. 1934—1938.
PFLEIDERER, H., und K. BUETTNER: Bioklimatologie. In: VOGT, Lehrb. der Bäder- u. Klimaheilkunde. Berlin 1941.
REILLY, J., E. RIVALIER, A. COMPAGNON, E. FRIEDMANN, H.-C. PHAM et H. DU BUIT: Le rôle du système neurovégétatif dans les réactions d'hypersensibilité. Ann. de Médecine **39**, 165, 1936. Vgl. auch: DECOURT, P.: Phénomènes de REILLY et syndrome général d'adaptation de SELYE. Etudes et Documents Vol. I. Tanger: Edit. internat. Hespéris 1951.
RICKER, G.: Pathologie als Naturwissenschaft. Berlin 1934.
— Wissenschaftliche Aufsätze für Ärzte. Berlin 1936.
DE RUDDER, B.: Grundriß einer Meteorobiologie des Menschen. Berlin 1938.
SCHNEIDER, H. A.: Nutrition and resistance-susceptibility to infection. Amer. J. trop. Med. **31**, 174 (1951).
SPERANSKY, A. D.: A basis for the theory of medicine. Internat. Publishers New York 1935. — Referate darüber: HÖRING: Allg. pathol. Schr.reihe H. 2, 18 (1941) u. Dtsch. med. Wschr. **1944**, 162; von ROQUES, K. R.: Nervensystem und Krankheit. Dtsch. Gesundh.-Wes. I, 120 (1946).
TAYLOR, C. E., and J. E. GORDON: Synergism and antagonism in mass disease of man. Amer. J. med. Sci. **225**, 320 (1953).

C. Das Spezifitätsproblem

„Die durch die Spezifität der Infektionsstoffe bedingte Spezifität der Infektionskrankheiten" (DORR) gilt auch heute noch weithin besonders in der Mikrobiologie als die Grundlage der Infektionslehre. Sie wurde bereits vor der Erforschung der Infektionsstoffe und nach den ersten großen mikroskopischen Entdeckungen aus klinischen und epidemiologischen Erfahrungen gefolgert, wenn auch erst R. KOCH den experimentellen Beweis für sie erbringen konnte. Sie besagte ursprünglich nur, daß jeder Infektionskrankheit stets ein und derselbe Infektionsstoff zugehört.

„Die Spezifität der Infektionsstoffe gibt sich dadurch zu erkennen, daß die Übertragung desselben Ansteckungsstoffes immer nur dieselbe Krankheit erzeugt, von welcher er abstammt" (ZIEMSSEN).

Allerdings war die Klinik vor den bakteriologischen Entdeckungen noch nicht in der Lage, die Infektionskrankheiten so voneinander zu unterscheiden wie heute. Gibt es doch innerhalb der einzelnen Gruppen von Infektionskrankheiten mit gemeinsamem führendem Symptom große Ähnlichkeiten des klinischen Verlaufs, die die Differentialdiagnose bei manchen Krankheiten, z. B. beim Typhus und Paratyphus abdominalis, überhaupt nur bakteriologisch-serologisch erlauben. So wurden manche vorher noch irrtümlich zusammengeworfene Infektionskrankheiten erst durch die Kenntnis der spezifischen Infektionsstoffe als ätiologische Einheiten voneinander abgegrenzt.

So weit also hat die Spezifitätshypothese die Klinik der Infektionskrankheiten sehr gefördert. Während aber ursprünglich der Spezifität der Infektionsstoffe Bedeutung nur für die „Übertragung" der Infektionskrankheiten, nicht aber für „ihren cyclischen Verlauf" beigelegt wurde (vgl. ZIEMSSEN S. 4), hat sich unter dem Einfluß der sog. Immunitätslehre der Spezifitätsbegriff mit der Zeit immer mehr verschoben und trat ganz in den Vordergrund der ätiologisch-kausalistischen Infektionslehre, wobei er allein nun auch die Pathogenese erklären können sollte. Durch die Spezifität der Reaktion zwischen Erregertoxinen und Antikörpern wurden nicht nur die pathologisch-anatomischen Erscheinungen bei Infektionskrankheiten und die Immunität, sondern auch die klinischen Symptome zu erklären versucht, wobei die stets unbewiesene verallgemeinernde Vorstellung der spezifischen Toxine im Keim und der Antitoxine als ihres Widerparts im Menschen, also eine serologische Erscheinung, den Blick der Forscher fesselte. Die spezifischen Antigen-Antikörper-Reaktionen sollten der Hauptfaktor der „Abwehr", also auch der Heilung sein. Man nahm an, in der Spezifität der Reaktionen mit dem Keim eine prinzipiell neue Form der Reaktionsweisen der Wirtsorganismen gefunden zu haben, die für Infektionsprozesse charakteristisch sei.

Diese Annahme wurde zuerst durch die Entdeckung der Blutgruppen zweifelhaft, die das Phänomen der serologischen Spezifität ganz unabhängig von Infektionsvorgängen, also nicht als „Abwehrwaffe" zeigte. Viele ähnliche Beobachtungen, so besonders die Allergie, gesellten sich hinzu, bis man erkannte, daß die serologische Spezifität keineswegs etwas nur Infektionsprozessen Eigenes ist, sondern sich anderen bekannten Erscheinungen einordnet. So gelang auch die Erzeugung serologischer Antikörper gegen synthetische Chemikalien (Azofarbstoffe, teils in Verbindung mit Eiweiß, teils mit anderen Kolloiden), die nicht frei in der Natur vorkommen. Es zeigte sich also, daß es sich bei den spezifischen Antigen-Antikörper-Reaktionen nicht um prinzipiell von chemischen Bindungen verschiedene Reaktionen handelt, sondern nur um besonders komplizierte Vorgänge derselben Art, wie sie auch sonst, etwa aus der Stoffwechsellehre, bekannt sind. Es blieb an ihnen nur noch die Tatsache „spezifisch", daß der Mensch sich daran gewöhnt, bzw. in seinem Leben erst lernt, manche Antikörper neu zu bilden; doch auch diese Eigenschaft entspricht einer allgemeinen biologischen Funktion (z. B. Gewöhnung an manche Arzneimittel) und räumt den spezifischen Reaktionen keine Sonderstellung ein.

Seither haben sich viele Forscher mit dem Spezifitätsbegriff auseinandergesetzt. Während ihn DOERR noch als „den ruhenden Pol in der Erscheinungen Flucht" bezeichnet, um den sich unser ganzes Wissen gruppiere, und dabei seine Gültigkeit auch auf die angeborene bisher als unspezifisch bezeichnete Infektionsresistenz ausdehnt, schränkte ihn schon GOTTSTEIN dahin ein, daß sich nicht die Spezifität von Parasit und Krankheit, sondern nur diejenige von Wirt und Gast zur Deckung bringen lasse, daß die Spezifität also nichts mit der Klinik der Infektions*krankheiten* zu tun habe, sondern nur die Eigenschaft der Artbeständigkeit der Lebewesen in der Generationenfolge zum Ausdruck bringe, also gewissermaßen eine Selbstverständlichkeit.

In der *pathologischen Anatomie* hat sich RÖSSLE besonders intensiv mit dem Spezifitätsbegriff beschäftigt und ausgeführt, daß die als spezifisch bezeichneten Gewebsveränderungen (die Granulome) sich nur graduell, nicht prinzipiell von denen bei der gewöhnlichen Entzündung unterscheiden, daß sie also nur gewohnheitsgemäß, nicht aber im strengen Sinne als spezifisch bezeichnet werden dürfen. „Die Reaktionsmöglichkeiten des gereiften Gewebes sind beschränkt, Spezifität der Reaktion gibt es überhaupt nicht, und das systematische experimentelle Studium der allergischen Entzündungen hat immer nur quantitative und zeitliche, aber keine qualitativen Eigentümlichkeiten ergeben. Spezifität gibt es nur hinsichtlich des auslösenden Agens. Spezifisch ist also an der Tuberkulose nicht das Granulom, sondern der Tuberkelbacillus." Es muß also beachtet werden, daß sich — entsprechend den verschiedenen Betrachtungsweisen — der Spezifitätsbegriff in der pathologischen Anatomie nicht mit dem in der Immunitätslehre deckt. Dort spricht man von Spezifität, wenn gewebliche Veränderungen durch ihre Morphologie mit einiger Sicherheit auf ihre Ätiologie schließen lassen, während sich Spezifität hier einerseits auf in vitro-Reaktionen, andererseits auf funktionelles Geschehen bezieht, also sehr viel weiter reicht als im morphologischen Sinne. Der Morphologe präjudiziert dabei im allgemeinen noch gar nichts über etwaige Kausalzusammenhänge zwischen Erreger und Gewebsreaktion, während solche Vorstellungen beim Gebrauch des Worts Spezifität in der Immunitätslehre wohl stets mitspielen.

In der *klinischen Betrachtung* reifte gleichzeitig immer mehr die Erkenntnis der unspezifischen Regulationen im Sinne der in den vorangegangenen Abschnitten ausgeführten „Syndrome" (Allergie, AAR, vegetative Gesamtumschaltung usw.) als eines sehr wesentlichen Bestandteils der Infektionskrankheiten und zeigte sich dabei, daß der spezifische Anteil demgegenüber oft nur eine Nebenrolle spielt. Ja, auch bei den spezifischen Wirkungen echter Exotoxine (z. B. Tetanus) zeigte sich, daß auch sie an die Wirtsart ebenso sehr gebunden sind wie an das Toxin (vgl. S. 20, Tab. 1). Der spezifische Anteil reduzierte sich im Wesentlichen auf die Lokalisation der Endobionten im Wirt und auf das Tempo der Reaktion (im Sinne der Abschn. I, 12 u. 14), wobei die zunehmende Erkenntnis von der hohen Bedeutung der latenten Infektionen (s. Abschn. I, 13) lehrte, daß der gesamte spezifische Anteil der Infektion klinisch fehlen und sich auf das Immunologische allein beschränken kann. Dabei gibt es aber auch vielerlei Infektionsprozesse, bei denen trotz klinischer Manifestation alles Spezifische fehlen kann (HÖRING 1932). Das sind teils einmalige Ereignisse einer

Endobiosestörung zwischen einem Wirt und einem nicht an diesen angepaßten Keim, dem gegenüber also auch keine spezifischen Krankheitsreaktionen entwickelt sind; als Erreger können dabei die verschiedensten „apathogenen" Keime auftreten (unspezifische Infekte). Zum anderen gibt es auch Fälle von manifester Störung mit normalen Endobionten, wo nur die Senkung der Resistenz des Wirts Krankheitsbedingung ist und entzündliche Prozesse entstehen, z. B. Eiterungen, die nichts zeigen, was auf die Art des Erregers hinweisen würde.

Schließlich lehrte insbesondere die moderne Virologie das Vorkommen so vieler Erregerarten, daß sich die ursprüngliche Suche nach den Erregern der klinisch bekannten Infektionskrankheiten umwendete in eine Suche nach Krankheitsbildern zu den bereits bekannten Erregern und man heute viele Fälle kennt, wo ein und dasselbe klinische Krankheitsbild auf mehrere Erregerarten zurückgeführt werden kann.

Der Spezifitätsbegriff ist also in neuerer Zeit immer problematischer geworden und hat vielerlei Einengungen erfahren. Um ihn heutzutage — auch außerhalb seiner Anwendung in der sogenannten Immunitätslehre, d. h. der Lehre von den Antigen-Antikörper-Reaktionen — mit einem befriedigenden Inhalt zu füllen, ist es nach allem nötig, sich an seine historische Entwicklung zu erinnern. Er entstand aus praktisch-klinisch-epidemiologischen Bedürfnissen. So lehrt ZIEMSSEN (s. S. 4), daß man die Spezifität daran erkenne, daß „die Übertragung desselben Ansteckungsstoffes immer nur dieselbe Krankheit erzeugt"; er sagt aber nicht, daß es der Ansteckungsstoff selbst sei, der die Krankheit mit ihren Symptomen mache; und darin eben liegt der Unterschied. Auf seine ursprüngliche Bedeutung eingeschränkt, ist der Spezifitätsbegriff auch heute noch ein vorzügliches Hilfsmittel für die ätiologische Aufklärung von Seuchen und die hygienisch-bakteriologische Untersuchung der Umwelt des Kranken. Diese Betrachtung ist jedoch nicht die einzig mögliche: als strenge Arbeitshypothese für die pathogenetische Forschung hat sich der Spezifitätsbegriff in seiner im Zeitalter der Bakteriologie abgewandelten Bedeutung als irrig erwiesen. Unter seiner Herrschaft hat das ätiologische Denken besonders in der Therapie der Infektionskrankheiten vielfach auf Abwege geführt (HÖRING 1943). Erst nach seiner notwendigen Einschränkung „kann die Forschung befreit von selbst geschaffenen, nunmehr entbehrlich gewordenen Schranken unbehindert neue Gebiete in Angriff nehmen" (GOTTSTEIN).

Schrifttum

GOTTSTEIN, A.: Epidemiologie, Grundbegriffe und Ergebnisse. Leipzig und Wien: F. Deuticke 1937.
HÖRING, F. O.: Die Systematik uncharakteristischer Infektionen und deren Stellung im nosologischen System. Z. klin. Med. 121, 231, 1932.
— Über die Gefahr des ätiologischen Denkens in der Klinik der Infektionskrankheiten. Münch. med. Wschr. **1943**, 499.
RÖSSLE, R.: Die geweblichen Äußerungen der Allergie. Wien. klin. Wschr. **1932**, 609, 648.
— Allergie und Pathergie. Klin. Wschr. **1933**, 574.
— Die nosologische Stellung des Rheumatismus. Klin. Wschr. **1936**, 809.

D. Die pathogenetischen Typen der Infektionskrankheiten

Das für die klinische Infektionslehre wichtigste unspezifische Phänomen, das dem Arzt ein Rahmenschema für das Verständnis der Pathogenese der Infektionskrankheiten gibt und ihm diagnostisch und vor allem therapeutisch gezielt und zeitgerecht zu handeln erlaubt, ist der Unterschied von allgemeiner und lokaler Empfänglichkeit mit den aus diesem grundsätzlichen Gegensatz hervorgehenden Folgen für Infektionsverläufe. In diesen unspezifischen Rahmen lassen sich dann zwanglos die spezifischen Phänomene einordnen, die jeder Infektionskrankheit ihr eigenes Gepräge geben. Die allgemein-biologischen Grundlagen für die Unterscheidung der Allgemein- und der Lokalinfektionen wurden im Teil I dargestellt. Nachdem im Teil II bislang ausführlich von der normalen und pathologischen Physiologie der Besiedlungen des Menschen in klinischer Betrachtung die Rede war, verbleibt zum Schluß die Aufgabe, die pathogenetischen Grundtypen der Infektionskrankheiten zu charakterisieren, die sich aus den unspezifischen Arten der Empfänglichkeitslage des Individuums gegenüber dem spezifischen Keim ergeben; es sind das

1. die cyclische Infektionskrankheit,
2. die Lokalinfektionskrankheit,
3. die Sepsis (als generalisierende Lokalinfektion).

In einem dieser 3 Grundtypen reagiert der Wirtsorganismus bei jeder Infektionskrankheit. Jeder von ihnen ist dabei unabhängig von der Erregerart, d. h. jeder Typ kann von einer unbeschränkten Zahl von verschiedenen Erregerarten hervorgerufen sein. Gleichzeitig kann beim selben Wirtsindividuum mit dem gleichen Keim aber immer nur einer der 3 Typen verwirklicht sein. Wohl aber kann nacheinander im gleichen Wirt die gleiche Erregerart zuerst Typ 1, dann 2 und dann 3 hervorrufen.

Nicht in allen Fällen der spezifischen Infektionen entspricht die primäre Empfänglichkeitslage des Wirts vollständig dem Schema der Allgemein- und Lokalempfänglichkeit. So können schon vor der Krankheit schwächere Grade einer spezifischen Sensibilisierung eingetreten sein, oder es spielen paraspezifische, parallergische oder unspezifische Schnellschutzphänomene eine Rolle, oder es treten mehrere Erreger mit dem Wirt in Verbindung. Daraus ergeben sich gewisse Abwandlungen, die abschließend besprochen seien als

4. Modifikationen der 3 Grundtypen.

1. Die cyclische Infektionskrankheit

Bei der cyclischen Allgemeininfektion ist es gleichgültig, ob kleinste oder größte Mengen des Infektionsstoffes zur Infektion führen; bei ihr genügt im Prinzip die Ein-Keim-Infektion, für sie gilt also ein *„Alles-oder-Nichts-Gesetz"*. Die Schwere des Verlaufs wird nicht durch die Menge des Infektionsstoffes, sondern nur durch die Empfindlichkeitslage des Wirts bestimmt. Unter den cyclischen Krankheiten befinden sich daher diejenigen, deren Verläufe besonders typisch sind, die man auch als *normiert* bezeichnet hat.

Diese symptomatische und zeitliche Normierung, also die Unabhängigkeit ihres Verlaufs von äußeren Einwirkungen unterscheidet sie von allen Krankheiten mit einer quantitativ erfaßbaren Ursache, und zeigt den prinzipiellen Unterschied solcher Auseinandersetzung zweier Lebewesen von grobmechanischen Vorgängen, die dem *Massenwirkungsgesetz* unterliegen.

Das Wesen der cyclischen Infektionskrankheit besteht darin, daß der eingebrachte Keim beim Genus Mensch eine prämorbide Empfindlichkeitslage (Normergie) vorfindet, die zu vollständiger Durchlaufung der Allergiestufen bis zur Anergie bzw. Immunität veranlaßt. Die Zeit vom Beginn der Einwirkung des Gasts auf den Wirt bis zur Entwicklung einer gegen jenen gerichteten Hyperergie entspricht der *Inkubationszeit* (1. Stadium), die der Hyperergie bis zur Entwicklung einer beginnenden Hyp-ergie und damit Lokalisierung des Gasts dem Stadium der *Generalisation* des Keims im Wirt (2. Stadium), die der Hyp-ergie bis zur Überwindung aller Empfindlichkeit und vollzogenen gegenseitigen Anpassung (Anergie) dem Stadium der *Organmanifestation* (3. Stadium). Vor dem 1. Stadium besteht Empfänglichkeit, nach dem 3. Stadium Unempfänglichkeit (Krankheitsimmunität) gegen das Eindringen des Infektionsstoffs in die Gewebe, d. h. die cyclische Infektionskrankheit bedeutet für das Individuum die Überführung von Anfälligkeit zum Krankheitsschutz. Freilich braucht dieser nicht lebenslänglich anzuhalten, sondern kann nach mehr oder weniger langer Zeit wieder verlorengehen.

Diese cyclische Phasenbildung ist in Tab. 6 wiedergegeben.

Die Inkubationszeit: Klinisch liegt sie zwar vor der Krankheit, pathogenetisch gehört sie aber schon zu ihr, ist also deren 1. Stadium, ja schon in ihr fallen die für den Verlauf und die Schwere einer cyclischen Infektionskrankheit maßgebenden Entscheidungen. Wir finden bei cyclischen Infektionskrankheiten — im Gegensatz zu den Lokalinfektionen mit ihren unregelmäßigen, „falschen" Inkubationen — mindestens mehrtägige, zuweilen wochenlange, bei ein und derselben Krankheit stets etwa gleichlange, d. h. normierte, „echte" Inkubationszeiten. Von einer Krankheit zur anderen sind sie unterschiedlich lang, d. h. die Zeit, die der Mensch braucht, um sich gegen die einzelnen Keimarten auf die Höhe der Hyperergie zu bringen, ist recht verschieden. Bei den höheren Parasiten (Plasmodien, Würmer) mit cyclischer Generalisation geht in die Inkubation ihre Reifung von der Infektions- zur Generalisationsphase mit ein (vom Sporozoit zum Schizont bzw. vom Ei zur Jung- oder von der Jung- zur Spätlarve); dabei fällt aber stets der Zeitpunkt des Abschlusses dieser Entwicklung mit dem der Erreichung der Hyperergie durch den Wirt zusammen. Gerade am Beispiel der Würmer, bei denen ja keine Vermehrung des Erregers im Wirt in Betracht kommt, sieht man, daß die Dauer der echten Inkubation nichts mit der Infektionsdosis zu tun hat; wohl kann sie bei minimaler (unterschwelliger) Infektion etwas verlängert sein, aber selbst bei höchsten Dosen, wie sie nur im Experiment möglich sind, wird sie nie unter das Minimum ihrer Norm heruntergedrückt (vgl. auch SARTWELL 1950). Wie alle allergischen Vorgänge unterliegt sie zentralnervöser Regulation. Infolge davon kann sie höchstens von hier aus im Einzelfall gegenüber der Norm abgeändert werden, wobei auch parallergische Einflüsse eine Rolle spielen

Die cyclische Infektionskrankheit

Tabelle 6. *Die Stadien der cyclischen Infektionskrankheiten*

Zeitliche Einteilung	Pathogenetische Einteilung	Klinisch	Fundort des Erregers	Empfänglichkeit für exogene Infektion Super- u. Reinfektion	Empfindlichkeitsgrade	Physiologische Regulation
Vor der Infektion	—	Wohlbefinden	—	empfänglich	Normergie	—
Von der Infektion bis zum Beginn der Allgemeininfektion	Inkubation	symptomlos	an der Eintrittspforte (= Primäraffekt)	herabgesetzt empfänglich } Infektionsimmunität	→ Hyperergie	—
Beginn bis Ende der Allgemeininfektion	Generalisation	Allgemeinsymptome der Infektion	im Blut	unempfänglich	Hyperergie	Abwehrphase
Ende der Allgemeininfektion bis zur Heilung	Organmanifestation	Organstörungen (= „führendes Symptom")	in einem oder mehreren Organen oder nicht mehr	} Krankheitsimmunität	Anergie	Heilphase
Nach der Krankheit	Erreger-Reservoir, Träger oder Ausscheider oder —	Wohlbefinden	In „Narben" oder Hohlorganen (als harmlose Endobiose) oder —	herabgesetzt empfänglich	→	—
Nach längerer Zeit				empfänglich	Normergie	—

Höring, Klinische Infektionslehre, 3. Auflage

können: so wird die Inkubation bei vorhandener spezifischer Teilimmunität verkürzt (kürzere Impfpustelinkubation beim Wiederimpfling, Verkürzung der Maserninkubation bei Verleihung einer passiven Teilimmunität durch Rekonvaleszentenserum-Injektion während der Inkubationszeit), sie kann durch Dazwischentreten parallergisch-unspezifischer Faktoren verlängert werden (Verlängerung der Maserninkubation durch in ihr ausbrechenden Scharlach oder Varicellen usw., weitere Einzelheiten s. bei Höring 1943).

Experimentell können Inkubationen auch durch chirurgische und andere unspezifische Eingriffe am Zentralnervensystem verändert werden. Ihre spezifische Beeinflußbarkeit ist durch die Untersuchungen von E. A. Voss 1938 über die Inkubation der Serumkrankheit geklärt worden, und das Vosssche Phänomen läßt sich sinngemäß auf die cyclischen Krankheiten übertragen. Nach dem Prinzip der inversen Anaphylaxie (zuerst Injektion des Allergens, dann Auslösung der Reaktion durch nachfolgende Injektion des Antikörpers) lassen sich Serumkrankheitssymptome bei jedem seruminjizierten Menschen (Allergen) schon während der „Inkubationszeit" künstlich hervorrufen, wenn Rekonvaleszentenserum von Individuen, die eine Serumkrankheit kürzlich durchgemacht hatten (Antikörper), injiziert wird, m. a. W.: Dauer bzw. Beendigung der Inkubationszeit sind Funktionen der Antikörperbildung des Wirts. Nicht die Injektion des Allergens, sondern die Antikörperentstehung führt zu Erkrankung. Ferner hat Voss gezeigt, daß die Stärke der Krankheitssymptome abhängt von dem Zeitpunkt der Rekonvaleszentenseruminjektion: je weiter die Inkubation zurückliegt, um so stärker die artefiziell provozierten Erscheinungen. Voss hat selbst auf die Parallele mit der Wirkung des Masern-Rekoserums in den einzelnen Phasen der Inkubationszeit hingewiesen; sie geht so weit, daß Rekoserum auch die Serumkrankheit ganz zu verhüten vermag, wenn es gleichzeitig oder nur wenige Minuten nach der Seruminjektion gegeben wird. Voss sagt: „Bei beiden ist die Wirksamkeit des Schutzes im wesentlichen vom Zeitfaktor abhängig, bei Masern von 4—6 Tagen, bei der Serumkrankheit von Stunden. Masern können, ebenso wie die Serumkrankheit, zu gewissen Terminen der Inkubationszeit vorzeitig provoziert werden. Hier liegt ein Schulbeispiel vor für alle theoretischen Erörterungen über das Thema der scheinbar so paradoxen Beziehungen zwischen Allergie und Immunität, daß nämlich derselbe Vorgang, die AAR, einmal eine krankmachende Wirkung, das andere Mal Immunität erzeugt. In dem angeführten Beispiel führt die Injektion von Rekonvaleszentenserum nach Injektion von artfremdem Serum einmal zur Provokation der Serumkrankheit; das andere Mal (nämlich unter Abänderung einer einzigen Bedingung, des Zeitfaktors) ist sie imstande, die Serumkrankheit zu verhüten, d. h. sie führt zur Immunität. Demnach könnte man es wagen, zu behaupten, daß doch für jede Allergie eine Immunität existieren muß. Es kommt nur auf die Kenntnis der Bedingungen an."

H. Schmidt weist darauf hin, daß das Vosssche Phänomen (Auslösung der Krankheit zu einer Zeit, in der Antigen reichlich nicht nur im Blut, sondern auch zellständig vorhanden ist) beweist, daß die Symptome durch den Angriff der injizierten Antikörper auf das noch zellständig gebundene Antigen ausgelöst werden; denn einmal sind ja in der Inkubationszeit humorale Antikörper überhaupt noch nicht vorhanden, sodann wissen wir, daß Symptome nie durch eine AAR im Blut, sondern nur durch eine solche an der Zelle entstehen. Daraus wird ersichtlich, daß die Zellbindung des Antigens erst zu allgemeinen Folgen führt, wenn der Zelle Antikörper zugeführt oder von ihr selbst gebildet werden: „Nur dort, wo beides zusammentrifft, kommt es zur Spontankrankheit." Freies Präcipitin im Serum wird erst nach abgelaufener Serumkrankheit nachweisbar. Die allergische Pathogenese der Inkubation ist damit deutlich aufgezeigt.

Der Erreger hält sich während der Inkubation zunächst an der Stelle der Eintrittspforte auf. Hier findet — außer bei Würmern (!) — eine Vermehrung statt, ohne daß der Wirt dabei manifest zu reagieren braucht. Bei einer Anzahl von Viruskrankheiten werden zunächst offenbar die Epithelzellen des Respirations- oder Darmtraktes befallen, ehe es zur Verbreitung auf dem Blutwege kommt, wobei die Manifestation nach einer entsprechenden Vermehrung am Ende der Inkubation auch dort mit Lokalsymptomen beginnen kann, woraufhin es dann zur Generalisation mit den Allgemeinsymptomen der Infektion kommt (z. B. Virus-Grippe, Adenoviren), oder eine Manifestation am Ort der primären Vermehrung fehlt oder ist nur zuweilen gering und „unspezifisch" (z. B. Enteroviren, vor allem Poliomyelitis). Schon in der Inkubation kommt es zu einer latenten Weiterleitung des Erregers ins Körperinnere auf dem Lymphwege (z. B. beim Typhus abdominalis in die Mesenterial-Lymphknoten), wo dann die Vermehrung stattfindet, oder sogar auf dem Blutwege in die R.E.S.-Zellen vor allem der Leber, wie es experimentell FENNER am Modell der Mäusepocken (Ektromelie) gezeigt hat, wobei die Vermehrung des Erregers dann nach einer primären sehr geringfügigen und latenten Generalisation in diesen stattfindet und es erst von hier aus zur massiveren Hauptgeneralisation mit Beginn der manifesten Erkrankung kommt (z. B. bei den Virus-Exanthemkrankheiten). Auch bei der Malaria scheint schon während der Inkubation der Transport der Sporozoiten auf dem Blutwege in Leberparenchymzellen hinein und die Manifestation erst nach abgeschlossener Vermehrung in diesen zu erfolgen.

Histologisch ist über diese primären Vermehrungsvorgänge während der Inkubationszeit noch wenig Sicheres bekannt. Funktionell läuft aber während derselben die ganzheitliche Hyperergisierung ab, mit deren Erreichung die Manifestation beginnt bzw. die Inkubation endet.

Sicheres kann aber ausgesagt werden bei den Infektionskrankheiten, die mit einem klinisch manifesten Primäraffekt einhergehen, also besonders den chronischen wie Tuberkulose und Syphilis, aber auch den zecken- und milbenübertragenen exanthematischen Fiebern u. a. Dieser ist histologisch zunächst eine „unspezifische" lokale Entzündung, die pathogenetisch dem 1. Krankheitsstadium zuzurechnen ist, da das 2. oder Generalisationsstadium ja erst mit dem Beginn der Allgemeinerscheinungen einsetzt. Klinisch spricht man ja allerdings von der „Inkubationszeit bis zum Sichtbarwerden des Primäraffekts", pathogenetisch richtig ist, vom 1. Krankheitsstadium zu sprechen und dieses zu teilen in die Zeit der klinischen Inkubation im engeren Sinn und die des Primäraffekts.

Ganz scharfe Grenzen sind zwischen den einzelnen Stadien naturgemäß nie zu ziehen. Auch klinisch sind ja meist gegen *Ende der Inkubation* schon gewisse *Prodromi* nachweisbar. Im allgemeinen ist aber der Krankheitsbeginn und damit das Ende der Inkubation doch recht scharf zu bestimmen, ja gerade dieser plötzliche „Szenenwechsel" (JÜRGENS) ist ein weiterer schlagender Beweis dafür, daß das Ende einer echten Inkubationszeit nicht von der progredient verlaufenden Vermehrung des Keims, sondern nur von der Umschaltung des Wirts abhängt.

Sind wir uns so über die Zeit der Beendigung der Inkubation klar, so müssen wir nun noch den Zeitpunkt des *Beginns* ins Auge fassen. Nicht jede Infektion führt zu der entsprechenden Erkrankung; oft haftet diese überhaupt nicht oder es kommt wohl zur Ansiedlung, aber nicht zur Erkrankung, und es folgt der Infektion nur eine stille Feiung bei latenter Erkrankung. In all diesen Fällen hat es keinen Sinn, von einer Inkubationszeit zu sprechen, da eine Manifestation ausbleibt. In vielen Fällen entwickelt sich die Krankheit nicht in unmittelbarem Anschluß an die Infektion, es geht ihr vielmehr eine unbestimmte Zeit des ruhenden (latenten) Infekts voraus. Oft löst dann erst das Hinzutreten eines anderen unspezifischen Faktors (einer Überanstrengung, Durchnässung, einer Reise, des Durchzugs einer Wetterfront usw.) beim Wirt den Beginn der Allergisierung, d. h. den Übergang vom Infekt zur Inkubation, aus (sogenannte Faktorenkrankheiten). Durch die Gleichsetzung von Infektion und Beginn der Inkubationszeit ist viel Unsicherheit in bezug auf deren normierte Länge entstanden, und damit hängen oft die schwankenden Angaben über die Inkubation mancher Infektionskrankheiten zusammen.

Damit aus dem Infekt die Krankheit werde, ist allerdings neben den unspezifischen Faktoren auch bei den cyclischen Infektionskrankheiten nötig, daß die Infektion den „pathogenen Schwellenwert" überschritten hat. Bei natürlicher Übertragungsweise ist diese Voraussetzung meist erfüllt; unter künstlichen Bedingungen kann man aber die Infektionsdosis als Ein-Keim-Infektion so klein wählen, daß erst eine gewisse Zeit bis zur Erreichung dieses Wertes verstreicht, um den sich dann die Inkubation zu verlängern scheint. Diese selbst ist aber von der Erregerzahl unabhängig.

Die echte Inkubationszeit ist im Prinzip auch *vom Ort der Eintrittspforte des Erregers unabhängig*, was insbesondere bei atypischer Eintrittspforte wie etwa bei Transfusionsinfektionen mit Typhus, Malaria, Hepatitis usw. wichtig ist, wenn die Inkubationen dabei auch zuweilen etwas verkürzt sind. Nur bei Wanderung des Erregers auf der „Nervenschiene" (Neuroprobasie), wie sie bei der Lyssa stattfindet, besteht eine Abhängigkeit der Dauer von der Eintrittspforte.

Während der Inkubation ist der Erreger anfangs ans Gewebe bzw. die Zellen des Wirts gebunden, der Infizierte mithin, solange kein ulcerierter Primäraffekt vorliegt, noch *nicht infektiös* (während die Träger latenter Infektionen oft ansteckend sind!); erst mit der Keimverbreitung im Körper bzw. dem Zellzerfall gegen Ende der Inkubation beginnt die Infektiosität.

Das Generalisationsstadium: Dieses Stadium, das für die cyclischen Infektionskrankheiten charakteristisch ist, beginnt mit Erreichung der Hyperergie, es ist durch den Aufenthalt des Erregers im Blut gekennzeichnet, es endet damit, daß die Hyper- sich der Hyp-ergie nähert, der

Infektionsstoff damit vom Wirt immer mehr beherrscht und so aus dem Blut abgedrängt wird (vgl. Abschn. I, 7).

Für diese *cyclische Virämie, Bakteri- bzw. Protozo-ämie* ist es bezeichnend, daß der Gehalt des Blutes an Keimen stets nur gering (aber doch schon größer als bei einer Inkubationsvirämie) ist — im Gegensatz zu den oft enormen Keimzahlen bei der septischen Generalisation. Man hat den Eindruck, daß die cyclische durchaus gezügelt, reguliert ist, als ob der Wirt die Keime sozusagen mit Absicht in dieser Zahl ins Blut einließe, um sich in seiner Ganzheit mit ihnen auseinanderzusetzen. Diese Keimmengen sind nicht etwa durch die Anwesenheit spezifischer Antikörper gedämpft; denn das Ende der Generalisation fällt keineswegs regelmäßig mit deren Erscheinen zusammen. Oft dauert sie noch an, wenn schon hohe Titer vorhanden sind, beim Typhusrezidiv setzt sie trotz solcher sogar von neuem ein; noch häufiger, besonders bei Viruskrankheiten, hat die Virämie lange vor dem Erscheinen von Schutzstoffen im Blut aufgehört. So muß man annehmen, daß die Generalisation nicht humoral, sondern histogen-cellulär am Ort des Primäraffekts, von wo aus ja die Keime ins Blut gelangen müssen, gezügelt ist, wobei diese örtliche Regulation sicher auch zentralnervösen Einflüssen unterworfen ist.

Klinisch findet man in diesem Stadium die klassischen Symptome der Allgemeininfektion (S. 93), voran das (kontinuierliche) Fieber aus endogener (zentralnervöser) Ursache (S. 120). Es ist das Stadium, in dem die Diagnose klinisch nur sehr schwer oder gar nicht zu stellen ist, da es bei allen Krankheiten prinzipiell gleich aussieht, „unspezifisch" ist. Immerhin sind Intensität der Symptome und die Dauer des Stadiums verschieden, und darauf muß der Arzt sein Augenmerk richten, um diagnostische Anhaltspunkte zu gewinnen: das Generalisationsstadium kann heftig und im Zeitraffertempo verlaufen, mit Schüttelfrost einsetzend, aber schon nach wenigen Stunden zur Organmanifestation überleitend (croupöse Pneumonie u. a.), oder es verläuft milde und einige Tage anhaltend („Prodromalstadium" vieler Viruskrankheiten wie Masern), ja es kann kaum merklich verlaufen (z. B. bei Mumps, auch bei Ascaridiasis), oder es beginnt schleichend mit staffelförmigem Fieberanstieg und hält lange und intensiv an (Typhus!), oder es verläuft schubweise über Monate hin, sei es heftig (manche tuberkulöse Pleuritiden oder Lymphadenitiden), sei es mit geringen Allgemeinsymptomen (gleichmäßig erhöhten Morgen- und Abendtemperaturen). Als zuverlässigstes klinisches Zeichen kann der *Milztumor* gelten, dessen Entstehung (durch Hyperämie und Leukocytenanreicherung in den Blutwegen der Milz) „nicht bakteriell oder toxisch bedingt, sondern eine Reaktion ist, die mit den Vorgängen der Sensibilisierung in Beziehung steht" (LICHTWITZ).

Das Organmanifestationsstadium: Als Folge der Erreichung der Hypergie ist der Infektionsstoff nunmehr lokalisiert, und die hyperergische Ganzheitsreaktion des mesenchymalen Apparates wird immer mehr eingeschränkt, bis entzündliche Erscheinungen nur noch dort übrig bleiben, wo der Erreger liegengeblieben ist. Auch diese Reste werden mit zunehmender Anergie beseitigt und damit schließlich Heilung erreicht.

Der Ort, an dem die Lokalisation erfolgt, wird bestimmt durch die

Organotropie der Erreger bzw. das Lokalisationsvermögen des Wirts (vgl. Abschn. I, 14).

Diesen Organotropien der Erreger ist in erster Linie die *Prägung des klinischen Bildes* im Organmanifestationsstadium zuzuschreiben. Durch sie kommt es zu den Organsymptomen, die die klinische Diagnose der betreffenden Krankheit dann gewöhnlich leicht stellen lassen. Die vegetative Gesamtumschaltung (S. 122) tritt in ihre zweite Phase, die „der Überwindung der Infektion"; das Fieber aus endogener Ursache weicht dem aus lokaler Ursache (S. 120), es neigt mithin dazu, zu remittieren. Die Gewebsveränderungen gehen bei den kurzfristigen Infektionskrankheiten zur lokalen eitrigen Entzündung über (z. B. croupöse Pneumonie, epidemische Meningitis), bei denjenigen mit langsamerem Ablauf und den chronischen immer mehr zur sogenannten spezifischen granulomatösen Entzündung. Schließlich, wenn die Hypergie sich der Anergie immer mehr nähert, hat am Ort der Organmanifestation nur noch die Aufräumungsarbeit des angerichteten Trümmerfeldes zu erfolgen, und mit Beendigung dieser Arbeit geht auch das 3. Stadium seinem Ende entgegen.

In ihm findet also nur noch eine rein lokale Endobiose statt, d. h. der Wirt hat nunmehr gelernt, den betreffenden Infektionsstoff so zu behandeln wie diejenigen der lokalen Infektion. Als solche verlaufen aber auch die Infektionsprozesse mit normalen Endobionten. Man kann also sagen, daß der Wirt die Infektionsstoffe der cyclischen Infektionskrankheit sich mit Beginn des 3. Stadiums zu normalen Symbionten gemacht d. h. durch die Allgemeininfektion sich assimiliert hat; er hat sich also dann im Verlauf seiner Ontogenese zu dem Zustand gebracht, der bei den Infektionsstoffen der lokalen Infektion schon angeboren infolge phylogenetischer Anpassung vorhanden ist. Er erreicht dies, indem er die Erreger vor allem während des Generalisationsstadiums intracellulär aufnimmt, womit die Immunitätsbildung in engem ursächlichem Zusammenhang steht (vgl. Abschn. I, 6, 7 und 8).

Der Zustand unterscheidet sich nun am Ende des 3. Stadiums von demjenigen vor der Krankheit durch Vorhandensein von Immunität. Es muß hier aber genauer präzisiert werden, wann die Empfänglichkeit für den betreffenden Erreger zur Unempfänglichkeit für exogene Super- und Reinfektion umschlägt, da dies zeitlich nicht mit dem Eintritt der Anergie übereinstimmen muß. Ersteres geht nämlich sehr plötzlich und frühzeitig nach der Infektion vor sich. Wir wissen das aus den Untersuchungen über die Reaktion des Infizierten auf Superinfektion während der Inkubationszeit. Unempfänglichkeit wird schon während der Entwicklung der Hyperergie, also noch vor Beginn der klinischen Krankheit erreicht! Klinischempirisch ist diese Gesetzmäßigkeit den Ärzten längst bekannt: wäre es doch sonst nicht zu verantworten, Patienten mit der gleichen Infektionskrankheit in gemeinsamen Räumen zu pflegen. Es hat sich aber in praxi immer gezeigt, daß die Superinfektionen, die ja dabei unvermeidlich sind, dem Kranken nicht schaden. Mit Erreichung der Hyperergie, also vom klinischen Krankheitsbeginn an, besteht mithin zunächst der Fall, daß der Keim im Wirt vorhanden und auch für ihn schädlich, bzw. dieser gegen ihn empfindlich ist, exogene Superinfektion aber nicht mehr haftet. Diesen Zustand hat man als *Infektionsimmunität* (s. auch S. 35) bezeichnet, d. h. eine Immunität, die so lange besteht, als der Infektionsstoff nicht oder noch nicht abgetötet ist.

Dieser Zustand ist also ein obligates Übergangsstadium bei allen cyclischen Infektionskrankheiten. Er dauert freilich bei ihnen sehr verschieden lange: bei vielen nur wenige Tage (bis der Erreger aus dem Körper verschwindet), bei anderen unregelmäßig bald länger, bald kürzer (so etwa beim Typhus, je nachdem ob sich Bacillenausscheidung entwickelt oder nicht), bei manchen aber, besonders bei den chronischen Infektionskrankheiten sehr lange (z. B. Tuberkulose, Syphilis, auch Malaria). In diesen Fällen wird dieser Zustand besonders wichtig in Form der latent gewordenen Krankheit, und da bei ihnen eine volle Immunität (bei abwesendem Keim) nicht zustande kommt, so wird er hier oft Voraussetzung des subjektiven Wohlbefindens in der Latenz und gibt Schutz gegen Superinfektionen.

Wie im Abschnitt „Immunität" (I, 8) ausgeführt, versteht man leider heute noch klinisch und serologisch unter Immunität zwei gänzlich verschiedene Dinge. Die Unklarheit ist durch die Identifizierung der serologischen Immunitätsreaktionen mit der klinischen Krankheitsimmunität entstanden. Wir wissen aber heute, daß eine noch so hohe Konzentration von antibakteriellen Antikörpern im Serum keinen Krankheitsschutz verleihen muß. Die klinische Erfahrung zeigt im Gegenteil, daß im allgemeinen die höchsten Antikörpertiter gerade bei schwerstem Darniederliegen des Kranken auftreten, daß es z. B. gerade bei stark positiver Gruber-Widalscher Reaktion zum Typhusrezidiv kommt, daß bei den schwerst verlaufenden Fällen Bangscher Krankheit Agglutinintiter bis zu 1 : 500 000 gefunden werden, daß die Tuberkulose oft gerade bei stark positiven serologischen Reaktionen progredient ist, vor allem aber, daß mit Abheilung einer Infektionskrankheit die spezifischen Antikörper aus dem Serum mindestens z. T. rasch wieder verschwinden, während sich nun erst gerade die Unempfänglichkeit auswirkt. Um Mißverständnissen vorzubeugen, verwende ich deshalb, wie früher schon gesagt, gegebenenfalls den Ausdruck *Krankheitsimmunität*, der den alten bewährten, nicht auf theoretische Vorstellungen, sondern auf Erfahrung gegründeten Begriff der Unempfänglichkeit für eine bestimmte Krankheit klarer zum Ausdruck bringt. Man muß sich dabei gegenwärtig halten, daß er im Gegensatz zum Immunitätsbegriff der Immunbiologie nicht nur die spezifischen Immunitätsreaktionen umfaßt, sondern fußend auf der Erkenntnis der Notwendigkeit einer vorausgegangenen ganzheitlichen Umstellung, auch die ganzen unspezifischen Funktionen einschließt, die zur Überwindung der Krankheit führen, bzw. bei Reinfektion sofort in Kraft treten und so die Wiederholung der gleichen Krankheit verhindern. Krankheitsimmunität ist also diejenige Empfänglichkeitslage, die bei spezifischer Reinfektion die Summe der unspezifischen und nervös regulierten Reaktionen auftreten läßt, die eine zweite gleiche Erkrankung verhindern.

Kommt es im 2. oder 3. Stadium der Infektionskrankheit zu einer *ungünstigen Wendung des Verlaufs mit Ausgang in Tod* des Wirts, so ist damit der Ausgleich zwischen Wirt und Keim mißlungen. Dieser Ausgang führt meist dazu, daß neben dem Wirt auch der Keim in seinem Bestand gefährdet wird, da Weitertragung von der Leiche aus nur selten stattfindet. Bei den meisten Infektionskrankheiten kommt ez zu diesem beiden Partnern ungünstigen Ereignis nur in einem kleinen Teil der Fälle, und bei der Mehrzahl derselben handelt es sich um irgendwelche besonders ungünstigen Umstände, Komplikationen des Verlaufs, besondere Widerstandslosigkeit des Wirts u. a., die zu diesem Ausgang führen. Vom Standpunkt der menschlichen Arterhaltung aus betrachtet liegt aber in einem solchen Ausgang doch auch eine Auslese, in dem oft vorwiegend solche Individuen der Infektionskrankheit zum Opfer fallen, die irgendwie lebensuntüchtiger waren als andere. In dieser Beziehung machen auch diejenigen Seuchen keine Ausnahme, denen großenteils junge und kräftige Individuen zum Opfer fallen; denn eben in dem ungünstigen Ausgang liegt der Beweis einer irgendwie geminderten Lebenstauglichkeit.

Zusammengefaßt sind also *die wichtigsten Eigenschaften der cyclischen Infektionskrankheit:*

1. Sie ist durch ihre drei Stadien, Inkubationszeit, Generalisations- und Organmanifestationsstadium, gekennzeichnet.

2. Die Inkubation („echte Inkubationszeit") ist normiert.

3. Die Generalisation geht mit einer Verbreitung des Erregers auf dem Blutwege einher.

4. Die Organmanifestation wird durch die Organotropie des Erregers bzw. das Lokalisationsvermögen des Wirts bestimmt.

5. Krankheitsschwere und -dauer schwanken im Rahmen der Konstitution und Disposition des Wirts und sind von Infektionsdosis und Erregervirulenz weitgehend unabhängig, d. h. die cyclische Infektionskrankheit unterliegt nicht dem Massenwirkungs-, sondern einem Alles-oder-Nichts-Gesetz.

6. Die cyclische Infektionskrankheit überführt den Wirt in seiner Empfindlichkeit gegen den betreffenden Erreger von der prämorbiden Stufe (meist = Normergie) über die Hyper- und Hypergie zur (positiven) Anergie.

7. Sie überführt schon während der Inkubationszeit den Organismus vom Zustand der Empfänglichkeit zu dem der Unempfänglichkeit, der freilich später wieder in manchen Fällen „cyclisch" zur Empfänglichkeit zurückgehen kann.

8. Nur cyclische Infektionskrankheiten verleihen Krankheitsimmunität, und zwar auf dem Wege über eine Ganzheitsreaktion des Organismus.

9. Jede cyclische Infektionskrankheit verläuft nach ihrem eigenen „spezifischen" Rhythmus. Durch dessen Normierung ist die Ähnlichkeit des Verlaufs (Konstanz) hervorgerufen.

10. Die Erreger der cyclischen Infektionskrankheiten sind keine Exotoxinbildner. Sie werden — mindestens zeitweise — intracellulär angetroffen.

Schrifttum

BURNET, F. M.: The general pathology of virus infections. Lancet **1950**, I, 1059.
FENNER, F.: The significance of the incubation period in infectious diseases. Med. J. Austral. **1950**, II, 813.

FENNER, F.: The pathogenesis and pathology of viral disease. New York: Columbia Univ. Press 1950.
HÖRING, F. O.: Die Inkubationszeit. Dtsch. med. Wschr. **1944**, 799.
— Die zyklische Infektionskrankheit. Med. Zschr. **1944**, 10
— Die Krankheitsimmunität. Dtsch. med. Wschr. **1944**, 207.
— Pathogenese der Rezidive bei Infektionskrankheiten. Dtsch. med. J. **1954**, 200.
— Pathogenese der Viruskrankheiten. Med. Welt **1955**, 565.
LICHTWITZ, L.: Pathologie der Funktionen und Regulationen. A. W. Sijthoffs Uitgewersmaatschappij 1936.
SARTWELL, P. E.: The distribution of incubation periods of infectious disease. Amer. J. Hyg. **51**, 310 (1950).
SCHMIDT, H.: Grundlagen der spezifischen Therapie. Berlin: B. Schultz 1940.
VOSS, E. A.: Inverse Anaphylaxie beim Menschen, zugleich ein Beitrag zum Problem der Überempfindlichkeitserscheinungen beim Menschen. Z. Kinderheilk. **59**, 612 (1938).
— Die Verhütung der Serumkrankheit. Eine Studie zum Immunitätsproblem. Klin. Wschr. **1940**, 1159.

2. Die Lokalinfektionskrankheiten

Fassen wir unter diesem Begriff alle vorkommenden Arten einer örtlich beschränkt bleibenden Endobiose zusammen, so handelt es sich dabei um eine große Anzahl der verschiedensten Krankheitsprozesse, die sich trotzdem pathogenetisch in nur wenige Gruppen einteilen lassen. Die meisten davon fallen aber nicht unter diejenigen Krankheiten, die man als Infektionskrankheiten zusammenzufassen pflegt, sondern sie sind teils, soweit sie internistisch sind, Organkrankheiten, die in den Lehrbüchern nicht im Abschnitt Infektionskrankheiten, sondern bei den übrigen Kapiteln besprochen werden (Bronchopneumonie, Gallen- und Harnblasenentzündung usw.), teils fallen sie in andere Fachgebiete, so die chirurgischen Wundeiterungen, die infektiösen Haut-, Augen-, Ohrenprozesse usw. Einige lokale Infektionen aber heben sich als typische, weil seuchenhaft auftretende Infektionskrankheiten heraus; es sind vor allem Gonorrhoe, Tetanus, die Anginakrankheiten und die typischen Darminfektionen. Sie sind durch die Konstanz ihrer Krankheitsbilder als typische Infektionskrankheiten klinisch gut umschrieben.

Allen lokalen Infektionen ist das Auftreten einer *örtlichen* Reaktion (*Entzündung* mit *extracellulär-interstitieller Keimvermehrung*) und die Tatsache gemeinsam, daß eine *Verbreitung im Wirt nur kontinuierlich* durch Weiterkriechen der Infektion in die nächste Umgebung stattfindet. Zu dieser örtlichen und in den meisten Fällen uncharakteristischen Entzündung können charakteristische Erscheinungen hinzutreten, und zwar entweder durch *Funktionsstörungen des Wirts* infolge des Sitzes der betreffenden lokalen Infektion (z. B. in der Lunge oder im Darm), oder durch die *Art der kontinuierlichen Verbreitung* des Prozesses (z. B. bei Kokkeninfektionen Furunkel, Lymphangitis, Abscedierung, Phlegmone) oder durch Exotoxinwirkungen vom Keim aus (z. B. bei Diphtherie und Tetanus). Je nach Schwere und Ausbreitung werden sie von Allgemeinsymptomen, besonders von Fieber aus lokaler Ursache (s. S. 120) begleitet.

Die *Inkubationszeit* ist nicht normiert („falsche Inkubation"), sondern richtet sich nach der Infektionsdosis und der Geschwindigkeit der Erregervermehrung an der Eintrittspforte bis zur Erreichung des pathogenen Schwellenwertes. Infektiosität des Keims und Resistenz des Wirts sind von Einfluß auf sie.

Die klinische Krankheit hat gewissermaßen *nur ein Stadium,* das der Organmanifestation. Geschwindigkeit und Intensität des Verlaufs wechseln stark von Fall zu Fall, es gibt keine feste Normierung des Verlaufs, keine innere Gesetzmäßigkeit der Krankheit. Sie unterliegt weitgehend der Zufälligkeit der Massenwirkung.

Eine *Krankheitsimmunität* wird nicht erworben, weil der Organismus seinen Empfindlichkeitsgrad gegenüber dem Erreger im Verlauf einer Lokalinfektion nicht verändert. Er hat ja von vornherein die Fähigkeit, es gar nicht zu einer cyclischen Generalisation kommen zu lassen, d. h. er ist gegen den betreffenden Erreger von vornherein angeboren bzw. arteigen „immun" und weiß ihn lokal zu bändigen. Er verhält sich gegen diese Keime von Natur aus ebenso wie gegen die Erreger der cyclischen Infektionskrankheiten erst am Ende der Krankheit.

Bei Lokalinfektionen können *Superinfektionen* an gleicher oder anderer Körperstelle haften bzw. verschlimmernd oder krankheitsverlängernd wirken. Es existiert also auch keine Infektionsimmunität in dem Sinne, wie sie bei den cyclischen Infektionskrankheiten schon vom Ende der Inkubation an eintritt.

Weitaus die meisten Lokalinfektionen sind *bakterieller Art.* Bei den wenigen lokalen Virus- (Virusconjunctivitiden, Warzen, Molluscum contagiosum und wahrscheinlich einige andere Dermatosen) und Protozoenkrankheiten (Orientbeule) bestehen zudem noch mancherlei pathogenetische Unklarheiten.

Alle Lokalinfektionskrankheiten sind primär *Haut- oder Schleimhautprozesse,* während die cyclischen Infektionskrankheiten in ihrer lokalen Manifestation Organ- bzw. Systemkrankheiten sind.

Nur bei Lokalinfektionen kommen *Exotoxinbildner* vor (Diphtherie, Scharlach, Anaerobier, Shiga-Ruhr). So wichtig für die Klinik die Toxinfernwirkungen im Körper sind, so bleiben sie pathogenetisch doch nur Komplikationen des infektiösen Prozesses im Sinne von echten Vergiftungen meist vorwiegend neurotroper Art. Für den lokalen Infektionsprozeß, für seine Haftung und Ausbreitung haben die Exotoxine meist auch eine gewisse Bedeutung als aggressinartige Wegbereiter. Die infolge der antigenen Wirkung der Exotoxine erworbene antitoxische Immunität hat mit echter Krankheitsimmunität nichts zu tun, schützt auch nicht vor Wiedererkrankung, läßt diese aber meist leichter verlaufen.

Wenn auch die Ausbreitung der Lokalinfektion im Prinzip nur per continuitatem erfolgt, so können doch akzidentell ein- oder mehrmalige Einbrüche von Erregern in die Blutbahn vorkommen, oft durch exogene Einwirkung (Incision, Abrasio usw.) ausgelöst. Solche kurzfristigen *Bakteriämien* (vgl. auch S. 88) sind häufiger, als beim Fehlen aller klinischen Folgeerscheinungen meist angenommen wird und sind auch an sich belanglos. Die Keime werden meist in wenigen Minuten wieder aus der Blutbahn entfernt und im Gewebe abgetötet. Nur prämortal kommt manchmal eine massive Überschwemmung des ganzen Körpers mit Keimen zustande (terminale Bakteriämie), wenn die die Infektion lokalisierenden Kräfte im Sinne einer negativen Anergie versagen, wobei es wohl auch in der Agone zu einer Vermehrung der Keime im strömenden Blut kommen kann. Nur insofern sind gelegentliche Bakteriämien von Wichtigkeit, als sie zur Ansiedlung von Keimen an entfernter Stelle, also zur Entstehung neuer lokaler Infektionsprozesse führen können (*Metastasen*, z. B. Osteomyelitis, paranephritischer Absceß). Auf diese Weise entsteht manche lokale Infektion sekundär hämatogen.

Übergang in Sepsis (s. unten) ist bei den bakteriellen Lokalinfektionen möglich.

Die wichtigsten Eigenschaften der Lokalinfektionskrankheiten sind also:
1. Sie sind gekennzeichnet durch eine zeitlich nicht normierte Organmanifestation als einziges Krankheitsstadium, dem eine ebenfalls zeitlich nicht normierte „falsche" Inkubationszeit vorausgeht.
2. Die Keimvermehrung erfolgt extracellulär im Gewebsinterstitium.
3. Sie hinterlassen keine Krankheitsimmunität und Superinfektionen können haften.
4. Sie sind vorwiegend bakterielle Krankheiten.
5. Sie sind primär stets Haut- oder Schleimhautprozesse.
6. Sie unterscheiden sich pathogenetisch nicht von lokalen Infektionsprozessen, die gemeinhin nicht zu den Infektionskrankheiten gerechnet werden.
7. Sie unterliegen bis zu einem gewissen Grade dem Massenwirkungsgesetz.
8. Sie sind zum Teil mit Exotoxinvergiftung kombiniert.
9. Sie breiten sich per continuitatem, akzidentell auch durch Bakteriämien aus.

Schrifttum

Höring, F. O.: Lokalinfektion und Sepsis. Klin. u. Prax. 1946, 86.

3. Die Sepsis

Es gibt zwei Arten von Allgemeininfektion, die cyclische und die septische. Während die cyclische Generalisation einen Lokalinfektionsprozeß mit dem gleichen Erreger ausschließt, setzt die septische gerade einen solchen voraus. Es handelt sich also pathogenetisch um zwei völlig verschiedene Dinge; es ist daher auch falsch, etwa den Typhus als septicämische Infektionskrankheit zu bezeichnen, wie es oft geschieht, unter Außerachtlassung aller Empfänglichkeits- und Empfindlichkeitsfragen.

Die Entstehung einer Sepsis setzt Vorhandensein einer Lokalinfektion voraus, die in eine dauernde Kommunikation mit der Blutbahn tritt, also den *Schottmüllerschen Sepsisherd*. Ein solcher kann aber nur mit bestimmten Keimen entstehen: *Sepsiserreger* kann nur ein Keim werden, auf den der Wirt nur mit einer Lokalinfektion reagiert, d. h. mit anderen Worten: beim

Eindringen eines Erregers einer cyclischen Infektionskrankheit kommt es nie zu einer Lokalinfektion, sondern immer zunächst zur cyclischen Allgemeininfektion, solange das betreffende Individuum noch empfänglich ist; erst wenn es durch die betreffende Krankheit unempfänglich, immun geworden ist, kann der gleiche Erreger bei ihm nun nicht nur eine Lokalinfektion, sondern auch eine septische Allgemeininfektion hervorrufen (Typhusbakteriensepsis nach Typhus, postpneumonische Pneumokokkensepsis usw.). Die häufigsten Sepsiserreger sind daher die Keime, die stets Lokalinfektionen machen, gegen die der Mensch, wie oben ausgeführt, gewissermaßen schon arteigen eine Krankheitsimmunität besitzt: Streptokokken, Staphylokokken, Anaerobier, sodann — bei Individuen, die für eine croupöse Pneumonie bzw. eine epidemische Meningitis unempfänglich sind (Krankheiten mit niedrigem Kontagionsindex!) — Pneumo- und Meningokokken, weiter Gonokokken. Auch Diphtheriebacillensepsis ist, wenn auch sehr selten, bekannt. Die Erreger der spezifischen Durchfallkrankheiten führen mit Ausnahme der Salmonellen selten zu Sepsisherdbildung, was aus ihrer reinen Oberflächenwirkung verständlich ist. Viren können dagegen nie Sepsiserreger werden. — „Sepsis" ist also keine Krankheitsdiagnose, sondern eine Sammelbezeichnung für zahlreiche und ätiologisch wie klinisch sehr verschiedene bakterielle Krankheiten mit gleichem pathogenetischem Grundvorgang.

Hat sich ein Sepsisherd mit einem entsprechenden Erreger gebildet, so kommt es zur Sepsis, wenn auch die Allergielage des befallenen Organismus sonst weitgehend schwanken kann. Eine Sepsis ist im Gegensatz zur cyclischen Infektionskrankheit stets mehr ein böser Zufall, hervorgerufen durch den Einbruch des Herdes in die Blutbahn. Sepsis kann sich sowohl im anergischen als auch im noch hypergischen Organismus entwickeln, er darf nur, wie gesagt, nicht für die cyclische Infektionskrankheit mit dem betreffenden Erreger empfänglich sein. Eine Sepsis im hypergischen Organismus verläuft bland und langsam (Sepsis lenta) und macht natürlich auch eine andere histologische Gewebsreaktion als die akute Sepsis im anergischen (= immunen) Wirt. Der pathogenetische Hergang bleibt prinzipiell der gleiche. Sein Wesen ist die fortdauernde oder wenigstens periodische Bakteriämie vom Sepsisherd aus, und hört diese durch Abdichtung oder operative Entfernung des Herdes auf, so ist es in diesem Augenblick wieder nur eine Lokalinfektion und keine Sepsis mehr, während bei der cyclischen Infektionskrankheit nach Aufhören der Bakteriämie erst das Stadium der Organmanifestation, d. h. das meist für die betreffende Krankheit charakteristische Stadium beginnt. Die spontane oder artefizielle Ausschaltung des Sepsisherdes ist die einzige Möglichkeit der Heilung einer Sepsis.

Zu dem alten Streit um den *Sepsisbegriff* soll hier im übrigen unter Hinweis auf die grundlegenden Untersuchungen und Darstellungen von Schottmüller und Bingold nur noch folgendes gesagt sein:

1. *Ausgangspunkt der Sepsis* ist stets der *Sepsisherd*. Wenn manche Autoren auch heute noch davon sprechen, daß eine befriedigende Erklärung für die Sepsis nicht gegeben werden könne und der Gebrauch des Ausdrucks Sepsis vorwiegend historisch (Sepsis = Fäulnis, abgeleitet von der Wundfäulnis) zu erklären sei (so auch Doerr und Staehelin im Lehrbuch der

Inneren Medizin bei J. Springer, 1942), so ist das nach dem, was auf diesem Gebiete zur Klärung beigebracht worden ist, heute nicht mehr aufrecht zu erhalten. Daß wir ursprünglich ungenaue Bezeichnungen aus früherer Zeit übernehmen und dann nachträglich in wissenschaftlich genauer Weise bestimmen, wenn auch die richtige philologische Übersetzung ins Deutsche nicht genau mit der neuen Definition übereinstimmt, ist in der Medizin nichts Ungewöhnliches und deshalb kein Grund, um die in Theorie und Praxis bewährten wissenschaftlichen Unterlagen für die Begriffsbestimmung der Sepsis nicht anzuerkennen.

2. *Kennzeichen der Sepsis* ist die dauernde oder periodische *Bakteriämie.* Der einzige objektive Beweis ist also deren Nachweis am Lebenden, eine Aufgabe der klinischen Bakteriologie. Der pathologische Anatom ist allein schon methodisch nicht mehr in der Lage, zu erkennen, ob eine Sepsis vorgelegen hat; die Diagnose kann nur unter Heranziehung der klinischen Befunde gestellt werden, und nicht etwa aus einer für Sepsis spezifischen Gewebsreaktion oder dgl. Sepsis ist ein pathologisch-physiologischer Vorgang am Lebenden (etwa wie Anoxämie oder ein Coma diabeticum), der wohl im Leichenbefund oft aus indirekten Zeichen geschlossen, aber nie bewiesen oder abgelehnt werden kann. Die Definition der Sepsis muß daher dem Kliniker (und hier am besten dem Internisten als dem einzigen, der ja auch mit chirurgischer, gynäkologischer, otologischer usw. Sepsis in Berührung kommt) überlassen werden, wie das nicht nur BINGOLD fordert, sondern wie es auch Pathologen, die sich in Zusammenarbeit mit der Klinik besonders mit der Sepsis beschäftigt haben (WOHLWILL, SCHÜRMANN, DIETRICH), durch ihre Anerkennung der Schottmüllerschen Sepsisdefinition zum Ausdruck gebracht haben.

Für die *Sepsis* gilt also:

1. Sie entsteht immer aus einer Lokalinfektion (Sepsisherd SCHOTTMÜLLERs).

2. Sie entsteht daher auch nur mit einem Erreger, der beim betreffenden Wirt keine cyclische Infektionskrankheit (mehr) zu setzen vermag.

3. Sie ist gekennzeichnet durch dauernde oder periodische Bakteriämie.

4. Sie ist — ohne nähere Zusätze über Verlaufsart, Erreger usw. — keine klinische Diagnose, sondern ein Sammelname für verschiedene Krankheiten gleicher Pathogenese.

5. Sie ist ein „zufälliges" Ereignis (eine Entgleisung!) im Rahmen einer gesetzmäßigen Empfänglichkeitslage des Wirtsorganismus.

6. Sie kann sich günstigenfalls durch Aufhören der Keimeinschwemmung wieder zu einer Lokalinfektion zurückverwandeln, kennt aber keine gesetzmäßige Spontanheilung wie die cyclische Infektionskrankheit.

7. Viren sind nie Sepsiserreger; am häufigsten sind es Bakterien; aber auch Protozoen und Würmer können es sein.

Schrifttum

BINGOLD, K: Die septischen Erkrankungen. Berlin-Wien: Urban & Schwarzenberg 1937.
— Sepsis. In: Handb. d. inn. Med. 3. Aufl. Berlin-Göttingen-Heidelberg: Springer 1954.

HÖRING, F. O.: Sepsis. In: Klinik der Gegenwart. Berlin: Urban & Schwarzenberg 1955.
SCHOTTMÜLLER, H., und K. BINGOLD: Die septischen Erkrankungen. In: Handb. d. inn. Med. 2. Aufl. Berlin: Springer 1925.

4. Modifikationen der 3 Grundtypen

Bei der vorangegangenen Darstellung der 3 pathogenetischen Grundtypen der Infektionskrankheiten — cyclische, Lokalinfektionen und Sepsis — wurde von der arteigenen, angeborenen Empfänglichkeitslage ausgegangen. Diese unterliegt aber innerhalb der Art einer gewissen Schwankungsbreite. Die wichtigsten Faktoren dieser individuellen Schwankungen sind folgende:

1. Sie ist beeinflußt durch das Lebensalter; daher der vielfach unterschiedliche Verlauf von Infektionskrankheiten im Neugeborenen-, Kleinkind- und Kindesalter (vgl. Abschn. I, 10).

2. Die Empfindlichkeitslage ist abhängig von der erblichen Konstitution des Individuums. Wir müssen darin z. B. die Ursache für die familiäre Häufung rheumatischer Affektionen sehen, die auf der erblichen Labilität des Empfänglichkeitsverhältnisses dieser Konstitutionsträger gegenüber Normalsymbionten wie den Streptokokken beruht, und ebenso die Empfänglichkeitsunterschiede für die Infektionskrankheiten mit niedrigem Kontagionsindex (Scharlach, Pneumonie u. a.) erklären.

3. Sie ist abhängig von der Ontogenese, d. h. von den im Individualleben vorausgegangenen Infektionen, die zu stummer Feiung oder durch Krankheit erworbener Voll- oder Teilimmunität führten.

4. Sie wird schließlich vielfach modifiziert durch andere spezifische bzw. paraspezifische Einflüsse des früheren oder unmittelbaren Vorlebens des Individuums, die die Reaktion auf den betreffenden Erreger beeinflussen können. Dies wird, wenn wir an die allergische Pathogenese der cyclischen Infektionskrankheiten (S. 110 ff.) anschließen, am besten verdeutlicht, indem der Pathergie-Lehre von RÖSSLE gefolgt wird. Die spezifische Allergie ist nur ein Spezialfall der viel größeren Gruppe der Pathergien, wie aus folgendem Schema von RÖSSLE hervorgeht:

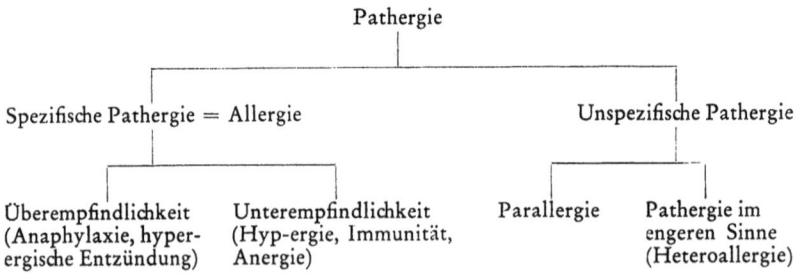

In der Infektionslehre steht naturgemäß die spezifische Pathergie im Vordergrund des Interesses; doch kann auch die unspezifische für die Pathogenese der Infektionskrankheiten von großer Bedeutung werden.

Dies gilt zunächst für einige wichtige Lokalinfektionen, bei denen eine lokale, oft unspezifische Sensibilisierung vorausgehen muß, um sie zur Haftung zu bringen, womit also ein biphasisches Geschehen der Erkrankung zugrundeliegt (Bakterien-Ruhr, Cholera).

Wesentlich an dieser Art der Überempfindlichkeit ist: 1. daß sie nicht den ganzen Wirtsorganismus betrifft, sondern an den Ort des der Hauptinfektion vorausgehenden Reizes gebunden ist, 2. daß zeitlich zwischen hyperergisierendem Reiz und Infektion nur ein Abstand von Stunden bis höchstens 2—3 Tagen liegen darf und 3. daß dieser ganze biphasische Vorgang nicht in beiden Phasen, sondern nur in einer spezifisch ausgelöst werden muß (Parallergie!). Diese Form einer lokalen, zeitlich eng begrenzten, unspezifischen, hochgradigen und zu hämorrhagischer Entzündung führenden Hyperergie wird als *Shwartzman-Sanarelli-Phänomen* bezeichnet (s. auch S. 74) und ist wie ausgeführt, besonders für die Pathogenese der Cholera von Bedeutung. Man nimmt mit gutem Recht an, daß es auch Beziehungen zu manchen anderen Krankheiten wie der hämorrhagischen Grippepneumonie (RÖSSLE), den hämorrhagischen Formen der Appendicitis, Pankreatitis, mancher Colitiden und Enteritiden (sogenannte Cholera nostras) u. a. hat.

Nicht nur die prämorbide Empfänglichkeitslage kann parallergisch beeinflußt sein, auch im Verlauf der Empfindlichkeitsänderung während der Krankheit können durch Parallergie neben dem ursprünglichen Erreger andere Keime in die Endobiosestörung einbezogen werden, so daß es sich dann um *Doppel- oder Mischinfektionen* handelt. Solche sind in der Pathogenese der Infektionskrankheiten von großer Bedeutung, in vielen Fällen als fester Bestandteil einer Krankheit, oft auch nur als zufälliges Ereignis (vgl. Abschn. I, 15).

Der Vorgang bei der Parallergie, d. h. der Reaktion des Wirts auf ein unspezifisches Allergen bei bestehender spezifischer Allergisierung, wird verständlich, wenn man sich klar macht, daß jede Allergisierung ein zentralnervös regulierter Vorgang ist, daß aber selbstverständlich diese Regulation beim Zusammentreffen zweier Allergene bzw. Keime sich nicht gleichzeitig gegen den einen auf hyper-, gegen den anderen auf hyp-ergisch einstellen kann. Handelt es sich doch, wie ausgeführt, bei der Empfindlichkeitslage wohl um etwas Spezifisches, bei der Reaktion jedoch um etwas Unspezifisches. In dieser Weise erklärt es sich, daß die Empfindlichkeit in gewissen Stadien einer Infektionskrankheit den Körper nun leicht auch auf andere, gerade anwesende Keime mitreagieren läßt. So haben MORO und KELLER Parallergie zuerst daran demonstriert, daß ein an sich tuberkulinnegatives Kind im Stadium der floriden Pockenimpfpustel vorübergehend tuberkulinpositiv reagieren kann. Praktisch wichtiger ist das Zusammentreffen zweier lebender Infektionen.

Ist z. B. gegen das Grippevirus nach Ablauf des hyperergischen Generalisationsstadiums die Hyp-ergie erreicht, so reagiert nun der Wirt besonders leicht zugleich auf Keime, gegen die er arteigen apriori hyp-ergisch ist, so auf hämolysierende Staphylo- und Strepto- oder Pneumokokken, und es kommt dadurch zur Grippepneumonie. Ein solches Zusammenwirken zweier Erreger, besonders oft eines Virus und eines Bacteriums (z. B. bei Pocken,

Varicellen und Stomatitiden in Form der *Sekundärinfektion* der Pusteln, bei Masern, Psittakose u. a. in Form sekundärer Pneumonien u. a.) oder zweier Bakterien (Scharlach-Diphtherie, Fleckfieber-Diphtherie als *Mischinfektionen*) oder auch von Protozoen und Bakterien (Malaria und Typhus, besonders Paratyphus C als *Nach-* oder *Provokationskrankheit*) ist als typisches Vorkommnis bei Infektionskrankheiten in der Klinik wohl bekannt; es ist gefürchtet, da es fast immer die Prognose trübt.

Auch bei zufälligen, nicht typischen *Doppelinfektionen* spielt die gegenseitige parallergische Beeinflussung eine bedeutende Rolle. Sie wirkt sich aber prognostisch je nach Lage des Falls verschieden aus, oft freilich verschlimmernd, nicht selten aber interessanterweise im Gegenteil günstig. Als Beispiele für diese unterschiedlichen Folgen seien folgende Kombinationen angeführt: während Hinzutreten von Masern zu bestehendem Scharlach sich meist verschlimmernd auswirkt, ist das beim Hinzutreten von Scharlach zu bestehenden Masern eher umgekehrt; Hinzutreten von Masern zu einer epidemischen Genickstarre bringt gewöhnlich ganz ausgesprochen einen Umschwung zum Besseren mit sich, während vorausgegangene Masern eine erhöhte Bereitschaft für die Entstehung einer epidemischen Meningitis schaffen (HEUBNER), und Ähnliches gilt für den Keuchhusten, der bei Kombination etwa mit Mumps oder dgl. abgekürzt zu werden pflegt (HUBER). — Bei gewissen Doppelinfektionen verhindert sogar der Ausbruch einer den der anderen Krankheit oder schiebt ihn wenigstens bis zum Abklingen der ersten hinaus: das gilt besonders für Malariarückfälle, die so gut wie nie etwa während eines bestehenden Typhusfiebers, höchstens am Ende des Stadium amphibolicum zum Ausbruch kommen, wohl aber — sobald der Patient entfiebert ist — sich gern wieder einstellen; das gleiche konnte ich bei der Kombination von Brucellose und Malaria tertiana beobachten. Auch bei den so häufigen Doppelinfektionen mit verschiedenen Arten von Malariaplasmodien erkrankt der Mensch immer nur an einer Form, nie lagern sich die Fieberkurven etwa von Tropica und Tertiana übereinander; wohl aber bricht oft die Tertiana aus, kaum daß die vorausgegangene Tropica zur Entfieberung gekommen war. — Allgemein gesagt, unterliegt die gegenseitige parallergische Beeinflussung zweier Infektionskrankheiten einerseits der Regel, daß Hyperergie gegen den einen nicht mit Hyp-ergie gegen den anderen Keim zusammentreffen kann, andererseits der, daß der Wirt beim Bestehen einer Infektion mit zwei nahe verwandten Erregern nur auf den einen reagiert und den anderen vorläufig oder ganz verdrängt. Ausschlaggebend ist dabei der Zeitfaktor, d. h. in welchen Allergiestadien die beiden Infektionen zusammentreffen (vgl. HÖRING 1947).

Sind Parallergien dadurch gekennzeichnet, daß der Reiz, auf den irgendeine Reaktion erfolgt, von dem vorausgegangenen, die Reaktion bahnenden verschieden ist, so kann sich nun auch die Reaktionsart eines Individuums auf denselben (oder auch auf einen anderen) Reiz im Lauf seines Lebens verändern. Auch solche Allomorphosen (GRÄFF) gehören zu den Pathergien, die RÖSSLE ja als „solche pathologischen Erscheinungen" definiert hat, „bei denen durchgemachte Reizungen eine veränderte Reaktionslage auf ähnliche oder ganz andersartige Reizungen hinterlassen". Sie haben für den Verlauf und die Folgeerscheinungen der Infektionskrankheiten eine eminente Bedeutung, wiederum z. T. als klinisch typische Erscheinungen, sogenannte *Nachkrankheiten* oder „*zweites Kranksein*", z. T. als mehr zufällige und individuelle, zum mindesten seltene Vorkommnisse, vor allem *Spätkomplikationen*. Typische Nachkrankheiten sind z. B. das sogenannte Nachfieber, besonders nach Ruhr, Fleckfieber u. a., die postinfektiösen Rheumatoide nach Ruhr, Scharlach u. a., manche postinfektiösen Neuritiden und Encephalitiden (vgl. WALTHER); ein zweites Kranksein ist besonders in Form der postanginösen oder postscarlatinösen Nephritis, Polyarthritis und Endokarditis, aber auch der Metalues (Tabes dorsalis und progressive Paralyse) bekannt. Mehr individuelle Spätkomplikationen auf der Grundlage von pathergischer Allomorphose sind Komplikationen wie Thrombosen und Thrombophlebitiden sowie mannigfache Gefäßstörungen und -veränderungen, die teils mehr lokaler Natur, zu Ernährungsstörungen des Gewebes bis zur Gangrän, teils auch zum Bild systematisierter Erkrankungen (Endarteriitis obliterans, die von der französischen Schule als typische Nachkrankheit der Rickettsiosen bezeichnet wird, Periarteriitis nodosa) führen können. Auf solche Krankheitsbilder im einzelnen einzugehen, geht über den Rahmen einer klinischen Infektionslehre hinaus; sie sind aber pathogenetisch eng mit ihr verbunden.

Schrifttum

HÖRING, F O.: Über das Zusammentreffen zweier Infektionskrankheiten beim gleichen Menschen. Med. Klin. 1947, 661.
HUBER, H. G.: Doppelinfektionen im Kindesalter. Med. Klin. 1943, 306.
KELLER, W.: Die Parallergie und ihre klinische Bedeutung. Dtsch. med. Wschr. 1928, 307 u. 345.
WALTHER, G.: Die Phase der Hyperergie in der Rekonvaleszenz nach Infektionskrankheiten, inbesondere nach Bazillenruhr. Arch. klin. Med. 191, 267 (1943).

Spezieller Teil

Übersicht

Entsprechend den im Allgemeinen Teil entwickelten pathogenetischen Gesetzmäßigkeiten der Infektion wird der Besprechung der Pathogenese der einzelnen Infektionskrankheiten nicht die zoologisch-botanische Systematik der Erreger zugrunde gelegt, sondern ihre jeweilige klinische Eigenart, wie sie sich aus dem arteigenen angeborenen Empfänglichkeitsverhältnis des Menschen gegenüber dem betreffenden Erreger, maßgeblich beeinflußt durch den Zeitfaktor der betreffenden Endobiose ergibt. Zur Übersicht diene die folgende Aufstellung:

A. Cyclische Infektionskrankheiten

Ganzheitliche Auseinandersetzung von Wirt und Keim unabhängig von der Infektionsdosis („Alles-oder-Nichts-Gesetz") mit den Stadien:

echte Inkubationszeit, normiert lang = Zeit der Allergisierung;

Generalisation, also Ausbreitung des Erregers auf dem Blutweg = hyperergische Ganzheitsreaktion;

Organmanifestation, Abdrängung des Erregers auf das ihm durch seine Organotropie zugeordnete Organ und lokaler Infektionsprozeß dort = hyp-, schließlich anergische Aufräumungsarbeit;

Erwerb einer Krankheitsimmunität.

Die Krankheitsdauer, abhängig von der Geschwindigkeit des Erwerbs der Krankheitsimmunität und der Dauer des tertiär-lokalen Aufräumungsprozesses, mithin der Zeitfaktor, erlaubt folgende Unterteilung:

1. chronische cyclische Infektionskrankheiten,
2. chronische cyclische Infektionskrankheiten mit vorwiegender Organmanifestation,
3. subakut rezidivierende cyclische Infektionskrankheiten,
4. akute cyclische Infektionskrankheiten mit vorwiegendem Generalisationsstadium,
5. akute cyclische Infektionskrankheiten (cyclische Viruskrankheiten),
6. akute cyclische Infektionskrankheiten mit vorwiegendem Organmanifestationsstadium.

B. Die lokale Infektion

Nicht ganzheitliche, örtlich beschränkte Auseinandersetzung von Wirt und Keim auf Grund von prämorbid bestehender Resistenz (angeborener Immunität),

abhängig von der Infektionsdosis (Massenwirkungsgesetz),

keine normierten Stadien, sondern nur falsche Inkubationszeit, nicht normiert, kurz, und Organmanifestation,
keine Allergisierung, z. T. aber prämorbide Sensibilisierung,
keine Änderung der prämorbiden Empfänglichkeitslage,
kein Neuerwerb von Krankheitsimmunität, gegebenenfalls aber antiexotoxische Immunität,
Lokalprozeß stets an Oberflächen gelegen, die dem Erreger von außen zugänglich sind (Haut und Schleimhäute),
enge genetische Beziehungen zu den Oberflächensymbiosen des gesunden Menschen.
Unterteilung nach diesen endobiontischen Beziehungen in:
1. Akute Lokalinfektionen mit allgemeiner Sensibilisierung,
2. Chronische Lokalinfektionen mit allgemeiner Sensibilisierung,
3. Lokalinfektionen mit Exotoxin-Vergiftung,
4. Lokalinfektionen auf Grund gestörter Gewebstrophik,
5. Lokalinfektionen der Haut (Wundinfektion),
6. Lokalinfektionen der Darmschleimhaut,
7. Lokalinfektionen der nur gering besiedelten Schleimhäute,
8. Lokalinfektionen der normalerweise sterilen Schleimhäute,
9. Lokalinfektionen der serösen Häute.

C. Die Sepsis

Entgleisung des Infektionsprozesses auf Grund von vorhandener angeborener Resistenz oder erworbener Krankheitsimmunität (= Anergie),
Allgemeininfektion (Generalisation) bei fortbestehender Lokalinfektion (Sepsisherd),
grobmechanisches Ereignis (Gefäßarrosion usw.) ohne Gesetz- oder Zweckmäßigkeit,
zufälliger, gefahrbringender Ausgang cyclischer oder lokaler Infektionskrankheiten und -prozesse,
keine Stadienbildung oder Normierung,
keine Allergisierung,
keine Änderung der Empfänglichkeitslage,
zuweilen septische Metastasenbildung als vergeblicher Versuch der Organabdrängung der Allgemeininfektion.
Unterteilung:
1. akute Sepsis, beim Hochimmunen bzw. -resistenten (= Anergischen),
2. subakute und chronische Sepsis, beim Teilimmunen bzw. -resistenten (= Hypergischen).

A. Cyclische Infektionskrankheiten
1. Die chronischen cyclischen Infektionskrankheiten

Unter den verschiedenen Arten der Verwirklichung einer Endobiose von Mensch und Keim nehmen die chronischen cyclischen Infektionskrankheiten nicht nur durch den bei ihnen wirksamen Zeitfaktor, d. h. die lange Ausdehnung ihres Cyclus eine Sonderstellung ein, sondern auch durch die

Häufigkeit einer klinischen Latenz, d. h. der Tatsache, daß Wirt und Keim oft — zeitweilig oder dauernd — zu einer erscheinungsarmen und damit beinahe ausgeglichenen Endobiose gelangen. Das wird erreicht nicht durch Abtötung oder Entfernung, nicht einmal durch Virulenzschwächung des Erregers, sondern nur dadurch, daß sich das Wirtsindividuum an eine harmlose stets intracelluläre Dauer-Endobiose mit ihm gewöhnt. Es erreicht das nicht, indem es den Cyclus zu Ende geht bis zum Erwerb einer sterilisierenden Immunität gegen den betreffenden Keim, sondern indem es durch eine jahre- und jahrzehntelange Erhaltung gewisser meist geringfügiger Krankheitsherde im Cyclus stehenbleibt und sich damit die diesem vom Ende der Inkubation an zugehörige Infektionsimmunität zunutze macht.

Verwandtschaftliche Beziehungen zu Normalsymbionten haben die Erreger der chronisch-cyclischen Infektionskrankheiten kaum. Zwar gibt es Angehörige auch ihrer Familien als harmlose Symbionten, z. B. von säurefesten Stäbchen die Smegmabacillen, von Spirochäten die Mundspirochäten; diese sind jedoch an bestimmte abnorme Verhältnisse im Wirt, wie Sekretstauungen, Zahnanomalien, gebunden und keine obligaten Normalsymbionten. Auch ist der Grad ihrer Verwandtschaft zu den Infektionsstoffen dieser Gruppe nicht etwa demjenigen von Typhus- und Colibakterien zu vergleichen. Bei diesem Mangel verwandter Normalsymbionten dürfte die gegenseitige Anpassung von Mensch und Keim hier phylogenetisch noch verhältnismäßig „jung" und damit labil sein. In der Tat liefert die Seuchengeschichte der Zeitperiode, die wir einigermaßen überschauen können, gerade bei den chronischen Infektionskrankheiten viele Hinweise auf einen starken Wandel ihrer klinischen Erscheinungsformen, indem alle sich noch in geschichtlicher Zeit wesentlich verändert haben, und zwar durchwegs in Richtung einer zunehmenden Gutartigkeit und Chronizität mit Abnahme der Letalität (Pathomorphose). In dieser Art und Weise haben also Wirt und Keim gewissermaßen vorläufig die Möglichkeit gefunden, zu einer Lebensgemeinschaft zu kommen, die, wenn auch unter Verlust vieler Individuen, doch den Bestand beider Arten sichert.

Die *Haupteigenschaften* der chronisch-cyclischen Infektionskrankheiten sind folgende:

Eintrittspforten sind Haut- und Schleimhautverletzungen oft geringfügigster Art, auch in Lunge und Darm.

Die klinische *Inkubationszeit*, d. h. die Zeit von der Infektion bis zum Beginn des Primäraffekts, scheint infolge der Häufigkeit schon primärer Latenz zu variieren, dürfte aber doch meist wie bei der Syphilis, wo sie am besten erkennbar und ziemlich regelmäßig drei Wochen lang ist, gut normiert sein. Daran schließt sich der *Primäraffekt* an. Inkubation und Primäraffekt bis zum Beginn von Generalisationszeichen bilden zusammen das *Primärstadium*.

Das *Generalisationsstadium* dehnt sich oft monatelang aus, kann fast unbemerkt subklinisch bleiben, geht aber meist doch mit subfebrilen oder auch febrilen Temperaturen, oft auch mit deutlicher Ausprägung der „Allgemeinsymptome der Infektion" einher, nicht selten begleitet von Lymphdrüsenschwellungen (auch Milztumor) und Exanthemen. Die Gewebsreaktion auf Leibessubstanzen der Erreger (Tuberkulin, Leprolin, Luetin) ist zu dieser Zeit hyperergisch. Dieses Stadium ist besonders bei der Tuberkulose so deutlich, daß von hier aus die ganze Allergielehre ihren Ausgang nahm. Zu diesem Stadium gehören auch Erscheinungen an den serösen Häuten der Gelenke und der großen Körperhöhlen.

Die *Organmanifestationen* zeigen größte Mannigfaltigkeit und stellen vielfach Leiden dar, die klinisch gar nicht mehr zu den Infektions-, sondern mehr zu den Organleiden gezählt werden. Bei vielen von ihnen hat man auch erst spät ihren Zusammenhang mit den Infektionskrankheiten erkannt (Phthise, Augen- und Ohren-, luische Gefäßleiden usw.). Die histologische Gewebsreaktion zeigt nun die „spezifische" Entzündung; es handelt sich dabei um Wucherungen des reticuloendothelialen Systems, zu dem im weiteren Sinne der Tuberkel, das Leprom, das Gumma infolge des Aufbaus aus mesenchymalen Zellen zugezählt werden können. Die Erreger finden sich in den Zellen dieser spezifischen Gebilde in intracellulärer Lagerung.

Neben den spezifisch-hyperergischen und den tertiären spezifischen Veränderungen kommen gerade bei den chronisch-cyclischen Infektionskrankheiten nicht selten Gewebsreaktionen vor, die in das Gebiet der *Allomorphosen* einzuordnen sind: „rheumatische", degenerative wie Nephrosen, Amyloidose, schließlich die als metaluisch bezeichneten.

Rezidive von der tertiären zur sekundären Allergiegale, auch mit erneuten Streuungen bzw. Generalisationsstadien, sind im Ablauf der chronischen Infektionskrankheiten nichts Seltenes.

Ob echte *Sepsis* vorkommt, ist umstritten. Es muß jedoch damit gerechnet werden, daß im Tertiärstadium Erregereinbrüche in die Blutbahn zu Erscheinungen führen, die an Sepsis zum mindesten stark erinnern (Miliartuberkulose s. S. 152 u. 265, fieberhafte tödliche Leprareaktionen, die besonders in früheren Jahrhunderten beobachtete tödliche Lues maligna).

Die *Empfänglichkeit* ist allgemein verbreitet, jedoch nicht gleich stark; jedenfalls ist der Verlauf von der individuellen „Resistenz" maßgebend beeinflußt. Allgemein sucht man heute den Grund, warum die Krankheit hier leicht, dort schwer, mit dieser oder jener Organlokalisation verläuft, in erster Linie im Wirt und nur sekundär am Keim (Zwillingsforschungsergebnisse usw.). Dabei ist der entwicklungsgeschichtlich bzw. erblich bedingte Grad der Anpassung des Wirts an die betr. Infektion entscheidend. — *Krankheitsimmunität* kommt bei den chronisch-cyclischen Infektionskrankheiten nur als Infektionsimmunität vor.

Die *Infektionsstoffe* gehören zu den Bakterien und den Spirochäten. Sie sind dem Menschen so weitgehend angepaßt, auf ihn so spezialisiert, daß man die chronisch-cyclischen Infektionskrankheiten als *Anthroponosen* bezeichnen muß. Doch gibt es den menschlichen Erregern nahe verwandte Arten, die meist ähnlich chronisch verlaufende Krankheiten bei Tieren, besonders bei domestizierten setzen: Perlsucht (Typus bovinus), Rattenlepra, Pallidoidose der Kaninchen. Die Typus-bovinus-Infektion des Menschen, also eine Zoonose, unterscheidet sich von der mit dem Humantyp nicht wesentlich.

Tuberkulose: Obgleich die Erkennung der Stadien im Einzelfall bei ihr auf besondere Schwierigkeiten stößt, wurde die Stadienlehre gerade an ihr in neuerer Zeit wieder entdeckt. Dies war für die Tuberkuloselehre die größte Tat seit der Entdeckung des Tuberkelbacillus durch R. KOCH. Seit RANKE unterscheidet der Kliniker die primäre, sekundäre und tertiäre Tuberkulose als Primär-, Generalisations- und Organmanifestationsstadium.

Für die Psychologie der Medizingeschichte ist es merkwürdig, daß paradoxerweise die Wiederentdeckung der Stadienlehre gerade bei den chronisch-cyclischen Infektionskrankheiten erfolgte, wo die Stadien sich über so lange Zeiträume erstrecken. Dies erklärt sich daraus, daß das alte, auf klinischer Erfahrung beruhende Wissen von den gesetzmäßigen Cyclen der akuten Infektionskrankheiten fast verlorengegangen war, nachdem das bakteriologische Zeitalter alle klinischen Erscheinungen als unmittelbare Folge der bakteriellen Ursache erklären zu können geglaubt hatte. In der Tuberkuloselehre erkannte man zuerst wieder, daß diese mechanistische Vorstellung für die Erklärung der Pathogenese der vielfältigen klinischen Erscheinungen versagt, und daher entstand hier zuerst das Bedürfnis, von der nur bakteriell-toxischen Erklärung der Infektionskrankheiten weg zu einer anderen Auffassung derselben zu kommen.

Die Dauer der einzelnen Stadien ist sehr verschieden, doch läßt sich schon aus der Tatsache, daß der Kinderarzt es fast ausschließlich mit Primär- und Sekundärtuberkulose zu tun hat, schließen, daß das Tertiärstadium im allgemeinen erst in oder nach der Pubertätszeit, also im Verlauf von 15 bis 20 Jahren erreicht wird. Um das 20. Jahr herum lag früher das typische Alter des Beginns der tertiären Tuberkulose (Frühinfiltrat). Das Primärstadium dauert durchschnittlich ein halbes Jahr, das Sekundärstadium mehrere (2—10) Jahre und das Tertiärstadium den Rest des Individualdaseins, also mehrere Jahrzehnte. Abweichungen von diesen Normen sind in jeder Richtung häufig. Vor allem kommt es oft zu Rückfällen vom tertiären ins sekundäre Stadium.

Das *Primärstadium* verläuft oft erscheinungsfrei oder -arm. Es wurde klinisch erst durch die Einführung der Röntgenuntersuchung besser zugänglich. Die *Inkubation* bis zum Auftreten des Primäraffekts scheint um 50 Tage zu betragen (WALLGREN). In je früherem Alter die Primärinfektion stattfindet, um so öfter kommt es zu Krankheitserscheinungen vom Primärherd aus; meist bleibt er aber „latent". Wird er manifest, so sind die Erscheinungen den Prodromalsymptomen anderer Infektionskrankheiten zu vergleichen, die ja wie der tuberkulöse Primäraffekt in die zweite Hälfte des Primärstadiums fallen. Sie ziehen sich dann über mehrere Monate hin, bis Sekundärerscheinungen (z. B. Erythema nodosum) auftreten. Histologisch handelt es sich beim frischen Primäraffekt zunächst um eine (morphologisch) unspezifische Entzündung, die später in Verkäsung und Verkalkung übergeht, aber auch dann noch nicht die „spezifische" Granulom- bzw. Tuberkelbildung aufweist. Dabei werden die vom Primäraffekt ausgehenden Lymphbahnen und die regionalen Lymphdrüsen mitbefallen („Primärkomplex", Ghonscher Herd); an diesen aber endet der Prozeß, und erst mit dem zweiten Stadium werden diese von den Keimen in Richtung der Blutbahn wieder verlassen, d. h. das Primärstadium endet mit dem Beginn der Generalisation des Keims.

Selten kommt es direkt vom Primäraffekt aus zur *Miliartuberkulose.*

Voraussetzung ist, daß der Wirt sich rasch durchimmunisiert; denn tertiäre Immunität ist nötig, damit es zur Entwicklung des Tuberkels kommt (s. unten).

Das wichtigste klinische Zeichen des *Sekundärstadiums,* die positiven Hautproben mit Tuberkulin, sind heute jedem Arzt bekannt und sind Ausdruck der im Primärstadium erworbenen Hyperergie. Die sonstigen klinischen Zeichen des Sekundärstadiums werden in der überwiegenden Zahl der Fälle nicht so stark, daß sie zu Krankheit führen, und so bleibt die tuberkulöse Infektion für die meisten Menschen mit dem histologisch nachweisbaren Rest des Primärstadiums („Kalkherd") fürs ganze Leben erledigt. Allerdings ist anzunehmen, daß es bei jedem Infizierten klinisch latent auch zur Generalisation kommt; denn diese führt ja erst auf dem Umweg über die Hyperergie zur Infektionsimmunität, die vor Neuinfektion weitgehend schützt, und die dadurch erhalten bleibt, daß sich in dem verkalkten Primärkomplex noch lebende Tuberkelbacillen aufhalten.

Kommt es zu Krankheitserscheinungen im Sekundärstadium, so sind diese durch die hyperergische Reaktion des Wirts gekennzeichnet. Histologisch handelt es sich dann zunächst um eine „seröse", exsudative Entzündung, also noch nicht um den Typus der spezifischen Entzündung, der sich erst später daraus entwickelt (Übergang in Verkäsung). Physiologisch-klinisch neigt der Körper infolge seiner Überempfindlichkeit zu starken Allgemeinsymptomen der Infektion. Serologische Antikörper (Komplementbindung usw. auf Tuberkulose) sind, wie bei anderen Infektionskrankheiten, in diesem Stadium meist noch nicht nachweisbar.

Die klinischen Symptome des Sekundärstadiums sind zum Teil auf die hyperergische mesenchymale Reaktion (ohne Anwesenheit von Bacillen), zum Teil auch auf eine hämatogene Ansiedlung der Keime selbst zu beziehen:

a) Erscheinungen, die auf hyperergischer Grundlage zustande kommen und nicht unbedingt auf eine lokale Ansiedlung lebender Keime zu beziehen sein müssen, sind im Sekundärstadium der Tuberkulose die akuten Entzündungen verschiedener Teile des Mesenchyms bzw. des Mesoderms, so der Pleura, des Peritoneums und anderer seröser Häute; auf dieser Grundlage entstehen auch tuberkulöse Exantheme im Sekundärstadium, die meist ebenfalls zuerst von Fieber und anderen Allgemeinerscheinungen der Infektion begleitet sind (Erythema nodosum). Nachträglich kann es zur Einwanderung von Tuberkelbacillen und dadurch zur Entstehung einer tertiären Organmanifestation kommen.

Es handelt sich bei all diesen Krankheitsbildern um solche, deren ätiologische Abtrennung von Krankheiten des rheumatischen Formenkreises klinisch Schwierigkeiten bereitet: Pleuritis exsudativa, Polyserositis rheumatica, Uveitis, Erythema nodosum und exsudativum multiforme u. a. Erst rückschauend nach Jahren kann die Entscheidung möglich sein, ob eine tuberkulöse oder rheumatische Krankheit vorlag, d. h. oft erst dann, wenn es zur tertiären Lungenphthise gekommen ist. Die tuberkulösen Exantheme im Sekundärstadium — außer den genannten kommen noch verschiedene andere sog. Tuberkulide vor, z. B. Uffenheimers Frühexanthem, auch der Lupus vulgaris gehört zum Teil hierher, zum Teil aber auch zu den unter b) aufgeführten tuberkulösen Manifestationen — stehen in Parallele zu den Exanthemen der anderen chronischen cyclischen Infektionskrankheiten. Bei all diesen Krankheiten pflegt der Nachweis von Tuberkelbacillen meist zu mißlingen, oder er ist nur bei wiederholter Untersuchung nach längerem Bestand der Krankheit, also schon beim Übergang ins Tertiärstadium, zu führen. Zu den Tuberkuliden gehören auch wahrscheinlich viele Fälle des M. Besnier-Boeck, dessen Übergang in eine tertiäre Phthise nicht ganz selten ist.

b) Die zweite Art der sekundären Erscheinungen sind diejenigen, die von Anfang an durch lokale Ansiedlung der hämatogen generalisierten Tuberkelbacillen ausgelöst sind, bei denen aber zuerst noch eine hyperergische Entzündung erfolgt, die dann allmählich von der tertiären abgelöst wird, wodurch schließlich das Bild der tertiären Organmanifestation entsteht. Solche Krankheiten sind die Lymphknotentuberkulosen mit den oft heftigen Entzündungserscheinungen, die hämatogen disseminierten Formen der Lungentuberkulose, die Meningitis tuberculosa (ohne Miliartuberkulose!), manche Knochen-, Nieren-, Augen- usw. Tuberkulosen. Aus diesen allen gelingt der Bacillennachweis gewöhnlich leichter.

Der Tuberkelbacillennachweis im strömenden Blut während des Generalisationsstadiums ist schwierig; an der Tatsache der Bakteriämie im Sekundärstadium ist aber nicht zu zweifeln.

Unmittelbar aus dem Generalisationsstadium heraus kann es durch eine Acceleration der Empfindlichkeitsreifung (Zeitraffung) zur *Miliartuberkulose* (mit oder ohne Meningitis) kommen. Es findet dabei ein Übergang von der sekundären zur tertiären Immunitätslage statt, noch während die Bakteriämie anhält; denn der Miliartuberkel ist ja schon Ausdruck einer tertiären Immunität. Daß sich dabei immer ein Herd in der Blutbahn entwickelt, von dem aus die Bakteriämie weiter unterhalten wird (Weigertscher Intima-Tuberkel), darf heute verneint werden.

Die häufigste Form des *Tertiärstadiums* ist die Lungenphthise, sie entsteht typischerweise entweder aus dem eingeschmolzenen Frühinfiltrat oder aus einer Bronchialschleimhaut-Tuberkulose, die sich meist durch Perforation eines verkästen Hilusdrüsenherdes in den Bronchus entwickelt und schreitet dann in der Lunge „intracanaliculär", d. h. bronchogen, oder auf dem Lymphwege „apicocaudal" fort. Die wichtigsten sonstigen (extrapulmonalen) tertiären Organtuberkulosen sind die verkäsende Urogenital-, Gelenk- und Wirbel-, Augen- usw. Erkrankungen, deren Beginn immer auf die Streuung im Sekundärstadium zurückgeht. Im Tertiärstadium kommt es nur noch höchst selten zu anderweitiger hämatogener Ansiedlung, da der Wirtsorganismus nun immun ist und der Tuberkelbacillus sich daher wie ein Erreger von Lokalinfektionen verhält, d. h. organfixiert ist (sog. Ausschließungsverhältnis). Man findet daher tertiär meist nur ein Organ von der Tuberkulose befallen, und auch bei schwerer Phthise kommt es nur selten bzw. im letzten Stadium zur Tuberkelbildung in anderen Organen.

Durch einen Durchbruch eines käsigen Herdes kann es in seltenen Fällen zur *Miliartuberkulose* im Sinne einer echten, von einem Herd ausgehenden Sepsis kommen; wegen der Seltenheit dieses Ereignisses spricht man auch hierbei von dem „Ausschließungsverhältnis" von Lungen- und Miliartuberkulose, das besonders von HÜBSCHMANN betont wurde (über Miliartuberkulose s. im übrigen S. 265).

Die Hautreaktion auf Tuberkulin ist im Tertiärstadium nur mittelmäßig bis negativ. Im Serum sind meist Antikörper gegen Tuberkelbacillen nachweisbar (Komplementbindungs- und Flockungsreaktion). Prämortal pflegen die Haut- und die Serumproben negativ zu werden (negative Anergie).

Der *Tuberkelbacillus* ist ein Vertreter der großen Familie der säurefesten Bakterien, er wächst in Kulturen nur langsam, was auch mit der Chronizität der Tuberkulosekrankheit zusammenhängen mag, er verlangt viel Sauerstoff, was seine Pneumotropie zum Teil erklärt. Er ist ein höher organisiertes Bacterium, hat einerseits verwandtschaftliche Beziehung zu den Corynebakterien (Diphtheriebacillen), anderseits zu den Strahlenpilzen (Actinomyces). Er bildet keine Exotoxine.

Lepra: Auch bei ihr erstreckt sich der Verlauf über Jahre und Jahrzehnte, meist ein ganzes Leben; Zeiten der Latenz wechseln ab mit solchen der Progredienz. Sicher gibt es in Lepraländern auch viele latent Infizierte, die nie manifest krank werden.

Die *Inkubation* beträgt minimal einige Monate. Häufiger führt die Infektion aber zu Latenzen über viele Jahre, so daß Manifestation dann erst nach bis zu 30 Jahren beobachtet wird; durchschnittlich rechnet man 3—5 Jahre. Primäre bacillenhaltige Infiltrationen unspezifischen Charakters, aus denen sich später typische lepröse Herde entwickelten, wurden einwandfrei beobachtet (BÜNGELER); ob es sich bei ihnen um die Eintrittspforte der Infektion, also um den wirklichen *Primäraffekt* gehandelt hat, ist nicht sicher.

Im weiteren Verlauf sind zwei völlig verschiedene Verlaufsformen zu unterscheiden, die nicht ineinander übergehen: die *tuberkulide* und die *lepromatöse Lepra*. Jene ist charakterisiert durch die knötchenförmige Gewebsreaktion, durch ihre ausschließliche Lokalisation in Haut und Nerven, ist gutartiger und neigt zur Ausheilung, also auch zur Entwicklung einer Immunität; diese dagegen ist in ihrer Gewebsreaktion durch die Ansammlung großer schaumiger Speicherzellen (Virchowsche Leprazellen) gekennzeichnet, befällt außer Haut und Nerven stets auch die inneren Organe, zeigt nur geringe Heilungstendenz durch lokale Vernarbung und läßt keinerlei Immunität erkennen, sie kommt auch spontan nie zu klinischer Heilung. Jene ist also die Krankheit der Hyperergisch-teilimmunen, diese die der Anergischen; jene verläuft unter allen Zeichen einer spezifischen Allergie, diese als chronische Reticuloendothelwucherung.

Beide Formen gehen oft mit fieberhaften *Generalisationsperioden*, sog. Spontanreaktionen, von mehrtägiger bis -monatiger Dauer einher: bei der tuberkuliden Lepra sind sie mehr schleichend, wobei neue Herde entstehen, alte wieder mitaufflammen können, wie es bei einer echten cyclischen Generalisation, z. B. bei der Tuberkulose, auch zu sein pflegt. Bei der lepromatösen Lepra verlaufen sie viel akuter, oft mit hohem Fieber, ja Schüttelfrost, und können Erweichung, Auftreten oder Verschwinden von Herden nach sich ziehen; offenbar handelt es sich dabei um *septische Aussaaten* großer Keimmengen, nicht um cyclische Generalisationen, wie das auch der bestehenden Anergie entspricht.

Die *Organmanifestation* erstreckt sich bei der tuberkuliden Form nur auf Haut und Nerven, bei der lepromatösen zunächst vorwiegend auf diese. Bei ihr kommt es aber ohne stärkere Umgebungs- oder gar Allgemeinreaktion zu einer hochgradigen Ausbreitung des Prozesses in Gewebe und Organen und einer so massenhaften Keimvermehrung im Wirt, wie man sie bei keiner anderen Krankheit kennt (makroskopisch sichtbare Bacillenhaufen = Leprakörnchen), woraus die an sich minimale Giftigkeit des einzelnen Bacillus hervorgeht. Zudem leben diese intracellulär, ohne die Wirtszelle zu zerstören. Bei der tuberkuliden Lepra findet man nur vereinzelt Bacillen in dem stark veränderten Gewebe. Neigung zur Ulceration hat nur die lepromatöse Form, bei der auch Bacillen fast regelmäßig aus kleinen und kleinsten Geschwüren (Nasenschleimhaut!) ausgeschieden werden, während die tuberkulide meist als „geschlossen" angesehen werden kann. Diese ergibt immer eine mehr oder weniger stark positive Leprolinreaktion (MITSUDA), jene immer eine negative.

Die *Empfänglichkeit* nimmt mit dem Lebensalter stark ab, sie ist beim Neugeborenen groß, beim Erwachsenen jenseits des 20. Lebensjahres fast erloschen und so gering, daß man bezweifelt hat, ob die Lepra überhaupt infektiös und nicht nur gewissermaßen eine Erbkrankheit sei. Tatsächlich liegt die Masse der Infektionen in der Kindheit, sie werden aber oft erst beim Erwachsenen manifest. — Der tuberkulide Verlauf kann spontan zu lang dauernden Latenzen (Scheinheilung) bei Infektionsimmunität führen. Der anergisch-lepromatöse zeigt keinerlei Änderung der Allergielage; es kommt höchstens zu Vernarbungen und scheinbarer Latenz, aber ohne wesentliche Eindämmung der Infektion.

Der *Leprabacillus* gehört wie der Tuberkelbacillus zu den säurefesten Stäbchen; dabei bildet er öfter Polkörperchen. Auch er hat nur eine sehr geringfügige Wachstumstendenz. Kulturelle Züchtung gelingt noch nicht sicher. Die serologischen Reaktionen greifen teils auf die Tuberkulose, teils auf die Lues über. — Menschenlepra ist nicht auf Versuchstiere, Rattenlepra nicht auf den Menschen übertragbar.

Syphilis: Ihre Stadieneinteilung ist seit RICORD (1800—1889), also sogar noch länger als bei der Tuberkulose, Allgemeingut der Ärzte geworden. Sie war zunächst nur eine zeitliche Unterteilung des Verlaufs; aber mit wachsendem Verständnis und besonders seit Einführung des Tierversuchs (METSCHNIKOFF 1902) wurde sie auch pathogenetisch verstanden.

Das *Primärstadium* zerfällt in die gut normierte *Inkubation* (21 Tage) und die Zeit des *Primäraffekts* bis zur beginnenden Generalisation, im Durchschnitt zusammen 8 Wochen. Die durch den P.A. entstehende Allergisierung zeigt sich experimentell darin, daß multiple Infektionen, auch wenn sie in mehrtägigen Abständen gesetzt werden, gleichzeitig am 21. Tag nach der ersten Infektion, also gleichgültig, ob sie dann gerade 15 oder 10 Tage alt sind, in Form multipler Primäraffekte angehen; dies kann nur als Ausdruck der vom Wirt inzwischen erworbenen neuen Empfindlichkeitslage gedeutet werden. Zum Primäraffekt tritt die Schwellung der regionären Lymphdrüsen wie bei der Tuberkulose schon bald hinzu. Neuinfektionen gehen nach dem Beginn des Primäraffekts nicht mehr an, d. h. schon in diesem Zeitpunkt ist die Empfänglichkeit in Infektionsimmunität gegenüber exogener Infektion umgeschlagen.

Das *Sekundärstadium* ist bei der Lues durch die Hauterscheinungen gekennzeichnet. Hier hat die Haut in ganz besonderem Maße die ihr bei allen Infektionskrankheiten mehr oder weniger zukommende erregerfixierende Funktion. Gelegentliche Spirillämien mögen auch schon im Primärstadium vorkommen, die Generalisation des Erregers erfolgt aber gesetzmäßig erst im Sekundärstadium. Seine Symptome sind pathologisch und physiologisch durch eine hyperergische Reaktion des Wirts hervorgerufen: pathologisch in Form der gesteigerten mesenchymalen Abwehr, deren Hauptlokalisation hier vorwiegend Haut und Lymphdrüsen sind, physiologisch in den oft deutlichen Allgemeinsymptomen der Infektion subjektiver und objektiver Art, wie Fieber, Milztumor usw. In den Sekundärerscheinungen der Lues ist der Infektionsstoff meist leicht nachweisbar (wie bei der zweiten Art der bei der Tuberkulose beschriebenen Sekundärerscheinungen). Perifokal bildet sich eine seröse Entzündung mit Hyperämie, die in Infiltration übergeht. Das zweite Stadium dauert unter rezidivierenden klinischen Erscheinungen, später meist latent, im Durchschnitt 5 Jahre. — Die Seroreaktionen sind im Gegensatz zu den meisten anderen cyclischen Krankheiten infolge der langen Dauer des Sekundärstadiums schon in diesem, manchmal sogar noch am Ende des Primärstadiums positiv.

Die Organmanifestationen im *Tertiärstadium* sind äußerst mannigfach. Im Prinzip liegt ihnen stets das spezifische Granulom, das Gumma, zugrunde, das als lokale Reaktion gegenüber der nunmehr lokal fixierten Endobiose zu gelten hat. Die Organe sind sonst immun und reagieren nur auf die von der Generalisation her liegengebliebenen Spirochäten. Merkwürdigerweise wird die typische, tertiäre Reaktion, das Gumma, immer seltener gegenüber chronisch-interstitiellen Entzündungen, wie sie zu den luischen Gefäßprozessen, Lebercirrhose usw., führen. Hierin dürfte ein Symptom der fortschreitenden Anpassung von Mensch und Infektionsstoff zu sehen sein (s. oben).

Die metaluische *Allomorphose* ist durch degenerative Prozesse im Zentralnervensystem gekennzeichnet: Tabes dorsalis und progressive Paralyse.

Die *Empfänglichkeit* für Syphilis ist wohl allgemein gleich; ihre Bösartigkeit ist im Lauf der Jahrhunderte geringer, bzw. die angeborene Resistenz gegen sie größer geworden. Im Fetalleben, in dem nach dem biogenetischen Grundgesetz die Phylogenese wiederholt wird, ist der Verlauf auch heute noch bösartig, wie die Symptomatologie der luischen Feten und der kongenitalen Lues zeigt. Merkwürdigerweise wird die Infektiosität der mütterlichen Lues mit wachsendem zeitlichem Abstand von der Infektion immer geringer, obgleich der Spirochätenstamm dabei doch der gleiche bleibt. Offenbar unterliegt er „regressiven" Veränderungen. Diese Abnahme der Infektiosität zeigt sich klinisch in der bekannten Reihenfolge: Abort — Frühgeburt — Totgeburt — Geburt von kranken, schließlich gesunden Kindern. Einer solchen „Veränderlichkeit des Antigens", d. h. hier der Spirochäte, mag auch für die metaluischen Allomorphosen Bedeutung beizulegen sein. — Bezüglich der *Immunität* ist die Lues das klassische Beispiel der Infektionsimmunität, worauf auch die klinische Regel zu beziehen ist, daß der einzig sichere Beweis dafür, daß eine erste Lues ausgeheilt war, der ist, daß ein neuer Primäraffekt erworben wird.

Die *Spirochaeta pallida* ist eine fein gewundene Spirille. Ihre Züchtung gelingt nur schwer, und es wird bezweifelt, ob die gezüchteten, streng anaerob wachsenden Spirillen wirklich echte Pallidastämme sind. — Die pathogenetische Bedeutung der Antikörper im Blut und Liquor ist nicht sicher zu beurteilen, doch wurde gerade den unspezifischen Lipoidantikörpern der Wassermannschen und der Flockungs-Reaktionen für die Entstehung der Metalues des ZNS Bedeutung beigelegt, und zwar im Sinne einer Selbstverdauung der Hirnlipoide (SACHS und WITEBSKY). Die spezifischen Pallida-Antikörper (Nelson-Test) ordnen sich den allgemeinen Regeln ein.

Frambösie: Diese tropische Schwesterkrankheit der Syphilis steht wahrscheinlich der Urform der Treponemenerkrankung noch näher; ihre Infektiosität ist viel größer, so daß sie eine Schmierinfektion, oft mit indirekter Übertragung durch Gegenstände, ist; ihre Organotropie richtet sich nur auf Haut und Periost, nicht aber auch auf Gefäße und Nervensystem. Infolgedessen bleibt sie auch dem Genitaltrakt fern und tritt auch nicht kongenital auf.

Inkubation bis zur Erscheinung des Primäraffekts 2—8 Wochen; dieser (= Mutterpapel) dauert meist weitere 6—8 Wochen. *Sekundärstadium* macht oft heftige Allgemeinsymptome, besonders Gelenkerscheinungen, starke Hauteruptionen; häufige Rückfälle in die Generalisation über Jahre hin. — *Tertiärerscheinungen* besonders im Unterhautgewebe („Psoriasis palmaris und plantaris") und an den Knochen, auch Unterschenkelgeschwüre durch erweichende Gummen.

Treponema pertenue ist von pallidum nicht zu unterscheiden, auch serologisch keine sicheren Unterschiede.

Auf die übrigen Treponematosen, PINTA und BEJEL, sei hier nur hingewiesen, um den Eindruck der „Plastizität" dieser Krankheitsgruppe zu unterstreichen.

Schrifttum

BÜNGELER, W.: Wann soll die Lepra isoliert werden? Münch. med. Wschr. 1941, 1301.
HÜBSCHMANN, F.: Die Tuberkulose des Menschen. Leipzig 1939.
SACHS, H.: Probleme der pathologischen Physiologie im Lichte neuerer immunbiologischer Betrachtung. Sitzungsbericht Zbl. Bakt., I. Abt. Ref. 89, 334 (1928).
WALLGREN, A.: Über die Inkubationszeit der Tuberkulose. Arch. Kinderheilk. 124, 1 (1941).

2. Chronisch-cyclische Krankheiten mit vorwiegender Organmanifestation

In dieser Gruppe wollen wir einige, ätiologisch sehr heterogene Krankheiten zusammenfassen, bei denen das cyclische Generalisationsstadium klinisch meist nur geringe Symptome macht, so daß es gewöhnlich nicht beachtet wird, während die Organlokalisation und ihre klinischen Folgen sich deutlich und über mehr oder weniger lange Zeit hin, also chronisch bemerkbar machen.

Hierher gehören zunächst zwei Krankheiten, die von Vertretern der Gruppe der sog. großen Viren hervorgerufen werden. Zu dieser Gruppe zählen wir weiter einige Mykosen, die in der Organmanifestation nicht oder nicht nur die Haut, sondern auch innere Organe befallen, und zwar besonders Lungen und Lymphknoten, und die damit Krankheitsbilder hervorrufen, die klinisch und histologisch große Ähnlichkeit mit der Tuberkulose haben können. Schließlich gilt eine solche Zeitgesetzlichkeit (kurze und erscheinungsarme Generalisation, langfristige Organmanifestation) auch für die Mehrzahl der cyclischen Wurm-Invasionskrankheiten.

Als Haupteigenschaften dieser wären hervorzuheben:

Eintrittspforte peroral, percutan oder permukös.

Inkubationszeiten an sich gut normiert, klinisch aber wegen der geringfügigen Sekundärerscheinungen oft wenig deutlich abgesetzt. Bei percutaner Infektion am Ort des Eindringens in die Haut oft stärkere, einem *Primäraffekt* gleichzuachtende Reaktionen.

Generalisation meist kurz und symptomenarm, zuweilen mit lokalen Überempfindlichkeitsreaktionen, besonders an der Haut in Form von Exanthemen, die dem Erythema exsudativum multiforme oder nodosum entsprechen, oder auch in Form von sog. Mikrobiden, auch von eosinophilen Lungeninfiltraten (Ascaridiasis!).

Organmanifestation bei den Mykosen vorwiegend in Lymphknoten, Lungen und Haut, bei den Wurmkrankheiten teils im Darm, teils im Bindegewebe, besonders des Bauchraums (Sitz der erwachsenen Filarien und Bilharzienpärchen), teils, wo der Mensch Nebenwirt (= Überträger!) ist, in verschiedenen Organen ohne Normierung. Bei den zwei eben genannten Würmern folgt ein *septisches Stadium*, das sich über Jahre hinzieht, indem das befruchtete Weibchen nun Junglarven bzw. Eier ins Blut eintreten läßt (= Sepsisherd!), die schwere metastatische Organschäden anrichten können (Filariose: Elephantiasis; Bilharziose: in Harnblase, Dickdarm bzw. Leber).

Empfänglichkeit allgemein gleich, gute *Krankheitsimmunität* bei den Virosen und Mykosen dieser Gruppe, keine solche bei den Helminthiasen (s. S. 48).

Bei allen Krankheiten dieser Gruppe kann die langdauernde Infektionsallergie in entsprechenden *Hauttests* mit dem spezifischen Allergen als Reaktionen *vom Tuberkulintypus* festgestellt werden.

Die Mykosen sind wenig wirtsspezifisch, d. h. sie kommen bei Mensch und Tier vor, sind also den Zoonosen zuzurechnen. Lymphogranuloma inguinale ist als spontane Tierkrankheit unbekannt, während die Lymphoreticulosis benigna enge Beziehungen zu Tieren (Katzen als Virusträger) besitzt. — Ascaridiasis und Ankylostomiasis sind insofern *Anthroponosen*, als die Entwicklung zwischen zwei menschlichen Wirten in freier Umwelt nicht-parasitisch abläuft; Echinococcus und Cysticercus sind insofern *Zoonosen*, als die geschlechtsreifen Würmer beim Hund bzw. Schwein (Hauptwirte!) zu Krankheit führen, während im Menschen (Nebenwirt bzw. Überträger) nur gelegentlich und atypischerweise (typisch bei anderen Haustieren) die Entwicklung vom Ei bis zur Finne abläuft. Filarien und Bilharzien machen ihre Zwischenentwicklung in Insekten bzw. Schnecken durch, die auch die Übertragung besorgen.

Im ganzen bestehen also bei der ganzen Gruppe enge Beziehungen zu Tierkrankheiten, ohne daß man sie freilich direkt als Zoonosen bezeichnen könnte.

Lymphogranuloma inguinale (Nicolas-Favresche Krankheit). *Eintrittspforte:* Haut- und Schleimhäute der Geschlechtsorgane. Die *Primärläsion*, eine kleine Erosion oder Bläschenbildung, entsteht nach einer *Inkubation* von wenigen Tagen und bildet sich nach 2—3 Wochen durch Anschwellung der regionären Lymphdrüsen (inguinal und intrapelvin) zum *Primärkomplex* aus. Virusnachweis der intracellulär liegenden Viruskörperchen schon in der Primärläsion. — *Generalisation* nach weiteren 2—3 Wochen mit meist etwa 3 Wochen lang anhaltenden mäßigen Temperaturen, Allgemeinsymptomen, Erythemen, Milztumor, Blutbildveränderung, oft Lymphdrüsen- und Gelenkschwellungen. In dieser Zeit sind Blut und Knochenmark infektiös. Eine solche Generalisation findet, auch bei jahrelanger Dauer des Lokalprozesses, nur einmal statt, d. h. sie hinterläßt Immunität! Während dieser wird die *Freische Reaktion* positiv, die in ihrem Wesen der Tuberkulin-Hautprobe entspricht. — *Organmanifestation* erfolgt am Ort des Primärkomplexes, von hier aus langsam um sich greifend auf Grund der bestehenden *Mesodermotropie*, d. h. Affinität zu lymphatischem und Bindegewebe. Sie ist exquisit chronisch und heilt ohne Behandlung nie aus. *Histologisch* handelt es sich dabei um ein spezifisches Granulomgewebe mit Epitheloid-, Riesen- und Plasmazellen und Einschmelzungsneigung, schließlich sklerosierender Vernarbung. In diesen durch Wucherung des Reticuloendothels entstandenen Zellen hält sich das Virus über Jahre hin intracellulär. Der typische Unterschied des Verlaufs bei Männern und Frauen entsteht nur durch die Lokalisation des Prozesses, bei jenen inguinal, d. h. im Abflußgebiet des Penis in Form des „klimatischen Bubo", bei diesen pelveoperitoneal und pararectal, im Abflußgebiet von Vagina und Uterus; infolgedessen kommt es auch nur bei Frauen zu den schweren eiternden, fistelnden und schrumpfenden Veränderungen des ganzen Beckenbindegewebes (Esthiomène) und des Rectums, die tödlich enden. Aus den ulcerierenden Geweben wird fortlaufend Virus ausgeschieden (Infektiosität!), es besteht also zunächst Infektions-, nach Ausheilung dann auch Krankheits*immunität*.

Das *L.-i.-Virus* gehört zur Gruppe der großen, den Rickettsien schon nahe stehenden Viren. Es verhält sich im Tierversuch vorwiegend neurotrop-encephalitogen; aber auch dort besteht nebenher seine ausgesprochene Affinität zu den R.E.S.-Zellen.

Lymphoreticulosis benigna (Katzenkratzkrankheit): In Westeuropa, Amerika und Asien beobachtet. Die Eintrittspforte sind meist Hautkratzer von Katzenkrallen, aber auch von Pflanzendornen u. ä. Ob Katzen stets nur passive Virusträger oder selbst latent infizierte Wirte sind, ist ungeklärt. Oft heilt die infizierte Hautstelle verzögert *(Primäraffekt)*. Es bildet sich dann eine regionäre Drüsenschwellung, die meist in einigen Wochen wieder ausheilt, von der aus aber auch eine weitere Verschleppung in tiefere Lymphknoten, ja auch in innere Organe stattfinden kann (Generalisation). Damit kommt es zu chronischen Verlaufsformen, besonders solchen mit

Lupus-artigen Hauterscheinungen (ZWISSLER) oder Komplikationen, so am ZNS (Meningoencephalitis) oder im Bauchraum (mesenteriale Lymphadenitis). Diagnose mittels des von LEE, FOSHAY und DEBRÉ beschriebenen *Intracutantests* mit sterilisiertem Lymphknoteneiter (analog dem Frei-Test). Die histologischen Veränderungen ähneln dem Bilde einer schwach verkäsenden Tuberkulose oft sehr.

Der *Erreger* ist noch nicht isoliert. Gelegentlich übergreifende serologische Reaktionen (KBR) sprechen für seine nahe Verwandtschaft mit dem des Lymphogranuloma inguinale.

Pasteurellosis pseudotuberculosa, „Pseudo-Appendicitis" oder Lymphadenitis reticularis mesenterialis abscedens MASSHOFF-KNAPP: Dieses erst 1953 näher umschriebene Bild wird von MASSHOFF 1962 als cyclisch angesehen und hat auch histologisch Ähnlichkeit mit den beiden vorstehenden Krankheiten. Es ist eine Zoonose, die beim Menschen nur selten schwer und dann meist tödlich unter starker Beteiligung von Leber und Milz auftritt; die häufigere, klinisch einer Appendicitis gleichende Verlaufsform, bei der die tertiäre *Organmanifestation* sich auf das Coecum beschränkt, wo auch die Eintrittspforte zu vermuten ist, dürfte zu Immunität führen.

Der Erreger, *Pasteurella pseudotuberculosis*, ist mit denen von Pest und Tularämie nahe verwandt; Pasteurellen machen also beim Menschen teils cyclische, teils Lokalinfektionen.

„**Tiefe" Mykosen**: Eine Anzahl von Mykosen sind in ihrer Pathogenese nicht streng normiert, sondern verhalten sich — entsprechend den zwei Verlaufsformen der Lepra — bald cyclisch, bald wie Lokalinfektionen. Hier werden die zuweilen cyclisch verlaufenden besprochen, während die lokalen im Abschn. B 5 berücksichtigt sind. Der pathogenetische Typus hängt z. T. mehr von der Reaktionsweise des Wirtsindividuums, z. T. aber auch von äußeren, z. B. klimatisch-geographischen Faktoren (Valley fever!) ab. Als Regel gilt: kommt es zur Entwicklung einer Infektionsallergie (mit Generalisation, positiven Hauttests, Mikrobiden), so ist die Heilungstendenz gut und entwickelt sich auch eine bleibende Krankheits-Immunität; bleibt jene aus, so ist die Heilungstendenz schlecht und entwickeln sich weitergreifende langdauernde lokale Gewebsprozesse, die auch in Pilzsepsis übergehen können. Übergänge vom cyclischen zum chronisch-lokalen (dann also tertiären) Typ kommen nicht selten vor, indem sich aus einem anfangs cyclisch-akuten Verlauf dann doch chronische Lokalprozesse mit positiver Anergie entwickeln, wie es sich auch bei der Gruppe der Erkrankungen mit den großen Viren zuweilen verhält (nur daß bei diesen der Ausgang in Sepsis fehlt).

Trichophytia profunda. Je nach Lokalisation werden verschiedene Krankheitsbilder unterschieden (Sycosis parasitaria, Kerion Celsi u. a.), ätiologisch und immunologisch gehören diese aber zusammen. Die Pilze haben letzten Endes stets tierischen Ursprung (gewöhnlich Haustiere), gehen aber auch von Mensch zu Mensch über. Nicht selten kommt es bald nach Sichtbarwerden des Primärherdes zu mehr oder weniger deutlichen *Allgemeinerscheinungen* mit Fieber. Es kann weiterhin zu hämatogen disseminierten

„sekundären Trichophytien" oder sogenannten Trichophytiden (Exanthemen) kommen. Zugleich wird die *Hautreaktion gegen Trichophytin* positiv. Im *Tertiärstadium* kommt es um die Hautherde herum zu tiefgreifender proliferierender Entzündung, die fast das histologische Aussehen einer „spezifischen" Entzündung annimmt. Endlich hinterläßt das Überstehen einer solchen tiefen Trichophytie eine sichere, meist lebenslängliche *Krankheitsimmunität*, die nicht nur stammspezifisch ist, sondern sich auf alle möglichen Trichophyton- und Achorionarten erstreckt. Es liegt so das vollständige Bild einer cyclischen Infektionskrankheit vor, die freilich nicht bei jedem Einzelfall durchgemacht wird.

Coccidioidomykose: Diese cyclische Infektion ist ausgesprochen endemisch, besonders in feuchtwarmen Gebirgstälern („Valley-Fieber") und wurde vor allem in Amerika (Südwesten der USA = San Joaquim fever, Hawaii, Chaco-Gegenden Argentiniens, Uruguay), aber auch schon in Süd- (Italien) und Südosteuropa beobachtet. In diesen Gegenden kommt sie auch bei Wild- (Nagern) und Haustieren (Rindern, Schafen, Hunden) zur Beobachtung. Heißes zur Trockenheit übergehendes Wetter scheint ihren Ausbruch zu begünstigen. Die Durchseuchung mit dem Erreger scheint in den entsprechenden Gegenden sehr stark verbreitet und führt zu stummer Feiung. Zu manifester Erkrankung kommt es nur bei einem Teil der Infizierten, besonders Neuankömmlingen, und unter ihnen wieder vor allem bei weißen Frauen, die zu etwa 4% erkranken.

Die akute *cyclische Form* ähnelt einer Grippe und führt mit zwei- bis dreiwöchiger Fieberzeit bei oft vorhandener Eosinophilie *(Generalisation)* zu völliger Genesung und *Immunität*. Auch sie kann aber manchmal im *Organmanifestationsstadium* zu Einschmelzungen von Lungengewebe (Kavernenbildung) und zur Entstehung von mehr oder weniger langwierigen Pleuraergüssen führen. — Daneben kommt als akute Erkrankung auch ein Erythema nodosum-ähnliches Bild vor. — Wird die Lungenerkrankung sekundär progressiv, so kommt es zu chronischem Siechtum (50% Letalität), nicht unähnlich der Tuberkulose, auch mit Hautbeteiligung, was häufiger bei Männern als bei Frauen der Fall ist.

Als von Anbeginn *lokale Erkrankung* an demselben Erreger ist das „coccidiale Granulom Wernicke-Posada" bei Mensch und Tier bekannt.

Erreger ist ein Blastomyces, Coccidioides immitis, aus dem die Antigene für den *Hauttest* und *serologische Reaktionen* (Präcipitation, KBR) gewonnen werden, die aber nur bei den cyclisch verlaufenden Erkrankungen positiv sind.

Histoplasmose. Es handelt sich bei ihr um eine besonders Kinder befallende Erkrankung, die oft endemisch gehäuft, besonders in Amerika, Indien, aber auch in Europa auftritt und mit Haut- oder Schleimhautgeschwüren beginnt, dann aber oft über die Lymphknoten hinausgreifend auch die inneren Organe, bevorzugt die Lungen befällt, wo sie Tuberkuloseähnliche Erscheinungen macht und meist zum Tode führt. Die Krankheit ist bei Pferden nicht selten. Der *Erreger*, Histoplasma capsulatum, ergibt das Antigen für den Histoplasmin-*Hauttest*.

Erwähnt sei hier auch die ähnliche *Torulosis*, die eine besondere Affinität zu den Meningen zeigt (Torula-Meningitis). *Erreger* Torula histolytica (identisch mit Cryptococcus neoformans), ebenfalls ein Blastomyces.

Pathogenetisch zeigen die folgenden *generalisierenden (cyclischen) Helminthiasen* Beziehungen zu den vorausgegangenen Krankheiten.

Ascaridiasis. *Inkubation:* Vom Verschlucken der reifen, d. h. die fertige Junglarve enthaltenden Eier bis zu deren Einwanderung in Portalvenen durch die Darmwand. 2—3 Tage.

Generalisation: Verbreitung der Larven von der Pfortader über die Leber und von hier teils auf dem Blutweg, teils wohl durchs Zwerchfell in Lymphgefäßen durchwandernd zur Lunge, dann über Trachea und zurückgeschluckt in den Oesophagus zu Magen und Darm. In dieser Zeit allergische Erscheinungen: Eosinophilie, eosinophile Lungeninfiltrate, Urticaria, Coryza.

Organmanifestation: Auswachsen der Larven im Darmlumen zum reifen, eierlegenden Wurm; Lebensdauer: wahrscheinlich 4—5 Jahre.

Empfänglichkeit: Die Ursache für die Tatsache, daß manche Individuen besonders stark zum Massenbefall mit Spulwürmern neigen, ist nicht genau bekannt.

Ankylostomiasis. *Inkubation,* zuweilen mit Hautreizung an den Stellen des Eindringens der Bodenlarven, meist an den Füßen („Bodenkrätze", ground itch): etwa 10 Tage. — *Generalisation* macht nur bei Massenbefall Allgemeinerscheinungen (Fieber, Leukocytose mit Eosinophilie) und Larvenwanderungssymptome (akute Lungen-, Kehlkopf- und Darmerscheinungen). Dauer bis zu 8 Wochen. *Organmanifestation* an der Darmschleimhaut, in der sich die Würmer festsaugen und von hier aus auch Anämie hervorrufen. Lebensdauer der Würmer 5—7 Jahre.

Echinococcus. Da Infektion immer nur in Ein- oder geringer Zahl, bleiben *Inkubation* und *Generalisation* unbekannt. Die aus dem vom Menschen aufgenommenen Ei ausgeschlüpfte Junglarve erreicht auf dem Blutwege den Ort ihrer Ansiedlung, wo sie langsam zur Finne heranwächst. Es bleibt oft dauernd eine *Hautallergie* als Zeichen der allgemeinen Hyperergisierung nachweisbar. *Organsymptome* meist rein mechanisch ausgelöst. Absterben der Finne nach Jahren; dadurch, auch durch Entleeren der Cystenflüssigkeit zuweilen Spontanheilung. Eosinophilie selten.

Cysticercosis. Invasion (in stets nur ganz geringer Menge) durch Aufnahme von Schweinebandwurmeiern mit der Nahrung oder durch Autoinfektion eines Bandwurmträgers infolge von Regurgitation von Wurmgliedern in den Magen mit nachfolgender Verdauung derselben. Wanderung der Junglarve zum Sitz der Organlokalisation, meist Auge, und dort Entwicklung zur Finne.

Filariasis. Auf die Besonderheiten der Pathogenese der einzelnen Arten (Medinawurm, Onchocercus, Fil. bancrofti und loa-loa) kann hier nicht eingegangen werden. Nach der Invasion erfolgt die Generalisation und Kopulation der reifen Würmer im Bindegewebe; von hier aus gehen oft Erscheinungen akuter oder chronischer Art (Kamerunschwellung, Hautknoten, Elephantiasis) aus. Die *septische* Verbreitung der Junglarven (Mikrofilarien) auf dem Blutwege bleibt ohne klinische Folgen außer der Eosinophilie, die meist hochgradig ist.

Schistosomiasis (Bilharziosis). Nach einer *Inkubation* von bis zu 6 Wochen nach der percutanen Invasion kann es bei Massenbefall zu einem *Generalisationsstadium* mit Fieber, Allgemeinbeschwerden, Urticaria, Milztumor und Eosinophilie kommen. *Organlokalisation* der reifen Würmer, bei allen Arten im Bindegewebe des Bauchraums (mesenterial oder retroperitoneal), macht keine unmittelbaren Symptome. Lebensdauer 5 bis 20 Jahre. Krankheitserscheinungen nur als Folge der *septischen Generalisation* der Eier und ihrer Ansiedlung in Organen („Metastasen" — in Harnblase, Dickdarm bzw. Leber).

Schrifttum

MASSHOFF, W.: Die Pseudotuberkulose beim Menschen. Dtsch. med. Wschr. 1962, im Druck.
ZWISSLER, TH.: Über die immunologische und histologische Diagnostik sowie besondere klinische Verlaufsformen der Katzenkratzkrankheit. Z. klin. Med. **154,** 227 (1956).

3. Subakut-rezidivierende cyclische Infektionskrankheiten

Das Gemeinsame der Krankheiten dieser Gruppe ist ihre ausgesprochene Neigung, rezidivierende Fieberschübe zu machen. Akute Stadien wechseln mit solchen einer mehr oder weniger vollständigen Latenz.

Unter Rezidiven sind hier (im pathogenetischen Sinne) nur solche Fieberschübe zu verstehen, die mit einer erneuten cyclischen Generalisation einhergehen, also nicht ein Wiederanstieg des Fiebers aus lokaler Ursache, etwa infolge sekundärer Verschlimmerung eines durch die Krankheit hervorgerufenen Organprozesses. Ein solches pathogenetisch echtes Rezidiv kann sich naturgemäß nur in einem Wirtsorganismus einstellen, der trotz Überstehen des ersten Fieberschubs noch keine wirksame Krankheitsimmunität erworben hat. Der verzögerte Erwerb einer solchen trotz akuten Krankseins ist also den Krankheiten dieser Gruppe gemeinsam.

Es kommt hinzu, daß es sich bei diesen Krankheiten durchwegs um solche handelt, bei denen das reticuloendotheliale System in besonderem Maße affiziert ist, bei einigen darüber hinaus auch das Blut selbst. Bei dieser intimen Beziehung des Parasitismus zum Blut selbst ist eine erhöhte Gefahr des Eintritts von Erregern in die Blutbahn sogar trotz vorhandener Teilimmunitäten im Sinne einer septischen Generalisation gegeben (Malaria!), wodurch es auch zu Rezidiven mit mehr septischem Charakter kommen kann (mit Fieber aus lokaler Ursache).

Ein solches Rezidivverhalten zusammen mit den genannten Immunitätsverhältnissen und der besonderen Beteiligung des reticuloendothelialen Systems bei intracellulärem Parasitismus der Erreger finden wir vor allem bei Protozoonosen, weiter aber auch bei Spirochätosen, auch bei subakuten Bakteriosen, bei den letzteren allerdings immer nur bei solchen, die typische

Tierkrankheiten (Zoonosen) sind. Bei den meisten Krankheiten dieses pathogenetischen Verhaltens handelt es sich um Überträgerkrankheiten.

Haupteigenschaften sind also die folgenden:

Eintrittspforte vorwiegend percutan durch Stich oder Biß von Überträgern, nur bei Toxoplasmose und Brucellose enteral oder percutan.

Inkubationen — infolge des trägen Zeitfaktors im ganzen cyclischen Ablauf — meist ziemlich lange und relativ wenig fixiert.

Generalisationen je nach dem Zeitfaktor mehrwöchig und von langen Intervallen unterbrochen, oder kurzfristig mit oder auch ohne fieberfreie Intervalle, d. h. undulierend, oder heftige Fieberanfälle mit fieberfreien Intervallen (febris intermittens).

Organmanifestationen treten klinisch hinter den Generalisationssymptomen meist lange Zeit zurück, bzw. sie werden von den Folgen der Affektion des reticuloendothelialen Systems ausgelöst. Immerhin kommen neurotrope Auswirkungen als Organsymptome im Spätstadium vor.

Empfänglichkeitsdifferenzen von Mensch zu Mensch bedingen bei den Überträgerkrankheiten oft die recht verschiedene Verlaufsschwere; eine latente Durchseuchung spielt aber nur bei Toxoplasmose und Brucellose eine größere Rolle.

Eine unvollständige *Immunität* bewirkt wohl den wiederholten Fieberrückgang, eine Krankheitsimmunität wird aber erst spät, wenn überhaupt erworben; oder aber es kommt wohl zu einer Teilimmunität im Sinne einer solchen, aber auf deren Boden erfolgen erneute septische Generalisationen (Malaria).

Auch hier sind Hauttests vom Tuberkulintyp prinzipiell möglich (Leishmanin, Brucellin), spielen aber klinisch wegen ihrer Persistenz auch im latenten Intervall keine Rolle.

Die Erreger dieser Rezidivkrankheiten gehören vorwiegend zu den Protozoen, nur einige zu den Spirochäten bzw. Bakterien und Rickettsien.

Wo im Wirt morphologisch differente Stadien vom Erreger durchlaufen werden, zeigt sich das Gesetz der Bindung derselben an bestimmte klinische Stadien.

Schlafkrankheit (Trypanosomiasis africana). Der Verlauf ist im ganzen von Fall zu Fall recht verschieden und wenig normiert; hochfieberhafte Fälle stehen neben afebril verlaufenden, und die einzelnen Stadien sind nur wenig voneinander abgesetzt. Generalisationsschübe kommen auch noch bei schon bestehender Organmanifestation vor. Trotz dieser letzteren, die übrigens bei manchen Fällen auch ganz ausbleiben und nach ihrem histologischen Bild, ähnlich der Metalues, auch als Allomorphose gedeutet werden kann, und trotz des hier extracellulären Parasitismus bietet die Trypanosomiasis das typische Bild einer Reticuloendotheliose, sowohl histologisch als auch immunbiologisch. Auffallend ist aber, daß wir bei dieser Krankheit nur einen extracellulären Aufenthalt der Erreger kennen; sie steht damit vereinzelt da. Man möchte heute beinahe glauben, daß hier noch eine Lücke unserer Kenntnisse vorliegt und vielleicht doch wie bei der amerikanischen Trypanosomiasis ein noch unbekannter Stadienwechsel der Parasiten mit zeitweiliger intracellulärer Endobiose vorliegt.

Inkubationszeit schwankend zwischen wenigen Tagen und einigen Wochen, je nach Stärke der Sekundärsymptome, meist um 8 Tage. Der infizierende Fliegenstich ist oft erheblich geschwollen, die regionären Lymphdrüsen ebenso (sogenannter Trypanosomenschanker!).

Für die *Generalisation* ist das unregelmäßig periodische Fieber bezeichnend, das jeweils mit erneut vermehrter Streuung der Trypanosomen einhergeht. Dabei bilden sich mit jedem neuen Schub antigen vom Ausgangsstamm etwas verschiedene sogenannte Rezidivstämme heraus, indem der Wirt jeweils Antikörper (Trypanolysine, Agglutinine, Ablastine u. a.) produziert, die die Mehrzahl der Erreger abtöten; aus den übrigbleibenden entsteht aber durch eine Variantenbildung der neue Rezidivstamm, und dieses Spiel geht immer wieder hin und her. Dabei besteht ein deutlicher Parallelismus zwischen Fieberhöhe und Parasitenzahl im Blut; bei den schwersten Fällen hat man von Trypanosomensepsis gesprochen, eine Deutung, für die gerade der extracelluläre Parasitismus angeführt werden kann. Die Parasiten halten sich außer im Blut auch in anderen Körperflüssigkeiten, besonders der Lymphe, später im Liquor und Augenkammerwasser auf. In den Lymphknoten, die bald erheblich anschwellen, und im Knochenmark sind sie während der Streuungsstadien nachweisbar. Es kommt infolge starker Reaktion des reticuloendothelialen Systems zu Milz- und Leberschwellung, weiter oft zu Myokarditis, Ödemen, Exanthemen u. a. Dauer dieses Stadiums: Monate bis Jahre!

Bei der *Organmanifestation* im Zentralnervensystem handelt es sich um eine Ansiedlung von Erregern in den Hirnhäuten, erst später um ein Übergehen auf die Nervensubstanz selbst, zunächst also eine subakute Meningitis mono-lymphocytären Charakters, erst später um die Schädigung von weißer und grauer Hirnsubstanz infolge perivasculärer Infiltration und Wucherung der Neuroglia, wobei große Monophagen, die sogenannten Maulbeerzellen, ein recht typisches Merkmal darstellen. Erreger sind im Gehirn kaum zu finden. Es handelt sich hier also mehr um eine Allomorphose als um eine echte Organlokalisation, ähnlich wie bei der Metalues.

Die *Empfänglichkeit* der Menschen ist recht wechselnd, ebenso auch die Resistenz nach stattgehabter Infektion, wie sich in der sehr unterschiedlichen Verlaufsschwere zeigt. Vielleicht gibt es sogar einzelne gänzlich resistente Individuen.

Krankheitsimmunität wird nicht erworben, dagegen jeweils streng spezifische gegen den Stamm des betreffenden Schubes gerichtete serologische Teilimmunitäten. Auch scheint der Kranke gegen Superinfektion ziemlich unempfindlich (Infektionsimmunität).

Zweifellos sind gewisse Verlaufsunterschiede auch an die verschiedenen *Erregerstämme* (Trypanosoma gambiense und rhodesiense) gebunden. Sie vermehren sich im Menschen durch Längsteilung, teilweise auch im strömenden Blut, ohne daß wir etwas über einen Entwicklungscyclus im Menschen wüßten. — Spezifische Komplementbindung und andere serologische Reaktionen (Trypanolyse) können zur Diagnostik herangezogen werden, sind aber wegen der stets viel größeren Zuverlässigkeit des direkten Parasitennachweises nicht von größerer Bedeutung. — Obwohl im allgemeinen die Infektion durch die Tse-tse-Fliege von Mensch zu Mensch übertragen wird, bestehen enge Beziehungen zu Haus- und Wildtier-Trypanosomiasen.

Chagas-Krankheit (Trypanosomiasis americana). Diese in Süd- und Mittelamerika verbreitete Krankheit zeigt im Gegensatz zur Schlafkrankheit in besonders ausgeprägter Form die pathogenetischen Zusammenhänge von Erreger- und Krankheitscyclus: nach dem meist auf Schleimhäuten (Bindehaut) lokalisierten mit heftiger Entzündung einhergehenden *Primäraffekt* ein rezidivierendes hochfieberhaftes *Generalisationsstadium*, währenddessen der Erreger in der Trypanosomen- oder Geißelform im Blute kreist, immer wieder neue Rezidivstämme bildend. Damit geht eine zunehmende Anschwellung der Reticuloendothel enthaltenden Organe einher, und in ihnen finden sich die Erreger in ihrer unbegeißelten Leishmanienform massenhaft intracellulär gelegen. Im späteren *chronischen Stadium* zeigen diese eine zunehmende Affinität teils zum *Herzmuskel*, an dem es zu schweren entzündlichen und narbig verheilenden Veränderungen mit den entsprechenden vielfältigen funktionellen Folgen kommt, teils zum Zentralnervensystem, wo es zu multiplen herdförmigen Ausfällen kommt. Je jünger der Befallene, um so stärker die *Neurotropie;* da aber die *intrauterine Infektion* häufig ist, so führt die Krankheit in den Gegenden, wo sie endemisch ist, besonders oft zu schweren kongenitalen Störungen, vor allem corticaler Art (Lähmungen, Infantilismen, Idiotien). Unter der Wirkung der erworbenen *Infektionsimmunität* kommt es wohl zu stationären Zuständen, eine Ausheilung mit Krankheitsimmunität kommt aber nicht zustande.

Die Krankheit wird von Haustieren (Hunde, Katzen u. a.) durch Laufwanzen (Überträger!) auf den Menschen übertragen.

Innere Leishmaniose (Kala-azar). Die in fast allen subtropischen Ländern vorkommende Krankheit zeigt epidemiologisch und im Charakter ihres Verlaufs in den einzelnen Gebieten große Unterschiede. Während sie im Mittelmeergebiet einen mehr akuten, oft typhusähnlichen Verlauf nimmt, ist sie in Indien mehr ein chronisches, sich über Jahre hinziehendes Leiden. Stets aber weist sie rezidivierendes Fieber auf, bald mehr undulierend, bald mehr von Intervallen unterbrochen.

Die *Inkubation* dürfte minimal um 10 Tage, oft aber wesentlich länger dauern. Ein Primäraffekt ist nicht bekannt.

Schon in dem meist mehrwöchigen ersten *Generalisations*fieber zeigt sich rasch zunehmend der intensive Befall des gesamten reticuloendothelialen Systems: Milz- und Leber-, auch Lymphdrüsenschwellung, schwere Störungen der Blutbildung infolge Befalls des Knochenmarks mit Leukopenie und Anämie sowie hochgradiger Labilisierung der Serumeiweißkörper (Hyperglobulinämie, positive Formol-Gel-Probe). Auch die Endothelien der Gefäße und serösen Häute können befallen werden. Überall im reticuloendothelialen System findet man die durch Leishmanienbefall angeschwollenen Endothelien, die schließlich platzen und ihren Inhalt in die Blutbahn entleeren, wodurch es zu neuen Herdbildungen, oft unter neuen Fieberschüben, kommt.

Eine andere *Organmanifestation* als die im reticuloendothelialen System findet nicht statt. Bei den chronischen Verläufen entwickelt sich bei fortbestehender Schädigung des Reticuloendothels ein stationärer Zustand, der durch einen gewissen Dermatotropismus (Kala-azar = schwarze Haut,

Hautleishmanoid, Neigung zu Noma) und allgemeine Resistenzschwäche gekennzeichnet ist und durch Sekundärinfektionen meist zum Tode führt.

Als Ausdruck des Mangels einer *Krankheitsimmunität* sind auch bei der inneren Leishmaniose keine Spontanheilungen bekannt. Die Empfänglichkeit scheint primär gleichmäßig, jedoch stark von unspezifischen Faktoren (Ernährung usw.) beeinflußt.

Auch die *Leishmania donovani* gehört zu den Trypanosomiden, kommt aber, soweit man heute weiß, beim Menschen nicht in der begeißelten Trypanosomenform (wie in den übertragenden Insekten) vor; bei der Kala-azar des Hundes ist diese freilich im strömenden Blute gefunden worden. Zuverlässige spezifischserologische Reaktionen sind nicht bekannt, entsprechend der Tatsache, daß sich die ganze Krankheit exquisit intracellulär abspielt. — Pathogenetisch interessant und den Verhältnissen bei den Mykosen (s. oben) vergleichbar ist die Beziehung zur Orientbeule (S. 239), bei der gegen einen sehr nahe verwandten Erreger, der nicht zu unterscheiden ist, eine angeborene Immunität besteht derart, daß es dort nur zu einer lokalen Hautaffektion, auffallenderweise sogar mit einer Art Krankheitsimmunität kommt. Auch bei dieser findet sich also der Dermatotropismus der Leishmanien.

Es handelt sich um eine Überträgerkrankheit, deren Reservoir aber mindestens zum Teil (im Mittelmeergebiet) der Hund ist, insofern also um eine Zoonose.

Toxoplasmose. Die erhebliche praktische Bedeutung der Toxoplasmen-Infektion ist eine Erkenntnis der letzten 12 Jahre, gewonnen auch dadurch, daß sie in allen Ländern und Klimaten immer häufiger zu werden scheint. Die Breite des Wirtsspektrums dieses Protozoons ist wohl nur derjenigen des Tollwut-Virus zu vergleichen; Spontaninfektionen sind bei mehr als 50 Tierarten beschrieben, die Säugetiere und Vögel, besonders Haustiere (Katze, Schwein, Hund, Kaninchen, Ratte und Maus, Huhn und Taube) und Laboratoriumstiere (Affe, Meerschweinchen usw.) umfassen. Die Infektion des Menschen, die wohl vorwiegend durch Kontakt mit Tieren erworben wird (die Übertragung durch Insekten ist jedenfalls nicht erwiesen), verläuft zu erheblichem Anteil klinisch latent, was aber durch die dabei möglicherweise resultierende Fetopathie der Kinder latent infizierter Mütter praktisch wichtig wird. Daraus geht auch die klinische Einteilung in die Toxoplasmose des Erwachsenen (und des Kindesalters) und die fetale (und postfetale) hervor.

Erwachsenen-Toxoplasmose: Über die *Inkubationszeit* kann nach Tierversuchen nur gesagt werden, daß sie meist sehr kurz ist (2—8 Tage) und sich beim Haften der Infektion Antikörper meist schon nach 9—16 Tagen nachweisen lassen.

Die *Generalisation* verläuft beim Erwachsenen, wenn manifest, mit unregelmäßigem remittierendem Fieber, zuweilen nur abortiv, oft aber auch heftiger, und dann begleitet von Frösteln, maculo-papulösen Exanthemen, Kopfschmerzen, auch Gelenkschmerzen, Husten oder Durchfällen. Schon zu dieser Zeit dürften Lymphknotenschwellungen und oft auch ein Milztumor nachweisbar werden.

Die wohl häufigste *Organmanifestation* ist außer der chronischen Lymphadenitis diejenige des ZNS, die vom Bilde einer serösen Meningitis bis zu dem einer schweren Encephalitis mit neurologischen Ausfällen reichen kann. Daneben kommen pulmonale und abdominale Manifestationen vor (pneumonische, peritonitische und colitisch-diarrhoische Form).

Diese Manifestationen können sich zeitlich schon frühzeitig u. U. aber auch erst lange nach der Infektion entwickeln. Wichtig ist dabei besonders, daß zentralnervöse Folgen, auch im Sinne von echten Psychosen (z. B. als poriomanische Zustände) — der Metalues vergleichbar *(Allomorphose)* — erst nach vielen (10—20) Jahren entstehen können, bei denen in fast normalem Liquor die Erreger noch nachweisbar sind, obgleich das Serum keine Antikörper mehr enthält („burnt out cases"). — Dieses „Weiterschwelen" der Organprozesse ist auch deshalb zu beachten, da bei Frauen im Gebäralter nicht nur Fruchtschäden drohen, wenn die Infektion während der Gravidität erworben wurde, sondern seltener auch noch bei späteren Graviditäten.

Bei der *fetalen Infektion,* die erst vom 2. Trimenon der Schwangerschaft ab stattfindet, steht die Organmanifestation im Gehirn und an den Augen ganz im Vordergrund und führt mit oder ohne Fruchttod zu anatomischen Veränderungen (Mikrocephalie, Hydrocephalus, Kalkeinlagerungen) mit mehr oder weniger schweren neurologisch-psychischen Folgen (Krämpfe, Oligophrenie mit Intelligenzstörung und Affektinkontinenz) bzw. zur charakteristischen Retinopathie, aber auch Mikrophthalmie, Uveitiden, Linsen- und Glaskörpertrübungen. Letztere sowie Myokardstörungen gehören schon mehr der spätfetalen (im 3. Trimenon) oder der postnatalen Infektion (bzw. derjenigen intra partum) zu, wie überhaupt die Krankheitsbilder der fetalen, konnatalen, postnatal akquirierten, kindlichen und Erwachsenen-Toxoplasmose kaum scharf getrennt werden können.

Histologisch finden sich im befallenen Gewebe klein- und epitheloidzellige Proliferationen oft mit Eosinophilie und den intracellulär als „Granula" erkennbaren Erregern.

Gegenüber dem Serum-Farbtest nach SABIN-FELDMAN, der mit geringen Antikörper-Titern bei latenter Infektion weit verbreitet ist, und der für die Aktivität der Infektion sprechenden KBR spielt der *Hauttest* (nach FRENKEL) praktisch keine Rolle für die Diagnostik. Eine echte *Krankheitsimmunität* wird wohl wie bei den anderen Protozoen-Krankheiten nicht erworben, sondern nur eine Infektionsimmunität.

Das *Toxoplasma gondii* darf heute wohl den Trypanosomiden zugerechnet werden und ist als eine (nach Verlust des Blepharoblasten) dem parasitisch-endobiontischen Dasein besonders angepaßte Verlustform derselben anzusehen.

Malaria tertiana. Auch die Pathogenese der Malariakrankheiten, über die (einschließlich der Immunität bei Malaria) eine so unübersehbare Literatur mit den widersprechendsten Ansichten vorliegt, ordnet sich den Gesetzen der klinischen Infektionslehre ohne weiteres ein. Freilich muß man auch den pathogenetischen Unterschieden zwischen den einzelnen Malariakrankheiten gebührende Beachtung schenken.

Die Pathogenese der Tertiana zeigt wie die keiner anderen Infektionskrankheit den vollständigen Ablauf einer gegenseitigen Anpassung von Wirt und Keim mit all den bei hoch differenzierten Keimen zur Verfügung stehenden Mitteln, was wohl auf ein phylogenetisch relativ hohes „Alter" dieser Endobiose zu schließen erlaubt: wir finden neben einer schon gleichsam rudimentär gewordenen cyclischen hauptsächlich eine lange septische Generalisation, welche hier auch hauptsächlich für die Rezidivierung verantwortlich zu machen ist. Eine Sonderstellung kommt der Tertiana — im Gegensatz zu allen anderen Infektionskrankheiten einschließlich der Tropica! — nur insofern zu, als wir bei ihr (und der Quartana) einen exquisiten Blutparasitismus mit Vermehrung des Keims im strömenden Blut haben, wir also hier von einer Organmanifestation in dem Organ „Blut" sprechen müssen; und dieses Organ, bzw. seine rudimentären (kernlosen) Zellen, die Erythrocyten, werden dann auch zum Sepsisherd, von dem aus die septischen Streuungen ins Blut mit der entsprechenden Reaktionsform des Wirts (Fieberzacken mit Schüttelfrösten) erfolgen.

Die *Inkubationszeit* ist bei der Erstinfektion gut normiert, 14 Tage lang mit nur selteneren Schwankungen von maximal 6—27 Tagen. — Bei einem Teil der Fälle kommt es allerdings erst nach einem mindestens 6 Monate betragenden Latenzstadium zum Beginn der Inkubation und Krankheit *(Spätmanifestationen)*. In dieser Zeit des latenten Infekts (jedoch nicht einer latenten Krankheit!) ruht der Erreger, wie wir seit SHORT und GARNHAM wissen, in Leberparenchymzellen, um danach von diesen ausgestoßen und dadurch zur Entwicklung angeregt zu werden.

Die Erkrankung beginnt stets, sei es nach normaler Inkubation, sei es nach der eben genannten primären Latenz — mit der *cyclischen Generalisation*, dem sogenannten Anfangsfieber (Initialfieber), das meist nur wenige Tage mit einer höheren, meist morgens etwas remittierenden Temperatur (ohne Schüttelfrost! Fieber aus zentraler Ursache) anhält, nur geringe Erregermengen im Blut aufweist und auf Chemotherapie nicht anspricht, sich also in jeder Weise wie eine kurzfristige leichte cyclische Infektionskrankheit (etwa eine Grippe) verhält. Dieses Anfangsfieber wird nur einmal im Leben, bei der ersten Tertianainfektion, durchgemacht und nie mehr bei späteren Reinfektionen wiederholt: es hinterläßt die Anfangsfieberimmunität (SCHÜFFNER), mit anderen Worten: es führt wie jede cyclische Infektionskrankheit zum Erwerb einer Krankheitsimmunität, die sogar lebenslänglich vorhält und überführt den Wirt in eine tertiäre Immunitätslage gegenüber dem Plasmodium vivax.

Auf der Grundlage dieser Immunität und auf Grund des oben erwähnten Umstandes, daß es nunmehr zur Ansiedlung des Erregers in dem Organ „Blut" (rudimentäre *Organmanifestation*) gekommen ist, wo er sich vermehrt, kommt es dann zu erneuten *septischen Generalisationen* mit kurzfristigen Schüttelfrostfieberanfällen (Fieber aus lokaler Ursache!), dem sogenannten Rhythmusfieber; die septische Genese der Rhythmusanfälle ist also hier einwandfrei [während sie bei Quintana und Recurrens (vgl. dort) noch nicht so klar hervortritt, da der Erreger sich dort nicht im Blut selbst, sondern nur in den Blutuferzellen, den zum Reticuloendothel gehörigen Gefäßendothelzellen vermehrt].

Die Rhythmik der Tertianaanfälle steht in Parallele zum Entwicklungscyclus des Erregers (Golgisches Gesetz), indem eine Schizogonie der Plasmodien (ungeschlechtliche Teilung oder Sporulation) jedem Fieberanfall unmittelbar vorausgeht. Dieses Gesetz ist ein Spezialfall der allgemeinen Gesetzmäßigkeit des Parallelismus von parasitärem Entwicklungs- und klinischem Cyclus, wie wir es für alle höheren Parasiten ausgeführt haben (vgl. S. 53 ff.): jede septische Generalisation findet im Stadium des jüngsten

Entwicklungsstadiums des Parasiten statt, so hier in dem der Merozoiten, während die cyclische (beim Anfangsfieber) gleich mit dem „Larvenstadium" (Ringformen) beginnt. Da der Mensch ja nur Nebenwirt der Plasmodien ist, kommt es — infolge des Mangels einer Kopulation im Menschen — nicht zu einer deutlichen Organmanifestation, sondern, wie bei den Helminthiasen, wo der Mensch nur Nebenwirt ist, bleibt der Prozeß gewissermaßen in einer dauernden Generalisation stecken (vgl. Echinococcus usw.). — Sehr auffallend ist die Tatsache, daß der Cyclus der Entwicklung sämtlicher oder wenigstens der meisten Parasitenindividuen im Wirt synchron erfolgt. Dies läßt auf eine Regulation von außen her schließen, deren Träger nur der Wirt sein kann! Es ist also wohl irrig anzunehmen, daß der Erregercyclus den Fiebercyclus auslöst, vielmehr dürften beide Cyclen der gleichen übergeordneten Regulation unterliegen. Dies gilt besonders im Falle des Quotidianatyps: nicht zwei Stämme machen diesen, die sich alternierend vermehren, sondern die Rhythmik der Empfindlichkeit des Wirts, die den Erreger- und Fieberrhythmus beherrscht, hat sich geändert.

Während also die rasch sich folgenden Fieberanfälle der Tertiana mit der Schizogonie einhergehen, entstammen die Rückfälle nach längerem Intervall jeweils neu von der Leber ausgetretenen Parasiten, die wieder ins Blut eindrangen und dort in die Schizogonie eintreten. Der Rhythmus der Rückfälle wird also von der Leber aus reguliert, wahrscheinlich in dem Sinne, daß jedem Rückfall ein anderer Parasitenstamm entspricht, der bis zur Manifestation in der Leber ruhte. Vieles spricht dafür, daß jeder Rückfall von einem anderen Mückenstich und damit eben von einem anderen Stamm stammt (FAIRLEY, HÖRING).

Das reticuloendotheliale System befindet sich durch den dauernden Parasitenzerfall und die Blutpigmentspeicherung in einem hypertrophischen Reizzustand (harter Milztumor), wobei die Blutbildung erheblichen Schaden erleiden kann. Insofern gehört also die Tertiana auch zu den Reticuloendotheliosen. Und mit diesen hat die Tertiana auch die *Rezidivneigung* gemein, besonders in der Form der nach halbjähriger oder längerer Latenz einsetzenden Spätrezidive (vgl. Brucellosen, Wolhynisches und Rückfallfieber). Daß dabei auch antigene (serologische) Abänderungen im Sinne von Rezidivstämmen (vgl. bei Recurrens und Trypanosomiasis) eine Rolle spielen würden, ist vielfach angenommen, aber nicht bewiesen worden.

Wie bei den höheren Parasiten allgemein, ist auch die Lebensdauer der Plasmodien bei nur ungeschlechtlicher Vermehrung, d. h. ohne eingelegten Wirtswechsel, beschränkt: sie beträgt bei der Tertiana etwa zwei bis höchstens $2^{1}/_{2}$ Jahre. Nach dieser Zeit ist die Vivaxinfektion, sofern keine Superinfektionen stattfinden, immer — mit oder ohne Behandlung! — erloschen.

Die *Empfänglichkeit* ist allgemein und ziemlich gleich; es gibt freilich vereinzelt resistente Individuen und gewisse rassische Differenzen, und auch mehr oder weniger deutliche Unterschiede der Verlaufsschwere, die mit gewissen individuellen Empfindlichkeitsschwankungen zu erklären sein dürften. — Die *Immunität*, soweit sie aus dem cyclischen Teil der Erkrankung hervorgeht, wurde oben erörtert; sie ist für Plasmodium vivax artspezifisch. Ist einmal diese artspezifische tertiäre Immunitätslage vorhanden, so ist dann freilich bei erfolgender Super- oder Reinfektion nur noch eine mäßige stammspezifische Immunität wirksam, die es zuwege bringt, daß die vom gleichen Stamm erzeugten Rhythmusanfälle nach wechselnder Anzahl erlöschen. Exogen zugeführte neue Stämme können jederzeit wieder Anfallsserien auslösen; erst wenn die Superinfektionen, wie in Endemiegebieten stets, sich immer mehr gehäuft haben, erfolgt klinisch keine Reaktion mehr, da nun der Wirt seine Antikörper immer polyvalenter gestaltet hat. Trotzdem aber haften Reinfektionen, nur machen sie außer einer zunehmenden Milzvergrößerung keine Symptome mehr. Man nennt diesen Zustand seit den Brüdern SERGENT *Prämunition* (= artspezifische Infektionsimmunität).

Das *Plasmodium vivax* ist, wie alle Plasmodien, ein für seine Biocönose mit Mensch (Nebenwirt) und Anopheles (Hauptwirt) ein außerordentlich hoch spezialisierter Sporozoe. Die im Menschen vorkommenden unreifen Geschlechtsformen (Gametocyten) haben für diesen keinerlei pathogene Wirkung.

Malaria quartana. Ihre Pathogenese ist im ganzen genommen gleich derjenigen der Tertiana, nur daß die Anpassung des Plasmodium malariae an den Menschen noch größer zu sein scheint, wie sich darin zeigt, daß ein cyclisches Anfangsfieber nur selten deutlich ist, die Rhythmusanfälle eher noch heftiger, schneller und hartnäckiger sind, die Lebensdauer der Parasiten im Menschen und damit die Rezidivneigung noch wesentlich länger dauern und damit die primären und sekundären Latenzen den Verlauf noch stärker beherrschen. Spätübertragungen bei Bluttransfusionen sind bis zu 20 Jahre nach der Erstinfektion beobachtet worden, stets aber bei Spendern, die schon viele Jahre erscheinungsfrei waren; die Lebensdauer des Quartana-Parasiten ist also u. U. sehr lange, wobei die Krankheit aber in volle Latenz tritt (Infektionsimmunität).

Malaria tropica. Sie verhält sich pathogenetisch grundlegend verschieden von den Malariaarten mit den sogenannten großen Parasiten und ist den typischen cyclischen Infektionskrankheiten wie etwa dem Abdominaltyphus ähnlicher als den Reticuloendotheliosen dieser Gruppe. Das zeigt sich in ihrem akuten Stadium in der Neigung zu Organschäden, in der Art ihres Rezidivierens (nur Frührezidive!) und nicht zuletzt darin, daß das Plasmodium falciparum seu immaculatum — im Gegensatz zu den „großen" Plasmodien — sich an die sonst allgemeingültige Regel hält, daß eine Vermehrung von Erregern im strömenden Blut nicht stattfindet (sie findet hier seßhaft an den Capillarendothelien der Organe statt; Teilungsformen werden daher nicht im Blut gefunden). Ein septisches Stadium mit ausgesprochenen Schüttelfrösten fehlt meistens, das Fieber ist vielmehr der Continua angeglichen, auch bei den Rückfällen (also Fieber aus zentraler Ursache). Durch die Neigung zu Organlokalisationen (in Gehirn, Herz, Darm u. a.) ist die hohe Sterblichkeit bei mangelnder Behandlung bedingt.

Die *Inkubationszeit* beträgt 9—12 (maximal 4—14) Tage. Spätmanifestationen gibt es nie.

Die cyclische *Generalisation* schwankt in weiten Grenzen in bezug auf Schwere und Dauer. Die Allgemeinsymptome der Infektion sind meist sehr ausgeprägt, besonders die weiche „infektiöse Milzschwellung". Nur bei leichteren Verläufen bzw. angeborener größerer Resistenz oder blanden

Stämmen kann man ein Anfangsfieber wie bei der Tertiana von einem dann folgenden Rhythmusfieber mit meist nicht heftigen und nur höchstens mit Frösteln einhergehenden, oft konfluierenden Anfällen von 24- bis 48stündiger Dauer unterscheiden, so daß dabei die Generalisation einen mehr septischen Charakter bekommt. Bei Erstinfektion von früher immer malariafrei gewesenen Erwachsenen freilich kommen die bösartigen (sogenannten „septischen") Verläufe vor, bei denen eine völlige Schutzlosigkeit, eine negative Anergie, vorliegt, so daß es vom vierten Tag an plötzlich zur schrankenlosen Vermehrung mit den enormen Parasitenzahlen und dann auch Schizogonien im strömenden Blut kommen kann, wobei der tödliche Ausgang nicht mehr zu verhindern ist.

Über die *Organmanifestationen* vgl. oben!

Rückfälle ereignen sich nur im Abstand von höchstens bis zu 2 Monaten nach der Ersterkrankung, meist schon nach 1—3 Wochen, also in dem Zeitraum, in dem bei so vielen cyclischen Infektionskrankheiten (Typhus!) cyclische Rückfälle erfolgen, wenn die Durchimmunisierung gegen den Erreger dem Wirtsorganismus nicht im ersten Anlauf gelang. Spätrückfälle nach mehr als 4 Monaten gibt es bei einfacher Tropicainfektion (ohne Superinfektionen) nicht.

Resistenzunterschiede findet man hauptsächlich in den verschiedenen Lebensaltern: beim Kleinkind pflegt die Tropica eher leichter als beim älteren Menschen zu verlaufen, trotz der durchschnittlich höheren Parasitenzahlen. Trotz des symptomenarmen Verlaufs besteht aber doch sicher eine erhebliche Letalität auch beim Kind.

Die erworbene *Immunität* hält, wie die Neigung zu Frührezidiven ja schon zeigt, wenig vor. Sie ist dazu auch nur stammspezifisch. Reinfektionen haften sehr bald wieder und können sogar schwerer verlaufen als die erste Erkrankung. Superinfektionen haften ebenfalls, oft aber ohne zu Fieber zu führen (Infektionsimmunität oder Prämunition); ihr Haften ist aber daran zu erkennen, daß der Milztumor bei Kindern in starken Endemiegebieten (mit vielen Superinfektionen im Laufe einer Saison!) durchschnittlich größer ist als in schwachen; d. h. die durchschnittliche Milzgröße von Kindern einer Gegend ist ein guter Maßstab für die Häufigkeit der Superinfektionen, oder mit anderen Worten: solche Kinder leiden nicht an einer Tropica, sondern an mehreren zugleich! Daß die Möglichkeit hierzu pathogenetisch besteht, ergibt sich aus der Tatsache der Stammspezifität der Immunität (vgl. auch die entsprechenden Verhältnisse bei der Tertiana).

Die Schizonten des *Plasmodium falciparum* seu *immaculatum* haben eine nur relativ kurze Lebensdauer im Menschen, die apathogenen Gametocyten („Halbmonde") dagegen eine längere, besonders bei oft infizierten Kindern, und hauptsächlich bei solchen überwintert der Erreger, d. h. solche Gametenträger konservieren die Infektion bis zum nächsten Frühjahr, wo sich die Anophelen der neuen Saison dann wieder an ihnen infizieren.

Rückfallfieber. Bei dieser ausgesprochenen Fieberanfallskrankheit liegt ebenfalls der pathogenetische Mechanismus der Krankheiten dieser Gruppe mit vorwiegend cellulärer Reaktion im reticuloendothelialen System bei teilweise intracellulärem Parasitismus und Zurücktreten von Organmanifestationen vor; andererseits besteht von vornherein eine kräftige Abwehrlage, die den Wirt heftig und mit Schüttelfrost und starker Leukocytose schon nach sehr kurzer Inkubation reagieren läßt, so daß das Bild einer septischen Reaktion vorliegt.

Eintrittspforte meist percutan oder permukös durch Zerreiben Spironemen-haltigen Läusekots (nicht unmittelbar mit dem Stich!), entsprechend auch bei Zeckenübertragung.

Inkubation 2—5, höchstens 10 Tage, bei Blutübertragung sogar nur 1—2 Tage.

Jeder Anfall ist von einer *Generalisation* des Erregers begleitet. Der erste ist oft noch weniger heftig als der zweite, im Sinne eines Initialfiebers (vgl. Malaria tertiana). Die Zahl der Anfälle ist meist nicht hoch (3—10). Durchschnittlich stellt sich das Verhältnis ihrer Dauer wie 6 : 4 : 3 : 2 : 1 Tage, derjenigen der fieberfreien Intervalle wie 7 : 8 : 9 : 12 Tage. In der Wirklichkeit trifft man nicht diesen Schematismus, er zeigt aber doch die zunehmende Anpassung von Wirt und Keim aneinander. Mit jedem Anfall ändert sich die antigene Struktur der Spironemen etwa im Sinne von echten Rezidivstämmen (vgl. Schlafkrankheit). Während sie im Fieber in reichlicher Menge frei im Blut zu finden sind, kann man sie im Intervall im histologischen Präparat intracellulär in den Zellen des Reticuloendothels der Leber und Milz nachweisen. Blockiert man im Mäuseversuch das reticuloendotheliale System, so verläuft die Recurrens in kurzer Zeit tödlich. Das beweist die wichtige Rolle, die das reticuloendotheliale System spielt. Andererseits sieht man gegen Ende des mit mehrtägiger Continua einhergehenden Anfalls die Spironemen im Blut in Haufen agglutiniert, als Ausdruck der serologischen Einwirkung, und dieser Erregerzerfall macht sich auch im nochmaligen Temperaturanstieg zu Ende des Anfalls (Perturbatio critica) bemerkbar. Nach Abklingen der Anfälle findet sich meist noch längere Zeit eine starke Lymphomonocytose als Ausdruck der Reizung des Reticuloendothels, während Milz- und Leberschwellung bald wieder zurückgehen. Auch im Intervall sieht man oft leichte undulierende Temperatursteigerungen und spärliche Spirillen im Blut.

Nur bei schweren Fällen kommt es zu *Organmanifestationen*, besonders im Zentralnervensystem, auch in Form von Wurzelneuritiden, weiter als Iritis, Ikterus, Nierenreizungen oder spirilläre Bronchopneumonien, bei Schwangeren als Abort u. a. Ob man die schwerste Verlaufsform, das sogenannte biliöse Typhoid, als echte *Spironemensepsis* oder als Folge von Mischinfektion, besonders mit typhösen Krankheiten, aufzufassen hat, bleibe dahingestellt.

Histologisch findet sich außer hochgradiger Hyperämie der Organe mit toxischen Parenchymschädigungen meist nichts Besonderes. Dabei besteht als Ausdruck des Endothelschadens eine starke Blutungsneigung.

Die *Immunitätsverhältnisse* ergeben sich aus dem Gesagten: stammspezifische Infektionsimmunität, die bei Nachimpfungen mit anderen Recurrensstämmen schon nicht mehr durchgreifend ist, keine Krankheitsimmunität. Oft entwickelt sich anschließend an die Krankheit eine langdauernde Latenz, wie aus den *Spätrezidiven* nach $^{1}/_{2}$—$^{3}/_{4}$ Jahren (CASTELLANI und JACONO) hervorgeht. Schließlich sterben die Erreger aber ab, wenn kein Wirtswechsel erfolgt, aber ohne eine Krankheitsimmunität zu hinterlassen (Infektionsimmunität).

Das *Spironema recurrentis Obermeieri* (Borrelia recurrens) hat in seinen verschiedenen Unterarten zahlreiche Wirte, besonders unter Nagetieren. Zweifellos ist auch das „klassische" oder europäische Rückfallfieber ursprünglich in diesem Sinne eine Zoonose; sein Erreger hat sich aber an die Biocönose Mensch-Kleiderlaus-Mensch so adaptiert, daß für ihn nur noch der Mensch selbst als Reservoir dient. Die Spironemen sind anaerob züchtbar.

Agglutinine und komplementbindende Antikörper erscheinen im Serum etwa vom 2. Anfall ab.

Rattenbißfieber *(Sodoku).* Diese seltene, aber kosmopolitische Zoonose verläuft mit einem typischen *Primäraffekt* nach ein- bis dreiwöchiger Inkubation und anschließenden heftigen, oft mit Schüttelfrösten einsetzenden Fieberanfällen von mehrtägiger Dauer und mit unregelmäßigen afebrilen Intervallen über Wochen hin; während der Fieberanfälle findet man den Erreger meist leicht im Blut. Es kommt dann zu einem Exanthem, später auch zu nervösen Organausfällen. Milz-, Leber- und Lymphdrüsenschwellung sind meist deutlich, *histologisch* lymphocytäre Infiltrate. Im Fieber Leukocytose. Unbehandelt kommt es nach vielen Anfällen zur Latenz und schließlich zur Ausheilung mit *Krankheitsimmunität*. Das *Spirillum morsus muris* kann bei Ratten und Mäusen fast als Normalsymbiont angesehen werden.

Eine klinisch sehr ähnlich verlaufende, ebenfalls durch Rattenbiß übertragene Krankheit, deren Erreger aber einer ganz anderen Keimgruppe angehört, ist das in Nordamerika vorkommende Rattenbißfieber, *Erythema arthriticum epidemicum* (Haverhill fever), hervorgerufen durch *Streptobacillus moniliformis*, der von manchen auch als Streptothrix- oder Actinomyces-Art angesehen wird.

Wolhynisches Fieber (periodisch-neuralgisches Fieber, Febris quintana, englisch: Trench fever). Auch diese Rickettsiose weist rezidivierende Fieberschübe bei ausgesprochener Infektions- und mangelnder Krankheitsimmunität, intracellulären Parasitismus und eine deutliche Affektion des reticuloendothelialen Systems auf und gehört mithin pathogenetisch zu den hier besprochenen Krankheiten. Auch bei ihr treten deutliche Organschäden in den Hintergrund. In einem nicht unerheblichen Teil der Fälle nehmen die Fieberschübe schon den Charakter kurzfristiger Fieberanfälle an, was darauf beruht, daß der vom Wirt erworbene Immunitätsgrad so erheblich ist, daß dieser Fiebertypus sich bereits dem septischen nähert.

Die *Inkubationszeit* währt bei natürlicher (Läuse-) Infektion von 16 bis 60 (und mehr?) Tagen, bei künstlicher meist 2 bis 3 Wochen.

Das *Generalisationsstadium* ist meist undulierend über Wochen, zuweilen mehr typhös, zuweilen rein intermittierend in durchschnittlich viertägigem Rhythmus, wobei der einzelne Anfall mit Frösteln, kaum je mit echtem Schüttelfrost beginnt und 1—3 Tage dauert. Die subjektiv im Vordergrund stehenden neuralgischen, besonders Schienbeinschmerzen dürften nur als eine Abart der Allgemeinsymptome der Infektion, nicht im Sinne einer Organschädigung zu deuten sein, wie auch keine entsprechenden histologischen Veränderungen bekannt sind und ähnliche Schmerzlokalisationen gerade auch bei anderen Anfallskrankheiten (Recurrens!) vorkommen. Milztumor ist regelmäßig, Leber- und Lymphdrüsenschwellung oft vorhanden. Im Blut findet sich meist eher eine Lymphomonocytose, nur beim paroxysmalen Verlauf im Anfall Leukocytose.

Als Äquivalente einer *Organmanifestation* kommen hauptsächlich Neuritiden und flüchtige zentralnervöse Ausfälle, auch Myokardschäden u. a., vor.

Histologisch fanden sich in den infolge der Gutartigkeit der Krankheit wenigen zur Untersuchung gekommenen Fällen kleinzellige Infiltrate in Leber, Nieren, Muskeln, Meningen usw.

Eine *Krankheitsimmunität* wird nicht erworben. Vielmehr bildet sich ein langdauernder Latenzzustand, so daß man meist noch nach $1/2$—1 Jahr den Erreger im Blut nachweisen kann (bis zu 442 Tagen wurde der Wernersche Versuch positiv gefunden). *Spätrückfälle* nach $1/2$—$3/4$ Jahren sind nicht selten, später, besonders nach mehr als 5 Jahren zweifelhaft.

Die *Rickettsia quintana* ist als extracellulärer Darmsymbiont der Laus (= R. pediculi) bekannt. Sie scheint nur beim Menschen Krankheitserreger zu sein, wo sie sich intracellulär findet. Der klinische Nachweis ist freilich schwierig und meist unbefriedigend. Sie ist, im Gegensatz zum Fleckfiebererreger, der nur in Gewebekultur wächst, auf künstlichen Nährböden anaerob züchtbar. Ein Entwicklungscyclus, der mit dem Fiebercyclus in Parallele stünde, ist nicht bekannt. — Spezifische Agglutinine im Krankenserum konnten nachgewiesen werden (Methodik für Routinezwecke aber zu umständlich); Proteus-X-Typen werden nicht oder nur unregelmäßig agglutiniert.

Brucellose (Febris undulans; Maltafieber, Bangsche Krankheit und Schweinebrucellose). Diese bakterielle Zoonose ähnelt pathogenetisch in bezug auf den rezidivierenden Fieberverlauf, Befall des reticuloendothelialen Systems durch den intracellulär parasitierenden Erreger, das Zurücktreten einer regelmäßigen Organmanifestation und das Ausbleiben einer wirksamen Krankheitsimmunität mit der daraus folgenden Neigung zu Spätrückfällen weitgehend den im Vorhergehenden besprochenen Krankheiten. Durch ihr langes Verharren in einer ausgesprochen hyperergischen Reaktionslage der Gewebe mit starker Hautallergie und die sich daraus entwickelnde granulomatöse Gewebsreaktion bestehen aber auch nahe Beziehungen zu den chronischen, unter 1. besprochenen cyclischen Infektionskrankheiten, während das klinische Bild bekanntlich im akuten Stadium vom Bauchtyphus oft zunächst schwer zu unterscheiden ist.

Die regionär und nach der Infektionsquelle (Ziege, Rind, Schwein) verschiedenen Formen der Brucellose faßt man heute klinisch und pathogenetisch als ein und dieselbe Krankheit zusammen.

Eintrittspforte enteral-permukös, aber auch percutan (Berufsinfektion bei Tierärzten!).

Die *Inkubationszeit* beträgt ein bis drei Wochen. Oft dürfte erst längere Exposition bzw. wiederholte Infektion zum Haften führen. Bei Bangscher Krankheit ist die Inkubation bei Wund- wesentlich kürzer als bei enteraler Infektion.

Das *Generalisationsstadium* ist beherrschend und dauert mit mehr oder weniger unregelmäßigen Fieberschüben, teils intermittierend, teils undulierend, Wochen und Monate. Die bakteriologische Untersuchung zeigt, daß Bakterien mindestens so lange im Blute kreisen, als Fieber besteht und daß jede neue Fieberwelle einer erneuten Verstärkung der Bakteriämie entspricht.

Aber darüber hinaus ist die Blutkultur nicht selten auch noch im fieberfreien Intervall positiv. Das Fieber pflegt meist nach anfänglicher kurzer Continua bald einen remittierenden Typus anzunehmen. Die Allgemeinsymptome der Infektion sind deutlich, nur bei Bangscher Krankheit zuweilen subjektiv geringer. Milztumor, auch Leber- und Lymphdrüsenschwellung treten auf. Im Blut pflegt wie bei den cyclischen Retikulosen, stets Leukopenie mit Lymphomonocytose, später Anämie aufzutreten. Die allgemein zur hyperergischen Phase gehörigen Symptome wie flüchtige Exantheme, Gelenk-, Pleurareizungen, ja Endokarditiden, Durchfälle, Nieren- und Meningealreizungen zeigen sich in besonderer Häufung. Die Haut ergibt auf Brucellenextrakte (Abortin, Melitin) heftige Intracutanreaktionen, die aber wegen ihrer oft lebenslänglichen Persistenz und ihrer Positivität auch bei nur latent infizierten gesunden Individuen klinisch nur mit Vorsicht zu deuten sind. Die spezifischen Seroreaktionen pflegen hohe Titer zu zeigen.

Eine regelmäßige *Organmanifestation* fehlt; vielmehr setzt meist unmittelbar nach dem Generalisationsstadium schon die Rekonvalescenz ein. Nur unregelmäßig machen sich — meist leichtere — Zeichen von verschiedenen Organen bzw. Herden bemerkbar, Wurzelneuritiden, chronische Arthritiden, besonders Spondylarthritis, Orchitis, Oophoritis und bei Graviden Metritis mit Abort und Mastitis u. a. Als chronische Nachkrankheit im Sinne einer *Allomorphose* kann es zu Verödung von Teilen des Reticuloendothels mit der Folge einer Laennecschen Lebercirrhose kommen.

Histologisch zeigt sich zunächst eine uncharakteristische Wucherung des gesamten reticuloendothelialen Systems, in dessen Zellen die Brucellen parasitieren, später spezifische Granulombildung in mäßiger Stärke und Größe in Lymphknoten, Milz und Leber, oft sehr an Tuberkel erinnernd, aber ohne Einschmelzungs- und Verkäsungsneigung und stets rückbildungsfähig.

Die *Empfänglichkeit* ist, wenigstens bei oraler Infektion, allgemein nicht groß, aber offenbar individuell wechselnd. Nur wenige unter den Exponierten erkranken. Sicher besteht, wie bei den betreffenden Haustieren, auch beim Menschen oft lange Zeit eine nur latente Infektion, zum Teil auch bei subklinischem Verlauf latente Erkrankungen. Bei Kindern ist die Empfänglichkeit offenbar noch geringer als bei Erwachsenen.

Charakteristisch ist, in engem Zusammenhang mit dem rezidivierenden Verlauf, die lange bestehende *Infektionsimmunität* bzw. Latenz nach mehrfachen Fieberschüben. Jahrelang können sich die Erreger intracellulär latent aufhalten, um dann doch wieder im Spätrückfall erneut zu generalisieren. Meist immunisiert sich der Organismus aber im Lauf der Zeit doch so weit durch, daß klinische Heilung erzielt wird. Ob und wann die Erreger dabei aus dem Wirt verschwinden, ist unbestimmt. Die Seroreaktionen bleiben oft noch jahrelang positiv.

Auf Grund des Erwerbs einer relativ guten Immunität kommt es manchmal später zu echter *Brucellensepsis* in der Form einer ulcerösen Endokarditis. Diese verläuft dann unter dem Bilde der subakuten Lentasepsis, entsprechend der noch nicht ganz überwundenen Hypergielage und endet unbehandelt tödlich.

Die *Brucellen* sind Endobionten vieler Haustiere (besonders von Ziege, Schaf, Rind und Schwein) und in manchen Gegenden bei diesen sehr stark verbreitet. Nur ein Teil der befallenen Tiere pflegt zu erkranken, beim größten Teil bleibt die Infektion latent, so daß die Brucellen wahrscheinlich funktionell Normalsymbionten dieser Tiere nahekommen. Sie erzeugen aber Fetopathien und dadurch Abort.

Die *Brucella melitensis* und die *Brucella abortus Bang* sind untereinander nur wenig verschieden. Der Hauptunterschied liegt in ihren verschiedenen Ansprüchen an die Sauerstoffspannung; doch paßt sich das Bangbacterium nach einigen Umzüchtungen gewöhnlichen aeroben Verhältnissen an und ist dann vom Maltabacterium nicht mehr zu unterscheiden. Ob sie im botanischen System den Coryne- (Diphtherie-) oder Mykobakterien (Tuberkelbacillus) näher stehen, ist noch nicht entschieden. Sie bilden keine Exotoxine.

Die im Laufe des Generalisationsstadiums im Patientenserum sich bildenden antibakteriellen Antikörper, die man durch Agglutination und Komplementbindung nachweist, haben große diagnostische, keine pathogenetische Bedeutung. Für die Klinik allerdings ist es ratsam, sich auf den Standpunkt zu stellen, daß ein noch vorhandener Agglutinationstiter die Notwendigkeit weiterer Überwachung des Patienten bedeutet, da sich so lange noch lebende Bakterien irgendwo im Körper aufhalten dürften. Mit dem Erlöschen des Titers sind jedoch, wie die Erfahrung zeigt, Nachkrankheiten, besonders die Lebercirrhose, nicht mit Sicherheit auszuschließen.

Schrifttum

FAIRLEY, N. H.: Sidelights on malaria in man obtained by subinoculation experiments. Trans. roy. Soc. trop. Med. Hyg. 40, 621 (1947).
HÖRING, F. O.: Der klinische Verlauf der Malariakrankheiten. Dtsch. med. Wschr. 1947, 503.
— Verlaufsändernde Einflüsse bei den Malariakrankheiten. Dtsch. med. Wschr. 1947, 615.
— Induced and war malaria. Bull. trop. Med. Hyg. 50, 150 (1947).
— Die Pathogenese der klinischen Verläufe der Malariakrankheiten. Dtsch. med. Wschr. 1948, 117.
— Die Brucellosen als zyklische Infektionskrankheiten. Berl. Med. 12, 49 (1961).
SCHÜFFNER, W.: Zur Klinik der Malaria. Dtsch. med. Wschr. 1941, 1251.

4. Akute cyclische Infektionskrankheiten mit vorwiegendem Generalisationsstadium

Bei den Infektionskrankheiten dieses pathogenetischen Typs steht die Generalisation so im Vordergrund des klinischen Bildes, daß ihnen die deutliche Ausbildung eines führenden Symptoms mangelt und die Länge des Generalisationsstadiums mancherlei klinisch-symptomatische Beziehungen zu der mit dauernder Bakteriämie einhergehenden (lymphangitischen) Sepsis herstellt.

Die *Haupteigenschaften* sind folgende:

Die *Eintrittspforte* bei den typhösen Krankheiten ist meist der Darmkanal (permukös), vielleicht auch der lymphatische Rachenring. Bei den vom Tier auf den Menschen übergehenden Krankheiten dieser Gruppe bestehen jeweils besondere Verhältnisse.

Die *Inkubation* ist nicht sehr streng normiert und meist ziemlich lang.

Das *Generalisationsstadium* ist ausgedehnt, wird aber schließlich doch gesetzmäßig durch eine Abdrängung der Keime aus dem Blut beendet.

Die *Organmanifestation* hat klinisch geringe Bedeutung, die Organotropie der Keime ist nicht sehr ausgeprägt. Das Tertiärstadium tritt daher zurück und ist klinisch erscheinungsarm. (In diese Gruppe fallen daher diejenigen Infektionskrankheiten, die eines deutlichen führenden Symptoms ermangeln; ähnlich verhält sich, wie gesagt, oft auch die Symptomatologie bei Sepsis, einschließlich Miliartuberkulose. Es ist daher eine alte klinische Regel, daß man an die Trias: Typhus, Sepsis, Miliartuberkulose immer dann denken soll, wenn man ein hoch fieberhaftes Krankheitsbild ohne Organsymptome vor sich hat.)

Die *Empfänglichkeit* ist bei allen typhösen Krankheiten nur sehr bedingt: nur ein Bruchteil der Infizierten erkrankt wirklich. Für das Angehen der Infektion ist wahrscheinlich die Größe der infizierenden Keimmenge oder auch wiederholte Infektion von einer gewissen Bedeutung, wenn auch nicht so ausschlaggebend, wie bei den lokalen Infektionen. Eine von vornherein hyperergische Reaktionslage spielt für die Erkrankung wohl noch keine Rolle: dagegen treten in dieser Gruppe im späteren Verlauf *spezifische Granulome* von allerdings meist nur *geringer Intensität und Größe* (Typhus-, Fleckfieberknötchen) auf, deren Grundlage eine Art der Gewebsreaktion ist, die erst im Verlauf der Erkrankung erworben wird (spezifische Entzündung). — Die erworbene *Krankheitsimmunität* ist deutlich, aber nicht immer zuverlässig oder lebenslänglich.

Die *Infektionsstoffe* der typhösen Krankheiten stehen normalen Symbionten des Darmkanals nahe, werden oft auch bei Keimträgern gefunden und sind im Tertiärstadium *in der Lage, Sepsis hervorzurufen.*

Typhus abdominalis. Für kaum eine zweite Infektionskrankheit liegen seit langem ebenso gründliche pathogenetische bzw. klinisch-bakteriologische Studien vor, und zwar in Deutschland von SCHOTTMÜLLER, in Frankreich von REILLY und deren Mitarbeitern. Wenn dabei die Bakterieneinwirkung für die Erklärung der Symptomatologie früher zu sehr in den Vordergrund gestellt wurde, so lag das an der rein bakteriologisch eingestellten Infektionslehre der damaligen Zeit, die den Schlüssel für die Pathogenese der Infektionskrankheiten ausschließlich in der Vergiftung durch die Bakterien gefunden zu haben glaubte. Auch gerade beim Typhus zeigt sich, daß die hier dargestellten allgemeinen Regeln für die Pathogenese der Infektionskrankheiten weiter führen als die ausschließliche Betrachtung unter dem Gesichtspunkt der Bakterienvergiftung.

Nach der Schottmüllerschen Theorie, die in den meisten Lehr- und Handbüchern als die herrschende ausführlich dargestellt ist, ist der Typhus abdominalis als Typhusbakteriensepsis aufzufassen. Von der Eingangspforte kommen die Keime auf dem Lymphwege in die Mesenterialdrüsen, von da durch den Ductus thoracicus ins Blut. Von hier aus siedeln sie sich wieder in den Lymphfollikeln des Darms, in der Gallenblase, in der Haut, wo sie die Roseolen erzeugen („Bakterienembolien"), usw. an und erzeugen durch Einwirkung auf das Zentrum teils direkt, teils durch ihre „Endotoxine" das Fieber, die cerebralen und andere Symptome. Besonderer Wert wird auf den Parallelismus von Fieber- und Bakteriämieschüben gelegt, der die unmittelbare Abhängigkeit der Krankheit von der Bakterieneinwirkung beweise. — Dieser pathogenetischen Theorie gegenüber sind es vor allem zwei Tatsachen, die im Krankheitsbild des Typhus gesetzmäßig und von größter Bedeutung sind und die durch sie keine befriedigende Erklärung erfahren: einmal, wie kommt es zur Einleitung der Heilung? mit anderen Worten, wenn die Bakteriämie beim Typhus wirklich eine reine Sepsis ist, warum heilt diese gesetzmäßig ab, im Gegensatz zu allen anderen Sepsisarten? Dann die Frage: wie kommt es zur Krankheitsimmunität, die wir doch bei der Sepsis nie finden? Diese beiden Fragen sind mit der alten Auffassung der Typhuspathogenese nicht zu beantworten.

Die *Inkubation* schwankt zwischen 1 und 3 Wochen. Sie hängt von der Art der Infektion ab (länger bei Übertragung durch verunreinigte Speisen usw., kürzer bei Infektion durch Kontakt mit Typhuskranken oder deren Ausscheidungen oder bei Laboratoriumsinfektion).

Das *Generalisationsstadium* setzt zögernd ein (staffelförmiger Fieberanstieg). Auch schon gegen Ende der Inkubationszeit kann man gelegentlich Bakteriämie beobachten, wobei noch kaum Prodromalsymptome vorhanden sein müssen. Von der Eintrittspforte — ein sicherer Primäraffekt ist nicht bekannt, wenn er auch in den lymphatischen Organen des Rachens oder Darms vermutet wird — gelangen die Bakterien auf dem Lymphweg ins Blut, finden sich aber hier (im Gegensatz zur Sepsis) stets nur in geringer Anzahl, so daß von zufälliger oder gar schrankenloser Einschwemmung von einem Herd aus oder gar von Vermehrung im strömenden Blut nicht gesprochen werden kann. Klinisch entspricht die Generalisation ungefähr der 1. bis 2. oder 3. Krankheitswoche. Im Stuhl sind Typhusbakterien meist noch nicht nachweisbar. Die Allgemeinsymptome der Infektion werden langsam immer deutlicher: Fieber, Milztumor, Zungenbelag, Urinbefund (Eiweiß, Urobilinogen, Diazo, Kochsalzarmut); sie unterscheiden sich vom reinen Typus der Allgemeinsymptome durch zwei charakteristische Abweichungen: statt Tachykardie besteht eine relative Bradykardie, statt Leukocytose eine Leukopenie mit Lymphomonocytose und Aneosinophilie. Die Leukopenie und Monocytose darf als Folge einer Reizung des reticuloendothelialen Systems gedeutet werden.

Auch der Übergang vom zweiten zum dritten Stadium ist nicht plötzlich. Vielmehr erwirbt der Wirt nur langsam im Verlauf einiger Tage eine zunehmende „tertiäre" Immunität, bzw. er verliert seine Überempfindlichkeit. Er erlangt damit die Fähigkeit, die Keime aus dem Blut abzudrängen und an bestimmte Organe zu binden *(Organmanifestation)*. Als ersten Ausdruck dieses Vorgangs sieht man klinisch gegen Ende der Generalisation die Bindung der Keime im mesenchymalen Anteil der Haut in Form der Roseolen. Auch der Milztumor wird noch größer, die Milz bindet reichlich Bakterien.

Im Tertiärstadium ist eine mehr oder weniger hohe Unempfänglichkeit des Gesamtorganismus und seiner Organe erreicht, und es kommt nun darauf an, die in bestimmten typischen Lokalisationen gebundenen und liegengebliebenen Keime bzw. die durch sie entstandenen Gewebszerstörungen aufzuräumen. Die Lokalisation ist eine Folge der Organfixation durch den Wirt bzw. der Organotropie der Keime. In diesen Organen verläuft der weitere Vorgang nun im Sinne der lokalen Infektion mit mehr oder weniger starken Allgemeinsymptomen durch Fernwirkung. Neben den genannten Organen, Haut und Milz, ist die typische Lokalisation des Typhus der Lymphapparat des Darms. Diese Organmanifestation bleibt jedoch klinisch oft symptomlos, es kann aber auch zu Durchfällen und den typischen Typhuskomplikationen, der Darmblutung und -perforation, kommen. Selten kommt es noch zu anderen Organlokalisationen, z. B. osteomyelitischen Herden, die sich auch erst spät, Jahre und Jahrzehnte nach Ablauf des eigentlichen Typhus, bemerkbar machen können (Spondylitis typhosa!). Die Bakterien sind aus dem Blut verschwunden, im Darminhalt, auch im Harn jetzt jedoch meist reichlich vorhanden. Sie gelangen hierher aus den ulcerierten Lymphfollikeln des Darms bzw. embolischen Herdchen im Nierenparenchym. Gewöhnlich erst in dieser Zeit treten auch als Ausdruck der Gewöhnung des Körpers an die Leibessubstanzen der zerfallenden Bakterien die serologischen Antikörper in höheren Titern auf (*Gruber-Widalsche Reaktion*).

Der *histologische* Ausdruck des Erwerbs einer zunehmenden Unempfänglichkeit ist die „spezifische Entzündung". Eine solche tritt beim Typhus in Form des Typhusknötchens auf, das ebenso wie das Rheumatismusknötchen und im Gegensatz zum Tuberkel noch einer restlosen Wiederaufsaugung zugänglich ist.

Zu den für den Typhus typischen Erscheinungen gehört das *Rezidiv*, also der Rückfall in die Empfänglichkeitslage des noch nicht Immunisierten. Bei einem großen Teil der Kranken wird eine solide Immunität bzw. (positive) Anergie nicht im ersten, sondern erst im zweiten oder dritten Anlauf erreicht. Immerhin ist das hier nicht mehr so regelmäßig wie bei den eigentlichen Reticuloendotheliosen der vorherigen Krankheitsgruppe der Fall, jedoch noch viel häufiger als bei den Viruskrankheiten, wo Rezidive sehr selten sind. Die Neigung zu Rückfällen ist also um so geringer, je größer die Zuverlässigkeit der erreichten Krankheitsimmunität und die Normierung des Verlaufs.

Im Tertiärstadium und später kann es durch Herdbildungen, die Verbindung mit der Blutbahn bekommen, zu *Typhusbakteriensepsis*, ferner zu *eitrigen Lokalprozessen* mit Typhusbakterien als Erregern (z. B. eitrige Spondylitis typhosa) kommen. Solche können aber auch noch nach Jahren und Jahrzehnten, besonders in Form von Osteomyelitiden oder Thyreoiditis (Strumitis) auftreten, ohne daß während der langen Latenzzeit das Persistieren der Typhusbakterien-Infektion sich sonst irgendwie bemerkbar zu machen braucht. Das zeigt, daß mindestens in einem Teil der Fälle, wenn nicht immer, die Typhusimmunität in Wirklichkeit auch auf einer Infektionsimmunität (Prämunition) beruht.

Die *Empfänglichkeit* beim Typhus ist sehr variabel. Kinder sind durchschnittlich weniger empfänglich und zeigen leichteren Verlauf. Nur etwa ein Zehntel der infizierten Erwachsenen erkrankt. Wahrscheinlich ist dieser Anteil höher bei den direkt vom Typhuskranken aus Infizierten als bei der indirekten Nahrungsmittel- usw. Infektion. Bei der engen Verwandtschaft des Typhusbacteriums mit normalen Symbionten ist sicher der lokalen und allgemeinen Resistenz des Infizierten einerseits, der Gewöhnung der betreffenden infizierenden Typhusbakterien an das Milieu im menschlichen

Darm andererseits eine große Bedeutung für das Zustandekommen der Krankheit zuzumessen. Dies hängt also von der Störung eines Gleichgewichts mit den verschiedensten Faktoren ab.

Die *Krankheitsimmunität* nach beendetem Typhus pflegt zunächst stark zu sein, klingt aber im Laufe der Zeit wieder ab, so daß Zweiterkrankungen späterhin möglich sind. Sie sind jedoch verhältnismäßig selten und verlaufen gewöhnlich leicht.

In der folgenden Tabelle sind noch einmal die Zusammenhänge der Stadienbildung im cyclischen Ablauf des Typhus dargestellt.

Tabelle 7. *Tabelle über die Typhusstadien.*

Dauer	I 1—3 Wochen	II 1—3 Wochen		III 2—5 Wochen		IV x Jahre
Pathogenetisches Stadium	Inkubation	Generalisation		Organmanifestation		Krankheitsimmunität
Klinisches Stadium	—	prodromale	incrementi	acmis	decrementi	Rekonvaleszenz
Fieber	fieberfrei	subfebril	staffelförmig. Anstieg	Continua	amphibolicum	fieberfrei
Symptome	—		Milztumor	Roseolen	Darmerscheinungen	—
Pathologisch-anatomische Stadien	(Primäraffekt)	Markige Schwellung		Ulceration	Reinigung	Restitutio ad integrum
Empfindlichkeit und Empfänglichkeit	empfänglich	überempfindlich		unterempfindlich	unempfindlich	langsam wieder zunehmend empfänglich
Gruber-Widalsche Reaktion	—	—	+	++	+++	+ ± —
Typhusbakteriennachweis im	—	Blut		Stuhl und Urin (auch Sputum)		(bei Bakterienausscheidern in Galle, Stuhl und Urin)

Das *Typhusbacterium* gehört zur großen Familie der Salmonellen und ist ein gram-negatives Stäbchen, das vom Colibacterium vor allem durch seine geringe Ausnutzung bestimmter Zuckerarten unterschieden wird. Es ist oft im Verlauf der Erkrankung morphologischen Veränderungen unterworfen und nimmt dabei „regressive" Formen an, die sich den Colibakterien annähern. Für Tiere — außer Menschenaffen — ist es apathogen, der Typhus also eine typische Anthroponose. Es bildet keine Exotoxine.

Die Pathogenese des **Paratyphus A und B abdominalis** ist von der des Typhus abdominalis nicht verschieden. In bezug auf die Allgemeinerscheinungen der Infektion besteht zwischen Typhus und diesen Paratyphen nur insofern ein Unterschied, als diese im Durchschnitt leichter verlaufen, aber oft plötzlicher einsetzen. Damit steht wohl in Zusammenhang, daß beim

Paratyphus B öfters ein Herpes labialis beobachtet wird, der beim Typhus nicht vorkommt.

Es besteht ein prinzipieller pathogenetischer und auch klinischer Unterschied zwischen Paratyphus B abdominalis und Enteritis paratyphosa, die heute besser als Salmonellen-Enteritis (S. 248) bezeichnet wird, oft allerdings auch nur kurz als „Salmonellose", was irreführend ist, da ja auch Typhus und Paratyphus solche sind. Beim Paratyphus B handelt es sich um eine echte cyclische Infektionskrankheit, bei der Enteritis um eine örtliche Erkrankung des Dünndarms, die vorwiegend auf einer Nahrungsmittelvergiftung durch Bakterien-Leibessubstanzen beruht. Daß epidemiologisch gelegentlich die beiden Erkrankungsformen gemeinsam auftreten, ändert nichts an diesem prinzipiellen pathogenetischen Unterschied. Auch am gleichen Patienten kann sogar eine enteritische Erkrankung mit kurzer Inkubation von der typhösen gefolgt sein, deren Inkubation lange genug sein kann, um zwischen beiden Prozessen einigen fieberfreien Tagen Zeit zu lassen. Meist handelt es sich dann um Mischinfektionen mit zwei Salmonellenarten.

Das *Bacterium paratyphi B Schottmüller* steht dem Colibacterium in einer Reihe seiner Eigenschaften noch näher als das Typhusbacterium. Es steht gewissermaßen zwischen beiden (Lackmusmolke wird zuerst rot gefärbt, Gasbildung vorhanden usw.). Dies entspricht auch seinem pathogenetischen Verhalten: es wird nicht selten auch als Eitererreger besonders in der Gallenblase gefunden und neigt auch sonst noch mehr als das Typhusbacterium zu lokalen Prozessen wie Thrombophlebitis u. a. Durch letztere macht es auch öfters echte Sepsis.

Paratyphus C. Wie bei anderen Salmonellosen cyclische und lokale Krankheitsbilder vorkommen, so auch bei der Gruppe der Paratyphus C-Bakterien. Die cyclischen (typhösen) Erkrankungen an Paratyphus C kommen nun aber auffallenderweise fast nie allein, sondern immer nur im unmittelbaren Anschluß an eine andere cyclische Erkrankung zur Beobachtung, besonders nach Malaria. Alle typhösen Krankheiten entwickeln sich gern — parallergisch — auf dem Boden einer vorausgegangenen Malaria, besonders einer tropica, vor allem aber der Paratyphus C. Er kommt auch manchmal als parallergische Nachkrankheit nach Rückfall-, Fleck-, Pappataci- u. a. Fieber zustande. Sein Verlauf entspricht einer gewöhnlich leichten, typhösen Krankheit. Merkwürdigerweise findet man den Erreger nur im Blut, nie im Stuhl, weshalb die Krankheit auch nicht von Mensch zu Mensch übertragen werden dürfte. Übrigens trifft man autoptisch auch nur ausnahmsweise Darmgeschwüre, wohl aber die Typhusknötchen in der Leber und den Mesenterialdrüsen.

Fleck- und exanthematische Fieber. Das klassische oder europäische Fleckfieber ist der Hauptvertreter dieser Gruppe von Rickettsiosen und die einzige von ihnen, deren Biocönose sich auf Mensch und Überträger (Kleiderlaus) beschränkt. Bei den übrigen in der ganzen Welt verteilten Angehörigen dieser Krankheitsgruppe (murines Fleckfieber, Fièvre boutonneuse, Felsengebirgsfieber, Tsutsugamushifieber, Rickettsienpocken u. v. a.) bestehen immer tierische Reservoire, d. h. sie sind im Grunde Tierkrankheiten. — Pathogenetisch sind sie alle sehr ähnlich und bestehen die

Unterschiede nur in dem mehr oder weniger hohen Dermato- oder Neurotropismus und in der sehr verschiedenen Verlaufsschwere.

Die Pathogenese entspricht teils mehr derjenigen der Viruskrankheiten, teils mehr der der akuten cyclischen Bakteriosen: wie so viele der ersteren hat das Fleckfieber eine ausgesprochene Dermato- und Neurotropie und hinterläßt eine kräftige, meist lebenslängliche Immunität, wie sie bei den Bakteriosen kaum vorkommt. Es fehlt ihm aber der zweigipflige Fieberverlauf der akuten Viruskrankheiten. Vielmehr setzen die Organsymptome oft schon am 3. oder 4. Tag bei fortbestehendem hohem Fieber ein, obwohl die Virämie, also die Generalisation, noch lange, gewöhnlich fast bis zum endgültigen Fieberabfall, andauert. Generalisations- und Organmanifestationsstadium sind also beim Fleckfieber wie ineinandergeschoben, und ihre Symptome sind auch schon deshalb nicht zu trennen, weil die des ersteren von derselben Zwischenhirngegend ausgehen, auf die sich auch in erster Linie die tertiäre Organlokalisation erstreckt. Die Pathogenese des Fleckfiebers hat also Beziehungen einerseits zu Exanthem- und encephalitischen Viruskrankheiten, andererseits durch ihr langes Generalisationsstadium aber vor allem zum Typhus.

Eintrittspforte immer durch Überträgerstiche.

Inkubation um 12 Tage (5—25).

Beginn des *Generalisationsstadiums* ziemlich plötzlich, zuweilen mit Frösteln; oft Remission am 2. oder 3. Tag. Dauer bis kurz vor Entfieberung, also etwa 2 Wochen, allerdings oft gegen Ende nur unregelmäßig nachweisbar. Meist schwere Allgemeinsymptome der Infektion, bald überlagert von Zwischenhirnsymptomen durch encephalitische Organlokalisation. Exanthem ebenfalls schon in diesem Stadium und nicht erst als tertiäres Zeichen.

Außer den typischen *Organmanifestationen* an Haut und Zentralnervensystem kommt es oft parallergisch zu eitrigen Lokalprozessen in der tertiären Allergielage: Pneumonien, Diphtherie, Abscesse, Parotitis, Thrombophlebitis usw.

Das *histologisch* erkennbare Fleckfieberknötchen mit seinem perivasculären Sitz und monocytoiden Zellen gibt sowohl in der Haut wie im Zentralnervensystem die Grundlage für die Erscheinungen. Es ist als „spezifisch-granulomatöses" Entzündungsprodukt anzusehen.

Die *Empfänglichkeit* scheint recht wechselnd, einmal sicher vom Lebensalter abhängig (leichter Verlauf bei Kindern), sodann von allgemeinhygienischen („Hungertyphus"!) und wohl auch erblichen Faktoren. Wegen des sehr stark veränderlichen Genius epidemicus ist es oft schwierig, den Anteil der menschlichen Empfänglichkeitslage am Zustandekommen der Verlaufsschwere richtig abzuschätzen.

Die hinterlassene *Krankheitsimmunität* ist um so größer, je schwerer die Krankheit war. Kindliche Infektionen hinterlassen oft nur Teilimmunität, ähnlich wie die Fleckfieber-Impfung. Nach schwerer Krankheit aber ist sie absolut und lebenslänglich.

Eine wichtige Ausnahme von dieser Regel sind jedoch die *Spätrezidive* nach bis zu 25 Jahren in Form der *Brillschen Krankheit*, die als sogenanntes sporadisches Fleckfieber sowohl bei Menschen auftreten können, die über ihre

Ersterkrankung infolge von deren Geringfügigkeit oder der lang zurückliegenden Zeit nichts wissen als auch bei solchen, die vor Jahren ein Fleckfieber durchgemacht haben. Sie verlaufen meist leicht, seltener schwer, ohne oder mit Exanthem, beruhen aber stets auf einer erneuten cyclischen Generalisation, sind also „echte" Rezidive. Sie beweisen, daß auch die Fleckfieber-Immunität mindestens bei manchen Individuen auf einer Infektionsimmunität beruht. Die Erreger halten sich jahrzehntelang latent in R.E.S.-Zellen auf. — Echte *Frührezidive* waren früher unbekannt, sind aber heutzutage nach ungenügender Antibiotica-Therapie typisch.

Die *Rickettsia prowazeki* ist im Blut des Wirts durch den Mäuseversuch nachweisbar. Im Gewebe findet sie sich in R.E.S.-Zellen besonders der Granulomherde und den Lymphknoten, vielleicht auch in Nervenzellen. Ihre Leibessubstanzen („Toxine") haben eine schwach giftige Wirkung.

Die *Weil-Felixsche Reaktion* besteht in der Agglutination von gewissen Proteusstämmen (beim klassischen Fleckfieber OX 19) durch das Patientenserum. Solche Proteusstämme können auch immer wieder einmal beim Fleckfieberkranken gefunden werden. Der Vorgang wird meist als Paragglutination aufgefaßt; einige Autoren nehmen aber an, daß diese Proteusbakterien im Sinne eines echten Entwicklungscyclus mit den Rickettsien zusammenhängen, nur ein anderes apathogenes Stadium derselben darstellen.

Beim Kranken treten außerdem Agglutinine gegen Rickettsien selbst auf.

Die nun folgenden Krankheiten dieser Gruppe sind durchwegs Zoonosen:

Q-Fieber (Balkangrippe). Der Erreger findet sich hauptsächlich beim Rindvieh, auch bei Schafen, ohne daß diese davon zu erkranken scheinen. Er geht durch Staubinhalation, vielleicht auch durch Milch oder Überträger (Zecken, Milben) auf den Menschen über.

Inkubation um 20 Tage, bei massiver Infektion auch kürzer.

Generalisation meist 4—8 Tage.

Organmanifestationen sind Bronchopneumonien (mit interstitieller Entzündung im histologischen Bild), auch Pleuritis, Perikarditis, Meningo-Encephalitis, Pankreatitis, Epididymitis. Dabei besteht eine Neigung zu Gefäßprozessen wie Thrombophlebitis.

Empfänglichkeit beim Menschen nur mäßig stark. Langdauernde *Immunität*, die zuweilen erst nach mehreren Fieberschüben erreicht wird. Auf Grund derselben kann es, wie in den letzten Jahren durch Erregernachweis sichergestellt, zur Rickettsien-Endokarditis unter dem Bilde der *Sepsis* lenta kommen.

Der *Erreger*, Coxiella burneti, wird, obgleich filtrierbar, zu den Rickettsien gerechnet.

Ornithose. Diese Zoonose, zuerst nur als Psittakose bekannt, hat an Bedeutung dadurch erheblich zugenommen, daß sich herausgestellt hat, daß sie außer bei Papageien und Sittichen auch bei anderen Wildvögeln (Möwen) und beim Hausgeflügel (Tauben, Hühnern usw.) endemisch vorkommen kann, wo sie zudem gewöhnlich nur leichte Erkrankungen hervorruft, so daß sie nicht besonders auffällt und sich erst durch Übertragungen auf den Menschen verrät. Freilich verlaufen auch bei diesem die von Papageienarten ausgehenden Erkrankungen schwerer als die von den zuletzt genannten Vögeln, worin also ein Virulenzunterschied der Virusstämme gesehen werden kann.

Ihre *Inkubation* beträgt zwischen 8 und 14 Tagen.

Die *Generalisation* dauert ziemlich genau 3 Tage. Sie geht mit schweren Allgemeinsymptomen einher, selten auch Exanthemen.

Die *Organmanifestation*, die wie bei der Grippe weitgehend von Sekundärinfektionen bestimmt wird, zeigt die vorwiegende Pneumotropie: multiple oft konfluierende Bronchopneumonien; es besteht aber auch eine große Neigung zu encephalitischen Manifestationen.

Die *Empfänglichkeit* scheint recht wechselnd, Kinder sind ziemlich resistent. Die *Krankheitsimmunität* schließt seltene Zweiterkrankungen nicht aus (WENCKEBACH).

Das *Virus* gehört zu den größten Viren und steht schon den Rickettsien nahe (sogenannte Coles-Lillie-Lewinthal-Körperchen). Seine Infektiosität läßt bei Menschenpassage so rasch nach, daß die Infektkette beim Menschen nach 2 Gliedern abzureißen pflegt. Patientenserum ergibt mit dem Virus Komplementablenkung.

Tularämie. Das Reservoir, von dem die Krankheit auf den Menschen ausstrahlt, bilden Nagetiere; die Infektion kann außer durch direkte Berührung mit diesen auch durch blutsaugende Insekten vom Tier auf den Menschen übertragen werden.

Die *Inkubation* schwankt je nach Übertragungsart zwischen 4 und 14 (21) Tagen. Sie ist bei innerlicher und Laboratoriumsinfektion kurz, bei Insektenstich- und Wundinfektion länger. Bei letzterer entsteht ein *Primäraffekt* mit Anschwellung der regionären Lymphdrüsen (cutano-, oculo- und oral-glanduläre Form), bei tiefem Sitz der Eintrittspforte kommt es zur pleuro-pulmonalen, abdominalen oder kryptogenetischen Form. Der Beginn der Allgemeinerkrankung erfolgt erst nach Durchbrechung der Lymphknotensperre, ein Vorgang, der verschieden lange Zeit in Anspruch nimmt und sich im Prinzip ebenso bei den chronisch-cyclischen Infektionskrankheiten findet.

Im darauffolgenden *Generalisationsstadium* ist Bakteriämie bis zur Mitte der zweiten Woche durch Tierversuch nachgewiesen. Für den Ablauf dieser Infektionskrankheit scheint es aber zwei verschiedene pathogenetische Typen zu geben; welcher von beiden entsteht, ist von der Eintrittspforte und der Empfänglichkeitslage abhängig. 1. Die sogenannte typhöse Verlaufsform entsteht, wenn jene in den inneren Organen (Lunge, Darm) liegt und ein Primäraffekt klinisch nicht nachweisbar ist. Vom subklinischen (stille Feiung) bis zum schwersten Verlauf gibt es alle Übergänge. In schweren Fällen geht diese Form mit starken Allgemeinsymptomen der Infektion einher, es kommt zu drei- bis achtwöchiger, hoher Continua, oft mit Exanthemen; gegen Ende derselben remittiert das Fieber. — 2. Bei ausgesprochenem Primäraffekt und regionaler Lymphknotenschwellung (glanduläre Formen) kommt es, wenn überhaupt, zu einer meist kürzeren Bakteriämie und kürzerem, oft heftigem Verlauf bei nur geringer Störung des Allgemeinbefindens. Diese Verlaufsform ähnelt sehr einer leicht verlaufenden Beulenpest (Lokalinfektion?). Der Wirtsorganismus hat offenbar in der Zeit des Primäraffekts dann schon vor Durchbruch des Drüsenfilters eine Teilimmunität erworben.

Pathologisch-anatomisch finden sich fibröse und *granulomatöse Herde* im lymphatischen Gewebe, die Riesenzellen und Nekrosen enthalten und sehr an Tuberkel erinnern. Sie enthalten intracellulär den Erreger.

Die Tularämie hinterläßt eine kräftige *Krankheitsimmunität*. Anfängliche *Rückfälle* treten nicht selten bis zu 20 Monate nach Ersterkrankung auf. Auch Übergang in echte Tularense-*Sepsis* mit heftigen Schüttelfrösten ist bekannt, ebenso oberflächliche lokale Geschwürserkrankungen (also reine Lokalinfektionen) bei Menschen, die früher eine Tularämie durchgemacht hatten und immun sind, wenn sie sich exogen reinfizieren, was bei gefährdeten Berufen (Jägern, Pelzmachern) öfters vorkommt.

Die *Pasteurella tularensis* ist ein sehr kleines unbewegliches gramnegatives Stäbchen, das außer zum Pestbacillus auch Verwandtschaft zu den Brucellen hat, wofür auch die Tatsache spricht, daß die Patientenseren neben der spezifischen eine starke Mitagglutination für Brucellen aufzuweisen pflegen. Wie bei den Brucellosen kann man eine auf Hyperergie beruhende *Hautprobe* mit Tularin zur Diagnostik heranziehen.

Listeriose: Die Infektion mit Listerien ist bei Wild- und Haustieren weit verbreitet und geht direkt oder indirekt — Listerien sind gegen chemische und thermische Einwirkungen sehr resistent — auf den Menschen peroral über. Bei diesem scheint sie in hohem Anteil latent zu bleiben, wie die Geburt Listeria-infizierter Früchte durch gesunde Mütter zeigt.

Bei der *postnatalen Erkrankung* unterscheidet man eine der infektiösen Mononucleose ähnlnde Form mit Lymphknotenschwellung, zuweilen auch Angina, sowie Monocytose, eine oculo- und eine cervico-glanduläre, eine typhöse, eine pulmonale, eine meningitische und eine ikterische Form. — Bei infizierten Müttern kommt es zur Geburt toter oder nur kurz überlebender Früchte, die das Bild der „Pseudotuberkulose" besonders an der Leber bieten, der *Granulomatosis infantiseptica*. Listerien-Infektion kann Ursache habituellen Abortes sein, wobei sich die Keime in den Genitalwegen finden lassen.

Die *Immunitätsverhältnisse* sind noch ungenügend bekannt, ebenso die Frage des Rezidivierens.

Histologisch handelt es sich um eine typische Granulomatose.

Serologische Antikörper (Agglutination, KBR) sind diagnostisch wertvoll.

Die *Listeria monocytogenes*, früher für den Erreger der infektiösen Mononucleose gehalten, steht den Coryne-Bakterien nahe und hat mehrere serologische Typen. Ihre Anspruchslosigkeit erklärt ihre weite Verbreitung nicht nur bei Tieren, auch Kaltblütern, sondern auch in der freien Natur.

Leptospirosen (Weilsche Krankheit, Ernte- oder Schlammfieber, japanisches Siebentagefieber, italienisches Reisfeldarbeiterfieber, Schweinehüterkrankheit u. a.). Es handelt sich um eine Anzahl klinisch und ätiologisch zusammengehöriger Zoonosen, die alle ein mehrtägiges Generalisationsstadium besitzen, zu dem nur in einem wechselnd hohen Teil der Fälle eine deutliche Organmanifestation hinzukommt. Wie bei vielen Zoonosen ist der Verlauf wenig normiert. Auch pathogenetisch bestehen Beziehungen teils durch Mitreaktion des reticuloendothelialen Systems, besonders im Knochenmark, Rezidivneigung, und auch einen intracellulären Parasitismus zu den Reticuloendotheliosen, teils durch zuweilen eintretende rein eitrige Organmanifestationen und auch den heftigen, gelegentlich nur kurzen Verlauf der

Generalisation zu den akuten cyclischen Infektionskrankheiten mit vorwiegendem Tertiärstadium.

Eintrittspforte sind Haut und Schleimhäute, offenbar zuweilen sogar die unverletzte Haut (dabei dann verlängerte Inkubation!).

Die *Inkubationszeit* beträgt meist 5—7 Tage, kann aber bis zu 14 Tagen dauern.

Die *Generalisation* setzt meist heftig mit Schüttelfrost (und anschließendem Herpes labialis) ein, dauert je nach Schwere 3—7 Tage und geht mit deutlicher Reizung des gesamten reticuloendothelialen Systems (Milz- und Lymphknotenschwellung, Knochenmarkhemmung mit rasch auftretender Anämie, Blutungsneigung) einher. Meist bestehen zu dieser Zeit auch Ex- und Enantheme, Conjunctivitis und Episkleritis, Tonsillitis, Durchfälle usw., vor allem diffuse Nekroseherde in den Muskeln, oft auch dem Herzmuskel, die mit histiocytärer Reaktion verlaufen und oft heftige Muskelschmerzen verursachen.

Die *Organmanifestation* sitzt beim M. Weil in der Leber und den Nieren, kann aber auch meningeal, pulmonal usw. sein. Ikterus, Nephritis usw. wechseln sehr in ihrer Schwere. Andere Leptospirosen verlaufen anikterisch oder meningitisch.

Histologisch handelt es sich um Reizung des R.E.S. mit sekundären Parenchymschäden und deutlich nachweisbarer Ansiedlung der Erreger; dabei findet sich eine vorwiegend lymphocytäre, seltener leukocytär-eitrige reparative Entzündung.

Bei allen etwas schwereren Fällen kommt es um den 10. Tag zu einem kurzfristigen *echten Rezidiv*. Auch später kommen Rezidive vor, ohne besonders häufig zu sein.

Die *Empfänglichkeit* dürfte, wie bei den meisten Zoonosen, ziemlich allgemein und gleich sein. Je nach Schwere der überstandenen Krankheit bleibt eine mehr oder weniger lang anhaltende bzw. zuverlässige *Krankheitsimmunität*.

Die *Leptospira icterogenes* ist bei Nagetieren, besonders Ratten, die *canicola* bei Hunden, *grippotyphosa* bei Mäusen, *pomona* bei Schweinen verbreitet, oft ohne Krankheitserscheinungen zu machen, also gewissermaßen als Normalsymbiont. Sie kommt offenbar auch nichtparasitär vor (sogenannte Wasserspirochäten).

Gegen Ende der Generalisation treten im Patientenserum antibakterielle Antikörper (lysierende, agglutinierende, komplementbindende und Schutzstoffe) auf, die für die Diagnostik brauchbar sind. Sie sind oft noch nach Jahren nachweisbar.

Schrifttum
WENCKEBACH, G. K.: Wiedererkrankung an Psittakosis. Med. Klin. **1936**, 1594.

5. Akute cyclische Infektionskrankheiten (cyclische Viruskrankheiten)

Die meisten Krankheiten dieser Gruppe haben ein nicht sehr heftiges Generalisationsstadium von mehrtägiger Dauer und anschließend, oft nach einer deutlichen kurzen Remission, das Organmanifestationsstadium, das hier meist ganze Organe oder Organsysteme ergreift, also die deutliche Ausprägung der Stadien, gewissermaßen den Schulfall der akuten cyclischen Infektionskrankheit!

Die *akuten cyclischen Viruskrankheiten* haben viele gemeinsame pathogenetische Züge und ergeben daher auf Grund ihres ähnlichen klinischen Verhaltens eine pathogenetisch geschlossene Krankheitsgruppe.

Die *Inkubationszeiten* sind gut normiert, zum Teil auf den Tag genau festgelegt; sie sind von der Infektionsdosis und der Übertragungsart unabhängig, werden aber bei Teilimmunität (Wiederimpfling!) verkürzt.

Offenbar siedeln sich die Viren, soweit sie nicht durch Stich oder Biß übertragen werden, in dieser Zeit zunächst auf Schleimhäuten an und vermehren sich dort auch in einer ersten Vermehrungsphase (in Conjunctiva, Nase und Rachen bei den Exanthemkrankheiten, im Darm bei den intestinalen Virosen, auf der Trachealschleimhaut bei der Grippe usw.), indem sie daselbst z. T. Krankheitszeichen hervorrufen (Grippe!) oder auch nicht (intestinale Virosen!). Diese Erstansiedlung (Eintrittspforte, „Primäraffekt") scheint gewöhnlich die Zeit der Generalisation nicht wesentlich zu überdauern; das Virus wird vielmehr von hier aus in einer ersten sehr schwachen hämatogenen Aussaat in tiefer gelegene Zellen, hauptsächlich wohl R.E.S.-Zellen der Leber, wie es FENNER für die Mäusepocken gezeigt hat, abgesiedelt, und nach einer in diesen stattgehabten starken zweiten Vermehrungsphase kommt es infolge des Untergangs dieser Zellen dann zur Virämie des eigentlichen Generalisations-, klinisch gesprochen des sogenannten Prodromalstadiums. — Nebenbei sei hier darauf hingewiesen, wie sehr dieser ganze Vorgang dem gleicht, was heute auch über Vermehrung und Verbreitung der Malaria-Parasiten im Wirtsorganismus bekannt ist.

Die *Generalisation* ist oft vom Tertiärstadium zeitlich durch eine Fieberremission deutlich abgesetzt, wodurch die für viele Viruskrankheiten so typische *zweigipflige Fieberkurve* zustande kommt. Ihre Dauer beträgt einige Tage, und in diesen ist das klinische Bild durch die *Symptome der Allgemeininfektion* beherrscht (Kopf-, Rücken-, Gliederschmerzen, Kreislauflabilität, oft mit relativer Bradykardie, Brechreiz, Schleimhautreizung mit Hypersekretion, besonders der Bindehäute — Conjunctivitis ein Frühsymptom fast aller Viruskrankheiten! —, auch Meningismus als Zeichen der zentralnervösen Übererregbarkeit). *Schüttelfrost kommt* bei Viruskrankheiten *nie vor*, höchstens einmal initiales Frösteln. Der *Milztumor* ist bei Viruskrankheiten *selten deutlich,* meist höchstens perkutorisch nachweisbar.

Die *Organmanifestationen* betreffen primär ganze Organe oder Organsysteme (gesamte Haut, gesamte graue Substanz des Zentralnervensystems usw.), ziehen sich dann allerdings oft bald auf übrig bleibende isolierte Herdschäden zurück. Die *Organotropien* der Vira treten zwar klinisch meist deutlich hervor, sind im Experiment aber viel schwerer zu fassen, da sie mit der Art des Versuchstiers und anderen Einflüssen wechseln, also nicht konstant sind bzw. jedem Virus im Prinzip ein Pantropismus innewohnt, dessen Beschränkung auf einen bestimmten Organotropismus im jeweiligen Falle von verschiedenen Virus-Wirtseigenschaften abhängt. — *Histologisch* handelt es sich nicht um klassisch-entzündliche Schäden an den befallenen Organen, sondern um vorwiegend degenerative Prozesse, die erst sekundär in der Abheilungsphase deutlichere Entzündungsmerkmale aufweisen. Im Zusammenhang damit ist das *Blutbild* bei Viruskrankheiten gewöhnlich primär leukopenisch-monocytär und erst sekundär leukocytotisch-linksverschoben. Mit dem Mangel stärkerer entzündlich-mesenchymaler Schäden hängt auch die meist *rasche Heilbarkeit* bis zur Restitutio ad integrum bei den meisten virusbedingten Schäden — mit Ausnahme der Neuronenzerstörungen — zusammen, sofern keine bakterielle Sekundärinfektion hinzutritt. Die für die Diagnostik wichtigen *Einschlußkörperchen* (Guarnerische bei den Pocken, Negrische in den Ammonshörnern bei Tollwut u. a.) sind Reaktionsprodukte der von den Vira befallenen Zellen.

Parallergische Vorgänge greifen bei den Viruskrankheiten in zweierlei Form in den Cyclus ein: 1. Bei einer Reihe von Viruskrankheiten tritt parallergisch als tertiäres Äquivalent bzw. als sogenannte Sekundärinfektion ein lokaler bakterieller Prozeß zu dem cyclischen Virusprozeß hinzu, wodurch es zu dem für manche Viruskrankheiten typischen Zusammenwirken von Virus und Bakterien kommt (bakterielle Sinusitis, Angina, Tracheitis und Pneumonie nach pneumotropen, Hauteiterungen nach dermatotropen Virosen, z. B. impetiginisierte Windpocken, Phlegmonen bei Pocken usw.). Es kann sogar als Nachkrankheit zu einer bakteriellen Sepsis kommen, während es ja eine „Virussepsis" nicht gibt. — 2. Umgekehrt können latente Virusinfektionen zur Manifestation gebracht werden, wenn eine bakterielle Erkrankung vorausgeht. Typisch ist das für die Herpes simplex-Infektion, die klinisch deshalb nur als ein Symptom mancher Krankheiten (Pneumonie, Malaria usw.) gewertet wird. Ähnliches gilt auch für den Zoster (s. dort). Auch bei den postinfektiösen Encephalitiden, wenn sie nicht durch das Virus der vorausgegangenen Krankheit selbst hervorgerufen sind, sondern z. B. als Herpes-Encephalitis nach Typhus auftreten, liegt ein entsprechender Provokationsmechanismus vor.

Die *Empfänglichkeit* scheint für die meisten Viruskrankheiten allgemein und gleich groß zu sein. Jedoch ist die Schwere des Verlaufs sehr verschieden. Die meisten verlaufen im Kindesalter leichter als später, wo die Gesamtreaktion des Organismus heftiger und damit gefährlicher wird. Die Schwere ist, besonders was die Organmanifestationen angeht, sehr wechselnd. ja diese sind nicht selten so leicht, daß sie klinisch gar nicht bemerkt werden. In diesen Fällen verläuft die betreffende Krankheit nur mit einem grippösen Allgemeininfektionsstadium ohne charakteristische Zeichen abortiv, was z. B. bei Kinderlähmung, Gelbfieber u. a. sehr häufig ist, und dann zur Immunität gegen die betreffende Krankheit führt. Immunität kann sogar ohne klinisch manifestes Generalisationsstadium erworben werden, d. h. mit völlig subklinischem Verlauf, und man spricht dann von der *stillen Feiung*, die bei Viruskrankheiten so häufig ist. — Entsprechend der Regel: allgemeine Empfänglichkeit — dauerhafte Immunität, bedingte Empfänglichkeit — bedingte Immunität (JÜRGENS) findet man gerade bei den Viruskrankheiten die ausgesprochen sicheren und lebenslänglichen *Krankheitsimmunitäten*, die aber oft nicht art-, sondern typenspezifisch sind, so daß andere Typen der gleichen Virusart später doch wieder zu Erkrankung führen. Freilich bleibt gewöhnlich auch eine auf alle Typen einer Virusart übergreifende Teilimmunität, die Erkrankungen mit ihnen leichter verlaufen läßt. Die typenspezifische Immunität hält lebenslänglich an und beruht, wie man heute — mindestens hypothetisch — sagen kann, darauf, daß es zu einer Dauersymbiose von Mensch und Virus kommt, wobei das Virus in den Zellkern so fest eingebaut wurde, daß es später nur ausnahmsweise noch, wie beim Herpes, zu erneuter Abspaltung und Manifestation kommen kann. Auch zu einer Dauerausscheidung kommt es nur ganz ausnahmsweise (bei den „großen" Viren Lymphogranuloma inguinale und Ornithose?).

Antikörper sind diagnostisch wichtig, vor allem die komplementbindenden, die sich während und nach der akuten Phase finden. Neutralisierende Antikörper, die im Mäuse- oder kulturellen Schutzversuch nachgewiesen werden, verbleiben lebenslänglich im Serum und bewirken, daß das Virus intracellulär verhaftet bleibt und durch Austritt aus der Zelle nicht wieder zu klinischer Manifestation führt (vgl. I, 8).

a) Dermatotrope Viruskrankheiten (Exanthemkrankheiten)

Masern. Wie beim Typhus handelt es sich um eine reine Anthroponose (obwohl antigene Beziehungen vom Virus der Masern zu dem der Hundestaupe bestehen). Die Masern sind in ihrem Ablauf streng normiert und deshalb — ebenfalls wie der Typhus — ein Schulbeispiel für die klinische Infektionslehre.

Die *Inkubationszeit* beträgt genau 11 Tage (nicht, wie manchmal zu lesen: Inkubation bis zum Beginn des Ausschlags 14 Tage). Insbesondere gegen ihr Ende zu, vereinzelt schon vom 3. Tag ab, findet sich das Virus im Blut; im Rachenschleim erscheint es aber erst 1—2 Tage vor Fieberbeginn (Infektiosität!).

Überträgt man Blut vom frisch Infizierten (Inkubationsserum) an verschiedenen Inkubationstagen auf Ungemaserte, so kürzt dies die Inkubation bei diesen um so mehr ab, je weiter der Blutspender schon in der Inkubation vorgerückt war (HOME, PETENYI). Erst gegen Ende der Inkubation verschwindet dieser Effekt. Offenbar wird mit dessen Blut eine Teilimmunität auf den Empfänger übertragen.

Das eigentliche *Generalisationsstadium* (klinisch als „Prodromalstadium" bezeichnet) beginnt am 12. Tag post infectionem und dauert 3—5 Tage. Es ist außer durch mäßige Allgemeinsymptome der Infektion durch starke katarrhalische Erscheinungen, besonders die Conjunctivitis, gekennzeichnet. Das Blut ist zu dieser Zeit hoch infektiös. Im Blut besteht, wie bei allen Viruskrankheiten, zunächst eine leichte Leukopenie, und der Milztumor ist nur gering, selten so groß, daß er fühlbar würde.

Nach vorübergehendem Absinken der Temperatur setzt unter erneutem Fieber am 14. Tag die *Organmanifestation,* zunächst das Enanthem (Kopliksche Flecken), am folgenden Tag das Exanthem ein (Stadium der Eruption). Das Virus verschwindet nun rasch aus dem strömenden Blut und ist spätestens vom 4. Exanthemtag an im Kranken nirgends mehr nachweisbar. Damit ist auch die Ansteckungsfähigkeit des Kranken erloschen. Es wurde in den ersten Tagen nicht nur im strömenden, sondern auch in dem aus Masernflecken entnommenen Blut und besonders in den Bläschen, die sich bei schwerem Exanthem manchmal auf der Haut bilden (Miliaria), nachgewiesen.

Bei allen Exanthemkrankheiten ist das führende Symptom der Ausschlag. Er enthält das Virus, ist also Ausdruck seiner Fixation in der Haut. Das Generalisationsstadium wird von ihm meist nicht unerheblich überdauert. Die Reaktion der Haut in Form von verschiedenen Exanthemen ist bei den übrigen Infektionskrankheiten, soweit vorhanden, eine Erscheinung, die auch gegen Ende der Generalisation einsetzt, aber mit dieser meist schon wieder vorüber ist; bei ihnen hat die Organmanifestation ihren Sitz irgendwo unabhängig von der Haut und überdauert das Exanthem meist längere Zeit. Bei den Exanthemkrankheiten steht die Hautreaktion im Vordergrund des klinischen Bildes; eine andere Organmanifestation fehlt, und mit der Abheilung des Exanthems ist die Krankheit vorüber, sofern es nicht zu Komplikationen kommt. Hier kann daher der Ausschlag als echte Organmanifestation angesehen werden. Über die atypische Organmanifestation des Masernvirus in Form der Hechtschen Riesenzell-Pneumonie bei chronisch kranken Kindern vgl. S. 71!

Rekonvaleszentenserum, das in den ersten Tagen nach der Entfieberung entnommen ist, hat noch dieselbe Eigenschaft wie Serum aus der Inkubationszeit (s. oben), d. h. es beschleunigt den Ausbruch des Exanthems bei in der Inkubation befindlichen Patienten; es ist unreif (v. PFAUNDLER). Erst von 4. Tag ab gewinnt es die Fähigkeit, andere vor dem Ausbruch der Krankheit zu schützen. Am 7. Tage wirkt es am stärksten schützend. Nach weiteren 14 Tagen geht diese Fähigkeit wieder merklich zurück. Vgl. dazu die Ausführungen über das Vosssche Phänomen auf S. 130!

Im Tertiärstadium zeigt das Masernvirus außer seiner Dermatotropie auch eine Organotropie zum Zentralnervensystem (Encephalitis nach Masern), ferner zu den Lungen auch insofern, als es, ähnlich wie bei Grippe und Psittakose, nach Masern besonders häufig zu Virus- oder parallergisch zu bakteriellen Pneumonien kommt.

Histologisch findet man nur unspezifisch entzündliche Veränderungen. Im Generalisationsstadium wurden typische große vacuolisierte Zellen in Nasenschleim, Tonsillen, Appendix und Milz beschrieben (Finkeldey-Zellen), die das Virus enthalten.

Die *Empfänglichkeit* für Masern ist allgemein. Für den geringen Prozentsatz nicht Erkrankender lassen sich nach DE RUDDER hinreichende Erklärungen geben, ohne eine angeborene Resistenz bei diesen Individuen annehmen zu müssen. — Die *Krankheitsimmunität* ist sehr zuverlässig, meist lebenslänglich, dennoch ist an den selten vorkommenden Zweiterkrankungen, auch an echten Frührezidiven in unmittelbarem Anschluß an die Ersterkrankung nicht zu zweifeln.

Das *Masernvirus* kann jetzt mit besonderer Methodik gezüchtet werden, was aber ebenso wie der Nachweis neutralisierender Antikörper für die Klinik kaum von Bedeutung ist.

Röteln. Die *Inkubation* beträgt 14 Tage, längere Dauer bis zu 21 Tagen kommt vor.

Die Infektiosität beginnt 2 Tage vor der Eruption und erlischt kurz nach derselben, woraus wohl geschlossen werden kann, daß die *Generalisation* ebenfalls ungefähr auf diese Zeit beschränkt ist.

Neben der *Organmanifestation* in der Haut (Exanthem) ist die Schwellung von Milz und Lymphdrüsen, besonders des Nackens, und eine charakteristische Blutbildveränderung (Plasmazellenvermehrung) als eine solche zu betrachten (Lymphotropie).

Die *Empfänglichkeit* ist nicht sehr stark. Öfters erfolgt Erkrankung erst nach mehrmaliger Infektionsgelegenheit; wahrscheinlich sind aber auch abortive Verläufe häufig. — Die *Krankheitsimmunität* ist dauerhaft.

Als Ursache der *Embryopathia rubeolosa* (s. I, 10) haben die Röteln eine früher nicht geahnte praktische Bedeutung erhalten, die Anlaß geben sollte, dafür Sorge zu tragen, daß alle jungen Mädchen vor Eintritt in das Gestationsalter der Rötelninfektion, notfalls künstlich, unterworfen werden sollten.

Das *Rötelnvirus* steht dem Masernvirus nahe; Kreuzimmunität besteht jedoch nicht.

Infektiöse Mononucleose (Pfeiffersches oder lymphämoides Drüsenfieber, „Monocyten-Angina"). Obgleich nur ein kleinerer Teil der Fälle ein Exanthem zeigt, steht diese Krankheit doch den Rubeolen nahe und wurde auch von GLANZMANN mit diesen als „benigne infektiöse Lymphoblastosen" zusammengefaßt. Sie zeigt eine sehr auffällige Lebensalterbindung, indem sie zwar bei Kindern (gelegentlich sogar epidemisch gehäuft) vorkommt, hauptsächlich jedoch das Adolescentenalter befällt („Studentenkrankheit"), also wohl eine gewisse endogene „Reifung" der Empfänglichkeit voraussetzt.

Inkubation 8 (5—20) Tage.

Generalisation und *Organmanifestation* sind nicht voneinander abgesetzt, der Verlauf zuweilen mehr subakut. Meist frühzeitig, manchmal aber auch erst nach dem Auftreten von Lymphknoten- und Milzschwellung kommt es in der Mehrzahl der Fälle zur Tonsillenulceration mit Belägen („Angina") und zur Entwicklung des „bunten Blutbildes" mit starker Vermehrung von jugendlichen Lymphocyten und Lymphoblasten mit monocytoiden und plasmacellulären großen Zellen; eine Lymphocytose hält auch nach der akuten Phase noch wochenlang an. Durch diesen R.E.S.-Befall wird regelmäßig auch die Leber im Sinne einer gutartigen Hepatitis (aber nur selten mit deutlichem Ikterus) in Mitleidenschaft gezogen. Auch pneumonische, meningo-encephalitische, peripher neuritische, orchitische u. a. Organmanifestation kommt vor.

Als *Erreger* wird auch hier ein Virus angenommen, das aber merkwürdigerweise immer noch nicht isoliert werden konnte.

Die Genese des Auftretens der *heterophilen Antikörper* im Serum, die als Paul-Bunnel-Reaktion diagnostisch wichtig sind, ist unklar.

In *Japan* wird eine *ähnliche Krankheit* (allerdings meist ohne Angina) beobachtet, bei der Rickettsien als Erreger bewiesen seien; sie sollen durch Zecken oder Milben übertragen werden. Diese Krankheit ist wohl mit der in Südamerika lange bekannten *Haberfeldtschen Zeckenkrankheit* identisch. Ob sie irgendwelche Beziehungen zur europäisch-amerikanischen Mononucleose hat, ist ungeklärt.

Anhang: *Lmphocytosis benigna chronica:* Diese relativ selten gefundene, ohne Fieber und Lymphknotenschwellung einhergehende und meist nur durch Zufall entdeckte Anomalie mit reifer Lymphocytose bis zu 80 000/cm³ befällt Kleinkinder und erstreckt sich bei ungestörtem Befinden über Monate hin, um dann stets auszuheilen. Ob sie wirklich eine Viruskrankheit ist, bleibt noch zu klären.

Erythema infectiosum und Exanthema subitum. Weitere kindliche Exanthemkrankheiten durch spezifische Viren sind das *Erythema infectiosum* der Kleinkinder und das *Exanthema subitum* der Säuglinge, offensichtlich Krankheiten, bei denen auch eine streng lebensaltergebundene Empfänglichkeit besteht.

Bläschenkrankheiten. Unter den Virus-Exanthemkrankheiten bilden die *Bläschenkrankheiten* eine besondere Gruppe (Variola-Vaccine, Varicellen-Zoster, Stomatitis-Herpes, als Zoonose Stomatitis epidemica). Neben der Dermatotropie besteht bei ihnen deutlich auch eine Neurotropie, wodurch sie schon enge Beziehungen zur nächsten Gruppe haben. Es kommen aber auch entsprechend dem allen Viren potentiell innewohnenden Pantropismus noch andere Organmanifestationen vor, so in Lungen und Herzmuskel. Beim Variola- und beim Herpesvirus bestehen enge Beziehungen zu tierpathogenen Viren, die sich im antigenen und klinischen Verhalten erkennen lassen.

Pocken. Wenn diese wichtigste von den Bläschenkrankheiten auch als Anthroponose anzusehen ist, so gibt es doch für sehr viele Warmblüter entsprechende Viren und Krankheiten [Kuh-, Pferde-, Kamel-, Kaninchen-, Mäuse- (= Ektromelie), Hühner-, Tauben- usw. Pocken]. Experimentell ist oft die Übertragung auf eine fremde Wirtsart mit abgeschwächtem Krankheitsverlauf möglich, ein Vorgang, auf dem die Jennersche Schutzimpfung mit Kuhpocken (Vaccine, von Vacca = die Kuh) beruht, bei der also die künstliche zoonotische Infektion Immunität gegen das anthroponotische Virus verleiht. Merkwürdigerweise blieb dieses Prinzip einer Schutzimpfung bis heute ein Einzelfall, existiert also offenbar eine ähnlich nahe Verwandtschaft von Tier- und Menschenviren sonst nirgends.

Die *Inkubation* beträgt 12—13 Tage und ist streng normiert. Bei Erkrankung von früher Geimpften (Variolois) ist sie abgekürzt. Schon am 3. bis 4. Tage konnte das Virus im Blut, etwas später im Nasen- und Rachensekret nachgewiesen werden.

Die ersten deutlichen, klinischen Erscheinungen vorwiegend allgemeiner Art mit dem Prodromalexanthem (Rash) kennzeichnen das sogenannte Initialstadium (Dauer 3 Tage). Dieses entspricht dem *Generalisationsstadium* (Gins). Spätestens mit Ausbruch des Rash (unspezifisches Vorexanthem des Sekundärstadiums!), manchmal vielleicht sogar schon etwas vorher, ist das Virus aus dem stömenden Blut verschwunden. Im Gegensatz zu den Masern dauert aber die Kontagiosität noch länger an, da die Borken der Pusteln das Virus in infektiösem Zustand noch eine Zeitlang enthalten.

Das Eruptionsstadium bringt als *Organmanifestation* mit erneutem Fieberanstieg den Ausbruch des typischen Bläschenexanthems. Der Blaseninhalt ist hoch infektiös. Danach erfolgt unter Eiterung (oft parallergisch-tertiäre Kokkeninfektion), Borkenbildung und Abstoßung allmähliche Heilung mit Narbenbildung. Mehr oder weniger schwere Encephalitis, Myokarditis, Bronchopneumonien sind neben dem Exanthem andere, nicht seltene, z. T. parallergische Organmanifestationen.

Histologisch ist im Generalisationsstadium eine diffuse mesenchymale Reizung und Hyperplasie bemerkenswert, in den Pusteln liegt eine gewöhnliche eitrige Entzündung vor.

Die *Empfänglichkeit* ist allgemein, jedoch der Verlauf unter schlechten hygienischen Verhältnissen weit schwerer als bei sozial besser Gestellten. — Die *Immunität* ist stark wirksam, echte Rezidive und Zweiterkrankungen sind jedoch bekannt. Die Schutzimpfung (Vaccinierung) hinterläßt nur eine Teilimmunität, die zwar zunächst ziemlich sicher vor Variola-Erkrankung schützt, aber im Lauf einiger Jahre nachläßt, so daß es dann zuerst zum abgeschwächten (= Variolois, der Pockenerkrankung Schutzgeimpfter), später aber wieder zum Vollbild der Pocken kommen kann. — Die als besondere Krankheiten beschriebenen leichteren Verlaufsformen auch bei Ungeimpften, *Alastrim, Samoapocken* u. a., dürften Spontanmutationen des Pockenvirus ihre Eigenart verdanken.

Das *Pockenvirus* ist heute elektronenmikroskopisch und biochemisch gut erforscht. — Die sogenannten Paschen-Körperchen im Bläscheninhalt des Kranken stellen Virusagglomerate, die Guarneri-Körperchen in der infizierten Kaninchen-Cornea dagegen Einschlußkörperchen, d. h. Reaktionsprodukte der Zelle dar.

Im Krankenserum werden neutralisierende *Antikörper* nachweisbar, die die Krankheitszeit jahrelang überdauern.

Varicellen-Zoster: Übertragung der Windpocken auf Tiere ist bisher nur bei Menschenaffen gelungen; sie sind also ebenfalls eine Anthroponose.

Die *Inkubation* beträgt ziemlich regelmäßig 14 Tage. Bei künstlicher Inoculation von Bläscheninhalt auf Empfängliche ist sie verkürzt.

Die *Generalisations*zeichen sind meist nur leichter Art. Man findet eine lang anhaltende Leukopenie mit Lymphocytose, zuweilen ein Vorexanthem (Rash).

Die als *Organmanifestation* auftretenden Bläschen an Haut und Schleimhäuten (Mund, auch Vulva) sprießen schubweise auf. Die Schübe können durch interkurrente Erkrankungen wie Masern, Bronchopneumonien, Enteritiden, unterbrochen werden, um nach Ablauf derselben wieder neu zu erscheinen. Das frische En- und Exanthem enthält das Virus, das aber bei Eintrocknung der Bläschen rasch die Kontagiosität verliert. — Andere Organmanifestationen und schwere, ja tödliche Verläufe mit hohem Fieber, Pneumonie, Meningoencephalitis, dichtem Exanthem werden heutzutage besonders bei unter Corticosteroiden stehenden Jugendlichen beobachtet.

Empfänglichkeit allgemein, *Krankheitsimmunität* zuverlässig (wie bei Masern und Pocken). Die Immunität beruht, wie der Zoster lehrt, auf einer latenten Persistenz des Virus im Wirt.

Der *Zoster* (Gürtelrose) ist eine Lokalinfektion im Bereich eines oder mehrerer Spinalganglien und ihrer zugehörigen Oberflächensegmente auf Grund exogener Superinfektion oder endogener Reaktivierung bzw. Provokation des latent schlummernden Varicellenvirus in einem immunen Wirt, also pathogenetisch vergleichbar solchen postcyclischen Lokalinfektionen, wie sie bei vielen Bakterieninfektionen vorkommen, z. B. posttyphöses Gallenblasenempyem. Der „generalisierte Zoster" beruht auf einem Teilverlust der cyclischen Immunität und ist insofern ein cyclisches Spätrezidiv (nach Jahrzehnten!) der Varicellen.

Die Klinik unterscheidet den idiopathischen und den symptomatischen Zoster. Er geht oft mit erheblichen Allgemeinerscheinungen einher. Der idiopathische Zoster kann unter unbekannten (klimatischen?) Umständen auch gehäuft auftreten. Symptomatisch kommt er z. B. bei Sepsis, Malaria, auch nach Vergiftungen, bei Leukämien, Krebskachexie (s. S. 108) vor.

Histologisch findet man eine Entzündung im Spinalganglion. Neurologisch gesehen, kann der Zoster als Poliomyelitis posterior der anterior gegenübergestellt werden, da auch er isolierte Veränderungen im Wurzelgebiet, und zwar dem des peripheren sensiblen Neurons hervorruft.

Rezidivierender Zoster beim gleichen Kranken (wie beim Herpes simplex) ist zwar selten, aber gesichert.

Durch Ansteckung von Zoster-kranken Erwachsenen können Kinder Windpocken, durch solche von Varicellen-Kindern Erwachsene Zoster bekommen.

Das *Virus:* Der Bläscheninhalt von Varicellen- und Zoster-Kranken ergibt nach WELLER durch Verimpfung auf Gewebekultur gleiche cytopathogene Effekte. Bei Vermehrungsversuchen in vitro wurde die infektiöse Komponente direkt von Zelle zu Zelle weitergegeben, ohne in der flüssigen Phase zu erscheinen, wie dies bei anderen Viren der Fall ist. So hatte nur ein zellassoziiertes Virus infektiöse Eigenschaften. — *Serologisch* zeigt sich die Identität von Varicellen und Zoster im gleichen antigenen Verhalten; während aber bei Varicellen-Kranken erwartungsgemäß in der akuten Phase noch keine Antikörper nachweisbar sind, findet man beim Zoster häufig solche bereits in den ersten Krankheitstagen.

Stomatitis aphthosa-Herpes simplex. Beide stehen zueinander im selben Verhältnis wie Varicellen und Zoster, d. h. die Stomatitis ist die tertiäre Organmanifestation einer cyclischen Krankheit nach Erstinfektion mit dem Herpesvirus, bei der das infizierte Individuum zum permanenten Virus- und Antikörperträger wird; der Herpes ist ein sich wiederholendes Lokalrezidiv („Herpetiker") im immunen Wirt auf Grund der latenten Persistenz des Virus. Empfänglich ist für dieses Virus, wie BURNET u. Mitarb. gezeigt haben, im allgemeinen aber nur das Kleinkind, während der noch nicht infizierte Mensch ungefähr vom Schulalter ab durch eine Reifung die Empfänglichkeit verliert und dann lebenslänglich Herpes- und Herpesantikörper-frei bleibt. Solche altersgebundenen Empfänglichkeiten sind uns nun beim Menschen schon mehrfach begegnet (vgl. auch das Haften des Coxsackie-Virus nur in Baby-Mäusen). Jedoch kann ausnahmsweise auch noch beim Herpes-freien Jugendlichen durch Inoculation die Infektion haften, was meist durch Kuß-Übertragung zustandekommt und beim Empfänger auch zunächst zur Stomatitis, erst späterhin dann zu Herpeseruptionen führt.

Dem Ausbruch der Stomatitis pflegt ein deutliches Allgemeininfektionsstadium *(Generalisation)* vorauszugehen. Oft greift sie schon mit Bläschenbildung auf die Gesichtshaut über (Dermatitis faciei). Sie heilt stets restlos wieder ab, oft freilich erst in mehreren Wochen.

Die Herpes-Encephalitis, also die neurotrope *Organmanifestation*, befällt vorwiegend Säuglinge, seltener nicht immune Erwachsene.

Beim Herpes simplex wird gewöhnlich noch der idiopathische (Febris herpetica) vom symptomatischen unterschieden und je nach dem Standort als Herpes labialis, nasi, corneae, progenitalis usw. bezeichnet; auch kann es sich um den hartnäckigen „Herpes recidivans in loco" an atypischen Stellen der Körperoberfläche handeln. Der Herpes labialis wird gemeinhin nur als Symptom, aber nicht als Krankheit gewertet, obwohl er stets ein durch einen nachweisbaren eigenen spezifischen Erreger erzeugtes Krankheitsbild für sich ist.

Klinisch steht fest: Der Herpes simplex tritt vorwiegend als Symptom bestimmter Infektionskrankheiten auf. Dieses Vorkommen — und damit seine Verwertbarkeit als Allgemeinsymptom der Infektion — zeigt folgende Aufstellung:

Tabelle 8. *Vorkommen des Herpes labialis bei Infektionskrankheiten.*

sehr häufig und besonders stark	oft	selten	fast nie
Pneumonie	Grippe	Polyarthritis rheum. acuta	Typhus Bangsche Kr.
Meningitis epid.	Paratyphus abd.	Miliartuberkulose	Masern
Coli-Infektionen (Sepsis u. Pyelitis)	Angina	Scharlach Diphtherie	Varicellen
Malaria tert. u. quart.	Enteritis	Poliomyelitis ant. (spricht eher dagegen)	Psittakose
	Erysipel	Encephalitis	Keuchhusten
	Stomatitis epid.	Ruhr	
	Weilsche Kr.	Malaria tropica	
	Recurrens	Trichinose	
	Sodoku	Fleckfieber	
		Wolhynisches Fieber	

Aus der Tabelle geht hervor, daß der Herpes simplex häufig und stark bei den plötzlich, besonders den mit Schüttelfrost einsetzenden Krankheiten, seltener und schwächer bei den Infektionskrankheiten mit langsamem Fieberanstieg auftritt.

Damit steht die klinische Beobachtung älterer Autoren in Zusammenhang, daß das Auftreten des Herpes simplex, z. B. bei der Pneumonie, ein Hinweis auf eine gute Prognose sei, auch die Behauptung, daß die Malariatherapie beim Luiker nur dann gut wirke, wenn mit den Anfällen Herpes simplex auftrete. Dieser ist hierbei nur Ausdruck der gewünschten heftigen Reaktion des Organismus, wie er auch bei den heftig einsetzenden Infektionskrankheiten besonders häufig ist.

Der Herpes simplex kann unabhängig von Infektionskrankheiten, ähnlich dem Zoster, auch durch Intoxikationen, Verbrennungen, besonders durch Sonnenbestrahlung, sowie als Herpes menstrualis provoziert werden.

Das beim Menschen dermatotrope Herpesvirus ist beim Kaninchen bei Cornealimpfung ausgesprochen neurotrop (Herpesencephalitis beim Kaninchen).

Neutralisierende und mindestens zeitweise auch komplementbindende *Antikörper* finden sich beim chronischen Herpetiker — das sind ca. 80% der Menschen — im Serum zeitlebens.

Stomatitis epidemica (Maul- und Klauenseuche oder Aphthenseuche, abgekürzt: MKS). Eine beim Menschen sehr seltene, durch Kontakt mit krankem Vieh, auch durch Milch übertragene Zoonose. *Inkubation* 4 bis 8 Tage. *Allgemeininfektions-* und *Eruptionsstadium* fließen meist ineinander. Außer der Stomatitis oft auch Bläschen-Exantheme an den Acren der Extremitäten (nicht zu verwechseln mit schweren Fällen von Erythema exsudativum multiforme mit der gleichen Lokalisation).

Zur Stellung der Diagnose ist immer die Viruskultur oder Heranziehung des Tierversuchs (an der Plantarfläche des Meerschweinchens) nötig. Der Mensch pflegt nicht mehr ansteckend zu sein, da sich das Virus bei ihm zu rasch abschwächt, wie es bei den meisten Zoonosen der Fall ist.

Damit ist die Reihe der virusbedingten Bläschenkrankheiten wahrscheinlich noch nicht zu Ende; jedoch bewegt sich die Erregerfrage bei den vesiculösen Dermatosen (Pemphigus, Erythema exsudativum multiforme u. a.), bei denen die Virusätiologie mit mehr oder weniger starken Gründen vermutet wird, noch im Bereich der Hypothese.

Eine den Bläschenkrankheiten gemeinsame Eigenschaft sei hier noch erwähnt: Befällt die Infektion mit einem von diesen Viren (nachgewiesen für das Herpes-, Vaccine- und das Varicellen-Virus) den Neugeborenen perinatal, so kann es um den 10. Lebenstag herum zu einem schweren tödlichen Krankheitsbild kommen, das bei allen gleichartig ist, der *„generalisierten Einschlußkörperchen-Nekrose"*. Klinisch verläuft sie unter zunehmendem Ikterus mit Hepatosplenomegalie und hämorrhagischer Diathese, oft begleitet von Haut- und Schleimhaut-Eruptionen und Encephalitis, zum Tode. *Histologisch* findet man fleckförmige Nekroseherde in Leber, Nebennieren, auch Milz, Nieren, Knochenmark und Lymphknoten, wobei sich in den Randgebieten reichlich eosinophile intranuclear gelegene Einschlußkörperchen zeigen (vgl. auch Cytomegalie). Es handelt sich dabei immer um lebensschwache Kinder oder Frühgeborene, also um eine unausgereifte Reaktionsweise, die bei ganz verschiedenen Virusinfektionen gleich ist, wie das im Prinzip ja auch für die Virus-Embryopathie (S. 49 ff.) gilt.

b) Neurotrope Viruskrankheiten (Meningo-Myelo-Encephalitiden)

Die Zahl der beschriebenen, hierher gehörigen Krankheitseinheiten hat in den letzten Jahren rasch zugenommen. Mit weiteren „neuen" Krankheiten dieser Art ist zu rechnen. Bemerkenswert ist die *große Vielfalt ätiologischer Einheiten unter klinisch-symptomatisch sehr ähnlichen Verläufen.* Man kann sich des Eindrucks nicht erwehren, daß hier ein Fluktuieren der ursächlichen Vira in ihren pathogenen Eigenschaften, ein relativ rasches „Werden und Vergehen von Seuchen" am Werke ist. Dafür spricht auch, daß schon manche der beschriebenen Einheiten wieder „verschwunden" sind und daß auch die bekanntesten und eindrucksvollsten Krankheiten dieser Gruppe, die Kinderlähmung und die Economosche Krankheit, „junge" Krankheiten sind (Kinderlähmung ist den Ärzten erst seit etwa 130 Jahren bekannt). In dieser Gruppe bestehen weiter vielfältige *Be-*

ziehungen zu Zoonosen, und auch die hohe Befähigung dieser Erreger zum Wirtsartwechsel ist ein Hinweis auf ihre Neigung zur Variabilität. Ihre Verwandtschaft untereinander zeigt sich nicht nur in der Ähnlichkeit ihres biologischen und klinischen Verhaltens, sondern auch in mannigfachen antigenen Beziehungen bei der Untersuchung der *Kreuzimmunität*.

Die *neurologische Symptomatologie* wechselt je nach Schwere des Verlaufs und Lokalisation in weiten Grenzen, von leichtesten flüchtigen Ausfällen bis zu den schwersten akuten Bildern: abortive Verläufe, „seröse" Meningitis, Meningo-Encephalitis, Encephalo-Myelitis, Encephalitis, Landrysche Paralyse, Bulbärparalyse, Herdausfälle verschiedenster Art und Ausdehnung sowie Prognose — von Restitutio ad integrum bis zu schwersten Defektzuständen.

Histologisch treten jeweils lymphocytär-entzündliche, meist perivasculär sitzende Infiltrate, Gliawucherungen, Markscheidenzerfall oder Neuronophagie in den Vordergrund. Man unterscheidet Prozesse mit vorwiegendem Befall der grauen Substanz (= Polioencephalitiden; Kinderlähmung, Encephalitis lethargica, Lyssa), der weißen Substanz (Leukencephalitiden, Markscheidenzerfall, Demyelinisation; die parainfektiöse Encephalitis mit Übergängen bis zur multiplen Sklerose) und Panencephalitiden (die Gruppe der „Arbor"-Viren).

Diese Meningo-Myelo-Encephalitiden hinterlassen im allgemeinen lebenslängliche *Krankheitsimmunität*.

Anthroponosen. *Gruppe der intestinalen oder Enteroviren:* Diese Gruppe hat — neben ihrem Neurotropismus — als gemeinsames Merkmal den Aufenthalt und die Vermehrung der Erreger im Darmkanal, mithin die Züchtbarkeit aus dem Stuhl, ohne daß deshalb Darmsymptome zum Bilde der Erkrankung gehören würden, wenn sie auch initial gelegentlich vorkommen. Sie haben also gewissermaßen den „Primäraffekt" im Darm (vgl. S. 187). Ferner ist ihnen allen die große Häufigkeit der latenten Infektion (und Immunisierung) oder auch abortiver Verläufe (als sogenannte akute Infekte) gemeinsam, was mit positiven Virusbefunden im Stuhl bei mangelnden neurologischen Symptomen einhergeht („Virus in search of disease").

Ob sie ätiologisch etwas mit den wiederholt beschriebenen epidemischen „*Virus-Enteritiden*" zu tun haben, ist noch ungewiß, wie überhaupt die Frage, ob es Viren mit einem echten Enterotropismus, also Erreger von Darmkrankheiten, gibt. Jedenfalls sind die heute „Enteroviren" genannten Viren durch ihren Neurotropismus gekennzeichnet.

Kinderlähmung (Poliomyelitis anterior acuta). Ihre Erstbeschreibung stammt von HEINE aus den dreißiger Jahren des letzten Jahrhunderts; als epidemisch-kontagiös wurde sie erst von MEDIN 1887 erkannt. Seither nehmen die Epidemien an Häufigkeit und Umfang ständig zu.

Viele Autoren nahmen früher an, daß das dem Ausbruch der Lähmungen vorausgehende fieberhafte Prodromalstadium nicht durch das Virus der Poliomyelitis selbst, sondern durch einen spezifischen Infekt hervorgerufen und die zentralnervöse Erkrankung so provoziert werde (dualistische Theorie).

Heute überwiegt aber die unitarische Auffassung und ist auch das virämische Stadium gesichert. *Inkubation* 8—12 (3—21) Tage. Das Prodromalstadium *(Generalisation)* besteht in einem katarrhalischen, manchmal auch in einem enteritischen Infekt, und entsprechend findet man das Poliomyelitisvirus auch initial auf den Schleimhäuten der oberen Luftwege, aber vorwiegend im Darminhalt, von wo es auf dem Blutwege das Zentralnervensystem erreicht. Die Ausscheidung (Infektiosität) reicht meist ins Tertiärstadium hinein. Conjunctivitis, Exantheme, Enantheme sowie Pneumonien finden sich im Gegensatz zu den anderen Enteroviren nicht.

Schon in oder bald nach dem Prodromalstadium, also während der Fieberremission, macht sich die Affektion des Zentralnervensystems oft durch leichte Symptome meningitischer, vegetativ-nervöser, auch schmerzhafter Art bemerkbar. Die eigentliche Organmanifestation ist meningitisch oder myelitisch in den Vorderhornzellen; diese pflegt zunächst weite Teile derselben zu befallen, um sich dann auf Teile derselben wieder zurückzuziehen. Das Virus wird dabei im ZNS nachweisbar. Ein hoher Anteil der Infektionen mit Poliomyelitisvirus bleibt aber überhaupt subklinisch, und es kommt dadurch zu *„stiller Feiung"*, die bis zum Erwachsenenalter die Mehrzahl der Menschheit durchmacht.

Die *Empfänglichkeit* ist allgemein. Eine einmal erworbene *Krankheitsimmunität* dürfte immer lebenslänglich anhalten, ist aber nur typenspezifisch.

Von den 3 Typen des *Virus* ist der Typ I derjenige, der am häufigsten Lähmungen macht. Ob nähere Beziehungen zu tierpathologischen Viren (Teschener Krankheit der Hausschweine) bestehen, ist mindestens in epidemiologischer Hinsicht noch ungeklärt.

Die *Antikörper*bildung wird als Beweis für Immunität angesehen; es gibt jedoch auch Immunität ohne solche und umgekehrt, d. h. Empfänglichkeit trotz Vorhandensein von Antikörpern. Für die Diagnose wichtig ist nur der Titeranstieg der neutralisierenden Antikörper, während die komplementbindenden zwar nur kurzfristig in der Zeit der akuten Erkrankung vorhanden, aber unzuverlässiger sind.

Die übrigen intestinalen Viren. Viren der Coxsackie- und der ECHO-Gruppe werden häufig im Stuhl von Gesunden angetroffen, können aber auch sporadische und epidemische Krankheiten besonders bei Kindern und Jugendlichen hervorrufen. Nicht selten werden sie in Gemeinschaft, auch mit dem Poliovirus angetroffen; auch scheinen, wie neuere Befunde von 2 Virusarten oder -typen im Blut des gleichen Kranken zeigen, Erkrankungen mit gemeinsamer Generalisation von 2 Enteroviren einherzugehen. Die Erforschung dieser Viren und ihrer pathogenen Eigenschaften ist noch keineswegs abgeschlossen.

Neben kurzen fieberhaften Infekten, besonders bei Kindern, ohne deutliche Organmanifestation, aber oft mit Conjunctivitis, Rhinitis, Pharyngitis, auch En- oder flüchtigem Exanthem sowie Durchfällen sind folgende klinische Krankheitsbilder gesichert:

Coxsackie-Viren:

1. Herpangina, Bläschen am Gaumenbogen und Umgebung, hervorgerufen durch Typen der Gruppe A,

2. lymphocytäre Meningitis,

3. **Myalgia epidemica** (Bornholm-Krankheit, Teufelsgriff) mit starken muskulären Schmerzen besonders der Brust- und Bauchwand, hervorgerufen durch Typen der B-Gruppe.
4. **Myokarditis** oder **Encephalomyokarditis** bei Neugeborenen und Kleinkindern, ebenfalls durch Gruppe B.

Die Coxsackie-*Viren* werden in eine Gruppe A mit z. Z. 19 und eine Gruppe B mit 5 Typen unterteilt. Ihr gemeinsames Charakteristicum ist im Tierversuch das Haften nur in sogenannten Baby-Mäusen oder -Hamstern, wo die Gruppe A myositische Herde, B Fettgewebsnekrosen und Encephalitis hervorruft.
*Antikörper*nachweis durch Neutralisation und KBR.

ECHO-Viren (aus *E*nteric *C*ytopathogen *H*uman *O*rphan):
1. lymphocytäre Meningitis, z. T. epidemisch auftretend, gelegentlich auch mit encephalitischen Symptomen oder flüchtigen Exanthemen, besonders durch Typ 9,
2. Schnupfen und leichtere Atemwegsinfekte, auch mit Croup,
3. leichte Diarrhöen.

Von ECHO-*Viren* wurden bis jetzt schon über 20 Typen beschrieben. Sie sind in der Kultur durch recht typische cytopathogene Effekte gekennzeichnet.
Im Patientenserum finden sich neutralisierende *Antikörper*.

Encephalitis lethargica seu epidemica *(Economo)*. Da die Isolierung des Virus dieser Krankheit nicht gelungen ist, so kann über seine Stellung nichts Sicheres ausgesagt werden, auch nicht, ob der als „Vorkrankheit" dem Ausbruch der neurologischen Symptome meist vorauseilende flüchtige grippöse bzw. katarrhalische Zustand ein eigenes *Generalisationsstadium* oder einen unspezifischen Schrittmacher darstellt. Auch über die *Inkubationszeit* (angeblich 2—10 Tage) läßt sich nichts Sicheres aussagen. Sicher ist, daß die Krankheit mit der echten Grippe nichts zu tun hat, wenn auch ihre erste große Pandemie mit derjenigen der Grippe in den Jahren seit 1918 zusammenfiel. Auch die angenommene Identität mit dem Herpesvirus kann nicht aufrecht erhalten werden.

Mit der *Organmanifestation,* deren typischer Sitz die Kernbezirke um den 3. und 4. Ventrikel bis in die Hirnschenkel und das verlängerte Mark hinein ist, entsteht eine neue 3—10tägige Fieberperiode, die infolge des Zwischenhirnbefalls bei schwersten Fällen unter Hyperpyrexie zum Tode, in leichteren besonders zu schweren Schlafstörungen als auffallendstem, zu vielerlei vegetativen Regulationsstörungen als Nebenerscheinung führt. Je nach Schwere und genauem Sitz (Substantia nigra!) der Neuronenzerstörung erfolgt Restitutio ad integrum oder Entwicklung des *postencephalitischen Parkinsonismus,* der infolge der langsam weiterschwelenden reparativen lymphocytären Entzündung im Gehirn sich manchmal erst nach langem Intervall bemerkbar macht.

Post- oder parainfektiöse Encephalitiden. Soweit sich solche an Viruskrankheiten anschließen, sind sie mindestens in der Mehrzahl nur neurotrope Organmanifestationen bzw. Komplikationen durch Eindringen des betreffenden Virus ins Gehirn, so bei Mumps, Grippe, Fleckfieber, wohl auch Masern, Röteln, Mononucleose, Pocken und Windpocken. Dies gilt wahrscheinlich auch für die gefürchtete postvaccinale Encephalitis, obwohl von manchen auch heute noch mehr die Aktivierung eines anderen Encephalitis-Virus (oder Verunreinigung des Impfstoffs mit einem solchen) angenommen wird. Fraglich ist aber, ob solche Erkrankungen nach bakteriellen Krankheiten wie Typhus (auch Typhus-Schutzimpfung!), Ruhr, Scharlach u.a. durch eigene Viren, parallergisch provoziert, entstehen oder als allergische Reaktion des Gehirns auf die Bakterien ohne Ansiedlung von Erregern im Gehirn zu deuten sind (allergische Encephalitis).

Zoonosen. Eine große Anzahl von Meningo-Encephalo-Myelitiden erzeugenden Viren, die ihr eigentliches Reservoir bei Wild- oder Haustieren haben und nur gelegentlich, z. T. freilich en- oder epidemisch auf den Menschen übergehen, verhält sich pathogenetisch so ähnlich, daß sie hier nicht im einzelnen behandelt, sondern nur kurz aufgezählt werden sollen. Bei den meisten von ihnen geht ein fieberhaftes Stadium *(Generalisation)* dem Beginn der neurologischen Zeichen *(Organmanifestation)* voraus, abgesetzt durch eine mehrtägige Remission.

Lymphocytäre Choriomeningitis (LCM), eine Erkrankung der Mäuse, die durch Verunreinigung von Lebensmitteln auf den Menschen übergehen kann, oft mit langhingestrecktem Verlauf.

Die folgenden Krankheiten gehören zu den heute als „Arbor" (= arthropode born)-Viren zusammengefaßten Infektionen:

Frühjahr-Sommer-Encephalitis, in Rußland, aber auch Mitteleuropa (Österreich) endemisch bei wilden Nagern und vorwiegend durch Zecken auf den Menschen übertragen, oft mit bleibenden Lähmungen besonders im Schultergürtel und ausgesprochen biphasischem Fieberverlauf.

Springkrankheit der Schafe (Louping ill) in Schottland, ebenfalls zeckenübertragen.

Durch Stechmücken werden übertragen: die *japanische B-Encephalitis,* die amerikanische *St. Louis-* und *equine* Ost- und *West-Encephalitis, das* australische *Murray valley-*Fieber.

Encephalo-Myokarditis-Gruppe (EMC: Mengo-, ColSK- u. a. Stämme) auch als Parapoliomyelitis-Gruppe bezeichnet, sporadisch auftretend, wahrscheinlich auch von Nagetieren ausgehend, aber nicht übertragen durch Arthropoden, sondern wahrscheinlich Schmierinfektion.

Tollwut (Lyssa, Rabies). Diese Seuche hat ein sehr breites „Wirtsspektrum" (Hund, Fuchs, Wolf, Schakal, Katze, aber auch — bei der sogenannten Trinidadkrankheit — Fledermäuse als Ausbreiter der Seuche; Mensch, Rindvieh u. a. als Empfänger). Zwar ist das Virus manchmal im Blut nachweisbar; in vielen Fällen findet aber die Verbreitung des Virus im Wirt durch Neuroprobasie statt. Das geht daraus hervor, daß sich der Beginn der nervösen Erscheinungen örtlich und zeitlich nach dem Sitz der Eintrittspforte des Virus, der Bißstelle, richtet: z. B. entstehen bei Virusinjektion in den Vagus zuerst bulbäre, in den Ischiadicus spinale Symptome und ist die sogenannte *Inkubation* bei Bissen im Gesicht viel kürzer als bei solchen an den Extremitäten. Die Wanderung ist langsam, so daß die „Inkubation" (falsche Inkubationszeit!) bis zu einem Jahr betragen kann;

minimal beträgt sie 5 (10?) Tage. Das Virus erscheint auffallenderweise meistens, noch ehe es das Zentralnervensystem erreicht hat, im Speichel; man darf annehmen, daß es die Speicheldrüsen befällt, indem es vom Blutweg her in diese ausgeschieden wird *(Generalisation)*. Es dringt aber offenbar, wie ausgeführt, von hier aus nicht ins Zentralnervensystem ein; hierzu bedarf es vielmehr einer Verletzung von Nerven und damit einer Freilegung von Nervenfasern, woraus sich vielleicht auch erklärt, daß glücklicherweise nicht jeder von wütigen Tieren Gebissene erkranken muß.

Die *Organmanifestation*, die, wenn erst einmal begonnen, den Menschen meist in wenigen Tagen unter dem Bilde der rasenden, seltener der stillen Wut (Lähmungswut bei der Trinidadkrankheit = Landrysche Paralyse) zum Tode führt, betrifft hauptsächlich die Kerngebiete des Hirnstamms (Bulbärsymptome, vegetative Störungen wie Hyperthermie, Glykosurie usw.).

Die *Schutzimpfung* mit dem in Tierpassagen gezüchteten Virus fixe beruht auf dessen kurzer und genormter Inkubation. Ob dabei eine noch aktive „Virusspitze" oder ein inaktiviertes Virus wirksam ist, bleibt noch umstritten.

Pseudowut (Aujeszkysche Krankheit, infektiöse Bulbärparalyse, Tollkrätze). Das Virus dieser Haustierkrankheit bei Schweinen, Rindern, Schafen und Hunden, die selten auch abortiv beim Menschen beobachtet wurde, ist dem der Tollwut nahe verwandt. Es lokalisiert sich in den Zellen der Ammonshörner, aber auch der Hinterhörner des Rückenmarks und führt dabei zu unerträglichem Juckreiz. Bei Tieren wirkt es tödlich.

c) Viscerotrope Viruskrankheiten

Virus-Hepatitis. Die „gewöhnliche Gelbsucht", früher Icterus simplex genannt, die vor allem als Kinderkrankheit, oft epi- oder in Kinderheimen endemisch auftritt, aber auch, besonders in Kriegszeiten, Erwachsene befällt, wird heute als Viruskrankheit angesehen, obwohl die Isolierung des Erregers immer noch nicht gelungen und daher auch keine serologische Nachweismethode möglich ist. Positive Übertragungsversuche mit Blut- und Stuhlfiltraten auf Versuchspersonen sichern aber die Virusgenese.

Die Virushepatitis unterscheidet sich besonders in ihrem „Zeitschema" von den anderen Viruskrankheiten, indem die Dauer ihrer Inkubationszeiten, der lang hingezogene und meist fieberfreie oder subfebrile Verlauf des Prodromal- und des ikterischen Stadiums sie mehr als subakute Erkrankung erscheinen lassen.

Ihre beiden Abarten sind zudem gerade im Zeitschema voneinander verschieden: Während die *Hepatitis epidemica* (Hepatitisvirus A), also die durch fäkale Schmierinfektion übertragene Spontanform, eine *Inkubation* von 10—25 Tagen (weniger als 4 Wochen) hat, beträgt diese bei der *serogenen Hepatitis* (homologous serum jaundice, Inoculationshepatitis) (Hepatitisvirus B), einer rein iatrogenen, künstlichen und sich spontan nie verbreitenden Krankheit, meist 2—4, gelegentlich aber sogar bis zu 8 Monaten, wobei es sich aber wohl mehr um latente Infektion als um wirkliche Inkubation handelt (vgl. die langen Primärlatenzen bei der Malaria tertiana).

Merkwürdigerweise wird das Virus B nicht in den Darm ausgeschieden, so daß die Übertragung auch nur durch Blut (Transfusionen, mangelhaft gereinigte Injektionsspritzen usw.) erfolgen kann. Ob es sich bei den beiden Viren wirklich um verschiedene Virusarten oder nur um Modifikationen handelt, ist unentschieden; jedoch spricht für jenes, daß sie keine Kreuzimmunität zu hinterlassen scheinen. BURNET hat die Hypothese geäußert, daß das Virus B sich nach intrauteriner Infektion infolge Immuntoleranz lebenslänglich im Blut mancher Individuen befindet, von denen aus es durch iatrogene Eingriffe verbreitet wird (vgl. S. 50 ff.).

Auch das *Generalisationsstadium* ist wenig normiert und ist bald so gering ausgeprägt, daß es kaum zum Bewußtsein kommt, bald geht es mit kurzer Übelkeit einher, manchmal ist es ein mehrtägiger fieberhafter Infekt, auch als Enteritis verlaufend, manchmal aber kann es ein ziemlich schwerer zwei, ja drei Wochen dauernder hochfieberhafter Zustand sein, der an Typhus denken läßt. Milztumor und gewöhnlich Leukopenie mit Lymphocytose begleiten ihn.

Nach einer oft mehrtägigen Remission, die scheinbar schon in die Rekonvaleszenz führte, erscheint dann als *Organmanifestation* der Ikterus. Meist erfolgt kein oder nur ein sehr geringfügiger Wiederanstieg des Fiebers. Dauer und Schwere der Gelbsucht schwanken in weiten Grenzen.

„*Rückfälle*", d. h. ikterische Nachschübe sind besonders bei zu früher Belastung in der Rekonvaleszenz nicht selten. — Inwieweit das Chronischwerden der Hepatitis mit dem gefürchteten schließlichen Übergang in Lebercirrhose noch als virusbedingt oder vielmehr als eine selbständig gewordene Allomorphose anzusehen ist, muß so lange offen bleiben, als das Virus noch nicht isoliert ist.

Die *Empfänglichkeit* ist allgemein, und es darf damit gerechnet werden, daß ähnlich wie bei vielen anderen Viruskrankheiten im Zivilisationsmilieu die allermeisten Individuen bis zum Erwachsenenalter hin immunisiert werden, allerdings in erheblichem Anteil, durch klinisch latente oder abortive Infektion, also durch eine „Hepatitis sine ictero", die vielleicht sogar bei der Überzahl der Infizierten stattfindet und daher epidemiologisch von großer Wichtigkeit ist. Daher rührt auch die relative Seltenheit der Erkrankung mit zunehmendem Lebensalter.

Beziehungen des *Virus* zu tierpathogenen icterogenen Viren (Hunde-, Ferkel-, Mäuse-Hepatitis) konnten bisher nicht bewiesen werden.

Mumps (Parotitis epidemica). Die Organotropie des Parotitisvirus bezieht sich auf die Kopf- und Bauchspeicheldrüsen sowie die Gonaden.

Inkubation meist um 18 (angeblich maximal zwischen 3 und 30) Tagen. — Ein deutliches Allgemeininfektionsstadium fehlt meist, kann aber vorausgehen. Die *Generalisation* des Virus im Blut ist nachgewiesen. — Mit dem Befall der ersten ergriffenen Drüse, meist einer Parotis, erfolgt gewöhnlich ein deutlicher Fieberanstieg, andere Drüsen werden schubweise später erfaßt. Die *Organmanifestation* kann sich beziehen auf: Parotis, Submaxillaris, Sublingualis, Lacrimalis, Pankreas, Mammae, Prostata, Testes, Ovarien. In etwa $1/3$ der Fälle besteht zugleich als Ausdruck der neurotropen Komponente des Organotropismus des Mumpsvirus eine lymphocytäre Meningitis, die klinisch freilich oft nur geringe Erscheinungen macht und nur selten zu ausgesprochen encephalitischen Bildern führt.

Die *Empfänglichkeit* ist allgemein; jedoch verläuft ein erheblicher Anteil der Fälle so blande, daß er verkannt wird, besonders beim Kleinkind, das auch den gefürchteten Komplikationen (bleibende Sterilität durch die Entzündung der Gonaden) nicht ausgesetzt ist. — Die Infektion hinterläßt lebenslängliche *Immunität*.

Das Mumps*virus* wurde aus Speichel, Blut und Liquor angezüchtet. Ein aus ihm hergestelltes Antigen kann auch zum Immunitätsnachweis in Form einer *Hautreaktion* vom Tuberkulintyp benutzt werden. — Anstieg des Titers in der KBR ist ein zuverlässiges Diagnosticum.

Cytomegalie. Die zuerst 1932 als Speicheldrüsenvirus-, dann als Einschlußkörperchenviruskrankheit bezeichnete Affektion führt offenbar nur beim Fet und Neugeborenen, eventuell noch in den ersten Lebensmonaten zu manifester Krankheit, obgleich die Infektion latent auch beim Erwachsenen weit verbreitet zu sein scheint. Die Veränderungen in den Speicheldrüsen des Kopfes allein führen noch nicht zu deutlichen Erscheinungen; erst das generalisierende Übergreifen auf andere Organe, vor allem in Form der Hepatosplenomegalie und einer Erythroblastose, erzeugt dann vielfältige schwere, meist tödliche Verläufe, deren Diagnose oft erst in tabula gestellt wird. Dazu kommen auch fetale Encephalitiden und enge Beziehungen zur *interstitiellen plasmacellulären Pneumonie*, die z. T. als eine Pilz- oder Protozoen-Infektion (Pneumocystis carini), z. T. als eigene Viruskrankheit angesehen wurde, und die wohl verschiedene Ätiologien haben kann.

Histologisch finden sich, vor allem in den Speicheldrüsengängen, Organzellen von weit überdurchschnittlicher Größe mit teils intranucleären, teils cytoplasmatischen Einschlußkörperchen.

Das *Virus* konnte angezüchtet und zum serologischen Nachweis herangezogen werden; jedoch sind noch viele Fragen offen, so auch ob es eine Tierpathogenität besitzt. Gleiche histologische Befunde konnten bei Tieren mehrfach erhoben werden, ohne daß Virusübertragung vom Mensch auf Tiere bisher gelungen wäre.

Viscerotrope Arbor-Viren:

Dengue. Diese und Pappatacifieber sind *Übertragerkrankheiten* der subtropischen Zonen, die sich pathogenetisch für Viruskrankheiten typisch verhalten. In bezug auf die Organotropie kann man nicht nur von Viscero-, sondern muß sogar von Pantropic reden.

Inkubation 5 (3—10) Tage. — Ausgesprochen zweigipfliger, streng normierter Fieberverlauf mit dreitägigem „*Invasionsstadium*", während dessen das Blut infektiös ist, Neigung zu Bindehautkatarrh, Nasenbluten, Erythemen, Leukopenie usw. besteht, bei sehr starken Glieder-, Kreuz- und Kopfschmerzen, dann nach Remission multiple, stets nur leichte *Organmanifestationen:* morbilliformes Exanthem, weiter unregelmäßig Leberschwellung, Nierenreizung, Parotitis, Orchitis, Encephalomyelitis usw. — *Empfänglichkeit* allgemein, *Krankheitsimmunität* meist nur von der Dauer weniger Jahre.

Es sind keinerlei Versuchstiere bekannt, auf die sich das nur in Gewebskultur gezüchtete *Virus* übertragen ließe. — Routine-Methoden für die Diagnostik existieren daher nicht.

Pappatacifieber. Inkubation 5 (4—10) Tage. Die Krankheit besteht eigentlich nur aus dem *Generalisationsstadium*, das rund 3 Tage dauert und mit typischen Zeichen, besonders Conjunctivitis einhergeht, ohne daß ein Organmanifestationsstadium nachfolgt. Nur ausnahmsweise kommt es nach einer Remission zu erneutem Fieberanstieg, sogenannten Rezidiven, bei denen man aber auch keine stärkeren Organschäden findet. Das Virus kreist nur die beiden ersten Fiebertage im Blut. Die hinterlassene Krankheitsimmunität ist oft nicht sehr kräftig, so daß Zweiterkrankungen nicht allzu selten sind.

Das *Virus* konnte auf Affen übertragen (DOERR) und angezüchtet werden; ob es genetische Beziehungen zu den vielen kurzfristigen Fiebern bei Haustieren in Pappatacigegenden hat, ist noch ungeklärt. — Gängige Nachweismethoden gibt es nicht.

Ähnliche, mückenübertragene, *kurzfristige Fieber* kommen in warmen Ländern sicher noch in großer Zahl vor und sind in vielen Gegenden als banale Erscheinungen bekannt, aber wissenschaftlich wenig beachtet.

Viscerotrope Zoonosen:

Gelbfieber. Seine Pathogenese ist schon seit den dreißiger Jahren so gut erforscht wie die kaum einer anderen Infektionskrankheit und ist das beste Paradigma für diejenige der Viruskrankheiten überhaupt. Trotzdem sei hier wegen Einzelheiten nur auf die Darstellung dieser Fragen (HÖRING 1940) verwiesen.

Inkubation 3—6 Tage. — Zweigipflige Fieberkurve mit 2—3tägigem Generalisationsstadium, Remission und Organmanifestation an Leber und Nieren unter erneutem Fieberanstieg. Diese kann aber fehlen, so daß die Krankheit nur wie eine kurze „Grippe" aussieht und oft verkannt wird, besonders da, wo man sie nicht vermutete („Dschungelfieber"). Lebenslängliche Immunität mit neutralisierenden Antikörpern.

Das *Virus* hat sein Reservoir in Urwaldaffen, bei denen die Krankheit als spontane Seuche vorkommt. Von da geht sie dann erst auf den Menschen über.

Rifttalfieber. Es handelt sich bei ihm um eine in manchen heißen Gegenden vorkommende Erkrankung der Schafe, die durch Mücken auch auf den Menschen übertragen werden kann, und ein dem Gelbfieber bzw. der Dengue ähnliches, leichtes Krankheitsbild verursacht, ebenfalls mit deutlich zweigipfligem Fieber.

Epidemisches hämorrhagisches (mandschurisches) **Fieber.** Eine vor allem in russischen Gebieten und in Korea, in kleineren Vorkommen auch in Nord-Skandinavien und der Bukowina beobachtete schwere Krankheit, die durch Zecken oder Milben übertragen wird und ihr Reservoir in verschiedenen Nagetier- und Zweihufer-Arten zu haben scheint. Als Erreger wird ein Virus angenommen, dessen Übertragung auf Menschen gelang, nicht aber seine Züchtung.

Inkubation 14—21 Tage. — *Generalisation* von 3—5tägiger Dauer, hochfieberhaft mit starker Rötung von Gesichtshaut und Schleimhäuten. — Die *Organmanifestation* betrifft unter Fieberabfall hauptsächlich die Gefäße und die Nieren und ist mit Thrombopenie verbunden, wodurch es zu hämorrhagischer Diathese und Anurie mit Urämie, also zuerst einer hypo-, dann einer hypertensiven Phase kommt. Organblutungen betreffen besonders den Hypophysenvorderlappen, die Nieren und das Endokard. — Die Krankheit hinterläßt *Immunität*.

d) Pneumotrope Viruskrankheiten

Den im Folgenden nun noch zu besprechenden „Virusinfektionen der Schleimhäute" muß eine pathogenetisch wichtige Vorbemerkung vorausgeschickt werden, da sie in nur noch geringerem Ausmaß die typischen Merkmale der cyclischen Infektionskrankheiten tragen und sich bei ihnen die Pathogenese den Lokalinfektionen annähert. Es tritt bei ihnen nämlich eine manifeste örtliche Reaktion an der Eintrittspforte mit Vermehrung des betreffenden Virus auf, und dieser geht auch nur eine kurze Inkubationszeit voran. Dieser „Primäraffekt" kann das klinische Bild auch weitgehend beherrschen, so daß es besonders bei leichtem Verlauf kaum und besonders bei den zuletzt angeführten Krankheiten vielleicht gar nicht zu einem Generalisations-Stadium mit Virämie kommt. Je mehr die technischen Fortschritte der Virologie allerdings diese Frage untersuchen, desto häufiger zeigt sich, daß doch eine Virämie statthat, auch bei Infektionen, wo man sie früher kaum vermutete und die man deshalb früher als reine Lokalinfektionen ansah. Dafür spricht auch, daß sich fast bei allen diesen Krankheiten im Serum Antikörper finden (meist neutralisierende, auch komplementbindende), wie es z. B. neuerdings seit der Isolierung des Virus auch für das Trachom bewiesen wurde. Antikörper aber entstehen nur dann, wenn das Virus selbst auch in die Antikörper-bildenden Zellarten des R.E.S. hineingelangt, wozu der Lymphweg im regionären Lymphdrüsengebiet allein nicht ausreichen dürfte. Diese Virämien der Schleimhautviren können offenbar zuweilen klinisch unbemerkt verlaufen oder durch den Lokalprozeß überdeckt sein, so daß dieser auch zeitlich — eben als Primäraffekt — pathogenetisch die Hauptrolle zu spielen scheint, die Generalisation sich erst anschließt und eine tertiäre Organmanifestation nur in dem Sinne erfolgt, daß nach eingetretener allgemeiner Sensibilisierung die primäre Manifestation erst recht aufflammt, oft verstärkt durch parallergische Ansiedlung bakterieller Schleimhautbewohner, und dabei dann in einen länger dauernden tertiär-hyp-ergischen Lokalprozeß übergeht, während ein nur primärer Herd schnell und ohne tiefergreifende Entzündung wieder ausheilen würde.

Dieser ganze pathogenetische Mechanismus beruht auf der besonderen Empfänglichkeitslage des Wirtsorganismus für diese Schleimhautviren: er besitzt eine gewisse angeborene oder aber erst durch vorausgegangene ähnliche Virusaffektionen erworbene Grundimmunität, die den neu erworbenen Virusstamm zunächst lokal bindet und sich auch — und deshalb schon nach kurzer Inkubationszeit — vermehren läßt. — Nach dem tieferen Eindringen jedoch kommt es doch wieder zur Generalisation. Handelt es sich doch bei diesen Viren vorwiegend um solche, die in vielen Unterarten und

Typen vorkommen und z. T., wie das Influenza-Virus, in der Lage sind, immer wieder durch Mutation neue solche zu schaffen, und der Mensch kommt von seinen Kindertagen an immer wieder mit solchen in Berührung. Er erwirbt sich dabei — ähnlich wie bei der Malaria tertiana oder auch bei der Stomatitis-Herpes-Infektion — eine art-, aber nicht typenspezifische, und daher nur teilwirksame Grundimmunität, zu der bei jeder Infektion mit einem neuen Typ oder Stamm eine typenspezifische erst wieder hinzukommt. Auf dem Boden einer solchen Grundimmunität verlaufen dann spätere neue Infektionen mit Viren der betreffenden Art leichter und lokal mehr fixiert, aber eben doch wieder unter Neuerwerb einer typenspezifischen Immunität. Im Prinzip kann man heute annehmen, daß jede solche lebenslänglich anhält und die häufigen Schleimhaut-Virusinfekte beim gleichen Wirtsindividuum durch jeweils wieder für es neue Virustypen hervorgerufen sind, wodurch jedes solche im Laufe eines Lebens nicht dutzende, sondern wahrscheinlich hunderte von Einzelimmunitäten erwirbt, also zu einem wahren „Museum" von solchen und damit wohl auch von persistierenden, aber fest zellgebundenen Virusarten und -typen wird.

Grippe (Influenza). Besonders durch die intensiven neueren Forschungen über das Influenzavirus sind die im Vorhergehenden ausgeführten Erkenntnisse erst möglich geworden. Sie haben, zugleich mit der Entdeckung einer großen Zahl anderer Katarrh-Viren, die Grundlage für die heutige Annahme geschaffen, daß es bakterielle Schleimhautaffektionen („Katarrhe") eigentlich primär überhaupt nicht und höchstens als „Sekundäraffektionen" vorausgegangener Virusinfekte gibt, m. a. W.: daß die alte Bezeichnung des *grippeartigen* (grippalen) *Infekts* nur als Bezeichnung für irgendwelche ähnlichen Virusinfekte anzusehen ist, deren Erreger im Einzelfall nicht nachgewiesen werden konnte, sei es wegen des dazu nötigen großen technischen Aufwandes, sei es weil sicher bisher immer erst der kleinere Teil solcher Schleimhautviren bekannt und bestimmbar ist. Eine „Bakteriengrippe" ist heute also überhaupt nicht mehr anzuerkennen, und mit der Neuerkennung von immer mehr Virusarten und -typen ist zu rechnen. Vom Influenza-Virus ist dessen unerschöpfliche Fähigkeit, durch echte Mutationen solche Typen neu zu bilden, heute nicht nur epidemiologisch bekannt, sondern auch künstlich durch Typenkreuzung (genetische Rekombinationen) reproduzierbar. Die letzte Grippe-Pandemie 1957 („Asia-Grippe") verdankte einem solchen, neu herausmutierten Virusstamm ihre Fähigkeit, sich rasch über die ganze Welt auszudehnen, weil sie überall noch nicht typimmune, empfängliche Wirte in großer Zahl vorfand.

Die *Inkubationszeit* ist nur kurz: 1—3 Tage.

Ihr folgt das *Generalisationsstadium,* das mit den für fast alle Viruskrankheiten so typischen Allgemeinsymptomen der Infektion (Conjunctivitis, Pharyngitis, Kreuz- und Gliederschmerzen, Kopfweh, leichter Milztumor, Leukopenie mit Lymphocytose) etwa 3—4 Tage anhält, um bei unkompliziertem Verlauf dann in weiteren 1—2 Tagen zu entfiebern. Auch die Infektiosität des Kranken ist dann erloschen.

Kommt es zur Ausbildung eines *Tertiärstadiums,* so wirken dabei häufig andere Erreger parallergisch mit. Nicht selten entsteht dabei eine deutlich zweigipflige Kurve. Am häufigsten ist die Grippepneumonie (Lappen- und Herdpneumonien), nicht selten sind Durchfälle und cerebrale Komplikationen.

Während als *bakterielle Sekundärkeime* vor 30—40 Jahren noch die sogenannten Pfeifferschen Influenza-Bacillen (Bacillus haemophilus influenzae) überwogen, traten dann Pneumo- und hämolytische Streptokokken bis vor ca. 15 Jahren in den Vordergrund und seither in zunehmendem Maße die hämolytischen Staphylokokken.

Beim *Grippe-Virus* werden zwei Unterarten, A und B, unterschieden, die sich auch epidemiologisch und geographisch sowie auch in ihrer Pathogenität verschieden verhalten. Jede dürfte in mehreren Typen — oft freilich nicht gleichzeitig, sondern nacheinander; d. h. „historisch" — vorkommen, so besonders das Influenza-Virus A als A, A' und A", jeder Typ in antigen leicht verschiedenen Stämmen. Die Typen C und D (Sendai) werden jetzt zu den Parainfluenza-Viren (s. unten) gerechnet. —
Anzüchtung aus dem Blute gelang bisher nicht, ist jedoch vom Rachenspülwasser an den ersten beiden Krankheitstagen gut möglich, ferner postmortal aus der jeweiligen Organmanifestation, also vor allem aus Lungen und Gehirn. — Es bestehen sichere Beziehungen zur Schweine-Influenza, die als eine Mutation des ursprünglich nur menschenpathogenen Virus A angesehen wird. Ob sonstige Beziehungen zu Tierkrankheiten bestehen, ist unsicher.

Der Nachweis von typenspezifischen *Antikörpern* gelingt in hohem Anteil und wird mit der Vervollkommnung der Methoden für die Praxis immer wichtiger (KBR und Neutralisation).

Die Unterscheidung klinischer Krankheitsbilder, die für die einzelnen folgenden Viren jeweils spezifisch wären, ist immer mehr unmöglich. Denn dem klinischen Bilde vom einfachen „Katarrh", Schnupfen, Pharyngitis, Laryngitis, Tracheitis, Bronchitis und schließlich von Bronchopneumonien oft multipler — histologisch vorwiegend interstitieller Art, wobei eine eitrige Alveolitis erst bei bakterieller Sekundärinfektion hinzukommt — stehen eine von Jahr zu Jahr größer werdende Zahl von Virusarten und -typen gegenüber, die im Prinzip je nach Reaktionsschwere des Wirtsorganismus alle Manifestationen vom leichten Katarrh bis zur schweren Lungenentzündung auslösen können. Wir zählen daher im Folgenden nur die wichtigsten Arten auf, ohne die Krankheitsbilder im einzelnen zu besprechen. In ihrer Fähigkeit, Epidemien hervorzurufen, unterscheiden sich die einzelnen Typen stark.

Viren der „primär atypischen Pneumonie": Sie sind erst wenig erfaßt, z. T. noch unbewiesen. Sie machen abakterielle Atemwegsprozesse verschiedener Schwere und Ausdehnung. Teilweise sind sie dadurch indirekt nachweisbar, daß das Serum Kälteagglutination von Erythrocyten hervorruft.

Adenoviren: Es sind derzeit 17 Typen beschrieben, die z. T., besonders Typ 3 und 4, epidemisch auftreten, besonders bei Kindern und in Rekruten-Unterkünften. Sie rufen akute respiratorische Krankheiten (ARD-Viren), z. T. das sogenannte Pharyngoconjunctivalfieber, einige auch Croup, Lymphadenitis, ja Exantheme und Meningoencephalitiden hervor. Die Neigung, einseitige Bindehautentzündungen zu erzeugen, ist bemerkenswert. Typ 8 ist — als einziger — ein „spezifischer" Erreger, indem er regelmäßig bei der „epidemischen Keratoconjunctivitis", einer auch als Hospitalinfektion gefürchteten Krankheit, gefunden wird (s. unten).

Parainfluenza-Viren: Man unterscheidet derzeit 3—4 Untergruppen mit jeweils mehreren Stämmen, von denen hier das Croup-assoziierte (CA)

Virus genannt sei, das bei kindlichen Laryngobronchitiden mit Croup gefunden wird.

Common Cold-Viren: Sie gelten im allgemeinen nur als Schnupfenerreger, vermögen aber mindestens z. T. auch in die tieferen Luftwege einzudringen.

REO-Viren: mit z. Z. 3 Typen, aber schon vielen Stämmen, die allerdings z. T. von Tieren (Affen, Kühen u. a.) isoliert wurden. Sie scheinen außer Atemwegsinfekten auch zuweilen bei Kindern Diarrhöen hervorzurufen — so wie umgekehrt auch die zu den Enteroviren gehörenden ECHO-Viren mit einigen Typen (11, 20) auch katarrhalische Erkrankungen hervorrufen (daher der Name: respiratory enteric orphan-Viren).

e) Conjunctivale Viruskrankheiten

Für diese Gruppe gilt in besonderem Maße, was in der Vorbemerkung zu den pneumotropen Viren gesagt wurde, daß sie klinisch nämlich als Lokalinfektionen imponieren, pathogenetisch aber doch wohl zu den cyclischen Infektionskrankheiten gerechnet werden müssen. Neben einer Reihe flüchtigerer Augenerkrankungen gehört zu ihnen das

Trachom. Die ubiquitäre, aber in primitiven Ländern mit trockenheißem Klima besonders bei Kindern oft hoch endemische Körnerkrankheit hat ein neuerdings isoliertes Virus zum Erreger; in ihrem Verlauf hat aber bakteriell-eitrige Sekundärinfektion große Bedeutung. Sie ist bekanntlich nach dem akuten Initialstadium exquisit chronisch, heilt aber schließlich unter Vernarbung aus. Entsprechend sieht man histologisch lymphoplasmocytäre Infiltration mit Einschmelzungsneigung im Zentrum der sogenannten Follikel und Bindegewebsneubildung. Im Serum finden sich komplementbindende *Antikörper.* Im akuten Stadium finden sich in den Epithelzellen die Trachomkörperchen.

Einschlußblennorrhoe der Neugeborenen. Diese und die folgende Conjunctivitis sind mit keimfreiem Sekret übertragbar und durch die bei allen gleich aussehenden Einschlußkörperchen diagnostizierbar, aber, wie man aus den Übertragungsversuchen weiß, trotzdem ätiologisch verschieden.

Schwimmbad-Conjunctivitis. Endemisch bei Erwachsenen beobachtet.

Keratoconjunctivitis epidemica. S. oben! Erreger: Adenovirus Typ 8.

Hier ist schließlich noch eine Zoonose anzuführen, die von Hühnern gelegentlich auf den Menschen übergeht und bei diesem unter dem Bilde einer Conjunctivitis verläuft, die „*Newcastle disease*" mit einem wohl charakterisierten Virus.

Anhang. Chronische, die Haut befallende Virusprozesse sind die *Warzen* (Verrucae) und das *Molluscum contagiosum,* in dessen ausgepreßtem Inhalt man die Viruskristalle fast in reiner Substanz findet, ähnlich wie das auch bei gewissen Insekten-Viruskrankheiten der Fall ist. Hier handelt es sich wohl um reine Lokalprozesse.

Auf die *onkogenen* oder Geschwulst-*Viren,* deren Bedeutung für den Menschen noch ungeklärt ist, sei hier nur hingewiesen.

Schrifttum

Burnet, F. M., and S. W. Williams: Herpes simplex: a new point of view. Med. J. Austral. 1, 637 (1939).
Fenner, F.: The clinical features and pathogenesis of mouse-pox. J. Path. Bact. 60, 529 (1948).
Gins, H. A.: Beiträge zur Pathogenese und Epidemiologie der Infektionskrankheiten. Leipzig: Gg. Thieme 1935.
Haagen, E.: Viruskrankheiten des Menschen. Darmstadt: D. Steinkopff 1960.
Home, F. (1759): zit. n. Glanzmann: Handb. d. inn. Med. 3. Aufl. 1934.
Petenyi, G.: Über die Entwicklung des Masernvirus. Klin. Wschr. 1927, 1953.
De Rudder, B.: Die akuten Zivilisationsseuchen. Leipzig: Gg. Thieme 1934.
Weller, Th., and M. B. Stoddard: Serial propagation in vitro of agents producing inclusion bodies derived from varicella and herpes zoster. Proc. Soc. exp. Biol. (N. Y.) 83, 340 (1953).

6. Akute cyclische Infektionskrankheiten mit vorwiegendem Organmanifestationsstadium

Diese Gruppe von cyclischen Infektionskrankheiten hat durch die heftige Art der Allgemeinreaktion und die Eiterbildung ähnlich wie die Schleimhautviruskrankheiten auch schon pathogenetische Beziehungen zu den Lokalinfektionskrankheiten, besonders denen der Tonsillen, bei denen ein Generalisationsstadium, obwohl am Menschen bakteriologisch nicht bewiesen, ja auch als möglich in Betracht gezogen werden muß. Die *Haupteigenschaften*, die diese Gruppe von Infektionskrankheiten kennzeichnen, ohne natürlich in jedem einzelnen Falle deutlich zu sein, sind folgende:

Die *Eintrittspforte* ist teils in den Schleimhäuten der oberen Luftwege, teils in Hautverletzungen gelegen.

Die *Inkubation* ist, ähnlich wie bei den Lokalinfektionen, sehr kurz, in ihrer Dauer wechselnd und nicht streng normiert.

Das Stadium der *Generalisation* ist ebenfalls nur ganz kurz, oft durch Schüttelfrost eingeleitet. Es kann klinisch nur sehr schwer nachweisbar sein, gehört jedoch zum typischen Verlauf.

Die *Organmanifestation,* bestimmt durch die Organotropie der Keime, bzw. die Organfixation durch den Wirt, steht klinisch und pathogenetisch im Vordergrund. Dieses Tertiärstadium verläuft im Sinne einer lokalen Infektion mit vorwiegend „unspezifischer", d. h. eitriger Entzündung.

Die *Empfänglichkeit* ist nur gering verbreitet, „relativ", sie findet sich nur bei einem Teil der Menschen, die besonders „disponiert" sind. Für diese Disposition hat eine hyperergische Reaktion des Wirts auf den Keim bestimmenden Einfluß. — Die *Krankheitsimmunität* nach Überstehen der Krankheit ist wenig zuverlässig.

Die *Infektionsstoffe* dieser Gruppe stehen normalen Symbionten der oberen Luftwege nahe, werden oft auch bei Gesunden angetroffen (Keimträger); sie können zu *Sepsiserregern* werden, wenn der Wirt sich in oder nach dem Tertiärstadium befindet, d. h. sich ihnen gegenüber verhält wie zu den Keimen der lokalen Infektion.

Lobärpneumonie (croupöse Pneumokokken-Pneumonie). Es ist nicht verwunderlich, daß immer wieder die Frage auftaucht, ob die Pneumonie überhaupt eine Infektionskrankheit ist. Die Beantwortung dieser Frage hängt (ähnlich wie beim akuten Gelenkrheumatismus) davon ab, ob man eine vorwiegend bakteriell ausgelöste Krankheit als Infektionskrankheit ansehen will oder nicht. Die typisch verlaufende, aus voller Gesundheit heraus mit Schüttelfrost einsetzende, ohne Chemotherapie kritisch oder lytisch am 5., 7. oder 9. Tag endende Lobärpneumonie ist sicher als cyclische Infektionskrankheit anzusehen. Der Verlauf kann sich aber auch mehr oder weniger von diesem Typus entfernen. Lokale bzw. klimatische Unterschiede, vielleicht auch rassische, beeinflussen den Charakter der Krankheit; so hat die Lobärpneumonie in Amerika noch in den dreißiger Jahren z. T. den Charakter einer schweren epidemischen, wohl auch ansteckenden Infektionskrankheit gehabt. Von Übertragbarkeit kann in Europa nur in seltenen Ausnahmefällen gesprochen werden. Allgemein bekannt ist die jahreszeitliche Schwankung der Erkrankungshäufigkeit (Morbidität).

Soweit von einer *Inkubation* gesprochen werden kann, wird sie mit 1—5 Tagen angegeben. Eintrittspforte und Organmanifestation stehen in ähnlicher pathogenetischer Beziehung zueinander, wie es für die pneumotropen Schleimhautviren besprochen wurde (S. 205).

Diejenigen Fälle von Lobärpneumonie, die mit Schüttelfrost einsetzen, haben durchwegs, wie man auf Grund bakteriologischer Blutuntersuchung sowie der Kenntnis von der Pathogenese des Schüttelfrosts sagen kann, vorübergehend eine Generalisation der Keime im Blut. Diese dauert aber nur wenige Stunden; dann sind die Pneumokokken bereits aus dem Blut abgedrängt und an die erkrankten Lungenlappen fixiert. Das *2. Stadium, die Generalisation*, ist also nur kurz. — Die Allgemeinerscheinungen der Infektion sind bald nach diesem 2. Stadium, klassisch ausgeprägt: Fieber, Zungenbelag, oft leichte Milzvergrößerung, starke Linksverschiebung im Blutbild, Albuminurie usw.

Mit Beginn *des 3. Stadiums,* d. h. der bei Pneumonie schon frühzeitig, am 2., 3. oder spätestens 4. Tag einsetzenden *Organmanifestation,* wird das führende Symptom deutlich: der Lungenprozeß. Manchmal freilich kann er auch tagelang auf sich warten lassen, insbesondere sein am leichtesten faßbares charakteristisches Symptom, der rostbraune Auswurf. — Das frische Infiltrat hat histologisch starke Ähnlichkeit mit einer serös-hyperergischen Entzündung. Darauf gründet auch der Versuch, die Lobärpneumonie ähnlich wie den Scharlach, als allergisch-anaphylaktische Erkrankung aufzufassen (LAUCHE). Sehr bald aber ändert sich das histologische Bild und nimmt den Charakter einer „unspezifischen" Entzündung an, wie man ihn von allen lokalen Infektionen, besonders denjenigen mit banalen Eitererregern, kennt. Dieser Übergang fällt zeitlich zusammen mit demjenigen von der roten zur weißen Hepatisation.

In der gesetzmäßigen Dauer der unbehandelten Lobärpneumonie, die nach 5-, 7- oder 9tägiger hoher Continua kritisch oder auch lytisch entfiebert, auch in der so oft vorausgehenden Pseudokrise sehen wir die Rhythmik der zentralen Steuerung, deren Gründe im einzelnen freilich unbekannt sind.

Für die *Lokalisation* des infiltrativen Prozesses innerhalb der Lungen sind offenbar nicht so sehr die anatomischen Lappengrenzen oder Zufälle bei der Aspiration des Infektionsstoffs ausschlaggebend als vielmehr zentralnervöse Einflüsse, die den Wirt in nervös-segmentaler Form dort mit Infiltration reagieren lassen, wo die Sensibilisierung ihren Höhepunkt erreichte: sogenannte Segmentpneumonie (KALBFLEISCH, STURM).

Empfänglichkeit für die croupöse Pneumonie ist stets nur bei einem Bruchteil der Menschen vorhanden und ändert sich auch im Verlauf des Individuallebens, ganz besonders in Abhängigkeit vom Lebensalter. An dieser Reifung der Disposition ist deutlich die Labilität des Endobioseverhältnisses des Menschen zur Streptokokkengruppe zu erkennen, von der der Pneumococcus ja ein Vertreter ist und auf die bei den Kokkenkrankheiten in den nun folgenden Abschnitten immer wieder hinzuweisen sein wird. Kurz zusammengefaßt, stellt sich die Disposition bzw. Empfänglichkeit des Menschen für Lungenerkrankungen bei Pneumokokkeninfektion so dar, daß das Neugeborene infolge seiner negativen Anergie mit disseminierten Herdpneumonien, Säuglinge etwa in der Mitte des 1. Lebensjahres mit mehr oder weniger konfluierenden Herdpneumonien, Kleinkinder von 1 bis 2 Jahren mit einer „Übergangspneumonie" und ältere Kinder mit lobären bzw. croupösen Pneumonien reagieren (Schrifttum s. bei LAUCHE), wie es besonders auch noch der jugendliche Erwachsene tut. LAUCHE setzte diese Reihe fort, indem er annahm, daß aus solchen mit zunehmender Immunität die zentrale, die Lungenperipherie nicht mehr erreichende Pneumonie wird, schließlich das flüchtige Infiltrat bzw. die rudimentäre oder ambulante Pneumonie, die dann nur noch einen lokalen Infektionsprozeß darstellt. Die Häufigkeit echter croupöser Pneumonien nimmt mit steigendem Lebensalter weiter ab.

Die *Krankheitsimmunität* bei der Lobärpneumonie ist bei vielen Individuen nur von kurzer Dauer und keineswegs lebenslänglich; ja, Zweit- und Mehrerkrankungen gehören beinahe zur Regel, ähnlich dem Erysipel. Aus der Immunität erfolgt dabei ein Rückschlag in erneute Empfänglichkeit bzw. Hyperergie. Der Infektionsstoff der Lobärpneumonie steht ja normalen Symbionten so nahe, daß auch übergreifende Sensibilisierung, Parallergie im Bereich der Möglichkeit liegt, und die Empfänglichkeitslage des Menschen gegenüber allen Streptokokken-Arten ist von Geburt an so labil, daß nur wenige cyclisch erkranken.

Die postpneumonische *Pneumokokkensepsis* (oder auch eine solche nach anderen „tertiären" lokalen Pneumokokkeninfektionen) ist heutzutage selten geworden, war aber früher ein häufiges und gefürchtetes Ereignis, das meist durch Metastasierung im Lumbalkanal endete. Die Bakteriämie im Schüttelfrost zu Beginn der Pneumonie dagegen führt nie zu anderer Metastasierung als am typischen Ort der Organfixation.

Die *Pneumokokken* gehören in die Familie der Streptokokken. Sie zeigen wie viele andere Streptokokken vergrünendes Wachstum und im Mikroskop Diplolanzettform. Im Tierkörper bilden sie im Gegensatz zur Kultur Kapseln, die das typenspezifische Antigen enthalten. Kulturell unterscheidet man sie von anderen Streptokokken mittels ihrer Optochin- und Galleempfindlichkeit. „Übergangsformen" von vergrünenden Streptokokken, die manche Eigenschaften der

Pneumokokken aufweisen, findet man häufig gerade im Auswurf entfiebernder Pneumoniker.

Die Pneumokokken-Typen haben derzeit kein klinisches Interesse mehr, abgesehen davon, daß Typ III, der Pneumococcus mucosus, als Erreger von Ohren- und Nebenhöhlen-Entzündungen bevorzugt ist.

Inwieweit die Kapselantigene der Pneumokokken außer durch Allergisierung in die Pathogenie der Pneumonie eingreifen, ist unbekannt. Sie besitzen jedenfalls keinerlei Toxinwirkung. Nach überstandener Pneumonie findet man im Patientenserum typenspezifische Antikörper.

Pneumokokken-Peritonitis. Die hämatogene eitrige Peritonitis kommt fast ausschließlich im Kindesalter vor. Sie entspricht nach ihrer Pathogenese vollständig der croupösen Pneumonie und beginnt wie diese gewöhnlich mit einem Schüttelfrost aus voller Gesundheit heraus, der klinischer Ausdruck einer kurzen, auf hyperergischer Reaktionslage beruhenden *Generalisation* ist. Das elektive Lokalisierungsvermögen für den Pneumococcus liegt aber beim Kinde noch nicht so einförmig fest wie beim Erwachsenen, der den generalisierenden Pneumococcus stets auf die Lungen abdrängt, so daß es zu der für das mittlere Kindesalter typischen peritonealen *Organmanifestation* kommen kann.

Pneumokokken-Meningitis. Nicht allzu selten ist die hämatogene Ansiedlung von Pneumokokken im Lumbalkanal. Sie ist pathogenetisch scharf zu unterscheiden von der otogenen Durchwanderungsmeningitis und der septisch-metastatischen Meningitis mit Pneumokokken. Auch sie findet sich in gemäßigten Zonen hauptsächlich bei Kindern, in warmen Ländern aber häufiger auch bei jüngeren Erwachsenen; insbesondere ist sie gleichzeitig mit den großen afrikanischen Meningokokkenepidemien nach dem 1. Weltkrieg dort oft angetroffen worden, so daß man sich des Eindrucks nicht erwehren konnte, daß das „Spezifische" an diesen Epidemien nicht der Erreger, sondern die meningitische Disposition der Menschen war (vgl. auch S. 77). Übrigens kamen gleichzeitig auch vermehrt die sonst bei Erwachsenen höchst seltenen hämatogenen Streptococcus haemolyticus- und Influenzabacillenmeningitiden zur Beobachtung.

Für die Pathogenese dieser Meningitiden gilt dasselbe wie bei der Pneumokokkenperitonitis.

Epidemische Meningitis. Sie ist eine erst seit der letzten Jahrhundertwende allgemein bekannt gewordene Krankheit.

Eine feste *Inkubationszeit* ist nicht feststellbar.

Wenn auch die Verläufe bei ihr wechseln, so hebt sich doch, besonders in Epidemiezeiten, ein ziemlich typischer, normierter Verlauf heraus, indem nach vieldeutigen grippalen Prodromalerscheinungen die eigentliche Krankheit plötzlich einsetzt, häufig mit Schüttelfrost und Erbrechen. Die Allgemeinsymptome der Infektion sind anfänglich stets deutlich ausgeprägt. Daß eine *Generalisation* im Beginn als gesetzmäßig angesehen werden muß, geht schon daraus hervor, daß die Ansiedlung im Lumbalkanal kaum auf anderem Wege stattfinden kann; die lymphogene Infektion vom Nasenraum aus ist unwahrscheinlich. Bei leichten Fällen kommt es unbehandelt nach mehrtägiger Continua zum lytischen Fieberabfall, bei schweren macht der eitrige Hirnhautprozeß eine unregelmäßige, remittierende Fieberkurve, die z. T. durch gelegentliche unregelmäßige Bakteriämien mit oder ohne Schüttelfröste unterbrochen ist; sie gehen wohl von der großen Resorptionsfläche des Lumbalkanals aus.

Die *Organmanifestation* zeigt den Charakter einer lokalen Infektion mit gewöhnlicher eitriger Entzündung und erzeugt als führendes Symptom eine eitrige Meningitis.

Daß für die *Empfänglichkeit*, die nur ein Zehntel der nachweislich Infizierten erkranken läßt, eine hyperergische Reaktionslage gegen den Infektionsstoff mitspielt, muß angenommen werden. Ähnlich, wie bei allen Infektionen auf der Grundlage einer hyperergischen Reaktion verhält sich auch bei der Meningitis epidemica die Altersdisposition, die laufend bis zum 25. Lebensjahr hin geringer wird. Das Überstehen der Krankheit soll eine ziemlich sichere *Immunität* verleihen; ihre Dauerhaftigkeit dürfte jedoch bei der ausgesprochenen Altersdisposition und der relativen Seltenheit der Krankheit schwer zu beurteilen sein.

Unter der Voraussetzung, daß das betreffende Individuum sich tertiärallergisch (immun) verhält, kann der Meningococcus auch Sepsis hervorrufen. Die allerdings heute sehr selten gewordene *Meningokokkensepsis* tritt meist ohne Meningitis auf. Sie muß pathogenetisch und klinisch von der Meningitis epidemica unterschieden werden und ist ein rein tertiärer von einem Sepsisherd ausgehender Prozeß. Sie verläuft gewöhnlich recht blande mit unregelmäßigen Fiebererhebungen oder auch Schüttelfrösten.

Zwischen dem cyclischen und dem septischen Verlauf steht das sogenannte *Waterhouse-Friderichsen-Syndrom,* eine schwere und lebensgefährliche, perakut einsetzende Erkrankung mit Benommenheit, Hautblutungen und protrahiertem Kollaps, mit oder auch ohne eitrige Meningitis. Bei der großen Mehrzahl der Fälle dieses Syndroms finden sich im Blut, in den Hautekchymosen und eventuell im Liquor (hier dann reichlich extracellulär gelegen!) Meningokokken, wenn auch gelegentlich andere Erreger, Kokken- oder Stäbchen-Arten, gefunden wurden, woraus hervorgeht, daß das WFS im Prinzip „etwas Unspezifisches" ist. Mit Antibiotica- und Kollapstherapie, vor allem mit Corticosteroiden gelingt es heute, viele Fälle am Leben zu erhalten. Man nahm wegen des häufig, aber keineswegs immer erhobenen Autopsiebefundes von starken Hämorrhagien ins Nebennierenmark (wie bei der toxischen Diphtherie!) an, daß das WFS eine Folge dieser Blutungen sei. Dies ist jedoch irrig; vielmehr erfolgen die Blutungen auch ins Nebennierenmark, wenn überhaupt, erst sekundär im Rahmen der allgemeinen Blutungsbereitschaft. Das WFS ist eine excessiv starke hyperergische Allgemeinreaktion im Sinne des lokalen Shwartzman-Phänomens und kommt dann zustande, wenn Erreger, gegen die der Wirtsorganismus sich im Stadium der „Promunität", also einer hohen Hyperergie befindet, plötzlich massiv in die Blutbahn eingeschwemmt werden (vgl. S. 74).

Der *Meningococcus* ist ein naher Verwandter von Micrococcus catarrhalis und Gonococcus. Er ist gram-negativ, semmelförmig, seine künstliche Kultur ist oft schwierig. Zu Beginn der Krankheit wird er meist intra-, später oft auch extracellulär angetroffen, wie es den Gesetzmäßigkeiten des intracellulären Keimeinschlusses bei cyclischen Krankheiten im Generalisationsstadium entspricht (freilich handelt es sich hier um myeloische Zellen, gewöhnliche Leukocyten). Bei Abklingen der Krankheit sind regressive Veränderungen, Riesen- und

Zwergkolonien u. a., in der Kultur feststellbar. Die Versuche, eine bestimmte Anzahl fester serologischer Typen wie bei den Pneumokokken aufzustellen, haben nicht zu einem praktischen Ergebnis geführt.

Arthritis gonorrhoica acuta. In den weitaus meisten Fällen verläuft die gonorrhoische Infektion als Lokalinfektion, von der Eintrittspforte aus höchstens per continuitatem ascendierend, sei es beim Mann, sei es beim Weibe. Nur in einer Minderzahl kommt es zu der heute selten gewordenen kurzfristigen echten cyclischen *Generalisation,* die auch klinisch mit den entsprechenden Allgemeinsymptomen einherzugehen pflegt, und anschliessend zu einer *Organmanifestation* fern von der Eintrittspforte führt, typischerweise in Gelenken, selten an Pleura oder Endokard. Aus dem befallenen Gelenk läßt sich meist ohne große Schwierigkeit im frischen akut-entzündlichen Zustand der Gonococcus herauszüchten. Fast immer erkranken im Beginn einer solchen cyclischen Streuung zuerst mehrere Gelenke, wie das einem hyperergischen Stadium entspricht; schon nach wenigen Tagen zieht sich aber der Prozeß auf meist nur eines zurück, das durch seine localisierte und bald eitrig werdende Entzündung dann dem Körper wieder die Gelegenheit der „tertiären" Reaktion, d. h. der Rückführung der Hyper- über die Hyp- zur positiven Anergie gibt.

Eine solche cyclische Gonorrhoeerkrankung kann plötzlich im akuten Stadium des eitrigen Fluors als ein „Rückfall" aus einer angeboren bzw. arteigen tertiären Empfindlichkeitslage in eine hyperergische auftreten; häufiger tut sie es im chronischen, klinisch mehr oder weniger latenten Zustand, besonders bei der Frau, auch hier ein Zeichen der Labilität des endobiontischen Anpassungsverhältnisses von Gonococcus und Mensch. Die Eintrittspforte ist in letzterem Fall wie bei den anderen cyclischen Infektionskrankheiten beinahe reaktionslos und jedenfalls klinisch okkult. Im ersten Fall ist oft der Prozeß noch sehr frisch und noch mehr serös als schon stark eitrig; er wird letzteres aber dann bald anschließend, im Sinne einer tertiären Entzündung an der Eintrittspforte.

Der *Gonococcus* steht morphologisch, kulturell und serologisch dem Meningococcus so nahe, daß seine Unterscheidung von diesem ohne Wissen um die Herkunft des untersuchten Materials sehr schwer sein kann. Auch in bezug auf die intracelluläre Lagerung besteht Übereinstimmung zwischen den beiden Vertretern der sogenannten Mikrokokkengruppe.

Erysipel. In noch höherem Anteil als die croupöse Pneumonie verläuft die Wundrose nicht mit typischer Fieberkurve (initialer Schüttelfrost, 5-, 7- oder 9tägige Continua, kritische Entfieberung). Ist diese aber vorhanden, so ist an ihrem cyclischen Charakter kein Zweifel; gelingt es doch dann auch unschwer, die hämolysierenden Streptokokken aus dem Blut zu züchten. Fast noch häufiger sind freilich die leichten Verläufe, die — wie etwa die Bronchopneumonie im Vergleich zur croupösen — dann den Charakter einer Lokalinfektion haben.

Die *Inkubationszeit* wird wechselnd mit $1/2$—3 Tagen angenommen; jedenfalls ist sie kurz, wie bei allen Krankheiten dieser Gruppe, da schon vor Krankheitsausbruch eine stärkere Hyperergielage vorhanden sein muß.

Die *Generalisation* ist ebenfalls auf Stunden beschränkt.

Die *Organmanifestation*, der Hautprozeß, der sich in fast 90% der Fälle am Kopf, vor allem am Gesicht abspielt, gelegentlich aber auch auf die Schleimhäute übergehen kann, geht immer von der Eintrittspforte aus, wie das ja auch bei den Schleimhautviren der Fall ist.

Eine länger vorhaltende *Krankheitsimmunität* hinterläßt das Erysipel nicht, im Gegenteil besteht eine erhöhte individuelle Disposition zu Neuerkrankungen bzw. Rückfällen, wie ja auch schon beim Zustandekommen dieser Streptokokkenkrankheit weniger die Infektion als die *Empfänglichkeitslage* des Individuums den Ausschlag gibt, so daß man vielerorts heute das Erysipel gar nicht mehr zu den Infektionskrankheiten rechnet bzw. seine Kontagiosität praktisch nicht berücksichtigen zu müssen glaubt (ebenso wie bei der croupösen Pneumonie).

Streptokokkensepsis nach Erysipel kommt vor, wenn auch nicht häufig.

Der sogenannte *Erysipelstreptococcus* ist kulturell von anderen hämolysierenden Streptokokken nicht zu unterscheiden. Er stellt auch keine getrennte Art dar, ja mancher hat sich schon sein Erysipel z. B. durch Berührung mit einem Scharlachpatienten geholt.

Mancherlei Ähnlichkeiten in ihren Beziehungen zum menschlichen Wirt mit denen der bislang in diesem Abschnitt besprochenen Kokken zeigen die Arten der *Gattung Haemophilus* (einschließlich Bordetella): auch sie sind häufige Normalsymbionten der Rachenschleimhaut (bzw. anderer Schleimhäute, so der Conjunctiva: H. KOCH-WEEKS und MORAX-ACHSENFELD, der Urethra: H. UNNA-DUCREY) und spielen als bakterielle Sekundärerreger bei primären Virusinfektionen der Schleimhäute eine wichtige Rolle. Bei Kindern erzeugen sie zwei typische Krankheitsbilder:

Influenzabacillen-Meningitis. Sie ist klinisch von den anderen hämatogen-eitrigen Meningitiden (mit Meningo-, Pneumo-, selten auch hämolytischen Streptokokken) kaum zu unterscheiden; die Pathogenese entspricht daher wohl auch einer cyclischen Krankheit mit hämatogener Generalisation und eitriger Organmanifestation an den Meningen. Empfänglichkeit findet sich aber nur bei Klein-, seltener Schulkindern, kaum mehr bei Erwachsenen.

Keuchhusten (Pertussis). Die Pathogenese dieser häufigen Krankheit ist noch immer recht unklar. Sie reiht sich vielleicht am ehesten dieser Krankheitsgruppe ein, obgleich sie in bezug auf Inkubationszeit, klinische Stadienbildung und Immunität sich mehr wie eine cyclische Viruskrankheit verhält; trotzdem ist nichts Sicheres über ein Generalisationsstadium bekannt. Die Frage, ob ein Virus in Gemeinschaft mit dem Bacillus Bordet-Gengou Erreger sei, ist (vgl. auch den Scharlach) noch immer offen; experimentell soll in Einzelfällen Übertragung ähnlicher Erscheinungen auf Menschenaffen mit keimfrei gemachtem Sekret und mit Blut (!) gelungen sein.

Der Keuchhustenbacillus ist aber immer nur auf den Schleimhäuten der oberen Luftwege, nie im Blut gefunden worden, und ersteres meist nur im Stadium catarrhale, also zu einer Zeit, wo sich die typischen Erscheinungen erst zu entwickeln beginnen. Dieses Verhalten wäre kaum verständlich, wenn es sich um eine reine Lokalinfektion handeln würde.

Die *Inkubation* beträgt 7—14 (2—20?) Tage.

Das *Stadium catarrhale* (Dauer bis zu 3 Wochen) ist vermutlich als Allgemeininfektionsstadium anzusehen; die Generalisation geht aber offenbar nur zögernd, unregelmäßig und klinisch beinahe stumm vor sich. In der ersten Zeit besteht eine starke absolute und relative Lymphocytose, später Leukocytose (auch das spricht für eine echte cyclische Allgemeininfektion!).

Im *Stadium convulsivum* (Dauer 4—10 Wochen) zeigen sich die typischen Anfälle, dazu eine uncharakteristische Tracheobronchitis mit Neigung zu bronchopneumonischen Sekundärinfektionen, *histologisch* und zuweilen auch radiologisch eine interstitiell-netzförmige (lymphocytäre) Infiltration der Lungenwurzelgegend. Außerdem kommt es offenbar zu Veränderungen im Rindengrau (HUSLER und SPATZ), wie ja auch eine nervöse Komponente im Krankheitsbild unverkennbar ist.

Die beiden Stadien wurden mit der Tatsache in Verbindung gebracht, daß man den Bacillus in seiner ein starkes Toxin produzierenden S-Form nur im 1., im 2. Stadium im Auswurf aber noch eine Schleimsubstanz (TOOMEY) findet, die wohl von seiner sonst atoxischen R-Form stammt und in vitro aus dieser gewonnen werden konnte. Das Toxin der Phase I soll dabei weniger toxisch als sensibilisierend wirken und dadurch zum Bild des Katarrhalstadiums führen, während in der Schleimsubstanz ein echtes zentralnervös wirksames Gift gesehen wird.

Die *Empfänglichkeit* ist ziemlich weit verbreitet (Kontagionsindex 0,6—0,8), die *Krankheitsimmunität* zuverlässig; jedoch sind Zweiterkrankungen im Erwachsenenalter nicht ganz selten. Die Immunitätsverhältnisse beim Keuchhusten sind denjenigen der normierten cyclischen Infektionskrankheit näher verwandt als denen der Lokalinfektionen; so stellt auch DE RUDDER den Keuchhusten zu Masern und Pocken, den „Zivilisationsseuchen mit hoher Pathogenität", und begründet dies mit seinem diesen ähnlichen Verhalten bezüglich Empfänglichkeit und Immunität.

Eine Keuchhustenbacillen-*Sepsis* ist nicht bekannt.

Der *Keuchhustenbacillus* von Bordet-Gengou unterscheidet sich nur in den ersten Kulturen mit Sicherheit vom Influenzabacillus; später wird er kulturell und serologisch diesem gleich. Besonders durch Komplementbindung lassen sich antibakterielle Antikörper im Patientenserum nachweisen.

Anhang: Beim Staupe-kranken Hund findet sich als Sekundärerreger häufig ein dem Keuchhustenbacillus sehr ähnlicher Keim, *Bordetella bronchiseptica*. Hier ist also das Zusammenwirken von Virus und Bordetella erwiesen. Der gleiche Keim wird selten als Zoonosen-Erreger auch beim Menschen (Kindern) bei rezidivierenden Bronchopneumonien gefunden.

Schrifttum

HUSLER, J., und H. SPATZ: Die „Keuchhusten-Eklampsie". Z. Kinderheilk. **38**, 428 (1924).

KALBFLEISCH, H.: An die physiologischen Segmente der Lunge gebundene pathologische Vorgänge des Organs. Allg. pathol. Schriftenreihe H. 3/4, 5 (1942).

LAUCHE, A.: Über die Beziehungen der verschiedenen Formen der Lungenentzündung zu der Reaktionslage im Körper. Dtsch. med. Wschr. **1937**, 165.

STURM, A.: Über die Segmentpneumonie. Klin. Wschr. **1943**, 406.

TOOMEY, J. A.: zit. n. H. SCHMIDT: Grundlagen der spez. Ther. 1940.

B. Die lokale Infektion

1. Akute Lokalinfektionen mit allgemeiner Sensibilisierung

Als pathogenetisch untereinander verwandt und auch den cyclischen Schleimhautvirosen und -bakteriosen der vorausgehenden Abschnitte ähnlich zeichnet sich eine Gruppe von Krankheiten ab, bei denen zwar die Endobiosestörung lokal beschränkt bleibt, soweit es aus den klinisch-bakteriologischen Blutuntersuchungen hervorzugehen pflegt, bei denen aber doch der lokale Infektionsvorgang nur auf der Grundlage einer allgemeinen Sensibilisierung des Wirts möglich wird. Im einzelnen bestehen darüber trotz der großen Häufigkeit und sozialen Bedeutung dieser Infektionskrankheiten noch große Lücken in unseren Kenntnissen. Es handelt sich um die Gruppe der Anginakrankheiten, Angina, Scharlach, Diphtherie, einerseits, die einiger akuter Darmkrankheiten, Appendicitis, Bacillenruhr, Cholera, andererseits.

Die Lokalisation dieser Krankheiten findet, wie bei den im Vorhergehenden besprochenen cyclischen Krankheiten an der Eintrittspforte statt, wo normalerweise im Menschen eine symbiontische Schleimhautbesiedlung vorhanden ist: Mundhöhle und obere Luftwege sowie Dick- und unterer Dünndarm, und *ihre Erreger stehen auch in engem verwandtschaftlichem Verhältnis zu den jeweiligen Normalsymbionten:* Mundstreptokokken — hämolysierende Streptokokken, Coryne- (= Pseudodiphtherie-) Bacillen — Diphtheriebacillen, Colibakterien — Ruhrbakterien, Darmvibrionen (V. METSCHNIKOFF, V. EL TOR) — Choleravibrionen (vgl. Übersichtstabelle S. 14).

Obgleich bei den meisten von ihnen die Krankheitsentstehung an die exogene „Ansteckung" bzw. die epidemische Ausbreitung gebunden ist, spielt doch für die Pathogenese aller dieser Krankheiten die individuelle Disposition bzw. Empfänglichkeit eine überragende Rolle. Das zeigt sich schon darin, daß diese Krankheiten vorwiegend Kinderkrankheiten sind oder bei den Darminfektionen solche, die vorwiegend jüngere Lebensalter befallen, und dies nicht etwa deshalb, weil sie eine lebenslängliche Immunität hinterlassen; sie führen ganz im Gegenteil wie alle Lokalinfektionen nicht zu Krankheitsimmunität.

Wenden wir nun zunächst den *Entstehungsbedingungen der einfachen Angina und der Appendicitis* unsere Aufmerksamkeit zu!

Die Empfänglichkeitsschwankungen bei diesen beiden hängen zunächst stark mit der *anatomischen Beschaffenheit der Organe* zusammen, die sie befallen, jenen lymphatischen drüsenähnlichen Gebilden, Tonsillen und Appendix, deren Größe und Struktur zwar auch schon mit dem Lebensalter eine gewisse Rückbildung zu zeigen pflegt, aber auch von der ererbten Konstitution des Individuums (Adenoide, Lymphatismus), ferner von Ernährungszustand und -art abhängen, wie die Erfahrung in Notzeiten zeigt, wo Angina und Appendicitis rapide zurückgehen, um erst mit zunehmendem Wohlstand wieder anzusteigen. Empfänglichkeit und Heilungstendenz sind also stark konstitutionell und dispositionell bedingt. — In bezug auf die *physiologischen Funktionen* dieser Organe bestehen noch immer große Unklarheiten. Sie werden oft gerade funktionell als in toto in phylogenetischer Rückbildung begriffene, rudimentäre Organe angesehen;

doch dürften sie, wenigstens in der Jugend, doch erhebliche funktionelle Bedeutung besitzen, wenn auch schon da nicht lebensnotwendig sein. Auf diese Bedeutung weist zunächst ihr Standort in der Gegend hin, wo obligat bakteriell besiedelte Körperhöhlen mit solchen fakultativer bzw. abnehmender Besiedlung zusammenstoßen. Ihr den Lymphknoten ähnlicher, histologischer Bau ließ vermuten, daß diesen auch ihre Funktion entspräche; doch werden Bakterienansammlungen in ihnen nur bei hochgradigen Stauungszuständen (Nasentamponade, Ileus) gefunden, so daß sie keine normal afferenten Lymphgefäße haben bzw. Lymphzufuhr erfahren dürften. Wohl aber besteht in den Tonsillen laufend eine Absonderung von serösem leuko- und lymphocytenhaltigem Sekret durch die intakte Epitheldecke hindurch, das sich den Schleimhautsekreten des Mundes beimischt (Lit. bei HOFER), auf deren Bedeutung für die Aufrechterhaltung der normalen Symbiose schon hingewiesen wurde (S. 84). Jedenfalls reagieren sie bei allen allgemein-infektiösen und -toxischen Prozessen histologisch und oft auch klinisch mit, und im Tonsillensekret sind Viren schon zu einer Zeit nachweisbar, wo sich die betreffende Krankheit noch gar nicht manifestiert hat, z. B. bei Vaccinierung schon vor Angehen der Impfpustel (GINS, HACKENTHAL und KAMENTZEWA). Sie sind ferner vielfach Sitz latenter Virusinfektionen, wie die Tatsache beweist, daß man die Adenoviren durch Anzucht aus ektomierten Tonsillen kennenlernte.

Vom Standpunkt der Infektionslehre aus interessieren vor allem die *Änderungen der Mund- und Darmflora*, die von der Intaktheit der Schleimhäute und Tonsillarorgane beeinflußt sind und sich im Verlauf der Krankheiten dieser Gruppe abspielen. Auf sie sei deshalb noch einmal eingegangen!

1. Die Zusammensetzung und Beschaffenheit der *Mundflora* ist ein feiner Indicator nicht nur für den Lokalbefund, d. h. eventuelle Krankheitsprozesse im Raume der Mundhöhle und oberen Luftwege, sondern auch für viele Allgemeinerkrankungen. Auch nicht infektiöse Schleimhautprozesse, etwa bei Agranulocytose, Urämie, Hg-Stomatitis oder dergleichen, führen im Prinzip zur gleichen Floraveränderung wie infektiöse, und ähnliches gilt auch bei fieberhaften Allgemeinstörungen, wenn dabei auch die Veränderungen nur geringfügiger sind als beim Vorhandensein von entzündlichen oder gar ulcerativen Prozessen. In allen solchen Fällen kann man von einer Dysbakterie der Mundflora sprechen (HÖRING 1933).

Der aerob wachsende Teil der normalen Oberflächenflora der Tonsillen stellt in der Kultur ein der Anzahl nach ziemlich gleichmäßiges Gemisch von Strepto- und Mikrokokken bei Überwiegen der gramnegativen Mikrokokken dar; es fehlt dabei jede Hämolyse, sei es in Form von einzelnen stark hämolysierenden, sei es von vielen schwach hämolysierenden Kolonien. Nicht selten finden sich auch Pseudodiphtheriebacillen. Auf die schon im Gesunden ebenfalls recht formenreiche anaerobe Flora (Streptokokken, Spirillen u. a.) sei nur hingewiesen. Je akuter und schwerer nun die Krankheitsprozesse der Tonsillen oder Schleimhäute sind, um so mehr sieht man sich das normalerweise konstante Verhältnis von Strepto- und Mikrokokken zugunsten ersterer verschieben und zugleich unter ihnen ein der Schwere des Prozesses parallel gehendes Hämolysierungsvermögen auftreten. In etwas verschiedener, aber ähnlicher Weise findet auch bei der Heilung die Normalisierung der Flora statt. Diese Gesetzmäßigkeiten sind bei spezifischen und bei nicht spezifischen Prozessen im Prinzip die gleichen, nur quantitativ verschieden, sie können also primär oder sekundär sein, durch spezifische exogene Infektion oder durch Änderung des „Nährbodens" ins Rollen gebracht. Die Wechselwirkung zwischen den Angehörigen der Flora und dem Gewebe bezieht sich also nicht etwa nur auf die pathogenen Keime, wenn diese auch bei den spezifischen Prozessen im Krankheitsherd überwiegen oder sogar allein vorhanden sind. Bei diesen lokal bleibenden Infektionskrankheiten liegt also immer eine ausgedehnte Symbiosestörung und nicht nur ein Ein-Keim-Prozeß wie bei den generalisierenden-cyclischen vor.

2. Auch an der *Darmflora* geben sich schon kleine Abweichungen der Darmfunktion und des Zustandes der Schleimhäute, seien sie spezifischinfektiöser Natur oder unspezifische Ernährungsstörungen akuter oder chronischer Art deutlich zu erkennen. Nissle hat dafür den Ausdruck der Dysbakterie des Dickdarms geprägt. Die in solchen Fällen vorhandenen Keime zeigen in der Kultur mehr oder weniger starke Abweichungen vom typischen Verhalten der Darmbakterien. Im Darm tritt neben die Floraverschiebungen bei pathologischen Verhältnissen noch die Möglichkeit hinzu, daß sich der Standort gegenüber der Norm verändert und retrograd in normaler Weise ganz oder fast keimfreie Dünndarmabschnitte hinein ausdehnt. Inwieweit auch noch eine Insuffizienz der an der Nahrungsaufschließung beteiligten Florafunktion mitspielt, ist unbekannt; nur so viel ist gewiß, daß pathologische Darmflorabedingungen durch Vitaminzersetzung im Darm in den Vitaminhaushalt des Körpers schädigend eingreifen können; das haben die Erfahrungen bei der Anwendung von Antibiotica bestätigt. Jedenfalls bestehen nicht nur rein morphologisch, sondern auch funktionell sicher zwischen Darmflora und Allgemeinzustand des Wirts besonders enge Beziehungen (vgl. auch Höring 1935). Und in der Aufrechterhaltung der normalen Floraverhältnisse besteht die wichtige Aufgabe der Darmschleimhaut mit ihren Sekreten und ihrer lymphatischen Organe, Appendix und Peyersche Plaques.

Der wichtigste normale Darmsymbiont ist das *Bacterium coli*. Es ist ein bezüglich seiner Lebensbedingungen sehr anpassungsfähiges, gram-negatives Stäbchen von äußerst wechselnder Form und Größe, wächst leicht aerob und anaerob und bewirkt aerob Gärung (CO_2-Bildung), anaerob Fäulnis (Indolbildung). Es ist stark beweglich und kann die meisten ihm angebotenen Zuckerarten vergären. Die ihm nahe verwandten „pathogenen" Arten, Typhus-, Paratyphus- und Ruhrbakterien, unterscheiden sich von ihm dadurch, daß ihnen jeweils die eine oder andere dieser Eigenschaften abgeht, daß sie also den im Darmmilieu stark wechselnden Daseinsbedingungen nicht ebenso vielseitig angepaßt und dabei in ihren Eigenschaften fixiert sind. Das Bacterium coli ist ihnen gegenüber äußerst variabel (und deshalb ein bevorzugtes Objekt der Erforschung der Bakterien-Genetik), es ist durch seine Daseinsbedingungen leicht beeinflußbar und verliert dabei oft vorübergehend die eine oder andere Eigenschaft, um sie dann häufig, besonders in der künstlichen Kultur, später wieder zu erwerben. Daraus erklärt sich auch seine wechselnde Erscheinungsform bei der Dysbakterie des Dickdarms, übrigens ebenso auch diejenige im Tierdarm und bei seinem freien Vorkommen außerhalb des Darms bei Mensch und Tier. Andererseits gibt es auch Coli-Typen, die dem kindlichen Darm gegenüber schädliche, aggressive Funktionen haben, das sogenannte *Dyspepsie-Coli*, das durch bestimmte antigene Eigenschaften gekennzeichnet ist.

Neben dem Bacterium coli kommen mehr oder weniger regelmäßig im Darm des Gesunden Streptokokken vor, die eine Standortvarietät dieser formenreichen Keime sind und als *Enterokokken* bezeichnet werden, weiterhin als Keime aus den Gruppen der Staphylokokken, diphtheriformen Bacillen, farbstoffbildenden Heubacillen, anaeroben grampositiven Stäbchen, Spirochäten u. a. Im Vergleich mit den Coli-Bakterien kommt diesen allen klinisch keine größere Bedeutung zu. Nur unter besonderen Verhältnissen, so vor allem bei Appendicitis, ulcerösen

Colitiden u. ä., mögen die hierbei fast regelmäßig vorhandenen hämolysierenden Strepto- oder Enterokokken, auch Proteus-, Pyocyaneus- u. a. Bacillen, eine engere Wechselwirkung mit dem Gewebe eingehen. Zu erwähnen ist ferner, daß sich nicht nur in Choleraländern, hier aber besonders oft, im Darm vieler Gesunder Vertreter der Familie der Kommabacillen (Vibrionen) finden, zu denen ja auch der Choleraerreger gehört, und ebenso die harmlose Amoeba coli besonders häufig dort, wo auch die Entamoeba histolytica weiter verbreitet ist.

Noch eines weiteren Bestandteils der Darmflora sei hier Erwähnung getan, der *Bakteriophagen*. Gelegentlich schon in normalen Stühlen nachweisbar, findet man sie in pathologischen gehäuft und in wechselnder Spezifität. Zweifellos stehen sie mit Darmfloraveränderungen in ursächlichem Zusammenhang, ohne daß man bisher sichere Gesetzmäßigkeiten dabei aufdecken konnte. So hat auch ihre therapeutische Anwendung gerade bei Darmkrankheiten physiologisch immer noch schwache Unterlagen, und die Erfahrungen dabei haben sehr wechselnde Bewertung gefunden.

Bei den Bakteriophagen handelt es sich um Mikroben, die den Viren zuzurechnen sind, und die auf die betreffenden Bakterien, auf welche sie spezifisch eingestellt sind, teils auflösend und abtötend, teils aber auch nur hemmend einwirken. Sie rufen an ihnen außerdem häufig morphologische und kulturelle Veränderungen hervor, die sowohl pathogene Arten den verwandten apathogenen, als auch umgekehrt apathogene den ihnen verwandten pathogenen annähern können. Letzteres ist heute für die Diphtherie bekannt (s. unten). Bei Coli- und Typhusbakterien kann unter Phagenwirkung auch Hämolysierungsvermögen auftreten. Daraus geht hervor, daß nicht von vornherein behauptet werden kann, daß die Phagen stets in heilendem Sinne wirken, sondern daß auch damit gerechnet werden muß, daß sie die „Virulenz" der Keime erhöhen können. Den Vira gleichen sie auch dadurch, daß sie im Wirtsorganismus antigen wirken, d. h. bei parenteraler Verabreichung lösen sie die Produktion von Antikörpern, sogenannten Antiphaginen, aus, die die Phagenwirkung auf Bakterien im Experiment aufzuheben imstande sind.

Ausgehend von der Betrachtung dieser Floraverhältnisse können wir nun die Angina- und die Darmkrankheiten dieser Gruppe ansehen als teils endo-, teils exogen hervorgerufene Entgleisungen der Normalsymbiosen, also als *Symbiosekrankheiten* in engerem Sinne, charakterisiert durch die Unfähigkeit der Schleimhäute und ihrer lymphatischen Organe, die Normalsymbiose aufrechtzuerhalten. Sekundäre Entzündungen der Schleimhäute mit oder ohne stärkere Einbeziehung der Tonsillarorgane finden sich hauptsächlich als Stomatitis oder Pharyngitis bzw. Angina einerseits, als Colitis andererseits bei Lues, Leukämien, Agranulocytose, Urämie, Schwermetallvergiftung; die primäre Form sehen wir meist in Form der isolierten Entzündung der tonsillären Organe als gewöhnliche Angina catarrhalis, lacunaris oder follicularis bzw. als leichte, oft rezidivierende oder akute eitrige Appendicitis. Bei beiden kann ursächlich entweder das endogene und meist schwer faßbare Moment (oft als „Erkältung" oder dergleichen gedeutet) oder aber das exogene überwiegen, das als epidemische Häufung oder, wie bei Anginen so häufig, als greifbare Kontaktansteckung klinisch eindrucksvoller zu sein pflegt. Sicher kommt auch Virusinfektionen als Auslösung für diese Symbiosestörungen eine große Bedeutung zu.

Außer diesen einfachen Entzündungen der Schleimhäute bzw. Tonsillarorgane gehören aber auch in diese Gruppe infolge ihrer prinzipiell zum mindesten im Krankheitsbeginn gleichen Pathogenese Krankheiten, bei denen die exogene Infektion infolge ihres epidemiologischen Verhaltens deutlicher hervorzutreten pflegt und *zur reinen Symbiosestörung noch pathogenetische Mechanismen besonderer Art hinzukommen,* und zwar entweder im Sinne der *Lokalinfektion mit Exotoxinwirkung* oder *mit lokaler Überempfindlichkeit,* und zwar an Mundhöhle, Tonsillen und oberen Luftwegen Scharlach und Diphtherie, an Dick- bzw. Dünndarm Ruhr und Cholera. Bei den beiden ersten ist pathogenetisch zu beachten, daß wir klinisch den exotoxischen Mechanismus allein oder wenigstens ohne tonsilläre Symbiosestörung erleben können in Form des *Wundscharlachs* und der *Wunddiphtherie,* die aber beide durchschnittlich viel weniger heftig und mit geringerer Allgemeinreaktion, eben mehr nur als Toxinvergiftungen verlaufen — abgesehen von den Folgen der örtlichen Wundeiterung. Dieser Umstand zeigt deutlich, daß auch bei diesen beiden Krankheiten klinisch zunächst das Entscheidende nicht so sehr die Exotoxinwirkung, sondern vielmehr die Symbiosekrankheit ist.

Nun wurde schon bei der Besprechung der Funktion der Tonsillarorgane hervorgehoben, daß diese nicht nur für die lokalen Verhältnisse in Mundhöhle, oberen Luftwegen und Darm von Bedeutung sind, sondern auch als Teil des reticuloendothelialen Systems und Immunisierungsdrüsen im Rahmen von Allgemeininfektionen mitreagieren. Auch das klinische Bild aller Krankheiten dieser Gruppe ist ja durch eine starke Allgemeinreaktion, d. h. ausgeprägte Allgemeinsymptome der Infektion, gekennzeichnet. Und je mehr die Forschung in ihre Pathogenese eindringt, um so mehr wird das Augenmerk darauf gerichtet, daß *in ihrem Beginn nicht so sehr nur eine lokale Symbiosestörung steht, sondern sich wichtige Vorgänge abspielen, die den Gesamtorganismus betreffen.*

Dafür spricht schon die klinische Erfahrung, die zeigt, daß die Störung des Allgemeinbefindens nicht mit der Entwicklung des Lokalbefunds parallel zu gehen, sondern dieser deutlich vorauszueilen pflegt. Das liegt bei den sekundären, mehr subakut verlaufenden Symbioseentgleisungen auf der Hand; aber auch bei den ganz akuten Anginakrankheiten ist meist das subjektive Unbehagen und das Fieber — vor allem bei Jugendlichen — schon zu einer Zeit ausgeprägt, wo der Tonsillarbefund erst in der Entstehung begriffen ist, und dasselbe gilt, wenn auch infolge der größeren Schwierigkeit der Einsichtnahme in den Lokalbefund nicht so eindrucksvoll, bei Appendicitis, Cholera und Bakterienruhr. Es wird daher immer wieder vermutet, daß bei den Anginakrankheiten doch eine *Allgemeininfektion mit Generalisierung* den Prozeß einleite, und in Ausnahmefällen gelingt auch der klinisch-bakteriologische Nachweis einer solchen, sowohl bei Angina simplex, als auch bei Scharlach und Diphtherie (s. unten!). Die örtliche Symbiosestörung wäre damit Ausdruck einer cyclischen Ganzheitsreaktion des Organismus, und die Anginakrankheiten wären den cyclischen Infektionskrankheiten zuzuordnen, sie stünden pathogenetisch dann der croupösen Pneumonie gleich. Nun ist die bakterielle Generalisation aber nach allem, was wir wissen, doch höchstens die Ausnahme; sicher ist aber, daß mit oder ohne eine solche die Anginakrankheiten meistens mit einer kurzen *Initialphase einer hyperergischen Ganzheitsreaktion* einhergehen und sich dadurch von den rein lokalen Infektionsprozessen als den cyclischen näher verwandt abheben. — Bei Ruhr und Cholera wissen wir, daß es zwar nicht eine echte Generalisation ist, die den Prozeß einleitet, wohl aber, daß Infektion mit den Erregern nicht einfach lokal haftet und sich ausbreitet, sondern daß dazu eine Resorption von Leibessubstanzen mit anschließender *Sensibilisierung,* wenn auch nur im Sinne der Promunität, Voraussetzung ist und die Krankheit erst in einem biphasischen Prozeß zum Ausbruch gebracht wird, indem erst die sensibilisierte Schleimhaut reagiert. Das beweist vor allem die experimentelle Tatsache, daß die örtliche Einbringung von Ruhr- oder Cholerabacillen in den Darm unvorbehandelter Tiere in den meisten Fällen gänzlich reaktionslos vertragen wird, während sie nach entsprechender Vorbereitung zur äußerst akuten Krankheitsreaktion führt. Und auch für manche akute Formen der Appendicitis wird heute ein derartiger Mechanismus in Betracht gezogen.

Durch diese pathergisch-hyperergische Sensibilisierung ist die Sonderstellung dieser Krankheitsgruppe bedingt (vgl. auch DIECKHOFF 1949).

Ihre *Haupteigenschaften* sind also:

Eintrittspforte peroral-permukös.

Inkubationszeiten durchwegs unregelmäßig, nicht normiert („falsche" Inkubationszeit), meist nur kurz: Stunden bis 1—2 Tage, seltener aber auch länger, vielleicht als Folge einer vorausgehenden latenten Infektion mit Verzögerung des zweiten Teils der biphasischen Krankheitsauslösung.

Generalisation nur ausnahmsweise vorhanden, aber meist die charakteristische initiale pathergisch-hyperergische Allgemeinreaktion.

Organmanifestation immer an schon normalerweise bakteriell besiedelten Schleimhäuten, die zugleich auch Eintrittspforte der Infektion sind, teils an deren lymphatisch-tonsilläre Organe gebunden, teils flächenhaft die ganzen Schleimhäute befallend. Dabei wirkt in den betreffenden Fällen (Scharlach, Diphtherie, Shiga-Ruhr) eine Exotoxineinwirkung auf die Schleimhäute mit. Aus diesen Veränderungen heraus entsteht für die Klinik das *führende Symptom,* bei den Rachenkrankheiten der Belag der Tonsillen oder der ganzen Rachenschleimhaut, bei den Darmkrankheiten der Durchfall, der durch seine seröse Beschaffenheit bei der Cholera, seine schleimige, blutige oder eitrige bei der Ruhr entsprechende indirekte Rückschlüsse auf den Darmschleimhautbefund erlaubt. Zu dem Lokalbefund treten bei einem Teil dieser Krankheiten die *exotoxisch bedingten Fernwirkungen* hinzu. Charakteristisch für alle diese Krankheiten ist ferner ihre große Tendenz, ein *„zweites Kranksein"* nach sich zu ziehen.

Empfänglichkeit individuell sehr verschieden, besonders vom Lebensalter beeinflußt.

Krankheitsimmunität gibt es bei keiner Krankheit dieser Gruppe, sondern nur bei den exotoxisch komplizierten eine *antitoxische Immunität,* die nicht vor Wiedererkrankung schützt, sondern eine solche nur leichter verlaufen läßt, die im allgemeinen aber nicht sehr lange vorzuhalten pflegt (über die Scharlachimmunität s. unten!). Zweiterkrankungen kommen daher bei allen diesen Krankheiten vor. Auch *Rückfälle* nach 1—3wöchiger Frist sind nicht allzu selten.

Übergang in Sepsis kommt im Prinzip bei allen vor, freilich bei Diphtherie, Cholera und Ruhr nur sehr selten.

Die *Erreger* sind durchwegs Bakterien und stehen normalen Symbionten der menschlichen Mund- und Darmschleimhäute nahe.

Angina simplex. Der pathogenetische Vorgang wurde im Vorangehenden im einzelnen dargestellt.

Als Hinweis auf die Möglichkeit echter Generalisation in Ausnahmefällen sei hier eine Einzelbeobachtung von v. GUTFELD und MAYER (1932) angeführt: Bei einem Patienten mit perniziöser Anämie war eine Bluttransfusion gemacht worden. 1½ Std nach dieser trat Schüttelfrost auf, und der Patient starb nach 6 Tagen unter dem Bild einer Sepsis. Daraufhin wurde beim Blutspender eine Blutaussaat gemacht, die hämolysierende Streptokokken ergab. 2 Tage nach dieser erkrankte der Spender unter dem Bild einer akuten Tonsillitis.

Die Empfänglichkeit für Anginen ist ausgesprochen individuell und hat zwei Altersgipfel, einen um das frühe Schulalter, einen in der Adoleszenz.

Der Peri- (Para-, Retro-) *Tonsillarabsceß* kann als Ausdruck des Übergangs von der hyperergischen zur tertiären Empfindlichkeitslage sich unmittelbar anschließen, ist aber häufiger zeitlich von der Angina unabhängige Spätfolge und hat dementsprechend auch keine solche Altersverteilung, sondern ist vorwiegend eine Erkrankung des Erwachsenenalters.

Die *postanginöse Sepsis* war in den zwanziger Jahren eine nicht seltene Folge der Angina, weniger des Abscesses, durch Einbruch in die Vena jugularis, meist durch den anaeroben Streptococcus putrificus hervorgerufen. Heute ist sie selten geworden.

Als *Angina-Erreger* überwogen früher die hämolytischen Streptokokken, in neuerer Zeit scheinen sie — in Parallele zum Scharlach — seltener zu werden zugunsten des Staphylococcus aureus haemolyticus. Man findet häufig aber auch keine einwandfreien Erreger, sondern nur eine uncharakteristische Mundflora. — Auch der Tonsillarabsceß weist nur mehr in knapp der Hälfte der Fälle den hämolytischen Streptococcus, oft dagegen Staphylococcus, Haemophilus, Anaerobier oder Coli-Bakterien auf.

Die pathogenetische Bedeutung des nach Streptokokken-Anginen meist ansteigenden Titers des *Antistreptolysins* im Blut ist noch nicht zu übersehen.

Die hämolysierenden Streptokokken wechseln in ihren Eigenschaften (Stärke des Hämolysierungsvermögens, Morphologie der Kolonien in der Kultur und der Einzelkeime im mikroskopischen Bild, Gruppenzugehörigkeit in antigener Hinsicht u. a.) nicht nur von Fall zu Fall, sondern oft auch beim gleichen Patienten von Tag zu Tag. Dabei ist ein deutlicher Parallelismus zwischen diesem Wechsel der Erscheinungsform und dem klinischen Bild festzustellen (HÖRING 1933).

Scharlach. In seiner Pathogenese sind zwei getrennte Prozesse auseinanderzuhalten: die lokale Endobiosestörung im Rachen, d. h. die Scharlachangina und die Exotoxinwirkung, deren wichtigstes Symptom das Scharlachexanthem ist.

Die *Inkubation* ist meist nur 2—3 Tage, kann aber bis zu 8 Tage dauern.

Die *Angina* sowie ein Teil der typischen Scharlachkomplikationen, voran Lymphadenitis purulenta und Otitis media, sind unmittelbarer Ausdruck bzw. Folgeerscheinung des lokalen Streptokokken-Prozesses. Auch haben beim Scharlach die Streptokokken die Fähigkeit, gelegentlich zur *Sepsis* zu führen. Das eigentliche Scharlachsyndrom aber, das *Exanthem,* und beim schweren Scharlach die *Intoxikation,* wird durch das Exotoxin hervorgerufen, das „erythrogene Toxin", das nach neueren Untersuchungen freilich kein einheitlicher Stoff ist, sondern in mindestens 5 verschiedenen

Typen, und sogar auch bei Staphylokokken vorkommt. Das Scharlachexanthem unterscheidet sich pathogenetisch von anderen typischen Exanthemen bei Infektionskrankheiten dadurch, daß es nicht den lebenden Erreger enthält, sondern nur toxisch durch Fernwirkung hervorgerufen ist. In Einzelbeobachtungen wird freilich davon berichtet, daß bei schweren Scharlachexanthemen aus diesen hämolysierende Streptokokken gezüchtet worden seien (LIEBMANN 1937), wobei also eine echte cyclische Generalisation vorgelegen haben muß. Die Intoxikation bei der Scarlatina gravis kann in wenigen Stunden zum Tode führen und verläuft auch klinisch wie eine schwere Vergiftung. — Die Scharlachnephritis dagegen kann nicht toxisch erklärt werden, sondern gehört, wie die *Nephritis* nach gewöhnlicher Angina zu den auf Sensibilisierung beruhenden Vorgängen des zweiten Krankseins, von denen unten noch die Rede sein wird, ebenso das *Scharlachrheumatoid*.

Der Scharlach ist in seiner doppelten Pathogenese als lokale Tonsillenerkrankung und allgemeine Toxinvergiftung der Diphtherie sehr ähnlich, bei der, wie schon DICK, FRIEDEMANN u. a. betonten, ebenfalls der lokale Prozeß und die Intoxikation unabhängig nebeneinander herlaufen.

Auch bezüglich der *Krankheitsimmunität* sind diese beiden Komponenten des Scharlachs auseinander zu halten: gegen den exotoxischen Teil, d. h. das Exanthem, entsteht Immunität, die auch im allgemeinen lebenslänglich anhält, während, wie häufige Beobachtungen während Scharlachepidemien zeigen, Scharlachimmune sich am Scharlachkranken mit einer gewöhnlichen Angina ohne Exanthem anstecken und den Scharlach auf diese Weise weiter verbreiten können. Der lokale Prozeß auf den Tonsillen hinterläßt also keine Immunität. *Scharlachrückfälle* mit erneuter Angina und Exanthem nach 1—3 Wochen kommen nicht selten vor, besonders bei leicht verlaufener Ersterkrankung.

Als *Scharlacherreger* darf in der weitaus überwiegenden Zahl der Fälle der hämolysierende Streptococcus bezeichnet werden; doch kommen ausnahmsweise scharlachähnliche Symptomenkomplexe mit Exanthem auch bei Staphylococcus aureus haemolyticus-Infektionen vor. H. SCHMID meint deshalb, daß „es vielleicht heute nicht mehr richtig ist, von Scharlach als einer Erkrankung sui generis zu sprechen, sondern von einem Krankheitsbild bzw. Symptomenkomplex ‚Scharlach', der zwar in der Regel als Folge einer Infektion mit hämolytischen Streptokokken auftritt, aber auch bei Infektionen mit anderen Bakterien gelegentlich auftreten kann".

Wie schon oben erwähnt, kann dieser Symptomenkomplex teilweise, d. h. ohne die Symbiosekrankheit Angina, auch in Verbindung mit anders lokalisierten Kokkenprozessen auftreten, so besonders als *Wundscharlach*, ferner als Puerperalscharlach, als Komplikation bei bestehender Otitis media oder bei Brandwunden. Pathogenetisch sehen wir bei all diesen Sonderfällen deutlich, wie sich der lokale Eiterungsprozeß und die Exotoxinvergiftung summieren.

Gegen die Auffassung des Scharlachstreptokokkentoxins als echtes Exotoxin bzw. überhaupt gegen die ganze mit diesem zusammenhängende pathogenetische Auffassung des Scharlach wurde geltend gemacht, daß der Scharlach einschließlich des Exanthems als anaphylaktische Reaktion aufgefaßt werden könne und dadurch die Annahme eines Exotoxins überflüssig werde; dabei wird besonders als Beweis auf die auffallende Erscheinung der Bluteosinophilie trotz der Linksverschiebung hingewiesen, die ja tatsächlich ein anaphylaktisches Symptom sein kann. Diese Hypothese hat sich aber nicht durchsetzen können; ist doch vor allem das *Schultz-Charltonsche Auslöschphänomen*, aber auch die Heilserumwirkung nur unter dem Gesichtspunkt der gegen ein Toxin gerichteten spezifischen Antitoxinwirkung verständlich. Ersteres hat freilich auch in theoretischer Hinsicht an Bedeutung verloren, da es sich in neuerer Zeit immer unzuverlässiger zeigt.

Immerhin ist vielleicht das letzte Wort in dieser Frage noch nicht gesprochen. Es fällt auf, daß die Krankheitsimmunität gegen das Scharlachexanthem zuverlässig und meist lebenslänglich ist, eine Eigenschaft, die anderen antitoxischen Immunitäten (Tetanus, Botulismus, auch Diphtherie) nicht zukommt. Es ist ferner kein anderes echtes Exotoxin bekannt, das ein Exanthem hervorruft; im Gegenteil, für die anderen Exanthemkrankheiten spielen Exotoxine keine, sondern eher Allergie eine Rolle (Urticaria, Arzneiexantheme). Trotz dieser Einwände ist die Gleichsetzung der Pathogenese von Scharlach und Diphtherie immer noch die beste Erklärung. — Von einigen Autoren wird beim Scharlach als eigentlicher Erreger ein *Virus* angenommen, bzw. die Kombination eines solchen mit den Streptokokken. Als Beweis wird gerne dafür die lebenslängliche Immunität gegen das Exanthem angeführt, die man ja gerade bei Viruskrankheiten findet. Sichere experimentelle Beweise für die Virustheorie liegen nicht vor.

Der *Scharlachstreptococcus* unterscheidet sich nicht von anderen hämolysierenden Streptokokken, da auch solche, wenn auch geringer, erythrogenes Toxin bilden können. Man ging früher meist von der Voraussetzung aus, daß ein spezifischer Erreger in der künstlichen Reinkultur konstante Eigenschaften haben müsse. Nachdem es aber dem Ehepaar DICK gelungen war, das Scharlachtoxin aus Streptokokken zu gewinnen, zeigte sich, daß frisch gezüchtete Streptokokken vom Scharlachkranken zuerst meist gute Toxinbildner sind, diese Eigenschaft in der künstlichen Kultur aber rasch verlieren. Ähnliche Beispiele von Inkonstanz kennt man an anderen spezifischen Erregern ebenfalls, so bei den E-Ruhr- und Keuchhustenbacillen, und so hat sich auch der „Scharlachstreptococcus" trotz seines eigenartigen Verhaltens heute im allgemeinen durchgesetzt.

Das in Kulturfiltraten enthaltene *erythrogene Toxin* ruft beim Scharlachempfänglichen, auch bei der weißen Ziege und Maus, ein typisches Exanthem hervor, intracutan gegeben nur lokal, in großer Menge auch allgemein. Auf dieser Eigenschaft beruht die Testung auf Scharlachempfänglichkeit, die sogenannte *Dicksche Probe*. Das Toxin hat weiter die wichtigste Eigenschaft aller echten Toxine, im Tierkörper ein wirksames Antitoxin entstehen zu lassen.

Diphtherie. Nach der vorausgegangenen Darstellung der Pathogenese des Scharlachs kann diejenige der Diphtherie kurz behandelt werden, da sie ihr sehr ähnlich ist.

Bezüglich der *Inkubationszeit* verhält sich die Diphtherie wie der Scharlach, d. h. sie ist sehr wechselnd, wenige Stunden bis zu 5 Tagen.

Ihrem Charakter als Lokalinfektion entsprechend, hat die Diphtherie kein Stadium der Generalisation; es ist zum mindesten bisher nicht gelungen, ein solches mit einiger Regelmäßigkeit nachzuweisen. GINS u. a. haben allerdings auf Grund tierexperimenteller Untersuchungen den Verdacht auf eine echte Allgemeininfektion, vielleicht schon vor Beginn der klinischen Erkrankung, also während der Inkubation, ausgesprochen, und es ist nicht von der Hand zu weisen, daß ein solches auch beim Menschen in schweren Fällen vorkommt. Dafür spricht, daß man bei Autopsien auffallend häufig Diphtheriebacillen in den Organen antrifft.

Die Mannigfaltigkeit des klinischen Bildes der Diphtherie ist durch die verschieden starke Ausbildung und Mischung ihrer drei pathogenetischen Hauptbestandteile bedingt, der lokalen Endobiosestörung, der Allgemeinsymptome der Infektion bzw. der hyperergischen Allgemeinreaktion und der Intoxikation. Auf die Endobiosestörung ist außer der Angina das häufige Übergreifen auf weite Schleimhautbezirke von Mundhöhle, Rachen, Kehlkopf und Trachea bis in die Bronchen hinein zu beziehen. Ist der örtliche Halsprozeß intensiv, so pflegt die Allgemeinreaktion eher weniger stark zu sein (kein hohes Fieber, gute Prognose abgesehen von den Gefahren durch die Stenosierung der Atemwege). — Dagegen pflegt bei den mit starker Allgemeinreaktion und schlechter Prognose verlaufenden Formen der membranöse Lokalbefund viel geringer, dafür freilich die perifokale Ödembildung (Stokesscher Kragen) viel stärker zu sein. Man spricht dabei von toxischer Diphtherie, obgleich der Zusammenhang dieser Verlaufsart mit Eigenschaften des Diphtherietoxins oder der Toxinproduktion der Diphtheriebacillen sehr fraglich ist. Die Schwere des Zustandsbilds zeigt primär vielmehr in seiner klinischen Symptomatologie nur die hohe Intensität der hyperergischen Allgemeinreaktion, die dem Bilde des protrahierten anaphylaktischen Schocks (Vagotonie, Bluteindickung, Verschiebung des Kalium-Calcium-Spiegels usw.) bis in Einzelheiten gleichen kann. Auch das Versagen der Serumbehandlung bei dieser Verlaufsform spricht nicht für Toxinvergiftung, sondern viel eher dafür, daß ihr Grund nicht im Erreger, sondern in der Reaktionsart des Wirts zu suchen ist, also in erhöhter Sensibilisierung. Trotzdem entzieht sich vorläufig die rasche Änderung des Genius epidemicus der Diphtherie, der in den neunziger Jahren (gleichzeitig mit der Einführung des Behringschen Heilserums!) plötzlich zu viel leichterem Verlauf mit Vorwiegen der Kehlkopfdiphtherie, in den dreißiger Jahren wieder zu den schweren „toxischen" Formen und in den letzten 15 Jahren zu ganz blanden Verläufen umschlug, einer befriedigenden Erklärung. Ein Zusammenhang mit den verschiedenen Typen der Diphtheriebacillen (mitis — intermedius — gravis) besteht dabei sicher nicht. — Auf das Toxin beziehen wir die Herz- und Nervenschäden. Überwiegend wird die Hypothese einer direkten Bindung des Toxins an das Sarkolemm der Herzmuskelfasern bzw. die Myelinscheiden der Nerven (BEER) vertreten, wo es zur Bildung eines Toxin-Sarkolemm- bzw. -Lipoid-Komplexes komme, der, oft erst später und langsam, vielleicht durch Abwehrfermente des Körpers, abgebaut werde. Im Herzmuskel komme es so zu den histologischen Veränderungen, bei denen man toxisch-degenerative und entzündliche unterscheiden kann, wenn sie auch selten rein ausgeprägt in dieser oder in jener Form, vielmehr meist gemischt in Erscheinung treten; in den Nerven (im peripheren Neuron) sieht man Markscheidenzerfall bei Zurücktreten entzündlicher Erscheinungen, manchmal auch bis in die weiße Substanz des Rückenmarks hineinreichend; auch der Liquor cerebrospinalis zeigt oft starke Eiweißvermehrung. Die Tatsache des oft erst so späten Manifestwerdens dieser Toxinwirkungen scheint auf den ersten Blick dem reinen Vergiftungsmechanismus zu widersprechen; jedoch lassen sich auch im Meerschweinchen durch Gaben geeigneter kleiner Toxinmengen (eventuell als Toxoid- oder als Antitoxingemisch mit Toxinspitze) Spätlähmungen mit hoher Regelmäßigkeit erzeugen (RAMON u. Mitarb.). Die Toxinvergiftung wirkt sich unter solchen Bedingungen histologisch erst langsam aus.

Die *Krankheitsimmunität* nach Diphtherie ist besonders im Kindesalter unzuverlässig: Wiedererkrankungen sind häufig, auch Rückfälle um die 2. oder 3. Woche kommen vor (ZISCHINSKY). Damit steht die Diphtherieimmunität mit den anderen rein antitoxischen Immunitäten in Übereinstimmung. Es wird zuweilen angenommen, daß außer der antitoxischen auch noch eine allmählich auftretende celluläre Immunität, besonders der Rachenschleimhaut, also eine lokale Resistenzsteigerung (Reifung) mitspielt. Aus diesen Faktoren erklärt sich vielleicht die Empfänglichkeitsabnahme mit dem Lebensalter, durch die gegen Ende des zweiten Lebensjahrzehnts die Mehrzahl der Menschen diphtherieunempfänglich geworden ist, sei es durch Überstehen einer Erkrankung, sei es durch stille Feiung und „Reifung". Damit hat sich dann das Gleichgewicht von Wirt und Keim endgültig stabilisiert: der Diphtheriebacillus ist vom Erwachsenen, dessen Mandeln sich in Rückbildung befinden, gewissermaßen domestiziert und damit normaler Symbiont geworden.

Diphtheriebacillensepsis ist eine große Seltenheit, kommt aber, auch mit ulceröser Endokarditis vor.

Der *Diphtheriebacillus* gehört zu der Familie der Corynebakterien und ist ein gram-positiver, polkörperchenbildender, oft keulenförmiger Bacillus, der aerob wächst. Angehörige dieser Familie finden sich praktisch bei jedem gesunden Menschen, besonders in Nase und Darm, allerdings oft als nicht toxinbildende, „atoxische" Stämme. Beim Diphtheriekranken sind neben den echten stets mehr oder weniger zahlreiche Pseudodiphtheriebacillen nachweisbar. — Unter gesunden Menschen finden sich zahlreiche Ausscheider von Diphtheriebacillen.

Nachdem sich ergeben hat (FREEMAN), daß auch in vivo durch Hinzutreten eines *Phagen* aus einem atoxischen ein toxischer Stamm entstehen kann, wird man als Voraussetzung für das Haften der Infektion entweder die einmalige Ansteckung mit einem toxischen Stamm oder aber eine zweiphasische Ansteckung zuerst mit einem atoxischen Stamm und dann einem Phagen, für den dieser empfänglich ist, anzunehmen haben.

Das Vorkommen von Nasen-, anderer Schleimhaut-, Puerperal- und *Wunddiphtherie* zeigt, daß der Diphtheriebacillus als Oberflächensymbiont sehr anpassungsfähig ist. Sogar Diphtheriebacillenmeningitis ist beobachtet (KALBFLEISCH und KRETSCHMER). Im tieferen Gewebe ist er aber, wohl wegen seiner hohen Sauerstoffansprüche, nur gering lebensfähig und unterliegt rasch tiefgreifenden morphologischen Veränderungen, die als regressiv gedeutet werden.

Wie im Dick-Test beim Scharlach läßt sich die Diphtherieempfänglichkeit durch Prüfung der Hautreaktion auf Diphtherietoxin *(Schick-Probe)* feststellen.

Appendicitis. Unter dem Gesichtspunkt der Infektionslehre betrachtet, bietet die Appendicitis, wie im Vorangegangenen ausgeführt, zahlreiche Analogien zur Angina, wenn sie auch weniger als diese den klinischen Eindruck einer Allgemeininfektion zu machen pflegt. Sicher ist, daß auch sie in ihrer Genese stark von konstitutionellen und von Faktoren des Lebensalters abhängt, dies so stark, daß Zweifel darüber bestehen, ob man den gefundenen Keimen überhaupt irgendeine ätiologische Rolle beizumessen hat. Es handelt sich dabei gewöhnlich nicht um die Colibakterien, die die normale Darmflora beherrschen, sondern um die zur Familie der Streptokokken gehörenden Enterokokken, die meist, wenn sie aus stark entzündlich veränderten Wurmfortsätzen stammen, auf der Blutplatte ein mehr oder weniger starkes Hämolysierungsvermögen aufweisen. Es sei hier im übrigen auf die Ausführungen im einleitenden Teil dieses Abschnitts verwiesen, wo auch schon erwähnt wurde, daß für manche Formen der appendicitischen Entzündung, besonders die hämorrhagischen, vielleicht ein unspezifisch-parallergischer Sensibilisierungsprozeß, vermutlich parenteral ausgelöst, angeschuldigt werden kann.

Bakterielle Ruhr (Dysenterie). Colitiden mit Ruhrstühlen sind ein vieldeutiges Symptom ganz verschiedener Ätiologien, für das Ruhrbacillen keine unerläßliche Voraussetzung sind (luische, urämische, Hg-, leukämische Colitis usw.; über Amöbenruhr s. S. 249). Wie bei der Cholera findet man auch im Verlauf von Ruhrepidemien bei einem hohen Anteil Ruhrkranker keine Ruhrbakterien, und im Tierversuch zeigt sich der Dickdarm bei rectaler Infektion völlig refraktär. Infiziert man steril aufgezogene Mäuse mit Ruhrbakterien, so zeigen sie enorme Keimzahlen ohne die geringsten Krankheitszeichen (CREMER 1960). Die Vorstellung, daß lebende Ruhrbakterien Magen und Dünndarm passieren, sich irgendwo im Dickdarm ansiedeln, hier vom Darmlumen aus die Schleimhäute angreifen und sich über sie ausbreiten, ist also falsch. Das Wesentliche ist vielmehr, daß die Ruhr eine „Ausscheidungskrankheit" ist. Schon vor langem hat BESREDKA gezeigt, daß beim Kaninchen Ruhrbakterien per clysma gegeben nicht haften, sondern nur pathogen wirken, wenn die Tiere zuvor oral oder parenteral mit Bakterien oder deren Leibessubstanzen sensibilisiert worden sind.

Der Dickdarm ist ein sekretorisches Ausscheidungsorgan für vielerlei Stoffe (Stoffwechselabbau- und exogen toxische Stoffe, z. B. Hg). Die ganze Coli-Typhus-Ruhr-Gruppe besitzt nun antigene Stoffe (Leibessubstanzen, sogenannte Endotoxine), die auch chemisch weitgehend bekannt sind (BOIVIN), die einen ausgeprägten Enterotropismus besitzen. Bei der peroralen Infektion mit Ruhrbakterien werden solche aus zerfallenden Bakterien freiwerdenden Stoffe in den oberen Darmabschnitten resorbiert und dadurch wird in einem ersten Akt die Dickdarmschleimhaut auf dem Blutweg sensibilisiert, so daß sie bei Berührung mit lebenden Bakterien vom Darmlumen aus nun mit einer schweren, sofort gleichmäßig weite Schleimhautteile betreffenden, membranösen Entzündung reagiert. Die beiden Bestandteile des pathogenetischen Vorgangs, Ausscheidungs- und Endobiosekrankheit, sind also wohl erkennbar. Dabei ist festzuhalten, daß die Bakterienleibessubstanzen vom Darm aus völlig schadlos sind, nur vom Kreislauf her, und zwar primär an den Darmgefäßen, nicht am Darmepithel selbst (RICKER, LETTERER), angreifen und so den Boden für den Angriff der Darmflora auf die Schleimhaut vorbereiten bzw. diese in eine Lage versetzen, die es ihr nicht mehr gestattet, ihrer Aufgabe, der Aufrechterhaltung einer schadlosen Darmsymbiose, gerecht zu werden.

Der Prozeß ist genetisch wie morphologisch dem Diphtheriecroup sehr ähnlich. Er braucht — wie das Shwartzman-Sanarelli-Phänomen bei der

Cholera — wahrscheinlich nicht in allen seinen Phasen streng spezifisch zu sein, sondern kann auch in Abwesenheit lebender Ruhrbakterien parallergisch durch wirtsfremde Coli- u. a. Bakterien ausgelöst werden, besonders in seinem zweiten Akt. Dadurch ist der hohe Anteil bakteriologisch negativer Ruhrfälle teilweise zu erklären, sowie wohl auch die Tatsache, daß es im Rahmen jeder Ruhrepidemie viele leichte Darmerkrankungen ohne typische Ruhrstühle zu geben pflegt (HÖRING und MAI). Ist die Schleimhaut erst einmal geschädigt, dann wird der lokale Prozeß auch noch durch die sekundäre Ansiedlung vieler anderer pathologischer Darmflorakeime (B. proteus, pyocyaneus, Strepto- und Staphylokokken usw.) vermehrt.

Was die zahlreichen Ruhrbakterientypen angeht, so ist der pathogenetische Mechanismus im Prinzip bei allen derselbe, wobei nur zu berücksichtigen ist, daß die E-Ruhr (Typ E Kruse-Sonne) häufig auch bei nicht typischen Ruhrdurchfällen, besonders der Säuglingsdiarrhoe, gefunden wird, während sich schwere Epidemien meist durch einen höheren Anteil von Shiga-Kruse-Befunden auszeichnen. Bei fast allen Epidemien findet man mehrere Typen gleichzeitig. Das Shiga-Kruse-Bacterium produziert ein echtes Exotoxin, das für den Darmprozeß keine Bedeutung hat, jedoch als Nervengift auf die Schwere des Gesamtzustands einwirkt und an der Genese gewisser Nachkrankheiten, besonders der Neuritiden, beteiligt sein dürfte.

Die *Inkubation* beträgt 2—3, manchmal auch bis zu 7 Tagen. In sie fällt die Zeit der Sensibilisierung.

Der *Organprozeß* kann jeden Schweregrad und beliebige Dauer haben, da es nicht zum Erwerb einer *Krankheitsimmunität* kommt. Daher sind auch *Rückfälle* und Zweiterkrankungen schon nach kurzer Zeit nichts Ungewöhnliches. Wohl aber kommt es zum Erwerb einer gewissen erhöhten lokalen Widerstandsfähigkeit der Dickdarmschleimhaut (*lokale Immunität* von BESREDKA), die Wiedererkrankungen meist leichter verlaufen läßt.

Groß ist die Zahl der *Nachkrankheiten* nach Ruhr.

Eine *Ruhrbakteriensepsis* ist etwas äußerst Seltenes.

Das *Ruhrbacterium* macht sich in der Kultur meist schon durch seinen Geruch bemerkbar, den oft auch Ruhrstühle, gelegentlich aber auch solche von anderen Colitiskranken haben, wo die Untersuchung nur atypische Coli-Bakterien zeigt (z. B. bei Colitis gravis ulcerosa). Während die anderen Typen eine gute Konstanz zeigen, geht das E-Ruhrbacterium bei Konservierung im Labor oft in typischen Coli über. Die Zahl der Ruhr-Typen beträgt derzeit über 20.

Cholera. Choleriforme Diarrhöen findet man nicht nur bei der asiatischen Cholera, sondern auch als besonders schwere „unspezifische Darmkatarrhe" (Cholera nostras), wenn auch selten in so ausgeprägtem Maße". Unerklärlich erschien lange aber auch, daß man bei der asiatischen Cholera schwerste Verläufe innerhalb ihrer Epidemien erlebt, ohne daß eine noch so genaue bakteriologische Untersuchung die sonst meist massenhaft vorhandenen Vibrionen aufdeckt, und umgekehrt, daß die Anwesenheit solcher bei völlig Gesunden dann gar keine Seltenheit zu sein pflegt. Auch die Tatsache, daß es im Tierversuch bei peroraler Infektion nicht gelingt, ein choleraähnliches Krankheitsbild zu erzeugen, es sei denn, der Darm sei zuvor in bestimmter Weise geschädigt, und daß sogenanntes Choleratoxin peroral anstandslos vertragen wird, ließ viele an der Bedeutung des

Choleravibrio zweifeln. Alle diese Feststellungen wurden schlagartig geklärt durch die Entdeckung von SANARELLI, daß, wenn man am Tage vorher einem Kaninchen eine erträgliche Dosis Choleravibrionen intravenös eingespritzt hat, eine am nächsten Tag gemachte intravenöse Injektion von banalen Darmbakterien zum Tode unter dem typischen Bild der Cholera (hämorrhagische Enteritis mit Peritonitis) führen kann, der Dünndarm also durch den Enterotropismus der Cholerabakterien (auch abgetöteter!) für eine schwere hyperergische Entzündung sensibilisiert werden kann, die unspezifisch auf dem Blutweg ausgelöst wird. SANARELLI ist es also gelungen, das vollständige Bild der Cholera mit diesem biphasischen Infektionsmodus zu erzeugen, wobei eine der beiden Phasen unspezifisch sein kann und der lebende Cholerabacillus überhaupt nicht anwesend zu sein braucht. Daraus wird also verständlich, daß es auch ohne spezifische Erreger zu choleriformen Zuständen kommen kann. Das klinische Bild der Cholera mit den schweren Kollapsen, Muskelkrämpfen, tetanisch-urämischen Zeichen erklärt sich aus dem hochgradigen Flüssigkeitsverlust infolge der enormen serösen Exsudation in den Darm.

Die *Inkubation* beträgt nur 1—2 Tage.

Der „Choleraanfall" dauert stets nur kurze Zeit, und nach ihm tritt bei der Mehrzahl der Überlebenden eine auffallend rasche Genesung ein („Reaktionsstadium"). Die ganze Krankheit ist also nur eine *enterale Überempfindlichkeitsreaktion,* keine eigentliche enterale Organmanifestation.

Krankheitsimmunität hinterläßt die Cholera nicht. Wiedererkrankungen schon nach Jahresfrist sind nicht selten, auch *Rückfälle* bei Rekonvaleszenten.

Ob es eine Cholerabacillen*sepsis* gibt, ist ungeklärt; man kann das sogenannte Choleratyphoid, das in einem kleinen Teil der Fälle sich an den „Anfall" anschließt, vielleicht so auffassen. Bacillämie ist aber nur bei Moribunden bekannt.

Der *Vibrio cholerae* KOCH ist ein gramnegativer, sehr beweglicher Keim mit ziemlich hoher Resistenz, die ihn befähigt, sich lange auch in freier Umwelt zu halten, wie das auch für die meisten seiner apathogenen Verwandten gilt. Seine Pathogenität beruht nicht auf dem Endotoxin, sondern offenbar auf seinem eigenartigen Enzym-Apparat. — Paracholerabacillen scheinen ähnliche, wenn auch leichtere Erkrankungen hervorzurufen, z. B. in Indonesien.

Anhang: Nachkrankheiten, Zweites Kranksein, Gelenkrheumatismus, Herdinfektion, Spätfolgen.

Im Anschluß an die Lokalinfektionskrankheiten mit allgemeiner Sensibilisierung sei eine Gruppe von Krankheiten oder Symptomenbildern besprochen, deren pathogenetisches Verhältnis zur Infektion problematisch ist und deren Gemeinsames etwa in folgenden Punkten zum Ausdruck kommt:

Gleiche oder sehr ähnliche und klinisch-symptomatisch nicht abtrennbare Symptomenbilder entstehen auch auf sicher nicht infektiöser Grundlage, vor allem im Rahmen echter Anaphylaxie und bei ärztlichen Artefakten an Mensch und Tier (Serumkrankheit, Hyperimmunisierung von Pferden zwecks Serumgewinnung, MASUGI-Nephritis durch Niereneiweiß-spezifisches Antiserum).

Der diesen Symptomenbildern zugrunde liegende anatomische Prozeß spielt sich ganz vorwiegend am mesenchymalen Apparat ab, den man allgemein als den Träger der unspezifischen hyperergischen Reaktionen besonders im Sekundärstadium der cyclischen Infektionskrankheiten ansieht; dabei geht dessen Reaktion hier oft graduell und in ihrer Hartnäckigkeit weit über das hinaus, was man im Rahmen der eigentlichen Infektionskrankheiten zu sehen gewohnt ist.

Der infektiöse Prozeß ist an anderer Stelle lokalisiert als die Organerscheinungen bei diesen Symptomenbildern; es handelt sich also um Fernsymptome.

Diese treten entweder erst nach Abheilung des infektiösen Prozesses auf oder mindestens erst, nachdem dieser schon längere Zeit bestanden hat und meist in mehr oder weniger vollständige klinische Latenz eingetreten ist.

Nur ein Bruchteil der von gleichgearteten infektiösen Prozessen befallenen Menschen erkrankt an solchen Symptomenbildern; eine besondere Disposition ist daher für ihre Entstehung Voraussetzung.

Wenn also auch die Bezeichnung dieser „Krankheiten" als Infektionskrankheiten oder auch nur als infektiöse Prozesse im Einzelfall oft nur hypothetisch bleibt, so kann eine klinische Infektionslehre doch nicht an ihnen achtlos vorübergehen, schon deshalb nicht, weil sich gerade bei ihnen die engen Zusammenhänge von Infektionsfragen mit fast dem ganzen Bereich der inneren Medizin zeigen.

Nach klinischen und pathogenetischen Gesichtspunkten können wir bei den hier in Frage stehenden Symptomenbildern folgende Gruppen unterscheiden, deren Grenzen gegeneinander freilich im Einzelfall rein klinisch oft schwer oder gar nicht zu ziehen sind:

1. Als *Nachkrankheiten* hat man eine Anzahl von Symptomen bezeichnet, die im Anschluß an das Überstehen einer akuten Infektionskrankheit etwa in der 2.—4. Woche auftreten (WALTHER): eine kurzfristige, 1- bis 3tägige, plötzliche Temperaturzacke, das sogenannte *Nachfieber*, oder an dessen Stelle auch nur ebensolange Tachykardien, Urticaria- oder Anfälle von Quinckeschem Ödem, auch Migräne oder sonstige vasospastische, z. B. anginoide, ferner echte Asthmaanfälle, plötzlich aus voller Gesundheit auftretende Blutdrucksteigerungen (postinfektiöse Hypertonie, vgl. ARNOLD), aber auch Blutdrucksenkungen oder gar Kreislaufkollapse, vielleicht sogar selten bis zum tödlichen Ausgang; diese Symptome sind bei näherer Untersuchung oft von Leukocytenkrisen (kritischen Leukopenien), starker Senkungsverlangsamung und Abstürzen im Serum vorhandener Agglutinintiter begleitet, auch Eosinophilie kommt vor. Weiter gehören hierher auch die nach akuten Infektionskrankheiten auftretenden *Spätrheumatoide*, die stets ohne Herzbeteiligung und mit normaler, eher verlangsamter Blutsenkung verlaufen, auch stets sich salicyl-refraktär verhalten, schließlich manche postinfektiösen *Neuritiden*. Allen diesen Symptomen ist die *absolut gute Prognose* quoad sanationem gemeinsam, wenn die letztgenannte sich manchmal auch länger hinziehen kann.

Zu erwähnen ist hier als Besonderheit der Bakterienruhr die sogenannte *Reitersche Trias*, die außer mit heftigen Gelenkschwellungen mit Conjunctivitis und unspezifischer Urethritis einhergeht, also nicht mesenchymalen, sondern epithelialen Zeichen. Es ist daran zu denken, daß hierbei die

Folgen einer hämatogenen Epithelschädigung vorliegen, entsprechend derjenigen, wie sie am Darmepithel abläuft, hier aber wegen des durch die Anwesenheit der Darmflora ausgelösten Entzündungsreizes schneller manifest wird.

In großer Häufigkeit treten diese Nachkrankheiten *vor allem nach bakterieller Ruhr*, oft auch *nach Scharlach* auf, schon wesentlich seltener nach anderen Kokkenkrankheiten wie gewöhnlicher Angina, Erysipel, Pneumonie und epidemischer Meningitis sowie nach Krankheiten der Coli-Typhus-Ruhr-Gruppe wie den typhösen Erkrankungen, weiter nach Pocken, Fleckfieber u. a.

Wesentlich für ihre Genese ist, daß *der infektiöse Prozeß* bei ihnen allen zur Zeit ihrer Entstehung *bereits vorüber* ist: sie fallen in die Rekonvaleszenz.

Der *Modellversuch* für alle diese Symptome ist der *Anaphylaxieversuch*, von dem sie Schock-Fragmente im Sinne K. Hansens darstellen. Vielleicht kommt die späte Antigen-Antikörper-Reaktion so zustande, daß um die 2.—4. Woche nach Krankheitsbeginn und nach Verschwinden des Erregers noch Reste von dessen antigenen Stoffen ungebunden vorhanden sind und nun erst eine überschüssige Abstoßung von Antikörpern als Folge der übers Ziel schießenden Gegenregulation stattfindet (Walther). Bei der „*Organwahl*" dieser Symptome kann man am Kranken oft beobachten, daß im Vorleben des Individuums schon aufgetretene gleiche oder ähnliche Symptome aus anderen Anlässen zu verzeichnen, also „Bahnungen" vorhanden sind oder, z. B. von Rheumatoiden die besonders stark in Anspruch genommenen Gelenke befallen werden (konstitutionelle und dispositionelle Einflüsse).

Als *Erreger*, die zu solchen Nachkrankheiten führen, haben wir vor allem Streptokokken und Stäbchen aus der Coligruppe genannt; doch können gelegentlich auch Rickettsien und Viren in Frage kommen.

2. Der Ausdruck „*Zweites Kranksein*" wird beim Scharlach für eine Anzahl von typischen Komplikationen gebraucht, von denen wir einen Teil als Folgen der Ausbreitung des unmittelbaren Streptokokkeninfekts schon beim Scharlach besprochen haben (Otitis media, Lymphadenitis purulenta), deren wichtigste aber die Scharlach*nephritis* ist. In gleicher Abhängigkeit tritt nicht selten, besonders beim Kind, eine akute Nephritis auch nach gewöhnlicher Angina auf.

Der zeitliche Abstand vom *Infekt* ist gewöhnlich 2—3 Wochen. Dieser ist aber bereits klinisch *überwunden*, seine Fortdauer im Abheilungsstadium wohl noch möglich, prinzipiell aber wohl nicht als chronischer Infekt anzusehen (wie bei der Fokalinfektion!).

Als *Modellversuch* darf wohl die sogenannte *Masugi*-Nephritis angesehen werden, die auch ohne Anwesenheit eines Infektionsherdes zustande kommt durch einen serologischen Angriff auf das organspezifische Niereneiweiß.

Da als *Erreger* der Vorkrankheit nur der β-hämolysierende A-Streptococcus in Frage zu kommen scheint, muß man eine gewisse „Spezifität" dieses Keimes zugeben, allerdings nur in dem Sinne, daß er die Voraussetzungen schafft für die Nephritis als Spät- und Fernsymptom. Es wird behauptet, daß es nur ganz bestimmte Antigen-Typen des hämolytischen Streptococcus seien, die zu Nephritis führen (A 12).

3. Ganz gleich wie bei der Nephritis liegen die Verhältnisse bezüglich der infektiösen Vorkrankheit auch bei der *Polyarthritis rheumatica acuta.* Klinisch ist sie gegenüber den Rheumatoiden gekennzeichnet durch die große Neigung zur Endocarditis verrucosa, die starke Senkungsbeschleunigung und ihr Ansprechen auf Salicyltherapie. (Die Corticosteroide wirken dagegen sowohl auf die Polyarthritis als auch auf Rheumatoide!) Ihr pathogenetisch nahe verwandt ist eine zentralnervöse Krankheit, die ebenfalls fast immer mit Endocarditis verrucosa einhergeht, die *Chorea minor.* Die Prognose der Arthritis ist hier im allgemeinen um so besser, je akuter sie einsetzt, die der Endokarditis ist die einer Defektheilung, die dann nur noch von den hämodynamischen Verhältnissen abhängt. Die Prognose auch bei zunächst stattfindender Heilung ist aber getrübt durch die Gefahr von Wiedererkrankungen und eines Chronischwerdens, d. h. der Erwerb eines hyp- oder gar anergischen Stadiums findet oft nicht oder nur vorübergehend und schwach statt, eine „Krankheitsimmunität" wird am ehesten noch bei den ganz akuten Verlaufsformen mit hohem Fieber und stärkster Gelenkschwellung und -rötung erworben.

Das *histologische* Substrat des Gelenkrheumatismus und seiner Komplikationen (Endo-, Myo-, Perikarditis) ist das rheumatische Knötchen von ASCHOFF. Mit dieser Knötchenbildung erhält der Gelenkrheumatismus Beziehung zu den anderen Infektionskrankheiten mit spezifischen Granulomen, vor allem Typhus und Tuberkulose, also cyclischen Infektionskrankheiten. Die Fähigkeit zur Granulombildung muß immer erst im Lauf des Individualdaseins erworben werden, da der Mensch primär unspezifisch reagiert. Es ist daher als Voraussetzung für die Entstehung des akuten Gelenkrheumatismus und seiner Folgen eine vorausgegangene Sensibilisierung mit einem Infektionsstoff, d. h. der Erwerb einer Allergie, anzunehmen (ROESSLE). Diese fällt beim Gelenkrheumatismus sicher in die Zeit vor Beginn der Erkrankung, da der Wirt erst durch sie für die rheumatische Krankheit überhaupt empfänglich wird; bei den anderen „Knötchenkrankheiten" wird die Allergie im Verlauf des 1. und 2. Stadiums, der Inkubation und der Generalisation, die wir beim Gelenkrheumatismus nicht kennen, ausgebildet. Während die Granulome der chronisch-cyclischen Infektionskrankheit nur mit Narbenbildung heilen, kann das rheumatische wie auch das Typhusknötchen wieder rückgebildet werden.

Bei dieser spezifischen Granulombildung ist Vorhandensein einer *Antigen-Antikörper-Bindung,* in einer Form, wie wir sie auch bei Typhus und Tuberkulose annehmen, zwar wahrscheinlich, wenn auch nicht im gleichen Maße theoretisch unabweisbar wie bei den „Nachkrankheiten" mit ihren für eine solche typischen Symptomen. Das etwa in Frage kommende Antigen ist jedoch unbekannt, ein bestimmtes Streptokokken-Antigen ließ sich als verantwortlich nicht nachweisen, und auch die Autoantikörper-These ist hierbei bisher unbewiesen. Es ist bisher in *keinem Modellversuch* gelungen, am Tier Prozesse mit typischen rheumatischen Knötchen zu erzeugen.

Pathogenetisch wichtig ist die Tatsache, daß es auf dem Boden der rheumatischen verrukösen Endokarditis nicht allzu selten zu einem

Übergang in Sepsis, und zwar in die Lentaform mit Streptococcus viridans als Erreger und Entwicklung einer ulcerösen Endokarditis kommt, wobei dann vorher eventuell vorhanden gewesene Gelenkerscheinungen regelmäßig sich bessern und zurückgehen als Ausdruck des Übergangs zu Hyp- bis Anergie, die ja auch die Voraussetzung für die Entwicklung einer Sepsis sind. Corticosteroidbehandlung kann die Entwicklung der septischen Endokarditis fördern.

Als *Erreger* dieser Nachkrankheit — wenn wir die Polyarthritis rheumatica acuta so auffassen — kommt in erster Linie der Streptococcus haemolyticus in Frage. Auch hier wäre er freilich nur insofern spezifisch, als er die Voraussetzungen schaffen würde für das Spät- und Fernsymptom der Polyarthritis. In den rheumatischen Herden gelingt es nicht, weder ihn selbst noch etwa virulenzgeminderte Abkömmlinge von ihm, also etwa vergrünende Streptokokken, nachzuweisen. Der manchmal beobachtete Übergang in Lentasepsis ist der posttertiären Ansiedlung des Erregers als Sepsiskeim gleichzusetzen; das zeigt sich auch darin, daß der Viridans-Streptococcus bei steigendem Fieber, also gewöhnlich gegen den Exitus hin, von einer Untersuchung zur anderen immer deutlicher ein Hämolysierungsvermögen gewinnt, welches post exitum bei Entnahme des Materials direkt von den Herzklappen dann oft ganz ausgesprochen ist (HÖRING 1935). — In hohem Anteil findet man bei der Polyarthritis auch Streptokokken-*Antikörper* im Serum (Antistreptolysin-Test); ihre pathogenetische Rolle ist jedoch unklar. Daß der Streptococcus nicht der eindeutige Erreger der Polyarthritis ist, zeigt sich darin, daß Penicillin auf das rheumatische Leiden ohne jede Wirkung bleibt.

Nicht selten findet man bei Autopsien von an Polyarthritis und ihren Folgen Gestorbenen einzelne abgekapselte verkäste tuberkulöse Herde. Gibt es als auslösende Vorkrankheit der Polyarthritis rheumatica acuta tuberkulöse Erkrankungen latenter oder manifester Art? Die Frage ist unentschieden. Doch sprechen immer wieder mancherlei Indizien für diese Möglichkeit und damit für den *Tuberkelbacillus* als Erreger. Kein Zweifel, daß er nächst der Streptokokkengruppe, als Ganzes genommen, der nächst häufigste Keim ist, mit dem der Mensch ein Leben lang in einer labilen zwischen Hyper- und Hypergie schwankenden symbiontischen Gleichgewichtslage lebt.

4. Die *Herd- oder Fokalinfektion* ist *klinisch-symptomatisch* gesehen, von den hier in Frage stehenden Symptomenbildern das am wenigsten umschriebene. Schon klinisch bestehen viele Zweifel, ob dies oder jenes Krankheitsbild als Folge einer Fokalinfektion aufgefaßt werden darf oder nicht. Als häufigste hierher gerechnete Erscheinungen wären etwa folgende anzuführen: subakute Gelenkentzündungen, chronische Myo- und Endokarditiden, Neuritiden, Muskelrheumatismen, Herdnephritiden, verschiedene Augenentzündungen u. a.

Als *Focus-verdächtig* werden hauptsächlich angesehen: als *primärer Focus* in den meisten Fällen Kopfherde (SLAUCK), vor allem chronische Tonsillitiden und Zahnherde, auch Sinusitiden und Otitis media chronica; als solche kommen aber auch in Frage eine chronische Appendicitis, alte osteomyelitische Herde und Verletzungs-, besonders Schußnarben, infizierte Bronchiektasen. Seltener primäre, meist eher *Sekundärherde* sind chronische Entzündungen an Gallenblase und im Darm-Mesenterial-Bereich, Nierenbecken, Prostata, Adnexe, also eine bunte Menge!

Nach dem heutigen Sprachgebrauch pflegt man von Fokalinfektion nur dann zu sprechen, wenn *ein chronischer, den Beginn der Fernsymptome überdauernder Focus* vorliegt. Vom Standpunkt der Infektionslehre gesehen, liegt hierin ein wesentlicher Gegensatz zu den unter 1. bis 3. besprochenen Symptomenbildern; denn während es sich bei diesen nach heutigem Wissen nur um Nachsymptome handelt, soll hier das Symptom vom Focus aus „unterhalten" werden, was infektionstheoretisch sonst keine Parallele hat und daher unwahrscheinlich ist.

Zur Erklärung der *Organwahl* hat die Forschung verschiedene experimentelle Wege beschritten, die hier als *Modellversuche* betrachtet werden können:

Bei der Hyperimmunisierung von Pferden mit abgetöteten Bakterien zwecks Heilserumgewinnung kommen schwerste derartige Veränderungen an fast allen Gelenken und am Endokard (verrukös!) zugleich zustande (BIELING). Sie zeigen histologisch aber keine Aschoff-Knötchen (GRÄFF). Da die Art der zur Immunisierung benützten Bakterien dabei keine Rolle spielt, hat BIELING sagen können: Im Prinzip ist jeder Keim in der Lage, einen Gelenkrheumatismus hervorzurufen. Dieses Wort darf aber nicht auf die Polyarthritis rheumatica mit Aschoff-Knötchen bezogen werden! Dagegen zeigt dieser Modellversuch, daß die Erzeugung solcher Veränderungen ohne die Anwesenheit lebender Keime möglich ist.

Der anatomische Modellversuch für alle hyperergischen Prozesse ist das ARTHUS-Phänomen: nach Vorbehandlung mit einem Allergen, das an sich von der Haut reizlos vertragen wird, reagiert diese bei erneuter Berührung mit demselben so stark, daß nun schwerste hyperergische Entzündung, ja Nekrose auftritt. Diese Reaktion ist nun aber nichts für die Haut Spezifisches, sondern da sich jede spezifische Hyperergie auf den ganzen Organismus bezieht, geschieht prinzipiell dasselbe, wo immer die Reinjektion gemacht wird. Durch intraartikuläre Reinjektion hat KLINGE mit beliebigem artfremdem Serum „rheumatische" Arthritiden erzeugen können und glaubte auf diese Weise den genetischen Mechanismus der Fernsymptome auch der Herdinfektion geklärt zu haben, wobei man annehmen muß, daß die Organwahl dadurch zustande kommt, daß sich beim Menschen das Allergen am meisten an durch starke Beanspruchung, thermische oder sonstige gefäßwirksame Reize getroffenen Stellen anreichert und hier zur hyperergisch-rheumatischen Gewebsreaktion führt.

Die tierexperimentelle Erforschung der Herdinfektion unter der Voraussetzung einer bestehenden Keimstreuung wurde hauptsächlich von BILLINGS und ROSENOW vor 40 Jahren durchgearbeitet. Sie züchteten mit spezieller Methodik die Streptokokken aus dem Focus und spritzten die Primärkulturen Kaninchen, die dann in erhöhtem Anteil histologisch und auch klinisch faßbare entzündliche Veränderungen am gleichen Organ bekamen, unter dessen Störungen der Patient gelitten hatte. Sie bezeichneten diese wechselnde, hoch spezialisierte Organotropie ihrer Streptokokken als „elektive Lokalisation". Sorgfältige Nachuntersuchungen haben diese Befunde prinzipiell bestätigt (GRUMBACH u. a.), ohne daß sie deshalb allgemeine Anerkennung fanden.

Die ganze Theorie der Fokalinfektion ist überwiegend auf klinischer Empirie gegründet und wissenschaftlich haftet ihr viel Hypothetisches, um nicht zu sagen: Unwissenschaftliches an!

Als *Erreger* steht „die streptomykotische Symbiose" (VEIL) für alle Fokalinfektionskrankheiten ganz im Vordergrund der Diskussion. Inwieweit andere Keime, in erster Linie andere Symbionten der menschlichen Mundhöhle aerober und anaerober Art (Mikrokokken, Fusiforme und Spirillen) in Frage kommen, ist ungeklärt. Auch an den Tuberkelbacillus als den nächst häufigen Dauersymbionten nicht der Schleimhäute, wohl aber latenter Gewebsherde, knüpften sich immer wieder unbewiesene Theorien.

5. Als *Spätfolgen nach Infektionskrankheiten,* die nur noch in einem losen Zusammenhang mit diesen stehen, deren primär-ursächliche Bedeutung in vielen Fällen aber diskutiert wird, und zwar wiederum auf dem Wege einer chronischen Hyperergisierung spezifischer, parallergischer oder pathergischer Art werden in Betracht gezogen Krankheitsbilder wie Endarteriitis obliterans, Periarteriitis nodosa, Colitis ulcerosa gravis, auch Ulcus ventriculi, Atheromatose der Gefäße usw. Empirisch-klinisch klarer liegt der Zusammenhang bei der Amyloid-, bei der luischen Lipoidnephrose, auch bei manchen Lebercirrhosen. Die Schuld an der Wendung des Schicksals in solche Bahnen ist nur noch entfernt beim Erreger, sie ist beim Wirtsorganismus bzw. seiner Konstitution zu suchen: gesetzmäßiges Geschehen löst sich auf in schicksalhaftes. Die gegenüber der Norm geänderte und übermäßig starke Reaktion (All- bzw. Hyperergie) führt hier zur Wandlung nicht nur der Reaktionsstärke, sondern auch der Reaktionsform und -dauer (Allomorphose).

Schrifttum

ARNOLD, O. H.: Akute Infektionskrankheiten und Hochdruck. Stuttgart: Gg. Thieme 1949.
BEER, A.: Über Klinik, Histologie und Theorie der diphtherischen Herzschädigung. Ergebn. inn. Med. Kinderheilk. 59, 339 (1940).
— Die diphtherische Nervenschädigung. Ergebn. inn. Med. Kinderheilk. 60, 657 (1941).
BIELING, R.: Die Bedeutung allergischer Vorgänge für die Abwandlung des Verlaufs von Infektionskrankheiten und für die Entstehung chronischer Erkrankungen. Zbl. inn. Med. 56, 641 (1935).
CREMER, H. D.: Persönliche Mitteilung an ihn im Lobund-Institute Indiana USA; s. Hippokrates 7, 231 (1960).
DIECKHOFF, I.: Histamin und Acetylcholin in Blut und Liquor bei toxischen Krankheitszuständen (Diphtherie-Scharlach-Dysenterie). Arch. Kinderheilk. 138, 49 (1949).
FREEMAN, V. J., and J. U. MORSE: Further observations on the change to virulence of bacteriophage-infected avirulent strains of Corynebact. diphth. J. Bact. 63, 407 (1952).
GINS, H. A., H. HACKENTHAL und N. KAMENTZEWA: Experimentelle Untersuchungen über die Generalisierung des Vaccinevirus beim Menschen und Versuchstier. Z. Hyg. 110, 145 (1929).
GRÄFF, S.: Rheumasymptom und rheumatische Erkrankung. Z. Rheumaforsch. 3, 461 (1940).
GRUMBACH, A.: Die Lehre von der fokalen Infektion. Ergebn. Hyg. Bakt. 15, 442 (1934).
v. GUTFELD, F., und E. MAYER: Die Bewertung von Bakterienbefunden, das Eindringen und die Verteilung von Keimen. Zbl. Bakt., I. Abt. Orig. 124, 122 (1932).
HÖRING, F. O.: Die kausale Beziehung von Mund- und Darmfloraveränderungen zu Krankheitszuständen. Münch. med. Wschr. 1937, 723.
— Beobachtungen an der Mundflora im Verlauf infektiöser Erkrankungen, gleichzeitig ein Beitrag zur Frage der pathogenetischen Bedeutung der Streptokokken. Z. klin. Med. 123, 258 (1933).
— Die klinische Bewertung der Stuhlfloramorphologie. Klin. Wschr. 1936, 697.

Höring, F. O.: Das Gleichgewicht von Wirt und Keimen und seine Störungen im Krankheitsablauf. Ergebn. inn. Med. Kinderheilk. 48, 364 (1935).
— und H. Mai: Über Durchfallskrankheiten im polnischen Feldzug. Münch. med. Wschr. 1940, 197.
Hofer, G.: Über die Funktion der Tonsillen. Arch. Ohrenheilk. 151, 223 (1942).
Kalbfleisch, E., und L. Kretschmer: Über die Diphtheriebazillen-Meningitis. Z. Bakt., I. Abt. Orig. 146, 200 (1940).
Klinge, F.: Allergie und Ätiologie. Dtsch. med. Wschr. 1936, 1529.
Letterer, E.: Beiträge zur Pathogenese der Bazillenruhr. Virchows Arch. path. Anat. 312, 673 (1944).
Liebmann, G.: Miliaria scarlatinosa suppurativa. Med. Klin. 1937, 1368.
Veil, W. H.: Der Rheumatismus und die streptomykotische Symbiose. Stuttgart: F. Enke 1939.
Walther, G.: Die Phase der Hyperergie in der Rekonvaleszenz nach Infektionskrankheiten, insbesondere nach Bazillenruhr. Arch. klin. Med. 191, 267 (1943).
Zischinsky, H.: Einige bemerkenswerte Fälle von Kehlkopfdiphtherie. Münch. med. Wschr. 1942, 1036.

2. Chronische Lokalinfektionen mit allgemeiner Sensibilisierung

Eine Anzahl von spezifischen Lokalinfektionen der Haut und Schleimhäute zeigen unbehandelt einen chronischen Verlauf mit nur geringer oder keiner Neigung zu Spontanheilung oder gar zu dauernder Progredienz. Dabei gehen sie trotz ihrer nur lokalen Manifestation mit einer Sensibilisierung (Allergisierung) des Gesamtorganismus einher, die wie bei den chronisch-cyclischen Krankheiten durch spezifische Hautproben nachweisbar ist. Es findet also eine Veränderung der arteigenen Empfänglichkeitslage statt, wie sie bei der reinen Lokalinfektion nicht anzutreffen ist. Soweit bekannt, kommt es aber nicht zu einer cyclischen Generalisation, oder sie kommt nur als Ausnahme — klinisch als „Komplikation" — vor, wie etwa bei der Gonorrhoe (s. S. 214). Infolge davon kommt es auch nicht zum Erwerb einer Krankheits-, sondern höchstens zu einer Infektionsimmunität; nur bei der Orientbeule, die nach mehrmonatiger Dauer auch zur Spontanheilung führt, entwickelt sich eine solche. Und in seltenen Fällen der gonorrhoischen Infektion sah man früher die Entwicklung einer endokarditischen Sepsis als Ausdruck des Erwerbs einer tertiären Empfänglichkeitslage, die freilich meist in Form einer subakuten Sepsis verlief, also verwandt mit der Lenta-Sepsis, etwa wie bei der Brucellose.

Überblickt man dieses pathogenetische Verhalten, so zeigt es eine Mittelstellung zwischen cyclischer und lokaler Infektion, die einige Züge von jener, einige von dieser aufweist, wobei sich die einzelnen hier zusammengefaßten Krankheiten z. T. eher wie cyclische, z. T. mehr wie lokale Infektionen verhalten. Der chronische Verlauf bzw. die mangelnde Heilungstendenz sowie auch teilweise die histologisch den spezifisch-granulomatösen Entzündungen zugehörende Reaktion nähert sie den chronisch-cyclischen Krankheiten mit vorwiegender Organmanifestation (Abschn. A 2) an.

Haupteigenschaften sind:
Eintrittspforte am Ort der Haftung und der Manifestation, Haftung nur durch intensiven Kontakt, vorwiegend in Form der Geschlechtskrankheit.
Inkubationszeit unregelmäßig und deshalb meist „unbekannt", ·d. h. nicht fixierbar.

Generalisation nur ausnahmsweise, wohl aber allgemeine Allergisierung mit entsprechenden Hauttests.

Organmanifestation in Form eitrig-geschwüriger oder chronisch-granulomatöser „spezifischer" Entzündung. Keine Toxinwirkungen. Alle diese Keime bevorzugen dabei den intracellulären Parasitismus, wie es ihrer sensibilisierenden Fähigkeit entspricht.

Die *Erreger* dieser Gruppe, soweit es sich um Anthroponosen handelt, gehören den Bakterienfamilien an, die auch die Normalsymbionten der menschlichen Schleimhäute stellen: gramnegative Mikrokokken, Haemophilus, Klebsiella. Diese Keimverwandtschaften dürften mit der eigenartigen Empfänglichkeitslage bzw. Reaktionsweise des Menschen in genetischem Zusammenhang stehen (vgl. S. 14).

Gonorrhoe. Sie ist im allgemeinen eine eitrige Lokalinfektion, histologisch ganz „unspezifisch". Das Endobioseverhältnis des Menschen zum Gonococcus ist jedoch nicht ganz stabil, so daß sie bei einzelnen Individuen ausnahmsweise zur cyclischen Infektionskrankheit werden kann (wie bei den Pneumokokkenkrankheiten) (vgl. S. 214). Die Hinfälligkeit ihres Erregers bedingt ihre Übertragbarkeit nur durch den intensiven Kontakt des Coitus oder die Schmierinfektion beim Kind. Die Infektion neigt zur Aszension auf unbesiedelte Oberflächen (Epididymis, Adnexe), aber nicht auf lymphangitischem Weg. (Falsche) *Inkubationszeit:* 1—4 Tage, selten mehr. Keine *Krankheitsimmunität*. Unbehandelt entwickelt sich eine symptomenarme, aber dauernd kontagiös bleibende, chronische Gonorrhoe bei Mann und Frau. — Übergang in *Sepsis* kommt vor.

Der *Gonococcus* gehört zur Gruppe der gramnegativen Mikrokokken und ist weder mikroskopisch noch kulturell von seinen „Vettern", dem Meningococcus und dem Micrococcus catarrhalis, sicher zu unterscheiden, wohl aber durch Agglutination. Ihm und dem Meningococcus ist auch die intracelluläre Lagerung auf der Höhe des Prozesses — später oft nicht mehr! — gemeinsam, die man auch beim M. cartarrhalis zuweilen sieht.

Die allgemeine Sensibilisierung gibt sich außer in dieser intraleukocytären Lagerung in der Bildung von komplementbindenden *Antikörpern* nach etwa dreiwöchiger Krankheitsdauer kund, die nach Ausheilung im Verlauf einiger Monate wieder verschwinden, ferner in der starken Überempfindlichkeit gegenüber Gonokokken-Präparaten wie Arthigon, die, i.v. gegeben, nur bei infizierten Personen schweren Schüttelfrost auslösen, und schließlich in positiven *Hautreaktionen* mit abgetöteten Gonokokken, die allerdings wegen der Antigengemeinschaft mit anderen Mikroben keine zuverlässige Spezifität besitzen.

Ulcus molle. Auch bei ihm handelt es sich um eine eitrige Wundinfektion mit einem offenbar sehr anspruchsvollen und deshalb fast nur durch den intensiven Kontakt des Coitus übertragbaren Keim; doch kommen extragenitale weiche Schanker vor. Der Keim dringt leicht vom Rand des Geschwürs aus im Unterhautgewebe weiter vor, daher die unterminierten Ränder und die Neigung zur serpiginösen Ausbreitung. Durch Vordringen in der Lymphbahn kommt es zur Bubonenbildung. Mischinfektion mit Eiterkokken ist häufig. Die (falsche) *Inkubationszeit* beträgt nur 2—3 Tage. *Immunität* wird nicht hinterlassen.

Der *Streptobacillus Unna-Ducrey* ist auch auf Nährböden recht anspruchsvoll. Es ist nicht sicher, ob er mitunter, besonders bei Frauen, nicht auch ohne Krankheitszeichen als harmloser Symbiont vorkommt („Bacillenträger"). Er gehört zur Gattung Haemophilus wie Influenza- und Keuchhusten-Bacillen.

Die allgemeine Sensibilisierung zeigt sich außer in der bevorzugt intracellulären Lagerung der Keime in Bildung von komplementbindenden Antikörpern, der positiven Hautreaktion nach Ito-Reenstjerna und auch in dem alten diagnostischen Verfahren der Autoinoculation mit Buboneneiter, wobei sich beim Infizierten in 2—4 Tagen ein typischer Inoculationsschanker entwickelt.

Sklerom. Diese eigenartige Krankheit, die meist als Rhinosklerom beginnt, aber auch schon primär Rachen und Kehlkopf einbeziehen kann, findet sich nur unter hygienisch dürftigen Verhältnissen. Die Übertragungsart ist unbekannt. Ihre Ansteckungsfähigkeit ist gering, obwohl familiäre Häufung vorkommt. Es wurde auch daran gedacht, daß sie eine Zoonose (vom Schwein) sei. Die ganze Schleimhaut gerät in eine chronische granulomatöse Wucherung. Histologisch findet man ein der lepromatösen Lepra sehr ähnliches Bild mit großen histiocytären, sogenannten Mikulicz-Zellen, die massenhaft die Erreger enthalten. Die Haut der Kranken ist gegen Extrakte aus diesen hyperergisch (Roux-Mantouxsche Reaktion). Das Serum weist komplementbindende Antikörper auf. Der Sklerombacillus gehört zu den Klebsiellen und damit zur weiteren Coligruppe.

Venerisches Granulom. Diese auch an primitive Unhygiene gebundene tropische Geschlechtskrankheit ist pathogenetisch dem Sklerom sehr nahe verwandt, nur daß sie eben durch den Coitus übertragen wird. Histologisch und bezüglich Allergielage und intracellulärem Parasitismus besteht weitgehende Übereinstimmung. Primärsitz (überwiegend bei Frauen verbreitet) Vulva, bei Männern auch an der äußeren Penishaut. Im chronischen Verlauf kommt es nicht selten zu hyperergischer Gelenkbeteiligung. Der Erreger, Calymmatobacterium granulomatis, ist ebenfalls ein Kapselbacterium (Klebsiella) aus der weiteren Coligruppe. Das Serum gibt eine gruppenspezifische KBR.

Orientbeule. Mit Wahrscheinlichkeit handelt es sich um eine Zoonose (Reservoir: wildlebende kleine Nager), die durch Mücken (Phlebotomen) von diesen auf den Menschen übertragen wird, obwohl auch Schmierinfektion vorkommt. Bei ihm macht sie, obwohl eine Lokalinfektion, histologisch gesehen, eine spezifische Granulationsgeschwulst mit Neigung zur Ulceration von chronischem Verlauf, erzeugt auch eine gruppenspezifische Hautallergie mit Leishmanien und hinterläßt eine Krankheitsimmunität, verhält sich also immunologisch weitgehend wie eine cyclische Krankheit, wobei ihr Erreger (Leishmania tropica) auch von dem der Kalaazar nicht zu unterscheiden ist. Die Pathogenese, Lokalinfektion mit Allgemeinsensibilisierung und intracellulärem Parasitismus, gleicht also weitgehend derjenigen anderer lokaler Granulationsgeschwülste dieser Krankheitsgruppe.

3. Lokalinfektionen mit Exotoxin-Vergiftung

Beim Botulismus findet eine Bacillen-Ansiedlung im Wirtsorganismus überhaupt nicht statt; die Toxine werden vielmehr nur peroral von außen aufgenommen. Es handelt sich also hierbei gar nicht um eine Infektion, sondern eine reine Intoxikation, prinzipiell etwa vergleichbar dem Schlangenbiß. — Beim Tetanus macht die lokale Tetanusbacillen-Infektion klinisch keinerlei Manifestation, sondern wird in Wunden durch die Infektion mit anderen Keimen überdeckt, oder die Eintrittspforte ist klinisch längst verheilt, die Tetanusbacillen liegen reizlos im Gewebe und führen doch noch zum Spättetanus. — Bei den anaeroben Wundkeimen vom Gasbrandtyp tritt ebenfalls ihre lokale Wirkung an der Eintrittspforte zurück hinter ihrer Fähigkeit, mittels ihrer Toxine die Gewebe anzugreifen, sich so auszubreiten und zu allgemeiner Vergiftung des Körpers zu führen. — Beim Milzbrand ist zwar die Toxinfrage noch immer nicht geklärt. Es handelt sich um eine leicht in Sepsis übergehende Lokalinfektion („Karbunkel"), die aber den Allgemeinzustand schnell in so starke Mitleidenschaft ziehen kann, daß mindestens klinisch an der Intoxikation kein Zweifel besteht.

Alle diese Infektionen sind wenig wirtsspezifisch, befallen vielmehr zuweilen auch spontan verschiedene Tierarten. Der Milzbrand ist eine richtige Zoonose.

Im Vordergrund der Pathogenese steht also nicht der Infektions-, sondern der Intoxikationsprozeß, der entweder durch Neurotoxine typische nervöse Symptome macht oder von der Wunde aus zu allgemeiner Vergiftung führt.

Botulismus. Trotz der enteralen Eintrittspforte des Toxins kommt es durch dieses nicht zu Darmerscheinungen, sondern wird im Menschen nur die Neurotropie des Botulinustoxins manifest.

Der *Bacillus botulinus* gehört zu den streng anaeroben sporenbildenden Clostridien, die sich nur in O_2-freier Umgebung unter Toxinproduktion entwickeln, und zwar der B. botulinus besonders in anaerob zersetzten Nahrungsmitteln. Das *Toxin* wird durch Mäuseversuch im Patientenblut nachweisbar, kann aber auch merkwürdigerweise in diesem in nachweisbarer Menge kreisen, ohne daß irgendwelche Krankheitszeichen auftreten.

Tetanus. Die Tetanuskrankheit ist pathogenetisch durch die strenge Neurotropie des Toxins charakterisiert. Es wird im peripheren Nerv zum Zentralnervensystem fortgeleitet. Von hier, besonders von der motorischen Vorderhornzelle aus, entsteht die Übererregbarkeit der Muskeln. Zum Teil gelangt das Toxin auch ins Blut und wird daraus von den muskulären Nervenendigungen des Körpers absorbiert. Das hat zur Folge, daß tetanische Symptome sich manchmal, besonders bei kleineren Gewebsverletzungen, zuerst nicht wie gewöhnlich in der verletzten Extremität, sondern in der den motorischen Kernen zunächst gelegenen Kau- und Nackenmuskulatur einstellen können, da das ins Blut gelangte Gift auf deren Nervenbahnen zuerst das Erfolgsorgan erreicht. Der Tetanus ist eine motorische Erkrankung des Nervensystems, weil das in die sensiblen Nerven gelangende Toxin auf seiner Wanderung in den Spinalganglien eine Sperre erreicht, über die hinaus es nicht ins Zentralnervensystem gelangen kann. Allerdings muß man die Reflexsteigerung und auch die manchmal auftretenden Schmerzen als Ausdruck eines Übergreifens der Vergiftung auf sensible Teile des Rückenmarks ansehen. Die Schwere der Krankheit geht der Menge des ausgeschütteten Toxins parallel.

Die Anwendung des Begriffes einer *Inkubation* auf den Tetanus ist unrichtig. Die Dauer von der Infektion bis zum Beginn der klinischen Erscheinungen ist nur eine Frage des Gifttransports und hat mit der Infektion bzw. den lebenden Keimen nichts zu tun. Eine echte *Krankheitsimmunität* wird nicht hinterlassen, sondern nur eine meist bald wieder abklingende Giftimmunität.

Der *Tetanusbacillus* ist ein anaerober Sporenbildner (Tennisschlägerform). Die Stärke des Giftbildungsvermögens ist bei den einzelnen Stämmen sehr verschieden, und nicht selten fehlt es ganz. Bemerkenswert ist, daß es im Gegensatz zur mangelnden durch Krankheit erworbenen Immunität möglich ist, mit Toxoiden künstlich eine langdauernde antitoxische Immunität zu erzeugen.

Gasbrand-Gruppe: Bei den *anaeroben Wundinfektionen* kommt zu der lokalen Infektionswirkung eine Allgemeinwirkung durch Resorption echter Exotoxine hinzu, zu deren Absonderung die anaeroben Wundkeime befähigt sind. Diese führt zu schweren Vergiftungserscheinungen des Wirts, und geichzeitig schreitet der lokale nekrotisierende Prozeß, wenn nicht rechtzeitig bekämpft, mit unheimlicher Schnelligkeit weiter, indem die Keime sich im Muskel- und Bindegewebe bzw. in den Lymphbahnen sehr rasch verbreiten. Auch der Übergang in *echte Sepsis* kommt vor, und terminale Bakteriämie ist die Regel. Meist handelt es sich um Mischinfektionen mit mehreren anaeroben, oft dazu auch noch aeroben Keimen.

Unter den anaeroben Wundkeimen (Clostridien) ist der *Fränkelsche Gasbacillus* am weitesten verbreitet. Er findet sich auch oft im Darm des Menschen als harmloser Symbiont.

Milzbrand. Die besonders von Tierkadavern stammende Infektion führt beim Menschen zu einer karbunkelähnlichen Lokalinfektion der Haut (Pustula maligna), meist mit regionärer Lymphangitis und -adenitis und oft, besonders beim Sitz an Lippen oder Hals, mit Übergang in *Sepsis,* wobei es prämortal meist auch noch zu metastatischer Meningitis kommt. Regelmäßig ist das bei Lungen- (Hadernkrankheit) und Darmmilzbrand der Fall (Inhalations- bzw. perorale Infektion).

Der *Bacillus anthracis,* obwohl der älteste als Erreger erkannte Keim (R. Koch), bietet noch heute durch seinen Antigenaufbau, seine in weiten Grenzen wechselnde Virulenz und die Immunitätsverhältnisse viele Rätsel: morphologisch und kulturell ist er identisch mit ganz banalen, ubiquitären und harmlosen Erdkeimen und auch dem als Darmsymbiont weitverbreiteten Bac. mesentericus, zeigt jedoch Schleimkapselbildung. Diese enthält kein echtes Toxin, wohl aber aggressinartig wirkende, gewebsauflösende Fermente. Dementsprechend entsteht weder eine Krankheits-, noch eine wirklich antitoxische Immunität, sondern nur eine rasch wieder abklingende, vielleicht bactericide sowie wohl eine „lokale Immunität" der Haut (BESREDKA), auf deren Grundlage auch die für Tiere gebräuchlichen Impfstoffe aufbauen.

4. Lokalinfektionen auf Grund gestörter Gewebstrophik

Die normalerweise besiedelten Deckflächen von Haut und Schleimhäuten haben, wie auf S. 82 ff. ausgeführt, die komplizierte Funktion, sich mit den Normalsymbionten in einem Gleichgewicht zu halten und dabei ihre eigene Integrität zu bewahren. Diese Funktion kann in verschiedener Art gestört werden teils mechanisch durch anatomische Anomalien wie

Geschwülste, Prolapse u. a. oder Veränderungen an den benachbarten Organen, im Mund etwa der Zähne, teils durch allgemein den Wirt schädigende Faktoren wie Ernährungszustand, Blutkrankheiten (Agranulocytose, Leukämie u. a.), Urämie, Vergiftungen (z. B. Blei, Quecksilber, Wismuth), Status postoperativus, Antibiotica-Behandlung (mit Störung des endobiontischen Gleichgewichts), Corticosteroide usw., teils durch zentralnervöse Störungen im Sinne trophischer Geschwürsbildung (Tabes, Syringomyelie, Querschnitts- u. a. Lähmungen).

Besonders anfällig bei allen solchen Störungen sind Mundhöhle und Enddarm, also die normalerweise besiedelten Körperhöhlen. Von ihnen aus können dann solche Lokalinfektionen in die Nachbarschaft und Tiefe vordringen.

Als *Erreger* spielt bei solchen unspezifischen Schädigungen vor allem die *Plaut-Vincentsche „Symbiose-Flora"* (bestehend aus den anaeroben Keimen Bac. fusiformis und Spirochaeta seu Borrelia buccalis) eine besondere Rolle; sie stellt schon einen fast obligaten Bestandteil der Normalsymbioseflora der Mundhöhle und des Darms dar und kommt unter den genannten Umständen leicht zur Haftung und starken Vermehrung im Geschwürsgrund entsprechender Gewebsherde. — Sodann hat besonders in neuerer Zeit der *Staphylococcus aureus haemolyticus* eine verhängnisvolle Bedeutung erhalten, da er in hervorragendem Maße die Fähigkeit zur Entwicklung einer Antibiotica-Resistenz besitzt und dadurch selektiv unter einer entsprechenden Therapie, die die meisten anderen Keime hemmt, zu Ansiedlung und Vermehrung auf geschädigtem Grunde gebracht wird. Die Voraussetzungen für dieses Geschehen sind vorzugsweise in Krankenhäusern gegeben („Hospitalismus", vgl. S. 80). — Sowohl unter endo- wie auch den soeben aufgezeigten exogenen Umständen kommen auch *verschiedene Pilzarten* im Gewebe zur Haftung, Ansiedlung und Vermehrung, wobei gewöhnlich eine vorausgegangene bakterielle Invasion den Weg bereitet. — Schließlich muß aber auch erwähnt werden, daß solche geschwürige bzw. nekrotisierende Gewebsprozesse zuweilen bakteriologisch keinerlei charakteristischen Befund aufweisen können, sondern nur eine sogenannte *„Mischflora"*, die freilich bei anaerober Untersuchung doch oft noch wichtige Keimbefunde ergeben kann.

Plaut-Vincentsche Angina. Die mit Fusospirillose einhergehende Geschwürsbildung findet sich am häufigsten und meist isoliert an der Stelle der Mundhöhle, deren Trophik offenbar am labilsten ist: auf einer Tonsille. Auch tritt der exogene Faktor dabei noch stärker hervor, indem mäßig starke epidemische Häufungen dieser Krankheit in geschlossenen Menschengruppen bekannt sind, die allerdings immer unter irgendwelchen besonderen, hygienisch bedenklichen Umständen leben. Übergreifen des Prozesses auf die Umgebung der befallenen Tonsille und andere Stellen der Mundschleimhaut sind bekannt. Eine Allgemeinstörung wird nur fühlbar, wenn es zu regionärer Halsdrüsenbeteiligung infolge Sekundärinfektion kommt.

Stomatitis ulcerosa, engl.: trench mouth (= Schützengraben-Mund). Auch diese Krankheit kommt gehäuft unter ähnlichen Umständen (in Kasernen, Lagern u. ä.) vor und zeigt multiple Nekrosen am Zahnfleischrand, oft mit starker sekundärer Beeinträchtigung des Allgemeinzustands und Fieber. Fast regelmäßig findet sich die Fusospirillose. In 2—4 Wochen pflegt sie wieder abzuklingen.

Noma (Hospitalbrand). Hier verläuft der nekrotisierende Prozeß sehr viel akuter als bei den beiden vorigen Krankheiten, meist an der Wangenschleimhaut beginnend. Vorbedingung sind stark schwächende Allgemeinschäden, besonders auch in Zusammenwirken mit Infektionskrankheiten, vor allem Masern, Kala-azar u. a. Der Prozeß kann zum Tode führen oder mit starken Entstellungen ausheilen. Fusospirillose ist fast regelmäßig nachweisbar. Die Noma war in Europa in früheren Jahrhunderten häufig und ist gewissermaßen die historisch-klassische Form des Hospitalismus!

Paradentose. Von ausgesprochen chronischem Verlauf ist der so bezeichnete, vorwiegend das Zahnbett betreffende und weithin mit der Zivilisation (Domestikation) zunehmende Gebißverfall. Zweifellos stehen bei ihm neurodystrophische Faktoren im Vordergrund. In den befallenen Bereichen zeigen sich wechselnde bakteriologische Befunde, unter denen die Fusospirillose eine bedeutende Rolle spielt.

Ulcus tropicum. In tropischem Klima sieht man, besonders bei fehl- und unterernährten Menschen an den Extremitäten tiefgreifende, nicht borkig belegte, sondern lebhaft sezernierende Geschwüre, in denen sich fast regelmäßig die Plaut-Vincent-Flora findet und die früher äußerst behandlungsresistent waren. Nicht selten sind auch Diphtheriebakterien in diesen streckenweise sehr häufigen, torpiden Geschwüren zu finden, die auch eine Begleiterscheinung tropischer Feldzüge („veldt sore" burisch!) sind.

Ulcus gangraenosum, besonders am Penis. Zu den neurodystrophischen Prozessen gehört wohl auch dieses rasch zu verstümmelnden Substanzverlusten führende Geschwür, das auch vorzugsweise in warmen Ländern und bei schlechter Hygiene auftritt und meist die Fusospirillose zeigt. Es ist genetisch der Noma gleichgeordnet.

Symptomatische Stomatitiden. Bei Leukämien, Agranulocytosen, Urämien, Schwermetallvergiftungen u. a. kann es zu mehr oder weniger schweren Stomatitiden subakuten bis chronischen Verlaufs kommen, deren Prognose vom Grundleiden abhängt und die sich symptomatologisch ganz ähnlich wie die vorgenannten Krankheiten darstellen. Nicht selten findet man auch bei ihnen die Fusospirillose, aber auch oft hämolysierende Staphylokokken, Diphtheriebacillen und andere Vertreter der Mundflora in wechselnden Zustandsformen.

Symptomatische Colitiden. Aus den gleichen Grundleiden heraus kommt es auch zum Versagen der symbiontischen Funktionen der Dickdarmschleimhaut mit den entsprechenden Floraveränderungen unter dem klinischen Bild einer chronischen Ruhr.

Symptomatische Kolpitiden. Die Symbiose der *Vagina,* die normalerweise eine Ein-Keim-Flora mit Döderleinschen Milchsäurebacillen ist, ist sehr konstant, die Schleimhaut fast ebenso widerstandsfähig gegen Infektionen wie die Mundhöhle. Unter abnormen anatomischen Verhältnissen (Prolaps, Geschwülste usw.) ändert sich auch die Flora, meist in Richtung auf ein Hervortreten pyogener Kokken, und damit geht eine Schleimhautentzündung Hand in Hand. Bezeichnend ist weiter, daß man wie in Mund und Darm bei entsprechenden Allgemeinleiden wie Urämie, Agranulocytose usw. schwere nekrotisierende Kolpitis, oft mit Fusospirillose kennt. Sehr selten kommt auch Scheidendiphtherie beim Menschen vor. Nur leichte Reizzustände pflegt die harmlose *Trichomonadenkolpitis* (-Fluor) auszulösen.

Parotitis purulenta. Als eine typische Hospitalkrankheit, sei es bei schwer geschädigtem Allgemeinzustand, sei es postoperativ, sei hier diese von der Mundhöhle (durch Austrocknung, mangelnden Kauakt, Flora-Umstimmung) aszendierende Lokalinfektion genannt, bei der es — auch bei dem meist nachweisbaren Befund von Staph. aur. haem. — trotzdem oft nicht zu einer Bildung von „Pus bonum et laudabile", also der gewöhnlichen Entzündungsform, sondern nur zu hämorrhagischer Nekrose der Parotis als Ausdruck der gestörten Trophik kommt.

Soor (Candida-, Oidiomykose). Auch bei den Mykosen der Mundhöhle, deren häufigste der Soor ist, spielen trophische Einflüsse die maßgebende Rolle. Der Soor ist eine Komplikation schwerer akuter oder chronisch-kachektisierender Krankheiten bevorzugt im Kleinkindalter von an sich nur lokaler Bedeutung und durch hygienische Maßnahmen vermeid- und heilbar. Eine gesunde Mundschleimhaut ist für Pilzinfektion unangreifbar. Unter hygienisch ungünstigen, besonders tropischen Verhältnissen kommen auch noch eine Reihe anderer Schleimhaut-, besonders *Blastomykosen* vor.

Actinomykose. Auch sie geht in der Mehrzahl der Fälle von der Mundhöhle, vor allem von defekten Zähnen aus und bedarf zur Haftung der Hilfe vorausgehender bakterieller Wegbereitung. Es kommt dann freilich zu einem sehr charakteristischen klinischen Krankheitsbild, wobei nur noch der Pilz allein im Gewebe anzutreffen ist. Ausbreitung erfolgt per continuitatem bzw. auf dem Lymphwege. Je nach Eintrittspforte kann man die cervico-faciale, pulmonale, abdominale und genitale Actinomykose unterscheiden.

Auf die vielen Formen der *internistischen Mykosen,* seien sie irgendwelcher sekundärer Entstehungsart, heutzutage besonders unter Antibiotica-Therapie, seien sie wohl charakterisierte tropisch-endemische Krankheitsbilder, kann hier im einzelnen nicht eingegangen werden; es sei aber verwiesen auf Coccidioidomykose (S. 160), Histoplasmose und Torulose (S. 161).

5. Lokalinfektionen der Haut (Wundinfektion)

In dieser Gruppe findet sich nun der Prototyp der reinen Lokalinfektion im pathogenetischen Sinne, d. h. die Infektion wird auf Grund der arteigenen (angeborenen) Empfänglichkeitslage sogleich lokalisiert, da der

Wirtsorganismus die Fähigkeit besitzt, diesen Erregern mit Erfolg entgegenzutreten (angeborene „Immunität" = Resistenz) und ohne irgendeine allgemeine Sensibilisierung sie auch meist wieder zu überwinden.

Auch die Haut ist wie Mundhöhle, Darm und Vagina obligat bakteriell besiedelt und kann daher zunächst in ähnlicher Weise an Symbiosekrankheiten engeren Sinnes erkranken. Ihre Normalsymbionten sind vor allem Staphylokokken, die sich dauernd auf ihr finden, weiter auch Streptokokken, höhere Pilze und andere Umweltskeime. Sie ist zwar durch verschiedene Einrichtungen, die geschlossene Epithelschicht mit ihrer Selbstreinigung, den Hauttalg, ihren Säuremantel, gegen das Eindringen von Keimen geschützt; jedoch sind durch ihren im Vergleich zu den Schleimhäuten komplizierteren Bau auch mehr loci minoris resistentiae gegeben, so besonders in den Ausführungsgängen der Schweiß- und Talgdrüsen und diesen selbst, wo sich bei örtlichen Anomalien oder allgemeiner Disposition (endokrine, Ernährungs- u. a. Schäden) Infektionen festsetzen können.

Eine besonders große praktische Bedeutung haben die so häufigen, kaum sichtbaren, kleinen und größeren bis zu den größten *Verletzungen der Hautdecke*, die den Boden abgeben für mancherlei Infektion, besonders die klinische Wundinfektion.

Dabei spielen als *Erreger* wirts- und ortseigene Hautkeime (Staphylo- und Streptokokken in ihren pyogenen Arten) die Hauptrolle. Entsprechend ihrer starken Exposition ist die Haut aber auch wirtsfremden Keimen in vermehrtem Maß ausgesetzt, so daß wir an ihr eine erkleckliche Zahl von *Zoonosen* finden. In loserem Symbioseverhältnis mit ihr stehen schließlich die *Ektoparasiten* des Menschen, die aber immerhin zum Teil, wie z. B. die Krätze, auch der sogenannte Hautmaulwurf, dessen Erreger Larven tierischer Würmer sein können (Zoonose!), noch in fast engerer Wechselwirkung mit dem Menschen stehen können als die „Ektoparasiten" des Darms.

So haben wir also an der Haut neben den Symbiosestörungen mit wirts- und ortseigenen Keimen (wie bei den obligat bakteriell besiedelten Schleimhäuten) in vermehrtem Maße mit wirtsfremden zu rechnen.

Zu erwähnen ist noch, daß Haut- einschließlich Wundlokalinfektionen teils auf dem Weg über eine Durchbrechung der regionalen Drüsenfilter, teils auf thrombophlebitischem Weg (direkter Einbruch in die Blutbahn) leicht *in Sepsis übergehen* können und so der Großteil der akuten Sepsisfälle („Blutvergiftung") von hier ausgeht.

(Klinische) Wundinfektion. Die gewöhnliche Eiterung ist meist von Staphylokokken hervorgerufen und neigt zu guter Demarkierung. Gelangen die Staphylokokken in die Tiefe bei geringem Oberflächendefekt, so kommt es zur Absceßbildung (Panaritium, Spritzenabsceß usw.). Die Streptokokkeninfektion neigt mehr zur Ausbreitung im Gewebe: Lymphangitis, -adenitis, -drüsenabsceß oder Phlegmone.

Zu Komplikationen führen die banalen Eiterinfektionen durch *vorübergehende Bakteriämien*, die besonders unter mechanischer Einwirkung von außen (u. a. auch von ärztlichen Eingriffen, wie Palpation, Verbandwechsel, Operation) zustande kommen. Diese können, vor allem bei den Staphylokokkeninfektionen, Anlaß zur Metastasierung geben. So entstehen fernliegende Abscesse, besonders häufig paranephritisch und osteomyelitisch, auch in den serösen Höhlen der Brust (Pleuraempyem) und der Gelenke

(Gelenkempyem). Die Herstellung einer fortdauernden Kommunikation zwischen Infektionsherd und Blutbahn führt zur *Sepsis*.

Die *Staphylokokken* und *Streptokokken* sind Angehörige der großen Familie der Coccaceae und gehören zu deren grampositiven Vertretern. Außerhalb des Menschen kommen beide in fast unzähligen Spielarten vor.

Die Spielarten der *Staphylokokken*, die der traubenförmigen Lagerung im mikroskopischen Bild ihren Namen verdanken, sind nur durch ihr Verhalten in der künstlichen Kultur unterscheidbar: ihre Kolonien zeigen eine Eigenfarbe, wobei es alle Übergänge vom Porzellanweiß über das Goldgelb bis zum Zitronengelb gibt. Auf der Blutagarplatte können sie durch Hämolysierungsvermögen einen hellen Hof um die in 24 Stunden gewachsene Kolonie herum bilden oder nicht. Die Größe des einzelnen Coccus unterliegt ebenfalls großen Schwankungen. Von weiteren Eigenschaften, mit denen man die verschiedenen, stets durch Übergangsformen miteinander verbundenen Spielarten voneinander abtrennen kann (z. B. Coagulase-Gehalt), kann für klinische Zwecke abgesehen werden. Im akuten „heißen" Eiterherd findet man fast stets die gelb wachsende, hämolysierende und mikroskopisch gleichmäßig feinkörnig erscheinende Spielart, die man als *Staphylococcus pyogenes aureus haemolyticus* bezeichnet. Für epidemiologische Zwecke steht heute die Phagentypisierung zur Verfügung. Je weniger der Herkunftsort klinisch einem solchen Eiterherd gleicht, um so mehr pflegen sich die Eigenschaften des betreffenden Staphylococcus von dieser Spielart zu unterscheiden, und auf der gesunden Haut, also am Übergang zur Umwelt findet man meist nur die weiße nicht hämolysierende Form, den *Staphylococcus albus*, der auch in der freien Natur der häufigste Vertreter ist.

Die Spielarten der *Streptokokken*, die im Gewebe (in der künstlichen Kultur oft nicht!), unter dem Mikroskop betrachtet, in Ketten hintereinander zu liegen pflegen, unterscheiden wir ebenfalls nach ihrem Verhalten in der künstlichen Kultur, besonders auf der Schottmüllerschen Blutagarplatte, wo sie farblose, kleine Kolonien bilden, und ein verschieden starkes Vermögen besitzen, das dem Agar zugesetzte Blut zu zersetzen. Sie bewirken das teils durch Bildung eines hellen Hofes wie bei den Staphylokokken (sogenannte β-Hämolyse), teils durch Verwandlung des Hämoglobins in bräunliches Methämoglobin (sogenannte α-Hämolyse), das dann infolge optischer Kontrastwirkung auf der roten Blutplatte als ein grüner Hof um die Kolonie herum erscheint (Vergrünung), teils lassen sie den Blutfarbstoff unverändert (anhämolytische Streptokokken). Zwischen diesen drei Stufen der Blutzersetzung gibt es alle Übergänge. Im akuten Entzündungsherd findet man die Streptokokken in der Form des *Streptococcus pyogenes haemolyticus*, beim Menschen vorwiegend vom serologischen Typ A (nach LANCEFIELD).

Pyodermien (Impetigo, Furunkulose, Sycosis, Schweißdrüsenabsceß, Acnepusteln). Bei diesen Staphylokokkeninfektionen, die größtenteils von den Haarbälgen bzw. Talgdrüsen ausgehen, sind dispositionelle Faktoren von bedeutendem Einfluß (z. B. Diabetes mellitus). Die größere Anfälligkeit des Kindesalters weist wohl trotz seiner durchschnittlich größeren Infektionsexposition auf eine gewisse Ausreifung der cellulären Resistenz (= lokale Immunität).

Erysipel. Eintrittspforte sind immer kleine Hautverletzungen, besonders im Gesicht (Rhagaden). Streptokokken neigen immer zur kontinuierlichen Ausbreitung im Gewebe bzw. in dessen Lymphspalten. Daß bei der Labilität des individuellen Symbioseverhältnisses zu ihnen das Erysipel oft auch als cyclische Allgemeininfektion verläuft, ist auf S. 214 besprochen.

Mykosen. Oberflächliche Mykosen der Haut sind meist auch mit schlechten hygienischen Umständen, klimatischen Einflüssen (Hautmaceration im Tropenklima!) und neurodystrophischen Störungen verbunden. Die entzündliche Reaktion ist meist nur gering: im histologischen Bild sieht man oft fast nur mäßige Fremdkörperreaktion (Riesenzellen!), das Blutbild ist unverändert. Nur bei den cyclisch verlaufenden Mykosen (S. 159 ff.) wird eine Hautallergie erworben oder gar Krankheitsimmunität. Die Morphologie der Pilze zeigt ungeheure Variabilität, und man findet nicht selten als Erreger eines typischen Bildes ganz verschiedene Arten. Sehr oft sind Pilze auch Sekundärinfektionserreger. Übergang in Sepsis kommt gelegentlich vor. Auf die verschiedenen dermatologischen Bilder der oberflächlichen Mykosen kann hier nicht eingegangen werden.

Zoonosen der Haut:

Erysipeloid. Die Wundinfektion mit dem Erreger des Schweinerotlaufs, der beim Tier (Schwein, Maus, Wild, Geflügel, Fische) auch bei Fütterungsinfektion gewöhnlich eine schwere septische Erkrankung macht, erzeugt beim Menschen eine leichte sich subcutan ausbreitende Lokalinfektion der Haut, die nach 1—2 Wochen wieder zum Stillstand kommt. Vereinzelt ist auch beim Menschen endokarditische Sepsis z. T. in Lenta-Form festgestellt.

Vom Tier gezüchtet, wächst das *Erysipelothrix rhusiopathiae* intra vitam in seiner S-, von den Herzklappen postmortal abgestrichen in der R-Form. Es gehört einer bei Tieren weit verbreiteten Bakterienfamilie (schlanke grampositive Bacillen) an, zu der auch die Listerien hinzugehören.

Rotz. Auch die meist vom Pferd stammende Rotzinfektion führt beim Menschen zunächst zu einer kleinen Hautpustel eitriger Art mit regionärer Drüsenschwellung, die aber schon nach wenigen Tagen in Sepsis überzugehen pflegt. Der seltene Lungenrotz tut dies regelmäßig. Infolge der starken Dermatotropie des Erregers kommt es dabei zu zahlreichen Hautmetastasen. Nur der beim Menschen sehr seltene chronische Rotz verläuft als cyclische Infektionskrankheit mit Entwicklung einer Hautallergie (Mallein-Probe); er zeigt dann oft Gelenkbeteiligung (Hyperergie!); Immunität gibt es auch dabei nur im Sinn der Infektionsimmunität.

Gegen den *Bacillus mallei* bildet der Mensch für die Diagnostik wichtige Serumantikörper.

Pest. Diese meist durch den Stich des Rattenflohs von Ratten auf den Menschen übergehende Zoonose ist auch in den meisten Fällen primär eine lokale Hautinfektion mit regionärer Drüsenschwellung (Bubonen), und bei den günstig verlaufenden Fällen geht sie nicht darüber hinaus. Die Eintrittspforte kann dabei kaum merkbar bleiben (Bubonenpest) oder deutlich hervortreten (Hautpest, Pestkarbunkel). Kommt es zur metastatischen Lungeninfektion, so kann sich nun die Krankheit durch Tröpfcheninfektion weiter verbreiten, wobei diese Inhalationsinfektion immer als tödliche Sepsis verläuft (Lungenpest). Die Gewebsreaktion entspricht einer hämorrhagisch-eitrigen Entzündung. Die Inkubation ist wie bei allen Lokalinfektionen kurz (1—2 Tage); Krankheitsimmunität gibt es nicht.

Der *Pestbacillus*, zu der Familie der Pasteurellen gehörig, bildet kein Exotoxin.

Ektoparasiten (Insekten, Milben, Zecken). Da sie pathogenetisch nichts besonderes bieten, seien sie hier nur der Vollständigkeit halber summarisch erwähnt.

6. Lokalinfektionen der Darmschleimhaut

Auch bei diesen Infektionen handelt es sich um lokale Darmepithelschäden im Sinne reiner Lokalinfektionen, wobei freilich die starke Exponiertheit des Darms — ähnlich der Haut — als ein teilweise schon normal bakteriell besiedeltes und dazu dauernd mit Umwelteinwirkungen in Berührung stehendes Organ berücksichtigt werden muß. Für die Haftung einer Infektion spielen aber weniger mechanische Verletzungen — wie beim Integument — eine Rolle als besonders chemische und biochemische (durch Dysfermentie) Einwirkungen durch Diätfehler oder Allgemeinerkrankungen, die dann auch dazu führen können, daß sich die Flora aszendierend oder deszendierend auf normalerweise sterile Teile des Darmkanals ausdehnt, also besonders den Dünndarm.

Auch in dieser Gruppe spielen Beziehungen zu tierischen Infektionen im Sinne von Zoonosen eine wichtige Rolle.

Gastro-Enteritis acuta. Vor allem Ernährungs-, aber auch thermische u. a., ja besonders gerade nervöse Schäden führen oft zum Bild des akuten (Brech-)Durchfalls mit und ohne Fieber. Auf der Grundlage solcher nicht infektiöser Einflüsse, zuweilen aber auch durch massive Zufuhr an sich apathogener Keime (z. B. wirtsfremder, antigen definierter Coli-Typen: Dyspepsie-Coli bei Säuglingen, auch von gelben Staphylokokken) kommt es zur Symbiosestörung mit quantitativer und qualitativer Veränderung der normalen Darmflora, vor allem auch zur Standortveränderung derselben in das normalerweise keimarme bis keimfreie Dünndarmlumen. Aus dieser Konstellation resultiert das Krankheitsbild der akuten Durchfälle, auf der Grundlage einer echten Entzündung der Dünndarmschleimhaut.

Salmonellen-Gastro-Enteritis. Bei den sogenannten Fleischvergifterinfektionen wird im Stuhl einer von den zahlreichen Typen der Salmonella-Gruppe gefunden, die bei Haustieren im Darm als Normalsymbionten vorkommen (Zoonosen!). Die lokale Endobiosestörung ist bei ihnen pathogenetisch weniger wichtig als die durch Bakterien oft schon vor dem Genuß der infizierten Nahrungsmittel bewirkte Zersetzung derselben. Die Durchfälle werden also hauptsächlich durch die giftigen Produkte der Nahrungsmittelzersetzung, weniger durch eine bakterielle Einwirkung auf die Darmschleimhaut erzeugt. Im Dünndarm kommt es meist rasch zum Zerfall der Bakterien, der noch zusätzlich entzündungserregend wirken mag, durch den aber auch die meist flüchtige Endobiose mit den Keimen dieser Infektionen rasch beendet wird. Sie dauert meist nur wenige Tage. Durch die giftigen Zerfallssubstanzen, die keine echten Toxine sind — solche sind bei den Salmonellen nicht bekannt —, kommt es zum führenden Symptom des Durchfalls und zu Allgemeinsymptomen, wie sie von jeder lokalen Entzündung stärkeren Grades hervorgerufen werden können: kurzes hohes Fieber, belegte Zunge, Linksverschiebung, oft Herpes. Es kommt weder zur Bakteriämie noch zum Erwerb einer Krankheitsimmunität.

In schweren Fällen kann es aber über die mesenterialen Lymphknoten zur Entwicklung einer *Salmonellen-Sepsis* kommen.

Die *Salmonellen der Gruppen B bis F* sind bewegliche gasbildende gramnegative Stäbchen, die vom Bacterium coli hauptsächlich durch den Mangel von

Indolbildung und ihr Verhalten gegenüber Milchzucker unterschieden sind. Da es jedoch häufig atypische Colistämme gibt, die ihnen in diesen Eigenschaften gleichen, so ist ihre Erkennung mit Sicherheit nur durch Agglutinationsproben möglich, also nicht morphologisch-kulturell, sondern nur funktionell. Durch diese agglutinatorischen Eigenschaften werden auch die zahlreichen Typen dieser beiden Gruppen voneinander unterschieden, von denen das Bacterium enteritidis Breslau und Gärtner die wichtigsten sind.

Es ist eine merkwürdige Tatsache, daß ein anderer von den genannten kaum verschiedener Keim dieser Gruppe, das echte Paratyphus B Schottmüller-Bacterium in einem ganz anderen Endobioseverhältnis zum Menschen steht, indem es eine cyclische Infektionskrankheit, den Paratyphus B abdominalis hervorruft (S. 181). Paratyphus B und Enteritis „paratyphosa" sind im Prinzip völlig verschiedene Krankheitsbilder, wenn auch Übergänge vorkommen. Ihre bakteriologische Trennung wurde zuerst in der sogenannten Kieler Lehre (SCHITTENHELM und BITTER) durchgeführt. Ihre Verschiedenheit zeigt, daß es zum mindesten vom Standpunkt des Klinikers aus ganz falsch wäre, die Verwandtschaft zweier Erreger im botanischen System zur Grundlage der nosologischen Systematik zu nehmen. Die Erklärung für diese Verschiedenheit ist wohl darin zu suchen, daß die Enteritiskeime bei Tieren und in Nahrungsmitteln gedeihen, also Zoonosen-Erreger sind, während das Paratyphus B Schottmüller-Bacterium sich nur kurze Zeit in der freien Außenwelt halten kann und meist unmittelbar von Mensch zu Mensch oder wenigstens mit nur ganz kurzer Zwischenschaltung von Trinkwasser oder dergleichen übertragen wird, also ein echter Anthroponosen-Erreger ist.

Amöbiasis. Als Normalsymbiont wird die Entamoeba histolytica in ihrer Minutaform im Darm von gesunden Menschen in allen geographischen Breiten nicht selten angetroffen. Sie verbreitet sich durch die aus dieser Form entstehenden Cysten als Umweltdauerformen. Nur bei vorausgehender Schädigung des Dickdarms, wie sie sich im warmen Klima sehr viel leichter als im kühlen ergibt, erlangt sie eine Aggressivität gegen menschliches Gewebe, wobei sie in die vegetative, Erythrocyten phagocytierende Form übergeht. Diese ist nicht mehr imstande, Cysten zu bilden, also nicht mehr vermehrungsfähig. Das Pathogenwerden bedeutet also auch für diese Erreger eine Gefahr bzw. eine „Erkrankung" (vgl. S. 55)! — Die vegetative Form sondert ein gewebeauflösendes Ferment ab, mit Hilfe dessen sie zunächst die Wand des Dickdarms und nach Verschleppung durch Blut (Pfortader) und Lymphe auch weitere Gewebe in oft langen Gängen durchsetzt oder sogenannte Abscesse bildet. Die entzündliche Reaktion des Gewebes ist dabei ganz geringfügig oder erst durch Sekundärinfektion mit Begleitbakterien in Gang gebracht (WESTPHAL). Davon rührt der chronische Verlauf und die merkwürdige Beschaffenheit des sogenannten Amöbeneiters her, der in strengem Sinne kein Eiter, sondern erweichtes Gewebe, untermischt mit ungeronnenem Blut, ist. Dabei kann die Amöbe in Portalgefäße einbrechen und so zunächst in die Leber gelangen, wo sie in gleicher Weise eine Amöben-„Hepatitis" bis zur ausgedehnten „Abszeß"bildung hervorruft; sie kann aber auch noch weiter verschleppt werden und dabei hämatogen in die Lungen und ins Gehirn geraten und hier zu „Abscessen" führen. Ja, wenn sie ulcerierte Oberflächen findet, so kann sie auch vom Enddarm per continuitatem diese in ihrer Gewebsform besiedeln und so zur sogenannten Amöbencystitis und Amoebiasis cutanea führen, die immer nur Sekundärinfektionen mit Amöben sind. Außerhalb des Darms findet man aber nie Minutaformen und Cysten.

Die Ruhramöbe ist also ein strenger Lokalinfektionserreger, der aber gern hämatogene Metastasen setzt und sich auf geeignetem Boden flächenhaft ausbreitet. Aus diesen ihren pathogenetischen Eigenschaften erklärt sich das so vielgestaltige und in keiner Weise irgendwie normierte Krankheitsbild der Amöbiasis, von der die „Ruhr" nur eine Erscheinungsform ist, die besonders auffällt. Auf nähere Einzelheiten desselben kann hier nicht eingegangen werden.

Balantidiosis. Es handelt sich hier um eine echte Zoonose, die vom Schwein auf den Menschen, besonders Kinder, übertragen werden kann, überall, wo Schweine gehalten werden, vorkommt und mit ähnlichen, aber meist leichteren Symptomen wie die Amöbencolitis verläuft.

Coccidiosis des Darms: Diese Infektion des Darmepithels mit dem Sporozoon Isospora hominis ist klinisch belanglos, da sie kaum Symptome hervorruft; sie sei aber der Vollständigkeit halber und wegen ihrer prinzipiellen phylogenetischen Bedeutung (vgl. S. 45) erwähnt. Es kommt bei ihr stets nur zu einem kurzfristigen intracellulären Parasitismus, der nach einigen (ungeschlechtlichen) Schizogonien durch Bildung von Geschlechtsformen (Gametocyten), die ins Darmlumen ausgestoßen und dann ausgeschieden werden, zur Selbstreinigung des Wirts führt (aber nicht zu einer Immunität).

Coccidien sind bei Tieren, besonders auch Haustieren mit anderen Typen stark verbreitet und befallen dort auch die Leber. Sie stellen entwicklungsgeschichtlich also noch eine primitivere Parasitenstufe als die Plasmodien dar, die ja ebenfalls Sporozoen sind.

Darmwürmer (Bandwürmer, Egel, Peitschen- und Fadenwurm). Sie treten mit dem Wirt nur in geringe Wechselwirkung, insoweit sie Saugnäpfe besitzen, die aber nur zum Festhalten, nicht zur Ernährung dienen. Nur durch Wegnahme wichtiger Bestandteile des Darminhalts, besonders von Vitaminen, werden sie gefährlich, was vor allem zu schweren Anämien (Bothriocephalus) beim Wirt führen kann. Seltener werden sie zu mechanischen Hindernissen für die Darmpassage oder führen zu Haut- und Schleimhautreizung (Oxyuriasis!). Weder besitzen sie Toxine, noch kommen antigene Substanzen von ihnen zur Resorption, so daß auch Eosinophilie nicht zum Bild der reinen Darmwürmer gehört (im Gegensatz zu den cyclischen Wurmkrankheiten, s. S. 161). — Auch die *Myiasis intestinalis,* eine Arthropodeninvasionskrankheit, ist bis auf übermäßig starke Invasionen ziemlich belanglos.

Schrifttum

WESTPHAL, A.: Die Pathogenese der Amöbenruhr bei Mensch und Tier. Arch. Schiffs- u. Tropenhyg. **42,** 343 (1938).

7. Lokalinfektionen der nur gering bakteriell besiedelten Schleimhäute

Die nur gering besiedelten Schleimhäute stehen anatomisch am Übergang besiedelter zu unbesiedelten Flächen. So sind auch sie der dauernden „Infektion" ausgesetzt und dafür normalerweise mit einer bemerkenswert hohen Fähigkeit der Selbstreinigung begabt. Diese kann begreiflicherweise unter schädlichen Einwirkungen versagen. Das ergibt das Bild der *Katarrhe*, für die ursächlich von jeher Erkältungen, also eine unspezifische Einwirkung, in den Vordergrund gestellt wurden. Dabei greift dann die Flora der benachbarten besiedelten Schleimhaut as- oder deszendierend über, kommt zur Ansiedlung und löst die entzündliche Reaktion im mesenchymalen Schleimhautanteil (Submucosa) aus. Das ereignet sich nicht nur mit den Normalsymbionten der benachbarten Schleimhäute, sondern besonders auch mit den diesen verwandten pathogenen Formen, zu denen neben den hämolysierenden Strepto-, den Pneumokokken und Diphtheriebakterien auch die Haemophilus-Arten gehören. Häufig bereiten dabei Schleimhaut-Viren, wie sie in Abschn. A 5 d und e besprochen wurden, den Boden für die Haftung der Bakterien.

Eitrige Conjunctivitis. Als Erreger kommen neben Strepto-, besonders Pneumokokken, Angehörige der Familie des Influenzabacillus (Koch-Weeks- und Morax-Axenfeld-Bacillen) vor, weiter besonders beim Neugeborenen Gonokokken. Auf der gesunden Bindehaut findet man fast regelmäßig Vertreter der Gruppe der Corynebakterien, die sogenannten Xerosebacillen; entsprechend kennen wir klinisch auch die Augendiphtherie. Man vermag diese einzelnen Formen der Symbiosestörung auf der Bindehaut im allgemeinen auch klinisch wohl zu unterscheiden. Vgl. auch Virus-Conjunctivitiden (S. 208).

Eitrige Infektionen der oberen Luftwege. Sie sind nach heutiger Erkenntnis fast immer durch vorausgegangene Virusinfekte hervorgerufen, es sei denn, daß andere pathologische Prozesse wie Verletzungen, Carcinome, Bronchiektasen u. ä., zugrundeliegen.

Unspezifische Urethritis. Soweit diese nicht nur durch Änderung der Schleimhautbeschaffenheit zustande kommt und dabei praktisch steril ist (z. B. bei Reiterscher Trias, S. 231), kommen bei ihr Strepto- und Mikrokokken als Erreger vor. — Entsprechendes gilt beim Weibe auch für die Cervix uteri bei unspezifischen Katarrhen (Fluor flavus).

8. Lokalinfektionen der normalerweise sterilen Schleimhäute

Die Besiedlung der beim Gesunden sterilen Schleimhäute erfolgt in den meisten Fällen auf Grund einer unspezifischen Schädigung, die immer vorausgegangen sein muß, durch retrograde Aszension von Symbionten der vorgelagerten besiedelten Schleimhaut. Es handelt sich dabei also durchwegs um *wirtseigene, aber ortsfremde Keime.* Spezifische Infektionskrankheiten finden sich daher auch nicht mehr bei diesen Krankheiten, sondern nur noch Infektionsprozesse, die aber, zusammengenommen, für die innere Medizin und auch einige andere Spezialfächer von größter Wichtigkeit sind. In ihren akuten Formen sind sie mitunter von starken Allgemeinsymptomen der Infektion begleitet, in den chronischen sind sie Anlaß vielfältiger Leidenszustände.

Ein anderer Infektionsweg muß noch in Betracht gezogen werden, besonders bei den Organen, zu deren Aufgaben das Abfangen gelegentlich, d. h. bei akzidenteller oder septischer Bakteriämie ins Blut geratener Keime gehört: Lungen, Leber und Nieren. Mitunter kommt es in ihnen oder ihren Ausführungsgängen *metastatisch* zur Ansiedlung der ausgeschiedenen Keime. Doch tritt dieser Infektionsweg anteilsmäßig hinter der Aszension zurück.

Infolge der mangelhaften Schutzeinrichtungen der sterilen Schleimhäute bei eingetretener Infektion ist die Mehrzahl der Lokalerkrankungen nicht selten Anlaß zum *Übergang der Lokalinfektion in Sepsis*.

Hier können nur die häufigsten derartigen Lokalprozesse berücksichtigt werden.

a) *Mittelohr und Nebenhöhlen*. Aszension von Strepto- und Pneumokokken bei Erkrankungen der Nase und des Rachens.

b) *Lungen*. Bronchopneumonien als lokale Infektionsprozesse entstehen nur bei unspezifischen Schädigungen hauptsächlich durch andere Infektionskrankheiten oder Kreislaufschäden, ferner durch Aspiration. Das unausgereifte Kindes- und das kreislaufgeschädigte Greisenalter sind deshalb bei weitem am meisten befallen, während die Pneumokokkeninfektion im mittleren Lebensalter, wenn sie überhaupt haftet, zum Bild einer cyclischen Infektionskrankheit, der croupösen Pneumonie, führt. Bei schwerer Lokalinfektion der Lunge kommt es zu Lungenabsceß oder -gangrän.

Erreger von Bronchopneumonien können alle Symbionten von Mund- und Rachenhöhle sein, oft in bunter Mischung, neben Strepto- und Pneumokokken Influenzabacillen, gramnegative Mikro- und Staphylokokken. Nicht ganz selten findet man auch Colibakterien oder Salmonellen, die vielleicht hämatogen hierher gelangt sind. Hierher gehört auch die Klebsiella- oder Friedländer-Bacillen-Pneumonie, deren Erreger ja den Colibakterien nahe verwandt ist.

c) *Magen*. Zu dessen Besiedlung kann es nur bei vorhandener Anacidität kommen, dann aber, besonders wenn außerdem eine pathologische Darmfunktion vorliegt, ist sie häufig, besonders mit Colibakterien. Solche, oft mit Hämolysierungsvermögen, trifft man daher auch häufig bei perniziöser Anämie im Magen an. Neben ihnen haben auch die Keime der Mundflora, besonders vergrünende Streptokokken, eine gewisse Bedeutung, ferner der Milchsäurebacillus Boas-Oppler bei Gärungszuständen im Magen, auch bei Carcinom.

d) *Gallenwege*. Ansiedlung von Keimen in ihnen ist Ausdruck von Cholangitis bzw. Cholecystitis. Es handelt sich meist um Colibakterien oder Enterokokken, doch sind gerade hier hämatogene Infektionen mit Staphylo- und Streptokokken nicht selten. Zu erwähnen ist auch die zu leichter Cholecystitis führende Lamblienbesiedlung der Gallenwege vom Dünndarm aus, wo die Lamblien meist ihre primäre Ansiedlung vornehmen, ohne hier große Erscheinungen hervorzurufen.

e) *Harnwege*. Im Kindesalter spielt hier die hämatogene Infektion eine bedeutende Rolle, im Erwachsenenalter, besonders bei Frauen, die aszendierende. Erreger können sein vor allem Colibakterien und weiße Staphylokokken, auch Bact. pyocyaneum und proteus vulgare, ferner posttyphös Typhus- und Paratyphusbakterien.

d) *Endometrium*. Infektionen kommen fast nur puerperal in Betracht, und zwar mit sämtlichen Wundinfektionserregern, besonders häufig mit dem anaeroben Streptococcus putrificus Schottmüller, der leicht beim Eindringen ins Blut zu eitrigen Metastasen führt.

9. Lokalinfektionen der serösen Schleimhäute

Die serösen Häute (Pleura, Perikard, Peritoneum, Synovia der Gelenke und Meningen) sind mit Ausnahme des kleinen Beckens der Frau, speziell der Adnexe, innerhalb geschlossener Körperhöhlen und damit so gelegen, daß eine aszendierende Besiedlung von benachbarten normalen oder pathologischen Floren aus nicht mehr in Frage kommt. Sie sind daher für eine Infektion nur zugänglich entweder infolge *Durchwanderung von Keimen* durchs mesenchymale Gewebe bei Ausbreitung solcher auf dem Lymphweg oder per continuitatem oder auf dem *hämatogenen Weg*. Hierbei können sie metastatisch infolge akzidenteller oder septischer, zuweilen aber auch tertiär bei cyclischer Generalisation befallen werden. Dadurch entsteht dann klinisch das Bild des Pleuraempyems, der eitrigen Perikarditis und Peritonitis und des Gelenkempyems, im Lumbalkanal das der eitrigen Meningitis. Die serösen Häute reagieren als Mesenchymabkömmlinge, die sie sind, aber auch häufig im Rahmen eines hyperergischen Allgemeinstadiums, also bei cyclischen Krankheiten mit, ohne daß dabei der Erreger selbst in ihnen zur Ansiedlung kommen müßte.

Sind die serösen Höhlen erst einmal eitrig infiziert, dann können sie bei ihrer engen Verbindung mit Blut- und Lymphbahn (sekundäre) *Sepsisherde* werden, von denen aus eine Sepsis (weiter) unterhalten wird.

Als Keime der Durchwanderungs- oder metastatischen Infektion der serösen Häute kommen vor allem die verschiedenen pyogenen Kokken in Betracht, unter ihnen wieder besonders der *Streptococcus putrificus* oft zusammen mit dem Bacillus symbiophiles Schottmüller. Jener wächst in den Primärkulturen meist streng anaerob, gewinnt aber gern in Subkulturen auch die Fähigkeit aeroben Wachstums. Dieses Verhalten hat dazu Anlaß gegeben, ihm bakteriologisch eine Sonderstellung zu versagen; klinisch ist sie jedoch wichtig, wie z. B. der große prognostische Unterschied zwischen einem Pleuraempyem mit fötid stinkendem Putrificuseiter und einem solchen mit aeroben Streptokokken deutlich zeigt. Seltener als die Kokken führen auch einmal Influenzabacillen, Angehörige der Coli-Typhus-Gruppe und andere Keime zu Infektionen der serösen Höhlen.

C. Die Sepsis

Der Begriff „Sepsis" wird in der Klinik oft als Krankheitsbezeichnung benützt, während er, wie schon im Abschn. II D 3 dargestellt, eigentlich nicht diagnostisch, sondern nur als pathogenetischer Sammelbegriff für eine große Zahl ätiologisch und im Verlauf völlig verschiedener Dinge angewandt werden dürfte. Im Bestreben, die in Frage kommenden Krankheitsbilder systematisch zu ordnen, sind von den einzelnen Autoren und Fachdisziplinen vielerlei Nomenklaturen eingeführt worden, die von den verschiedensten Gesichtspunkten ausgehen und sich so gegenseitig überschneiden. Wir suchen heute allgemein, das nosologische System auf pathogenetischen Gesichtspunkten aufzubauen, und es ist deshalb das beste, Ausdrücke wie Septicämie, Pyämie, Septicopyämie, bakterielle und toxische Allgemeininfektion usw. ganz zu tilgen und von der theoretisch und klinischen bewährten, pathogenetisch orientierten Einteilung SCHOTTMÜLLERs auszugehen, d. h. für alle hier in Frage kommenden Krankheitsbilder als Sammelbezeichnung nur das Wort Sepsis zu verwenden und für die Diagnostik zu ergänzen durch Hinzufügung der Verlaufsart (akut—chronisch), des Ausgangspunkts (Eintrittspforte oder Sepsisherd) und des Erregers (z. B. „akute Wundsepsis durch Staph. pyog. aur." oder „subakute endokarditische Viridans-Sepsis") (= Endocarditis lenta Schottmüller). Wegen der vielen Meinungsunterschiede auf diesem Gebiet sei hier unter Hinweis auf die früheren Abschnitte der heutige pathogenetische Sepsisbegriff der inneren Medizin noch einmal umrissen bzw. aus dem grundlegenden, von SCHOTTMÜLLER geschaffenen abgeleitet. Dabei sei erwähnt, daß die französische Medizinschule ihn in gleicher Weise gebraucht wie die deutsche, während auffallenderweise das angloamerikanische Schrifttum noch immer eine klare Sepsisdefinition vermissen läßt (s. auch BINGOLD 1952).

Gegenüber der cyclischen Allgemein- und der Lokalinfektion ist Sepsis die dritte pathogenetische Möglichkeit eines Infektionsablaufs. Sie ist wohl auch eine Allgemeininfektion, d. h. eine solche, die mit einer Generalisation des Erregers auf dem Blutwege einhergeht; sie ist aber stets mit einer Lokalinfektion verbunden, die meist klinisch, oder wenigstens pathologisch-anatomisch faßbar ist und ihr zeitlich vorausläuft. Die Schottmüllersche *Sepsisdefinition* lautet daher:*"Sepsis liegt dann vor, wenn sich innerhalb des Körpers ein Herd gebildet hat* (Lokalinfektion!), *von dem aus konstant oder periodisch Bakterien in den Kreislauf gelangen* (Allgemeininfektion!) *derart, daß durch diese Invasion subjektive und objektive Krankheitserscheinungen ausgelöst werden."* SCHOTTMÜLLER hat sich dabei zwar — seiner Zeit entsprechend — auf „eine mechanisch-kausale Betrachtungsweise" der Sepsis (BINGOLD) beschränkt, die, wie wir heute sehen, auch noch nicht vollständig zur Begriffsbestimmung ausreicht (er zählte deshalb z. B. den Typhus zur Sepsis); trotzdem ist diese seine Definition zunächst ausreichend, um das Wesentliche des Infektionsvorgangs bei der Sepsis wiederzugeben (wenn auch nicht die Voraussetzung, unter der es nur dazu kommen kann!).

SCHOTTMÜLLER hat experimentell gezeigt, daß eine Bakterienvermehrung im strömenden Blut in nennenswertem Ausmaß nicht vorkommt. Schon aus diesem Grunde muß die Bakteriämie bei der Sepsis immer von irgendeinem Herd aus unterhalten werden.

Die Entstehung der Sepsis ist also folgendermaßen: an irgendeiner Stelle kommt es zum Eindringen der Keime in den Wirt *(Eintrittspforte)*, und von hier aus bekommen diese Verbindung zur Blutbahn. Entweder kann nun diese Verbindung von Anfang an zu einem Dauerzustand werden, oder aber es bleibt zunächst bei einer vorübergehenden Bakteriämie, kommt aber irgendwo entfernt von der Eintrittspforte zur Neuansiedlung in der Form eines neuen lokalen Infektionsprozesses, und nun wird von diesem aus eine dauernde Verbindung mit der Blutbahn hergestellt. Im ersten Falle ist die Eintrittspforte zugleich der *Sepsisherd*, im zweiten Fall sind beide getrennt. Nun erfolgt konstante oder periodische Einschwemmung von Keimen ins Blut, und damit ist Sepsis eingetreten. Sie hört nicht eher auf, als bis die Verbindung des Sepsisherdes mit der Blutbahn unterbrochen ist.

Alle Krankheitszustände, die diesen Bedingungen nicht genügen, dürfen auch nicht zur Sepsis gezählt werden, selbst wenn das klinische Bild demjenigen der Sepsis gleicht.

Die Sepsisdefinition von SCHOTTMÜLLER enthält aber noch keine Angabe darüber, unter welchen Voraussetzungen allein es zur Sepsis kommen kann. Die *Hauptvoraussetzung* besteht darin, daß der zum Sepsiserreger werdende Keim zu seinem Wirt im Verhältnis eines Lokalinfektionserregers stehen, der Wirt ihm gegenüber also aus einer cyclischen Empfindlichkeit heraus und somit mindestens hyp- oder meist (positiv-) anergisch sein muß. *Nur ein solcher Empfindlichkeitsgrad, wie er einer erworbenen tertiären Immunität oder einer schon angeborenen bloßen Lokalempfänglichkeit entspricht, kann einen Keim zum Sepsiserreger werden lassen.* Ist das nämlich nicht der Fall, dann kann es nicht zur Entwicklung einer Lokalinfektion bzw. eines Sepsisherdes kommen und damit auch nicht zur Sepsis, sondern es kommt dann zur cyclischen Allgemeininfektion. Das ist z. B. beim Typhusbacterium immer der Fall, wenn das infizierte Individuum noch typhusempfänglich ist; an Typhusbakteriensepsis kann erst der Typhusimmune erkranken, der infolge seiner tertiären Immunitätslage irgendwo einen lokalen Infektionsherd mit Typhusbakterien als Erreger entwickeln kann.

Eine andere Voraussetzung für das Zustandekommen von Sepsis liegt augenscheinlich in der Beschaffenheit des Infektionsstoffs, der zu Sepsis führen soll. Er muß so grob-stofflich beschaffen sein, daß er bzw. seine Leibessubstanzen unmittelbar pyrogen wirken; denn es handelt sich beim septischen Fieber nicht um ein solches aus zentraler Ursache (vgl. S. 120) wie im Generalisationsstadium der cyclischen Allgemeininfektionen, sondern um ein Fieber aus „lokaler" Ursache, wenn diese hier auch nur darin besteht, daß der lokale Sepsisherd Stoffe, und zwar lebende Keime, ins Blut abgibt. Daß die septische Fieberreaktion nichts mit einer Empfindlichkeitsänderung des Wirts zu tun hat, geht ja schon daraus hervor, daß man den Vorgang der Sepsis experimentell leicht und ohne Vorbehandlung oder Inkubationszeit und durch intravenöse Injektion lebender oder toter Bakterien erzeugen kann, was im Falle der cyclischen Infektionskrankheit nicht der Fall ist. Mit der grob-stofflichen Beschaffenheit, die ein Sepsiserreger haben muß, hängt die Tatsache zusammen, daß *Viren nie zu Sepsiserregern werden* (wohl aber Protozoen und Würmer).

Muß nun also der an Sepsis erkrankende Wirt schon „immun" gegen den betreffenden Erreger sein, so geht daraus hervor, daß sich seine

Empfindlichkeitslage gegen ihn im Sepsisverlauf *nicht mehr ändert*. Vor allem hierdurch steht die septische Allgemeininfektion in scharfem Gegensatz zur cyclischen, die ja durch den Übergang von Empfänglichkeit zu Unempfänglichkeit charakterisiert ist. Bei dieser herrscht also die cyclische Gesetzmäßigkeit, bei der Sepsis liegt ein rein mechanischer Einbruch der Keime in die Blutbahn vom Herd aus bei *unveränderlicher Reaktionslage des Wirtsorganismus* vor. Vom Gesichtspunkt der Symbiose aus sahen wir in der cyclischen Allgemeininfektion einen sinnvollen Anpassungsvorgang, der der Erhaltung beider Arten, Wirt und Keim, nützlich ist, während *die Sepsis stets eine zufällige Entgleisung* ohne die Möglichkeit eines Gewinns im Sinne der Schaffung einer neuen Gleichgewichtslage ist. So endet sie ja auch in der Mehrzahl der Fälle mit dem Tod von Wirt und Keim, und wo sie das nicht tut, ist bestenfalls die Ausgangslage wieder hergestellt, ohne zusätzlichen Gewinn. Ihr Verlauf ist daher auch nicht irgendwelchen Regeln im Sinne der Stadienlehre unterworfen, ja es läßt sich darüber streiten, ob man sie noch als Infektionskrankheit bezeichnen soll; denn sie ist weder ansteckend oder übertragbar im üblichen Sinne, noch läßt sich auf sie die „Spezifität der Erreger" anwenden, da ja eine große Menge von Keimen Sepsiserreger werden können.

Wenn SCHOTTMÜLLER in seiner Definition ursprünglich noch von „pathogenen Keimen" sprach, so hat heute die Unterscheidung von pathogenen und apathogenen Keimen an Bedeutung verloren, und gerade bei der Sepsis sind es gar nicht selten apathogene Keime, die als Erreger auftreten (Coli, Proteus, Pyocyaneus, aber auch Pseudodiphtherie-Bacillen, Pilze u. ä.); man weiß heute, daß Pathogenität keine konstante Eigenschaft aller Vertreter einer bestimmten Keimart ist und unter bestimmten Umständen, so gerade denen der Sepsis, auch für gewöhnlich saprophytäre Keime zu Krankheitserregern, also pathogen, werden können, so daß damit die Anwendung des Ausdrucks „pathogener Keim" überflüssig geworden ist.

Wo ist die *Anwendung des Ausdrucks Sepsis* bzw. septisch nun aber *unberechtigt?* Man muß sich hierzu klarmachen, daß der Ausdruck Sepsis wie viele andere in der Medizin früher in anderem und viel weiterem Sinne gebraucht wurde und erst mit Fortschreiten medizinischer Erkenntnis seine nunmehr festgelegte und mindestens theoretisch streng abgrenzbare Bedeutung bekam. Heißt er doch wörtlich übersetzt „Fäulnis", während er heute ohne Unterschied auf alle Keime, seien sie nun Fäulniserreger oder nicht, angewandt wird, wenn sie den genannten pathogenetischen Bedingungen im betreffenden Falle entsprechen. Und klinisch bedeutete der Ausdruck „septischer Zustand" fast jedes schwere hochfieberhafte Krankheitsbild und wollte nichts anderes als die Bedrohlichkeit des Zustandes zum Ausdruck bringen. Der Gebrauch des Ausdrucks „septisch" in diesem Sinne, z. B. septische Angina (engl. septic sore throat), septische Pneumonie u. ä., sollte vermieden werden, was leicht ist dort, wo man ihn durch „schwere oder hochfieberhafte Angina" usw. ersetzen kann. Dagegen ist es richtig, von postanginöser, postpneumonischer usw. Sepsis zu sprechen oder allenfalls vom „septischen Verlauf" einer Angina usw., wo wirklich eine Sepsis im obigen Sinne vorliegt. Und unter „septischem Fieber" wird man vor allem ein solches verstehen, das mit Schüttelfrösten und starken Remissionen einhergeht, wobei es, um nichts vorwegzunehmen, besser wäre, hier von septiformem Fieber zu reden. Es ist, wie die Erfahrung lehrt, in praxi leicht, sich an die korrekte Anwendung des Begriffs zu gewöhnen, sobald man ihn einmal richtig erfaßt hat. Und dazu gehört die Erkenntnis, daß eine Sepsis heute keineswegs mehr immer einen schweren oder gar infausten Zustand bedeutet, sondern oft klinisch fast latent bzw. subakut bis chronisch verläuft und viele Fälle mit heutigen Mitteln einer Heilung zugeführt werden können.

Die bedenklichste Schwäche der Schottmüllerschen Definition liegt aber wohl in der Unbestimmtheit, die sie in bezug auf die *zeitlichen Verhältnisse* enthält. Was heißt „periodisch"? Liegt noch eine Sepsis vor, wenn alle paar Wochen oder Monate einmal ein Keimeinbruch ins Blut mit klinischen Erscheinungen erfolgt? Diese Frage spielt eine nicht so kleine Rolle z. B. bei osteomyelitischen Herden, bei manchen Typhusbakterienausscheidern, vor allem aber bei der chronischen Cholangitis (vielen Fällen der sogenannten Cholangitis lenta), die besonders von BINGOLD zur Sepsis gerechnet werden, obwohl Keimeinbrüche in die Blutbahn dabei oft nur akzidentelle Erscheinungen mehr oder weniger seltener Art sind. Was man dabei noch zur Sepsis rechnen soll und was nicht, bleibt in der Schottmüllerschen Definition offen. Man wird sich in solchen Fällen, bei denen ja der Herd ganz im Vordergrund des Krankheitsbildes steht, am besten damit helfen, daß man in der klinischen Diagnose den Herd, also etwa die chronische Osteomyelitis oder die chronische Cholangitis in den Mittelpunkt stellt und mit dem Zusatz „mit zeitweiliger (periodischer) Sepsis" versieht. Jedenfalls führt sonst die Anwendung der Bezeichnung Sepsis auf diese Fälle leicht wieder zu einer Verflachung des Begriffs. Unter Berücksichtigung des Gesagten wäre es also der Originalfassung (s. S. 254) vorzuziehen, wenn man sagt: *„Eine Sepsis liegt dann vor, wenn sich innerhalb des Körpers ein Herd gebildet hat, von dem aus konstant oder kurzfristig-periodisch Bakterien in den Blutkreislauf gelangen, und zwar derart, daß die klinischen Folgen dieses pathogenetischen Geschehens — und nicht etwa diejenigen des örtlichen Prozesses am Herd — das Krankheitsbild auf die Dauer beherrschen."*

Es ist in neuerer Zeit auch deshalb immer wichtiger geworden, zu erfassen, daß Sepsis ein pathogenetischer Begriff und keine klinische Diagnose ist, da sich der „Genius epidemicus" dieser Infektionskrankheit erheblich gewandelt hat. Den alten Ärzten und noch mehr unseren ärztlichen Vorfahren schwebte unter dem Namen Sepsis noch ein einigermaßen typisches klinisches Bild vor Augen, wie es sich insbesondere als tödlicher Ausgang vielartiger Vorkrankheiten, wie infizierter Wunden, des Wochenbetts oder Aborts, einer Mittelohrentzündung oder Angina, eines perityphlitischen Abscesses oder eines schweren chronischen Urogenitalleidens u. ä. ereignete. Diesen schweren Verläufen der akuten Sepsis gegenüber spielten die schwierig diagnostizierbaren *„larvierten" Fälle* zahlenmäßig keine größere Rolle. Heute aber sind jene eine Seltenheit geworden, und man wird viel eher unter dem jetzigen Krankengut gerade die atypischen Fälle noch finden. Der jungen Ärztegeneration ist das früher so geläufige und eindrucksvolle Bild der foudroyanten Sepsis kaum mehr bekannt.

Verfolgen wir nun die Entwicklung der Sepsis in ihren einzelnen pathogenetischen Phasen, so haben wir zu unterscheiden: den Sepsisherd, die Verbindung von diesem zur Blutbahn, die Allgemeininfektion und schließlich deren Folgen. Diese einzelnen Stationen der Sepsis seien im folgenden kurz erläutert unter Hinweis auf die erschöpfende Darstellung von K. BINGOLD 1937.

1. Der *Sepsisherd* wird in den meisten Fällen von einem gut umschriebenen, akuten entzündlichen Prozeß gebildet, der auch klinisch sich mehr oder weniger deutlich bemerkbar macht. Er kann postcyclisch aus der tertiären Organmanifestation einer cyclischen Infektionskrankheit hervorgehen, z. B. aus einem Typhusbakterienherd in Gallenwegen oder Mesenteriallymphknoten bei der posttyphösen Typhusbakteriensepsis, oder aus dem Herd einer Lokalinfektionskrankheit, z. B. aus den Tonsillen bei der postanginösen Sepsis, oder aus einem lokalen infektiösen Prozeß, z. B. der

Wund- oder Puerperalsepsis. In all diesen Fällen wird die Sepsis von dem Ort aus unterhalten, von dem aus sie auch ihren Ausgang genommen hat, es handelt sich um *primäre* Sepsisherde. Nicht selten aber dringen die Keime von einem Entzündungsherd aus noch nicht „konstant oder periodisch" ins Blut ein, sondern nur akzidentell; diese flüchtige Bakteriämie, die noch keine Sepsis ist, führt aber zu einer Ansiedlung von Keimen an anderem Ort, z. B. an den Herzklappen, und nun kommt es von hier aus zu konstanter Keimeinschwemmung ins Blut und damit zur Sepsis (*sekundärer* Sepsisherd). In entsprechender Weise kann es auch zu tertiären usw. Sepsisherden kommen.

Klinisch und therapeutisch wichtig ist, daß man sich bei jeder Sepsis über den anatomischen Sitz des Sepsisherdes klar zu werden sucht. Er kann theoretisch überall im Körper sitzen. Die häufigsten bzw. typische Sepsisherde sind folgende:

Tonsillen	tonsillogene Sepsis
Zähne	odontogene Sepsis
Ohren (Felsenbein, Warzenfortsatz)	otogene Sepsis
Herzklappen	endokarditische Sepsis
Gallenwege	cholangitische Sepsis
Darm, Mesenteriallymphknoten	pylephlebitische oder enterogene Sepsis
Harnwege	urogenitale Sepsis
Uterus	puerperale Sepsis
oberflächliche und tiefe Wunden	Wundsepsis.

Als eine moderne Form muß hier auch noch die *„iatrogene Sepsis"* genannt werden, die unseligerweise an Bedeutung sehr zugenommen hat und derzeit in zwei Formen auftritt: 1. nach antibiotischer Behandlung, oft auf dem Boden des sogenannten Keimwechsels, also eine Sepsis mit Erregern (oft Pilzen), die gegen das angewandte Antibioticum — meist eines vom Breitspektrumtyp — resistent sind, 2. nach Corticoid-Behandlung, glücklicherweise beim Menschen nicht häufig, aber im Tierversuch wohl bekannt und theoretisch von größter Bedeutung, da früher die Möglichkeit der Erzeugung einer Sepsis auf rein hormonalem Wege kaum geahnt werden konnte, obgleich wie auf S. 114 ausgeführt die Neigung der Cushing-Kranken zu einer blande verlaufenden Sepsis auch früher schon bekannt war. Der Sitz des Sepsisherdes bei der iatrogenen Sepsis ist gewöhnlich nur schwer zu fassen und dürfte meist entweder im Rachenring oder den Gallen- bzw. Harnwegen zu suchen sein.

Der aktiv streuende (primäre oder sekundäre usw.) Herd braucht nicht immer ein akuter Entzündungsprozeß von klinisch greifbaren Ausmaßen zu sein. Er kann sich durch seine geringe Größe oder seine verborgene Lage (besonders im Bauchraum) der Faßbarkeit entziehen. Es kann sich auch um einen chronischen Prozeß, z. B. an der Gallenblase, in der Prostata usw. handeln, der aus nicht faßbaren Gründen die Verbindung zur Blutbahn erhält, was allerdings bei der akuten Sepsis nur in der Minderzahl der Fälle vorkommt. Immerhin kann auch bei ihr die Herdsuche klinisch sehr schwierig oder sogar erfolglos sein (sogenannte *kryptogenetische Sepsis*).

2. *Der Einbruch in die Blutbahn* vom Herd aus erlaubt folgende Unterscheidungen:

a) Die thrombophlebitische Sepsis geht von der unmittelbaren Verbindung eines Herdes mit einem venösen Gefäß aus. Meist ist sie kenntlich an starkem Keimgehalt des Blutes (20 und mehr im cm^3) und klinisch an stark remittierenden Temperaturen mit Schüttelfrösten. Handelt es sich um eine Pylephlebitis (Pfortader!), dann ist die Keimzahl wegen des zwischengeschalteten Leberfilters oft nicht so hoch, Schüttelfröste sind seltener.

b) Bei lymphangitischer Sepsis stellt sich die Verbindung vom Herd über die zugehörigen Lymphgefäße, die regionalen Lymphdrüsen, nach deren Durchbrechung weiter über den Ductus thoracicus zur Blutbahn her. Der Keimgehalt des Blutes ist geringer (etwa 1—5/cm^3), das Fieber meist mehr von kontinuierlichem Typus.

c) Die endokarditische Sepsis zeigt den (sekundären) Herd an den Klappen, also bereits in unmittelbarer Berührung mit dem Blutstrom. Der Keimgehalt des Blutes pflegt bei der akuten Form hoch zu sein, das Fieber unregelmäßig und meist ohne Schüttelfröste. — Seltener, aber auch typisch ist die Sepsisherdbildung in anderen arteriovenösen Kurzschlüssen als dem linken Herzen, so in einem offenen Ductus Botalli oder posttraumatischen arteriovenösen Aneurysmen. Sie findet sich hauptsächlich bei der Lentasepsis, wo Keimgehalt des Blutes und Fieber nicht hochgradig zu sein pflegen.

d) Die von Hohlorganen und Ausführungsgängen (Infektionen unter Druck) ausgehende Sepsis läßt meist nur wenig Keime in die Lymphspalten durchtreten, von wo aus sie weiter ins Blut kommen. Der Fieberverlauf hängt gewöhnlich mehr vom Lokalprozeß als von der Allgemeininfektion ab, kann aber auch bei reichlicherer Einschwemmung mit schweren Schüttelfrösten einhergehen.

Gegen diese Unterscheidung der Einbruchsarten können heute berechtigte Einwände erhoben werden. BINGOLD weist selbst mit Recht darauf hin, daß bei histologischer Untersuchung von eitrigen Prozessen in deren unmittelbarer Umgebung sehr häufig Thrombophlebitiden festzustellen sind, ohne daß es deshalb zur Sepsis gekommen wäre, und GASTINEL zerlegt den Einbruch in Anlehnung an die experimentellen Untersuchungen von REILLY und GRISLAIN in die Etappen: Herd — toxische Gefäßwandläsion — Thrombose — Eindringen des Erregers in den Thrombus — Proteolyse desselben durch den Keim — Losreißung septischer Emboli (infizierter Fibrinfragmente) — Bakteriämie; da diese erst das letzte Glied der Reihe sei, wechsle auch die Keimzahl so sehr.

Die pathologische Anatomie sieht heutzutage das Gewebe einschließlich Blut- und Lymph-Gefäßsystem als eine reagierende Einheit an, die sich insbesondere im Geschehen mikroskopischer Größenordnung funktionell nicht auseinanderreißen läßt und übergeordneten neuralen und hormonalen Regulationen unterliegt. In ausgesprochenen Fällen läßt sich sicher makroskopisch hier eine Thrombophlebitis, dort eine Lymphangitis oder -adenitis als Begleiterscheinung des Sepsis-Herdes auffinden; im mikroskopischen Geschehen der Gewebsreaktion ist aber der Prozeß am Herd, sei er ein unter Druck stehendes Hohlorgan, ein makroskopisch vorwiegend mit phlebitischen, lymphadenitischen oder endokarditischen Veränderungen einhergehender, immer der gleiche, nämlich derjenige einer *mangelnden Demarkierung des Herdes durch das Mesenchym*. Auch praktisch hat sich ja zur Genüge erwiesen, daß diese Unterscheidung in vielen Fällen unmöglich ist bzw. „kryptogenetisch" bleibt, und GASTINEL hat m. E. recht, wenn er — im Sinne von REILLY und, wie wir hinzufügen können, von RICKER — die Endothelschädigung ganz allgemein als den primären Schaden bei der Sepsis-Genese bezeichnet. Die Schottmüllersche Einteilung, die aus seiner an den Partialfunktionen des Gewebes interessierten Zeit hervorging, entspricht also nicht mehr ganz unseren heutigen Anschauungen über die Gewebsfunktion. — Es ist außerdem von jeher etwas schwer begreiflich gewesen, daß klinisch weitgehend einheitliche Krankheitsbilder, wie z. B. die Puerperal-Sepsis oder die postanginöse Sepsis, in dieser Einteilung auseinandergerissen und teils der thrombophlebitischen, teils auch der lymphangitischen Sepsis zugerechnet werden. Das heißt aber keineswegs, daß man grob-anatomisch nicht oft die beiden Formen unterscheiden könnte. In einem recht hohen Anteil von Einzelfällen aber bleibt die Abgrenzung auch anatomisch unklar, da sich sowohl Thrombophlebitiden als auch Lymphadenitiden finden. Die Einteilung hat also ihre Beschränktheit oft genug gezeigt. Trotzdem bleibt bestehen, daß man beim Vorhandensein grober eitriger Thrombophlebitiden meist hohe Keimzahlen im Blut findet, und geringe, wenn der Prozeß vorwiegend in den Lymphspalten abläuft. Aber alle diese Unterschiede sind, wie wir heute sagen müssen, stets nur quantitativer und nicht qualitativer Art.

Eine eigene *pathologische Anatomie des Sepsis-Herdes gibt es* daher auch eigentlich *nicht;* vielmehr können herdförmige Gewebsveränderungen völlig gleicher Art mit und ohne Sepsis vorkommen. Allenfalls läßt sich aus der Ausdehnung und Intensität der Gewebsveränderung darauf schließen, daß eine Sepsis vorgelegen haben könnte. Als Richtlinie für diesen Schluß kann allgemein so viel gesagt werden, daß, wie im Abschnitt „Empfänglichkeit" angeführt, die Entzündung am Herd nicht hyperergischer Art sein kann, sondern stets nur norm- bzw. anergischer, allenfalls bei chronischer Sepsis hypergischer Art. Die norm- und (positiv) anergische Entzündung ist — morphologisch gesprochen — die „eitrige" oder besser polymorphkernige, während eine mononucleär-seröse Entzündung für ein hypergisches Geschehen spricht.

In der makroskopischen Anatomie des Herdes gebührt selbstverständlich dem Nachweis grober Thrombophlebitiden besondere Beachtung, wo immer sie liegen mögen, sei es also in Kopf- oder Halsvenen (Sinusthrombose, Jugularis-Quellgebiet) oder in solchen des Brustraumes, des Bauchraumes (Beckenvenen einschließlich denen der Prostata, Pfortader, Vena hepatica oder umbilica) oder der Extremitäten. Daneben sind die Lymphdrüsen in ihrer makroskopischen Beschaffenheit wichtig ebenso wie die präformierten großen Hohlorgane des Körpers.

3. *Die Allgemeininfektion,* d. h. die konstante oder periodische Bakteriämie, ist bei der Sepsis klinisch von ganz verschieden deutlichen Symptomen begleitet und kann bei der chronischen Sepsis fast latent bleiben. Deshalb kann als gemeinsames grundlegendes Zeichen für alle Sepsisformen allein ihr wiederholter Nachweis durch die klinisch-bakteriologische Blutuntersuchung angesehen werden. Dieser ist so wichtig, daß die wiederholte Züchtung des Keims aus dem Blut direkt als das führende Symptom jeder Sepsis bezeichnet werden darf. Die übrigen klinischen Symptome: Fieber

mit Frost, Milztumor, septische Exantheme, Organsymptome durch septische Metastasen, Blutbild usw. sind wechselnd und vieldeutig. Sie richten sich nach dem Herd, der akuten oder chronischen Verlaufsweise und der Art des Erregers, wie es im folgenden besprochen wird.

Das Schicksal der in die Blutbahn eingedrungenen Keime kann in 1. Wiederausscheidung, besonders durch Lungen, Nieren und Galle, oder 2. Vernichtung in Phagocyten oder R.E.S. oder schließlich 3. Wiederansiedlung mit Metastasenbildung bestehen.

4. Die *Folgen der Sepsis,* vor allem Absiedlungen im Mesenchym (subphrenisch, paranephritisch usw.), in Lungen (als Abszeß) oder Nieren (Herdnephritis) usw. hängen weitgehend von der Art des Erregers und seines Einbruchs in die Blutbahn ab und werden deshalb ebenfalls im folgenden gewürdigt werden.

Die Sepsis hat — im Gegensatz zu den cyclischen Infektionskrankheiten — *weder eine Inkubationszeit noch ein Abheilungsstadium,* es gibt also überhaupt *keine Stadienbildung;* sie besteht vielmehr nur vom ersten bis zum letzten Augenblick des Hineingelangens von Keimen in den Blutkreislauf. M. a. W.: Erlischt dieses durch Abdichtung des Herdes, so ist mit diesem Augenblick auch die Sepsis beendet. Insofern ist die *Heilung* einer Sepsis *an den Gewebsprozeß im Herd gebunden.* Gelingt es dem Organismus, diesen abzudichten, so überwindet er auch die Sepsis. Freilich ist dies ohne die moderne Therapie nur in der Minderzahl der Fälle möglich, vielleicht mit Ausnahme der Puerperal-Sepsis, bei der durch die Eigenart der Prozesse im weiblichen Genitale die Abdichtung auch früher in erheblichem Anteil gelang. Diese Eigenart besteht im wesentlichen in der Schaffung eines Abflusses vom Herd aus nach außen.

1. Die akute Sepsis

Je vollkommener die (positive) Anergie des Wirts gegen den in die Blutbahn eindringenden Keim, je höher seine angeborene oder erworbene Immunität, desto akuter gestaltet sich der Verlauf einer Sepsis. Trifft doch der Keim in einem solchen Wirt auf den höchsten Grad nicht nur der Abwehrbereitschaft, sondern auch seiner Befähigung, mit dem Erreger eine für beide Teile nützliche, harmlose Symbiose durchzuführen, wenn nur der Keim am richtigen Standort im Wirtskörper verbleibt. Selbst wenn er diesen verläßt und es zu einem lokalen Infektionsherd kommt, ist an sich an einem solchen eine gute Demarkations- und Heilungstendenz vorhanden. Und deshalb ist auch, wenn der unglückliche Zufall des Einbruchs in die Blutbahn erfolgt, die Abwehr des Wirts kräftig, ja heftig, ungeachtet der für den Fortbestand des Lebens daraus hervorgehenden Gefahr. Deshalb verläuft die „Blutvergiftung" (Wundsepsis) gerade beim sonst ganz gesunden, widerstandsfähigen, besonders beim jungen Erwachsenen so besonders gefährlich. Deshalb verlaufen die septischen Komplikationen im Anschluß an spezifische Infektionskrankheiten so heftig, weil hier eben erst ein starker Immunisierungsstoß vorausging, sei es nach einer cyclischen Infektionskrankheit, die eben erst in die neuerworbene tertiäre Immunitätslage hineingeführt hatte, sei es nach einer Lokalinfektionskrankheit, die die schon arteigen vorhandene, angeborene Fähigkeit zu lokaler Bindung des Keims durch den spezifischen Reiz erneut bestärkt hatte.

Der Verlauf ist also zunächst von der Erregerart unabhängig. Er wird aber beeinflußt, einmal durch die Art und Weise, wie der Einbruch in die Blutbahn erfolgt (thrombophlebitisch, lymphangitisch usw.), sodann durch die sekundären Folgen der eingetretenen Allgemeininfektion (Metastasen usw.). Beides hängt in gewissem Ausmaß von der Erregerart ab, wenn auch viele Ausnahmen von den diesbezüglichen Regeln vorkommen: bezüglich der Einbruchsweise kann als Faustregel dienen, daß Staphylokokken meist eine thrombophlebitische, Streptokokken mehr eine lymphangitisch-endokarditische Sepsis machen, was auch damit zusammenhängt, daß Staphylokokken als Normalsymbionten der Haut meist ihre Eintrittspforte in deren Bereich, Streptokokken als Schleimhautbewohner mehr durch Schleimhäute haben. Und in bezug auf Metastasen gilt, daß Staphylokokken mehr zur Abszeßbildung im mesenchymalen Gewebe (Knochenmark, paranephritisch, pulmonal usw.), Streptokokken mehr dazu neigen, sich endothelial, also intravasal u. dgl. metastatisch anzusiedeln und dabei oft noch sekundäre, tertiäre usw. Herde zu setzen, besonders am Endokard, auch pleural, meningeal usw.

Die Metastasenbildung kann als der Versuch einer Abdrängung der Allgemeininfektion in Organe, also einer tertiären Organmanifestation wie bei den cyclischen Infektionskrankheiten angesehen werden, der aber vergeblich verläuft, weil vom Herd aus die Allgemeininfektion weiter unterhalten und nicht wie bei der cyclischen Infektionskrankheit durch Änderung der Empfindlichkeitslage beherrscht wird.

Die weitaus häufigsten Erreger von akuter Sepsis sind Angehörige der Bakterienfamilien, denen auch die Normalsymbionten des Menschen zugehören, gegen die er also hoch-„immun" ist: der Familien der Kokken und der Coli-Typhus-Bakterien. Dazu treten Erreger der Schmutzinfektionen (Anaerobier-, auch höhere Pilze), z. B. B. funduliformis Buday u. a., weiter Erreger einiger Zoonosen (Milzbrand, Rotz, Pest) und als pathogenetisch besonders gelagerte Fälle Plasmodien und Würmer.

a) Akute Sepsis als Ausgang akuter cyclischer Infektionskrankheiten

Die wichtigsten postcyclischen Sepsisarten sind:

Posttyphöse Typhusbakteriensepsis, ebenso nach Paratyphus B: Herdbildung meist in den Gallenwegen, Einbruch pylephlebitisch, Metastasen oft im Knochenmark.

Postpneumonische Pneumokokkensepsis: Herdbildung in den Lungen, Einbruch thrombophlebitisch, manchmal Endokarditis.

Postmeningitische Meningokokkensepsis: selten, Herd im Lumbalkanal, Einbruch thrombophlebitisch (?), selten Metastasen in Gelenken u. a.

Posterysipelatöse Streptokokkensepsis: selten, Primärherd in der Subcutis, Einbruch lymphangitisch, meist Endokarditis (Sekundärherd).

Diesen postcyclischen Sepsisfällen bei Endobiosestörungen mit wirtseigenen Erregern (Anthroponosen) schließen sich zwei pathogenetisch entsprechend gelagerte Fälle bei Infektionen mit höheren Parasiten (Protozoenüberträgerkrankheit und Wurmzoonose) an:

Malaria: Hier sei auf die Ausführungen S. 167 ff. verwiesen, aus denen auch hervorgeht, daß bei Tertiana und Quartana insofern ein einmaliger Ausnahmefall vorliegt, als die cyclische Organmanifestation hier im Organ „Blut" stattfindet, das dann auch zum („thrombophlebitischen") Sepsisherd wird, so daß hier der einzige Fall vorliegt, in dem eine Erregervermehrung tatsächlich im strömenden Blut stattfindet.

Trichinose: Das klinisch schwere Stadium der Trichinose beruht auf einem septischen Vorgang, weshalb wir sie erst hier besprechen. Dem geht freilich ein cyclischer, wenn auch nur abortiver voraus, klinisch das sog. Durchfallsstadium, das aber nicht in allen Fällen nachweisbar ist. Es dauert nach einer Inkubationszeit von 2 bis 3 Tagen, während dessen die aufgenommenen Trichinellen schlüpfen und zu Darmtrichinen heranreifen, nur weitere 2 bis 3 Tage; in diesen findet nach der Kopulation der erwachsenen Trichinen, die noch im Darmlumen stattfindet, der Durchbruch der befruchteten Weibchen durch die Darmwand statt, der zu Durchfällen von hyperergischem Charakter führen kann, und ihre Einwanderung (rudimentäre cyclische Generalisation) ins Gekröse. Weiter generalisieren sie gewöhnlich nicht. Aus Tierversuchen weiß man, daß, wenn frühere Trichineninvasionen vorausgegangen sind, eine Art von Krankheitsimmunität insofern bestehen kann, als die Durchfälle dann infolge einer Sensibilisierung heftig sind und zum Abgang der Trichinen führen können, so daß sie nicht mehr zum Einwandern in den Körper gelangen.

Erst nach einer weiteren Reifungszeit von 1 bis 2 Wochen beginnen dann die eingewanderten und festgesetzten Weibchen, die so zum Sepsisherd geworden sind, Keime, d. h. die lebend geborenen Trichinellen in die Blutbahn zu entsenden, und zwar über die mesenterialen Lymphgefäße (lymphangitische Sepsis), und nun erst entsteht klinisch bei genügend starker Infektion das hochfieberhafte Krankheitsbild. Diese Sepsis kommt nach 10—14 Tagen dadurch zum Stillstand, daß die Weibchen dann ihre Eiablage einstellen und absterben. Inzwischen haben die Trichinellen im ganzen Körper, besonders der Muskulatur „metastasiert", auch im Liquor, also „meningitisch" kann man sie meist nachweisen. — Neben diesem septischen Prozeß her verläuft eine Allergisierung des Kranken gegen das körperfremde Eiweiß der Trichinellen, die neben der postcyclisch-tertiären Empfänglichkeitslage lange bestehen bleibt und aus der sich die hochgradige Eosinophilie, katarrhalische Schleimhaut- und Gelenksymptome des akuten Stadiums erklären. Die Muskelschmerzen, Herzschädigungen und zentralnervösen Herdsymptome sind aber unmittelbare Folgen der septischen Metastasenbildung. Die histologische Reaktion bei der Trichinose ist, wie bei allen akut-septischen Metastasen, die einer unspezifischen Fremdkörperentzündung. Bei Massenbefall und Überstehen des akuten Stadiums kann es dadurch zu einem chronischen kachektisch-anämischen Stadium kommen. Wie bei allen Wurmkrankheiten geht auch bei der Trichinose die Schwere des Verlaufs ganz der Massivität der Infektion parallel: bei Erwerb nur eines Trichinenpaares kommt es zu unterschwelligen Verläufen, die sicher recht häufig sind, bei Massenbefall meist zu tödlichen.

b) Akute Sepsis als Ausgang von Lokalinfektionskrankheiten

Die wichtigsten sind:

Postanginöse Streptokokkensepsis: Herdbildung retrotonsillär, Einbruch thrombophlebitisch oder lymphangitisch (beides kommt vor), oft Metastasen in Lungen, Pleura, Nieren usw., oft auch Sekundärherd am Endokard.

Postscarlatinöse Streptokokkensepsis: Ablauf wie bei der postanginösen. Aerobe Streptokokken und lymphangitische Form überwiegen.

Postenteritische Salmonellen-Sepsis: häufiger Ausgang von Salmonellen-Gastroenteritis, besonders bei alten Menschen, pylephlebitisch, akuter schwerer Verlauf, meist mit Urämie und oft Anurie gepaart.

Postappendicitische Colibacillen- oder Enterokokkensepsis: selten, Herd in der Blinddarmgegend, Einbruch pylephlebitisch, meist typhusähnlicher Verlauf ohne Metastasen.

Postgonorrhoische Gonokokkensepsis: Herd meist in Prostata oder Samenblasen oder Uterusadnexen, Einbruch thrombophlebitisch, oft Sekundärherd an den Herzklappen.

Diesen Fällen schließen sich einige Zoonosen an:

Milzbrandbacillensepsis: Herd die Pustula maligna, Einbruch thrombophlebitisch, Metastasen in inneren Organen (Milz!) häufig (vgl. S. 241).

Rotz: Sepsis ist der fast regelmäßige Ausgang der Infektion (vgl. S. 247). Herd die Primärpustel, Einbruch lymphangitisch, Metastasen besonders auf Haut und Schleimhäuten (Rotz-„Exanthem").

Pest: Ausgang in Sepsis nur bei tödlichem Verlauf, der außerhalb schwerer Epidemien relativ selten ist! Herd gewöhnlich der Flohstich, Einbruch lymphangitisch über die Bubonen hinaus, Metastasen in der Lunge („Lungenpest") (vgl. S. 247).

c) Akute Sepsis bei akuten lokalen Infektionsprozessen

Hierher gehören all die Fälle, bei denen die Sepsis klinisch als Komplikation zu einem bestehenden, meist deutlich manifesten Infektionsprozeß hinzutritt, also vor allem die Wundsepsis, sei sie mit Eiterkokken oder mit Anaerobiern (Gasbrand!), die Puerperalsepsis, auch die Sepsis von Sekundärherden (also nicht der Eintrittspforte der Infektion) aus, z. B. von einem reaktivierten osteomyelitischen Herd oder einem Pleuraempyem aus, weiter die Sepsis bei Mittelohr- oder Nebenhöhlenentzündung infolge begleitender Sinusthrombose, die meisten Fälle von nephrogener und urogenitaler Sepsis bei eitriger Pyelitis bzw. Pyelonephritis und viele andere.

d) Akute Sepsis bei chronischen lokalen Infektionsprozessen

Der Herdprozeß tritt bei ihnen klinisch meist in den Hintergrund (kryptogenetisch!), die Erkennung ist daher oft schwierig. Hierher gehören manche Fälle von tonsillogener Sepsis (ohne vorausgegangene deutliche Angina!), echte Sepsisfälle (nicht Fokalinfektionen!), die von Zahnwurzelabscessen ausgehen (odontogene Sepsis), die meisten Fälle der Meningokokkensepsis (ohne vorausgehende Meningitis, vgl. S. 213), bei denen ein

Herd im Rachenring anzunehmen ist, der aber meist latent bleibt, manche Fälle von Gonokokkensepsis (bei latenter Gonorrhoe!), die meisten Fälle, wo der Herd im Bauchraum sitzt, so bei akuter Sepsis von chronischer Cholangitis aus oder bei vereiterten Mesenterialdrüsen, auch die seltenen Fälle von Sepsis mit gramnegativen Bacillen, die nicht zur Coligruppe gehören, wie Bac. pyocyaneus, farbstoffbildende Bakterien, die im Zweifelsfall ihren Sepsisherd immer in Darmnähe haben, also enterogen sind (vgl. HÖRING 1932), u. a. Vor allem aber gehört hierher die

Miliartuberkulose: Sie nimmt eine besondere Stellung unter den Sepsisarten ein, die mit der chronischen Verlaufsform der Endobiosestörungen mit dem Tuberkelbacillus in Zusammenhang stehen muß. Ihrer pathogenetischen Erklärung haftet noch immer viel Hypothetisches an.

Es steht zunächst fest, daß auch bei der Miliartuberkulose wie bei jeder Sepsis eine tertiäre Immunitätslage des Organismus im Sinne der hyp-ergischen Reaktion vorliegt; denn der Tuberkel ist ja die hyp-ergisch-tertiäre Reaktionsform des Gewebes auf den Tuberkelbacillus. Insoweit weicht die Pathogenese der tuberkulösen Sepsis (= Miliartuberkulose) nicht von den allgemeinen Sepsisgesetzen ab. Nun kann es aber scheinbar aus jedem Stadium der Tuberkulose heraus zur Miliartuberkulose kommen, wenn auch gerade eine tertiäre Organtuberkulose, bei der man es nach den Sepsisgesetzen erwarten müßte, es nur selten zur Miliartuberkulose kommen läßt (sogenanntes Ausschließungsverhältnis von Organ- und Miliartuberkulose). Diese bricht vielmehr am häufigsten im Sekundärstadium aus. Immer ist dann aber irgendeine Umstellung der Empfindlichkeitslage notwendig, um die histologische Tuberkelbildung zu ermöglichen, und oft läßt sich auch klinisch der Grund dieser schockartigen Umstimmung in Form einer unspezifischen Schädigung (starker Besonnung, einer Reise mit Klimawechsel, einer vorausgehenden Krankheit, z. B. Masern u. a.) nachweisen. Sei es nun, daß die Streuung, die zur Miliartuberkulose führt, unmittelbar aus einem noch nicht abgeheilten Primärherd heraus stattfindet oder daß — wie meist — dieser schon abgeheilt war und die Miliartuberkulose aus der cyclischen, sekundären Generalisationsperiode heraus erwächst, immer geht also eine beschleunigte, ja überstürzte Durcheilung der noch nicht durchlaufenen cyclischen Empfindlichkeitsstufen bis zur hyp-ergisch-tertiären dem Ausbruch der Miliartuberkulose voraus: sonst käme es nicht zu der typischen Tuberkelbildung bei ihr.

Nur bei der sogenannten Calmetteschen *Prägranulämie*, auch Sepsis tuberculosa acutissima genannt, bleibt die Tuberkelbildung aus und ist die Gewebsreaktion exsudativ, also noch sekundär-hyperergisch. Dieses seltene Ereignis ist oft mit einem akuten Versagen des Knochenmarks im Sinne einer Panmyelophthise oder einer akuten Leukämie oder dergleichen kombiniert. Auch hier liegt offenbar eine besondere Empfindlichkeitslage des Wirts (negative Anergie?) vor.

Der *Sepsisherd* ist bei der Miliartuberkulose in den meisten Fällen nicht einwandfrei festzustellen. Er wurde lange in dem hypothetischen Weigertschen Intimatuberkel vermutet, dessen Bedeutung als primärer Sepsisherd heute aber, selbst wenn einmal einschmelzende Gefäßwandtuberkel gefunden werden, nicht mehr anerkannt werden kann. Klar liegt die Frage des Herdes nur bei den selteneren Fällen: der Miliartuberkulose bei noch aktivem Primärkomplex und der seltenen von großen Käseherden aus, wo etwa eine verkäste paratracheale Lymphdrüse in die Aorta durchbricht und ihren Inhalt fortlaufend entleert. Diese letztere Form verläuft gewöhnlich aber schon klinisch ganz anders als die akute Miliartuberkulose. Bei den meisten Fällen findet man vielmehr keinen Herd, wohl aber einen abgeheilten, oft schon verkalkten Primärkomplex. Wie der *Einbruch in die Blutbahn* erfolgt, scheint hier unklar. Diese Fälle, meist Kinder oder Jugendliche, fallen in das sich bei der Tuberkulose oft über Jahre erstreckende Sekundärstadium, und in ihm finden, wie wir wissen, cyclische Generalisationen von Bacillen statt, deren Herkunft wir freilich nicht sicher kennen, aber doch wohl in dem Primärherd suchen müssen, auch wenn er histologisch schon lange geheilt scheint; wissen wir doch sicher, daß er dessen ungeachtet noch lebende Bacillen enthalten kann. Der Wirt läßt im Laufe des cyclischen Generalisationsstadiums die Bacillen gewissermaßen aktiv in seine Blutbahn ein, um so die Ganzheitsreaktion durchzuführen. Trifft nun die oben erwähnte schockartige Umstimmung der Empfindlichkeitslage in die Zeit einer solchen sekundären Ganzheitsreaktion und führt überstürzt eine Hypergie herbei, dann kommt es zur miliaren Tuberkelbildung als Antwort auf die im Blut gerade vorhandenen Tuberkelbacillen und zugleich auch zu deren Abfangung aus dem Blut durch die Blutuferzellen. Damit hört dann auch schon wieder die Bacillämie auf, d. h. eine „konstante oder periodische" Einschwemmung im Sinne einer *echten septischen Allgemeininfektion* liegt eigentlich nicht vor; es handelt sich also mehr nur um eine akzidentelle Bakteriämie bei der Miliartuberkulose als um eine echte Sepsis!

So läßt sich auch die auffallende Tatsache verstehen, daß bei der Miliartuberkulose die einzelnen Tuberkel durchwegs fast genau das gleiche Alter zeigen: zu dem Zeitpunkt, wo sich der Körper auf die tuberkuläre Gewebsreaktion umstellt, werden die im Blut befindlichen Keime abgefangen, fixiert, und neue werden nicht mehr eingeschwemmt, da ein echter Sepsisherd und damit eine konstante oder periodische Bakteriämie fehlt.

Das besonders von HÜBSCHMANN hervorgehobene Ausschließungsverhältnis von Organ- und Miliartuberkulose ist dadurch zu erklären, daß die bei tertiärer Empfindlichkeitslage vorhandene proliferative Gewebsreaktion infolge ihres hohen Keimbindungs- und Lokalisationsvermögens den Bacilleneinbruch in die Gefäße fast immer rechtzeitig verhindert, was bei dem exquisit chronischen Verlauf auch der lokalen tuberkulösen Prozesse verständlich erscheint. Bei raschem Verlauf, etwa einer Phthise mit starker Einschmelzungsneigung, sieht man demgegenüber an der Leiche häufig im ganzen Körper verstreute, verschieden alte Streutuberkel. Aber auch hier kommt es nicht zur Sepsis, weil die Einschwemmung ebenfalls weder konstant noch periodisch ist, was die Voraussetzung für eine Sepsis wäre. — Bleibt bei einer Miliartuberkulose die Meningitis aus, so wird der Kranke nach der Streuung, wenn diese überhaupt klinische Symptome hervorruft, bald wieder beschwerdefrei, und es resultiert das seltene Bild der *chronischen Miliartuberkulose* mit entsprechendem Lungenbefund, das gewöhnlich nur zufällig bei einer Durchleuchtung entdeckt wird, da diese Form subklinisch zu bleiben pflegt.

2. Die subakute und chronische Sepsis

Entspricht die Empfindlichkeitslage des Organismus nicht einer vollen (positiven) Anergie (= angeborener Resistenz oder erworbener Immunität), sondern nur einer Hyp-ergie bzw. Teilimmunität, so ist die Reaktion des Wirts auf in die Blutbahn eingedrungene Keime weniger heftig und es kommt damit zum subakuten oder gar chronischen Verlauf einer Sepsis.

Was bedeutet diese Reaktionslage für die örtliche Gewebsreaktion am Ort des Sepsisherds oder eventueller Metastasen? Wir sahen oben, daß bei voller Anergie bzw. akuter Sepsis der lokale Infektionsherd mit guter Demarkation, geringer Einschmelzungsneigung und starker bindegewebiger Vernarbungstendenz einhergeht; von der hyperergischen Reaktion des Gewebes wissen wir, daß sie zu Exsudation, Einschmelzung und schlechter Abgrenzung neigt. Die hyp-ergische steht dazwischen: der Herd ist nur mäßig demarkiert. Einschmelzung wird nicht die Regel sein, aber vorkommen, und die Vernarbungstendenz ist verlangsamt. Am besten zeigen sich diese Reaktionsverhältnisse des Gewebes bei der Lentasepsis in den Nieren, die von der Löhleinschen Herdnephritis (Mikroabsceßbildung!) über die interstitielle Nephritis bis zur vorwiegend degenerativen „Nephrose mit nephritischem Einschlag" je nach Reaktionslage bei der Lenta sehr verschiedene Bilder bieten können.

Unter welchen Bedingungen aber ist der Verlust einer vollen Anergie am ehesten zu erwarten? Der Körper wird sich immer bemühen, unter dem Einfluß einer bestehenden Infektion als Immunisierungsanreiz eine solche labile Lage, wie es die hyp-ergische ist, rasch wieder zur anergischen zu überführen, wenn er dies kann. Immerhin kann eine unspezifische Schädigung der allgemeinen Resistenz dies erschweren, so daß Hypergie auch gegen einen Erreger eine Zeitlang währen kann, gegen den der Mensch sonst resistent bzw. immun ist, z. B. gegen die Staphylokokken. Chronische Staphylokokken-Sepsis ist aber selten, nur unter besonderen Bedingungen häufig (s. Myositis tropica). Dort allerdings, wo schon angeboren-arteigen spezifisch ein labiles Symbioseverhältnis besteht, wie besonders bei den Streptokokken, da wird auch häufiger die Voraussetzung für die subakute Sepsis in bezug auf die Empfindlichkeitslage gegeben sein. Dazu kommt, daß, wie oben ausgeführt, die Streptokokken die besondere Neigung zur Bildung sekundärer intravasaler, besonders endokarditischer Herde besitzen.

Metastasenbildung wird auch bei der subakuten Sepsis im Sinne einer versuchten Organfixation der Allgemeininfektion einen Immunisierungsreiz abgeben, der sich vorübergehend günstig auswirken kann; da aber die Bakteriämie fortfährt, bleibt es beim Vorübergehenden. Man sieht in der Tat oft gerade nach Bildung neuer Metastasen vorübergehende Besserungen, deutlicher als bei der akuten Sepsis, und es ist oft bei der subakuten oder chronischen ein langwieriges Auf und Ab; aber nur die Beseitigung des bakterienstreuenden Herdes kann den Zustand der Sepsis beendigen.

Bemerkenswerte Einblicke in die Auswirkung auf die Gewebsreaktion bei der Lenta haben die *Corticoide* erbracht. Sie wirken bekanntlich antiallergisch. Das hat zur Folge, daß einerseits der Antibiotica-Erfolg durch gleichzeitig verabreichte Glucocorticoide verbessert wird, da die hyperergische in eine anergische Reaktion überführt wird, bei der die Antibiotica infolge der extracellulären Lagerung der Keime bessere Angriffspunkte haben, daß andererseits aber die Cortison-Therapie bei einer hyperergisch-rheumatischen Endokarditis durch Überführung der Hyper- in Hypergie erst recht zur Ansiedlung von Streptokokken und damit zur Entstehung einer Lenta führen kann. Der Erfolg der Corticoidanwendung hängt also von der Ausgangslage ab.

Chronische Staphylokokkensepsis: In gemäßigten Zonen ausgesprochen seltenes Krankheitsbild. Herd klinisch meist nicht auffindbar, Bakteriämie wohl meist nur periodisch, Metastasen weniger wie bei akuter Staphylokokken-Sepsis pulmonal usw. als hauptsächlich in der Muskulatur, gewöhnlich am Übergang des Muskels in die Sehne (gelenknahe). Verlauf mit langen Latenzen oft über Monate. Keine Endokarditis. Prognose nicht ungünstig.

Myositis tropica: Im äquatorialen Afrika verbreitete Form der chronischen Staphylokokkensepsis, meist bei Eingeborenen, auch bei Weißen, wohl meist von den häufigen eitrigen Hautverletzungen bei der Arbeit im Busch ausgehend, aber ohne Lymphangitis. Bei Streuung gewöhnlich einzelne Schüttelfröste mit Bakteriämie. Metastasen: teils Infiltrate, teils Abscesse in den großen Muskeln.

Subakute und chronische Streptokokkensepsis *(Endocarditis lenta, engl.: subacute bacterial endocarditis, abgekürzt: s.b.e.):* Auf die besondere Labilität des Symbioseverhältnisses des Genus Mensch zur Streptokokkenfamilie hinzuweisen, bestand schon wiederholt Veranlassung. Ihre Hauptvertreter beim Menschen sind der Str. haemolyticus, die große variable Gruppe der vergrünend wachsenden Streptokokken (Milchsäure-Str. u. a.), denen in ihren kulturellen Eigenschaften sowohl der Pneumococcus als auch der Enterococcus nahe stehen, schließlich der Str. viridans Schottmüller und der Str. anhaemolyticus. Der Mensch erkrankt nicht nur unter ganz verschiedenen klinischen Bildern, wenn eine Infektion mit einem Verteter dieser Gruppe haftet (Pneumonie, Erysipel, Scharlach, Angina, Appendicitis, Eiterung, Lymphangitis usw.), sondern die Erkrankungsart verschiedener Menschen bei gleicher Streptokokken-Infektion ist auch ganz verschieden, teils cyclisch (croupöse Pneumonie, Pneumokokkenperitonitis, cyclisch verlaufendes Erysipel), teils ausgesprochen hyperergisch-lokal (Scharlach, Angina, Appendicitis), teils rein lokal (Bronchopneumonie, Erysipel ohne Allgemeinerscheinungen, Eiterung usw.), und auch im Verlauf des individuellen Lebens ändert sich die Reaktion teils mit dem Lebensalter, teils auf Grund spezifischer und unspezifischer Einflüsse. Zu dem allen kommt hinzu, daß diese labile Reaktionslage gegenüber der Streptokokken-Familie häufig auch die Veranlassung zu Nachkrankheiten wie zweites Kranksein, Rheumatismus usw. gibt, auf Grund des langen Verharrens in der Hyperergie.

Diese Labilität des Menschen gegenüber den Streptokokken ist nun auch der Anlaß dazu, daß es relativ häufig zum Bild der blanden Streptokokken-Sepsis kommt. Ihre Voraussetzung ist, wie oben erörtert, die Hyp-ergie. Eine solche gegenüber Streptokokken kann entweder arteigen bzw. entwicklunsgbedingt oder erworben sein. Im ersten Fall brauchen keine Vorkrankheiten bestanden zu haben, die Sepsis lenta entsteht aus scheinbar voller Gesundheit. Häufiger ist jedoch, daß sich die Labilität zuvor schon klinisch bemerkbar gemacht hatte und infolge dieser Immunisierungsreize ein Auf und Ab der Empfindlichkeitslage gegenüber Streptokokken vorausging, kenntlich besonders an vorausgegangenen rheumatischen Symptomen, sei es an Gelenken, sei es besonders am Endokard, sei es auch „unspezifisch" durch gehäufte vorangegangene Infekte verschiedenster Art, wie sie besonders Soldaten in Kriegen befallen (daher die Nachkriegswellen der Lenta nach beiden Weltkriegen). Auf ein altes Vitium pfropft sich bekanntlich die Endocarditis lenta besonders gern auf. Nie aber entsteht diese direkt aus einer floriden Polyarthritis-Endocarditis rheumatica heraus; stets liegt dazwischen eine mehr oder weniger lange Latenz mit Verschwinden der Gelenk- und Stabilisierung der Klappensymptome, d. h. zuerst muß die Hyperergie in Hyp-ergie übergegangen und damit eine Besserung der hyperergischen Erscheinungen eingetreten sein, ehe es aus einem „Rheumatismus" heraus zur Sepsis lenta kommen kann. Dieses Intervall ist klinisch und pathogenetisch außerordentlich kennzeichnend.

Die relative Häufigkeit einer subakuten Streptokokken-Sepsis ist freilich zum Teil auch durch die große Neigung der Streptokokken begründet, sich am Endokard anzusiedeln. Meistens wird nicht schon deren Eintrittspforte zum Sepsisherd, sondern wird der Befall des Endokards zunächst durch eine akzidentelle Bakteriämie eingeleitet, und das Endokard stellt so einen sekundären Sepsisherd dar. Das gilt für die akute und die subakute Streptokokken-Sepsis. Für den subakuten Verlauf ist dann aber die ganz bestimmte Empfindlichkeitslage die Hauptbedingung.

Typisch sind kleine Metastasen, Embolien besonders in Fingerbeeren und an Zehen, die sogenannten Oslerschen Herde, weiter die embolische Herdnephritis. Es kommt dabei entsprechend der Empfindlichkeitslage zu Infiltraten, aber nicht zu Einschmelzungen.

Der Verlauf der subakuten oder chronischen Streptokokken-Sepsis ist recht wechselnd: nicht nur gibt es die ganze Skala vom fast noch akut zu nennenden bis zum exquisit chronischen Ablauf, auch beim gleichen Kranken kann sich das Bild ändern, eine fast latente von einer fieberhaften Phase abgelöst werden, und umgekehrt.

Als Erreger einer subakuten Streptokokken-Sepsis steht wohl im allgemeinen ein Keim im Vordergrund, der in seinen kulturellen Eigenschaften demjenigen entspricht, den SCHOTTMÜLLER als den Erreger der Endocarditis lenta schlechtweg zuerst beschrieb: der Str. viridans, also einer von den vielen Typen der Streptokokken mit vergrünendem Wachstum auf der Blut-Agar-Platte. Jedoch sieht man immer wieder als Erreger auch andere Streptokokken, nicht nur „pleomorphe", sondern auch solche mit schwächerem Hämolysierungsvermögen und nicht selten typische Enterokokken. Im allgemeinen entspricht der Streptokokken-Typ ungefähr der Verlaufsart des betreffenden Falles, d. h. bei raschem Verlauf findet man Streptokokken mit Hämolyse, bei blanderem mehr solche des viridans- oder anhaemolyticus-Typs. Ja, beim gleichen Fall kann sich der Streptokokken-Typ entsprechend dem jeweiligen klinischen Befund ändern. Diese Parallelität gilt freilich nur als Regel, im einzelnen findet man auch Abweichungen, die sich bei genauerer Analyse des Verlaufs im betreffenden Fall aber meist einer Erklärung zuführen lassen. Bei einem nicht unerheblichen Teil der Lenta-Fälle, besonders bei den exquisit chronisch verlaufenden, bleiben alle Erregerisolierungsversuche negativ, da es sich offenbar dabei um so blande und wachstumsgeschwächte Streptokokken handelt, daß sie in der Kultur nicht mehr wachsen können, wie es ja auch der Chronizität des Verlaufs entspricht.

Subakute septische Endokarditis mit anderen Erregern: Daß das Krankheitsbild der Endocarditis lenta an sich nichts für den Streptococcus viridans, ja nicht einmal für Streptokokken allgemein Charakteristisches ist, erhellt daraus, daß dasselbe Krankheitsbild auch mit ganz anderen Erregern einhergehen kann. Immer sind es solche, deren Endobioseverhältnis zum Menschen auch sonst als labil bekannt ist, so z. B. Influenzabacillen oder Micrococcus catarrhalis, beides also Schleimhautbewohner mit gelegentlicher Pathogenität und nahen Beziehungen zu typischen Krankheitserregern, ferner die Erreger der Brucellosen, für die das lange Verharren im hyper- bis hypergischen Stadium ja auch klinisch kennzeichnend ist, auch Actinomycespilze, der Erreger des Erysipeloids und einige andere. Als besondere Rarität ist zu erwähnen, daß man, besonders auf den Philippinen, eine Endocarditis chronica ulcerosa beobachtet hat, bei der sich als Erreger die sehr kleinen Eier eines Darmegels, Heterophyes, auf den Herzklappen finden, der selbst bei seinem Darmparasitismus nur geringe Darmwandreizung zu machen pflegt, wiederum ein interessantes Beispiel dafür, daß die Reaktionsweise des Wirts von der systematischen Stellung des Erregers unabhängig ist.

Filariasis und Schistosomiasis: Eine chronische Sepsis liegt, wie bereits auf S. 161 und 162 besprochen, auch bei diesen beiden Helminthiasen vor, bei denen die cyclisch in Lymphgefäße eingewanderten befruchteten Weibchen oft jahrelang ihre Junglarven bzw. Eier in die Blutbahn einbringen. Bei der Filariasis entstehen aber klinische Symptome nur von den erwachsenen Würmern, also dem lokalen Sepsisherd aus (Organmanifestation, z. B. Elefantiasis), während die septische Komponente des pathogenetischen Vorgangs (die Mikrofilarien im Blut) ohne klinische Folgen bleibt; bei der Bilharziose sind die schweren Blasen-, Darm- oder Leberveränderungen allerdings Folgen der dort eindringenden Eier, also der septischen Metastasen, an denen man dem chronischen Verlauf entsprechend auch histologisch deutlich die hypergische Gewebsreaktion erkennen kann.

Schrifttum

s. S. 141 und 142.

III. Prophylaxe und Therapie

Ist es vornehmste Aufgabe des Arztes, vorbeugend und heilend zu wirken, so ist es Pflicht der medizinischen Wissenschaft, die theoretischen Unterlagen dafür zu beschaffen. Die ärztliche Persönlichkeit im Verein mit dem theoretischen Wissen wird im Einzelfall das richtige Handeln finden lassen.

Auch auf dem Gebiet der Infektionskrankheiten sind Prophylaxe und Therapie eine ärztliche Kunst, wenn vielleicht auch hier mehr als bei vielen anderen inneren Leiden eine gewisse Schematisierung möglich, wenigstens aus didaktischen Gründen zu vertreten ist. Prophylaxe und Therapie sind aber nie allein vom Experiment ausgehend zu treiben. Der Arzt muß sich davor hüten zu glauben, daß es bei der Infektionskrankheit *ein* Mittel gäbe, das die Frage der Therapie endgültig, eindeutig und einfach lösen könne, und daß, wenn dieses auch heute noch nicht für jede Infektionskrankheit gefunden sei, dies nur eine Frage der Zeit und des Forscherfleißes wäre. Eine solche irrige Auffassung hatte unter dem Einfluß einer einseitig ätiologischen Betrachtung der Infektionslehre weite Verbreitung gefunden. Setzte man voraus, daß das Eindringen des spezifischen Infektionsstoffs die eindeutige Ursache für den ganzen „Mechanismus" der Infektionskrankheit sei, so hatte die Therapie diesen Infektionsstoff nur wieder „abzutöten", um auch die Krankheit zu heilen. Daß eine solche Voraussetzung gerade für die Therapie unzutreffend ist, ist die wichtige Erkenntnis, die die Anwendung allgemein-biologischer Betrachtung auf die Infektionslehre vermittelt.

In der Geschichte der Medizin sieht man immer wieder, daß Voraussetzungen, die sich späterhin als nur teilweise richtig oder gar falsch herausstellen, zu großen praktischen Erfolgen führen. Und so ist auch den prophylaktischen und therapeutischen Bestrebungen, die nur davon ausgingen, daß sie den Infektionsstoff vernichten wollten, der Erfolg nicht versagt geblieben; ja es sind unter dieser Vorstellung Großtaten der medizinischen Wissenschaft vollbracht worden, die sich an die Namen von Koch, Pasteur, Behring, Ehrlich, Domagk, Fleming u. v. a. knüpfen und die unvergänglich sein werden. Die klinische Erfahrung hat jedoch gelehrt, daß die Erwartung, es müsse sich für jede Infektionskrankheit ein *spezifischer* Impfstoff, ein spezifisches Serum oder ein spezifisches Chemotherapeuticum finden lassen, das zur Ausmerzung der betreffenden Infektionskrankheit führe, getäuscht hat; daraus entstand die Erkenntnis, daß auch die Voraussetzungen einer solchen Erwartung unrichtig sein mußten und daher die Leitidee der „spezifischen Therapie" fallen gelassen werden mußte.

Noch in der letzten Auflage dieses Buches (1948) schien die Dreiteilung dieses Abschnitts in spezifische, unspezifische und symptomatische Prophylaxe und Therapie den herrschenden Leitideen am besten gerecht zu werden. Denn auch in den damaligen Anfangszeiten der modernen Therapie mit Sulfonamiden und Antibiotica ging man zunächst noch weitgehend von der Vorstellung aus, man müsse nur für jeden spezifischen Erreger das spezifisch wirksame Chemotherapeuticum finden, um die Krankheit beherrschen zu können. Allmählich hat sich aber die Erkenntnis durchgesetzt, daß die Chemotherapeutica einschließlich der Antibiotica vielmehr eine Wirkung auf bestimmte Erreger-*Gruppen* besitzen, so etwa die Sulfonamide auf Kokken und manche gramnegativen Stäbchen, die Sulfone auf Mykobakterien, Penicillin auf Kokken und Spirochäten, Streptomycin außerdem noch auf die Mykobakterien, Tetracycline und Chloramphenicol auf gramnegative Stäbchen, Rickettsien und „große Viren" usw., und vor allem hat sich ergeben, daß die gesamte Chemotherapie auf 2 Gebieten versagt, einmal bei den Infektionen mit echten Toxinbildnern, vor allem Diphtherie und Tetanus, sodann bei allen „kleinen" Viren. Damit näherte sich die Grundvorstellung auch der früher rein spezifisch eingestellten, „experimentellen Therapie" schon in einem wichtigen Schritt den biologisch gerichteten Auffassungen, daß die Therapie sich nicht nur um den Erreger, sondern mehr um die Art des pathogenetischen Prozesses zu kümmern hat, der zumeist bei zusammengehörigen Erreger-Gruppen auch gemeinsame Züge aufweist.

Mit der Schaffung wirksamer therapeutischer Möglichkeiten durch Sulfonamide und Antibiotica setzte sich weiterhin eine fundamentale Erkenntnis durch: der zuvor unumstößliche Glaube daran, daß man mit den auf R. KOCH und E. v. BEHRING zurückgehenden Methoden der aktiven und passiven Immunisierung mit Erregersubstanzen bzw. Heilseren den Schlüssel zur Therapie in der Hand hatte, erwies sich als prinzipieller Irrtum: in der klinischen Therapie sind heute alle die so gerichteten Versuche bis auf einen Sonderfall, das Diphtherie-Heilserum, obsolet geworden, und auch der Glaube an den therapeutischen Wert dieses Sonderfalls ist stark erschüttert und nur deshalb noch nicht als Irrtum erkannt, weil wir in diesem Falle leider noch immer nichts Besseres zur Verfügung haben. Demgegenüber reift aber die allgemeine Anerkennung einer fundamentalen Regel, die in diesem Buche schon in seinen früheren Auflagen vertreten wurde: so sehr alle „spezifische Therapie" mit Antikörpern, seien sie aktiv gebildet, seien sie passiv übertragen, ein Irrtum war, so sehr haben solche Maßnahmen ihren hohen prophylaktischen Wert. M. a. W.: die frühere Außerachtlassung des Zeitfaktors in der experimentellen Therapie wird heute immer deutlicher als Fehler erkannt. — Hinzu kommt in der Erforschung prophylaktischer Methoden noch eine wichtige Erkenntnis, die sich mehr und mehr allgemein durchsetzt: wenn auch mit Schaffung oder Übertragung von Antikörpern gewisse prophylaktische Erfolge zu erzielen sind, so zeichnet sich doch als Grundtatsache ab, daß eine künstlich zu schaffende Immunität nicht mit der Erzeugung von Antikörpern allein zu erreichen ist, sondern alle Lebend-Impfstoffe denen mit inaktivierten (abgetöteten) Erregern oder Erregersubstanzen überlegen sind, m. a.W.: daß Immunität nicht nur durch Antikörper erzeugt wird, ihr vielmehr ein Prinzip zugrundeliegt, das sich nur bei Kontakt der Wirtszellen mit lebendem Erreger verwirklicht.

Im Wandel aller dieser Anschauungen blieb aber zunächst unerschüttert die Leitidee vom Angriff der Therapie direkt am Erreger, also das alte mechanistische Ziel der Beseitigung der „Ursache", um damit auch die Folgen, die Krankheit nämlich, zu beseitigen. War in den Zeiten der Vorherrschaft der „spezifischen Therapie" jeder „unspezifische" Angriff am Wirtsorganismus — mindestens den „experimentellen Therapeuten" — nur als zweitrangig erschienen, wenn sich auch Kliniker immer wieder mit den Möglichkeiten einer unspezifischen Therapie befaßten, so brachte die Einführung der Corticosteroide in die Therapie der Infektionskrankheiten in den letzten 12 Jahren auch hier einen gründlichen Wandel. War zwar auch früher die Bedeutung der unspezifischen Therapie, etwa der Malaria-Therapie der Metalues, nicht ganz zu leugnen, so ist erst durch die Corticosteroide die hohe Wirksamkeit eines Angriffs der Therapie nicht am Erreger, sondern am Wirtsorganismus so klar demonstriert worden, daß damit endlich die „unspezifische Therapie" gleichwertig neben die spezifische getreten ist.

Der mit all diesen Neuerungen vollzogene Umschwung in den heutigen Grundanschauungen über Prophylaxe und Therapie der Infektionskrankheiten gibt uns daher Grund genug, die frühere Disposition dieses Kapitels in spezifische, unspezifische und symptomatologische Therapie ganz fallen zu lassen und zu ersetzen durch eine Einteilung, wie sie dem heutigen Stand gerecht wird, nämlich in prophylaktische und therapeutische Methoden mit Angriff a) am Erreger, b) am Wirtsorganismus und c) an den klinischen Symptomen des kranken Menschen, wobei aber betont werden muß, daß sich auch eine solche Einteilung nur didaktisch rechtfertigt und nicht dem biologischen Grundgedanken entspricht, nach dem das System Wirt + Erreger nicht eine bloße Summation, sondern eine neue Ganzheit, ein höheres Biotop darstellt, wodurch also auch jeder therapeutische Angriff nicht nur den einen Anteil, sondern stets das Ganze trifft. Zudem ist die Teilung von b) Angriff am Wirtsorganismus und c) an seinen klinischen Symptomen offensichtlich auch nur eine Trennung, die sich nicht allgemeinbiologisch begründen läßt, sondern nur aus der Denkweise des ärztlichen Therapeuten, der sowohl den „unsichtbaren" pathogenetischen Vorgang als auch die „sichtbaren" Symptome des Kranken beobachten und behandeln soll. Jeder therapeutische Eingriff ist also ein ganzheitlicher am Kranken, den Erreger beherbergenden Menschen; aber der Therapeut muß aus heuristischen Gründen zergliedern und trotzdem die Übersicht behalten.

Im Folgenden sollen zuerst die einzelnen Methoden mit Angriff am Erreger und mit solchen am Wirtsorganismus in ihren Wirkungsbereichen bei den verschiedenen pathogenetischen Typen der Infektionskrankheiten umrissen werden, sodann ihre Anwendung im Ablauf des Infektions-Geschehens, also in bezug auf den Zeitfaktor, unter dessen Herrschaft sie alle stehen. Für die Klinik ist gerade die Kenntnis dieser Abhängigkeit der Wirkung der Therapie vom Krankheitsstadium unerläßlich und Grundlage nicht nur des therapeutischen Erfolges, sondern vor allem auch der Vermeidung schwerwiegenden Schadens. Denn wie wohl auf keinem anderen Gebiet der Medizin liegt es im Wesen der Infektionskrankheiten, daß dieselbe therapeutische Maßnahme zum richtigen Zeitpunkt angewandt, hervorragend wirkt, im falschen aber nur schadet.

A. Die prophylaktischen und therapeutischen Methoden
1. Antimikrobische Methoden

a) Aktive Immunisierung mit lebenden Erregern: Bewährt bei Viruskrankheiten: Pocken, Gelbfieber, Poliomyelitis; Bakteriosen: Tuberkulose (Calmette-Impfung), also nur bei cyclischen Krankheiten als prophylaktische Impfung, vorwiegend bei Viruskrankheiten. In einigen weiteren Fällen ist die Lebendimpfung entweder zwar versucht, aber noch nicht als Methode der Wahl anerkannt (Influenza, Fleckfieber, Brucellose, Pest u. a.) oder theoretisch ungeklärt, wie weit das anerkannte Impfverfahren auf einer „Spitze" von lebendem, abgeschwächtem Virus beruht (Lyssa).

Bislang einzig in ihrer Art ist immer noch die Pockenschutzimpfung, deren hoher, millionenfach erwiesener Nutzen auf dem Jennerschen Prinzip beruht, daß eine beim Menschen leicht verlaufende Zoonose, die Kuhpocken, wirksame Immunität gegen eine nahe verwandte Anthroponose verleiht. In allen anderen Fällen beruht die Lebendimpfung auf der Auffindung eines abgeschwächten Erregerstammes humaner Herkunft (der BCG ist zwar boviner Herkunft, aber die bovine Tuberkulose verläuft auch beim Menschen klinisch wie die humane, weshalb nur ein abgeschwächter TB-Stamm benutzt werden kann).

b) Aktive Immunisierung mit inaktivierten („abgetöteten") Erregern: Bewährt bei

α) cyclischen Krankheiten: Viruskrankheiten: Influenza, Poliomyelitis, Lyssa (vgl. unter 1); Rickettsiosen: Fleckfieber; Bakteriosen: TAB-Impfung, Keuchhusten;

β) Lokalinfektionen mit Sensibilisierung: Cholera, also ebenfalls nur prophylaktisch und vorwiegend bei cyclischen Krankheiten. Eine Anzahl auf dem gleichen Prinzip beruhender Schutzimpfungen stehen in der Erprobung, bei den Virosen etwa Masern, Adenoviren, Ornithose, bei Rickettsiosen Q-Fieber, bei cyclischen Bakteriosen Brucellose (besonders zur Anwendung am Tier), bei lokalen Infektionen Ruhr, Scharlach, Erysipeloid, Milzbrand, wobei gerade diese letzteren eine schon seit langem umstrittene Problematik besitzen, sich jedenfalls in praxi nicht allgemeiner Anerkennung erfreuen. Darüber hinaus haftet aber auch allen zuerst genannten Impfstoffen immer wieder eine solche schwankende Wertschätzung an. Das gilt für die Salk-Impfung gegen Poliomyelitis nicht minder wie für die Typhus- (Höring 1953) und Keuchhusten-Impfung.

Auch die früher immer wieder versuchte „spezifische" Therapie von bereits manifesten Infektionen mit Vaccinen aus dem betreffenden Erreger oder mit sogenannten *Autovaccinen* hat sich nicht halten können.

Einigkeit besteht jedenfalls heute darüber, daß sie alle nur imstande sind, bei Infektion mit dem entsprechenden Erreger die Erkrankung leichter verlaufen zu lassen, ohne sie aber verhindern zu können. Damit aber steht ihre Wirkung in einem wichtigen Gegensatz zu den Lebendimpfungen, die mindestens in einem erheblichen Teil jegliches manifeste Erkranken verhindern, in einem anderen Teil freilich, besonders wenn ihre Durchführung schon Jahre zurückliegt, auch nur noch abschwächend wirken.

Die bislang hier berücksichtigten Methoden der aktiven Immunisierung mit abgetöteten Erregern bestehen in parenteraler Injektion des Impfstoffs. Eine ähnliche Impfmethode ist auch die *perorale Darreichung von abgetöteten Erregern*, deren z. T. gute Wirksamkeit merkwürdigerweise bisher noch kaum Anerkennung fand, jedenfalls in breitem Maß noch nicht ausgenützt wurde. Bei dieser Impfmethode bleibt freilich die Frage offen, ob sie durch eine allgemeine Immunisierung mit Antikörperbildung wirkt oder nur eine lokale Immunität hervorruft, die wie schon auf S. 36 ausgeführt, theoretisch umstritten ist. Feldversuche mit solchen peroralen Impfstoffen liegen vor mit Typhusbakterien und Enteritis-Salmonellen, Ruhrbakterien und Choleravibrionen.

c) Aktive Immunisierung mit Toxinen (Toxoiden, Anatoxin). Prophylaktisch bewährt bei Diphtherie und Tetanus, also nur bei Infektionen, die mit echter Exotoxin-Vergiftung einhergehen. Hierbei handelt es sich um praktisch sehr beachtliche Erfolge, die auch theoretisch insofern von hohem Interesse sind, als die durch diese Impfungen erzeugte Schutzwirkung eine Intensität und eine (lebenslängliche) Dauer erreicht, die das Überstehen einer entsprechenden Erkrankung nicht zu verleihen vermag: weder Diphtherie noch Tetanus hinterlassen — als Lokalinfektionen — einen erheblichen Schutz vor Wiedererkrankung; besonders bei ersterer waren früher mehrfache Erkrankungen beim gleichen Individuum nichts Ungewöhnliches, wenn sie auch zunehmend leichter verliefen. Die heute zur Verfügung stehenden aus Toxinen bereiteten Impfstoffe hingegen vermögen im allgemeinen einen recht sicheren Schutz vor klinischer Erkrankung zu verleihen. Diese Tatsache hat neuerdings Veranlassung gegeben, auch bei schon ausgebrochenem Tetanus Toxoidinjektionen zur Therapie mit heranzuziehen. Die Wirksamkeit dieser therapeutischen Methode bleibt dahingestellt und dürfte weitgehend vom Zeitfaktor im betreffenden Fall abhängen, indem die Toxinabgabe durch die vorhandenen Tetanus-Bacillen mit dem antigenen Stimulus, der durch das Toxoid künstlich gesetzt wird, einen „Wettlauf" beginnt bzw. in zeitliche Konkurrenz tritt.

d) Passive Immunisierung mit Heil-, Rekonvaleszentenserum oder γ-Globulin. Bewährt *prophylaktisch* bei Bekanntsein des Zeitpunkts der Exposition bzw. Infektion bei

α) cyclischen Krankheiten, besonders Masern, Tollwut, Röteln in der Gravidität, Varicellen, Hepatitis epidemica, auch Poliomyelitis.

β) Lokalinfektionen: bei Tetanus, auch Diphtherie, *therapeutisch* heute nur noch gebräuchlich bei Diphtherie, Tetanus, Botulismus, Milzbrand (nur noch selten angewandt).

Die *prophylaktische* Anwendung der passiven Übertragung spezifischer Antikörper, heute meist in Form von γ-Globulin, hat ihre eng begrenzte Bedeutung und findet in praxi daher meist nur Anwendung bei Krankenhaus- und Kinderheim-Epidemien bzw. bei Laborinfektionen. Ihre Wirksamkeit ist streng an die Zeitgesetzlichkeit gebunden, die man am besten von der Masern-Prophylaxe her kennt: Krankheits-Verhütung und anschließend volle Wiederherstellung der Empfänglichkeit bis zum 4. Tag der Inkubation, vom 4.—7. Tag abnehmende Abschwächung der Verlaufsschwere mit durch abortive Erkrankung eintretender Immunität, nach dem 7. Inkubationstag keinerlei Wirkung mehr. Diese Gesetzmäßigkeit bezieht sich aber nur auf die prophylaktische Wirkung passiver Antikörper-Übertragung bei cyclischen Krankheiten. Bei Lokalinfektionen (Tetanus,

Diphtherie) ist die Wirksamkeit der Serumgaben in der Inkubationszeit umstritten und schwer objektivierbar; sicher ist, daß die Toxoiderfolge bei Impfung *vor* Eintritt einer Infektion zuverlässiger sind.

Die *therapeutische* Anwendung von „Heilserum" ist ein beherzigenswertes Beispiel für die Suggestivkraft einer zugkräftigen Theorie geworden. Sie knüpft sich in diesem Fall an den Namen von BEHRINGs. Welche Hoffnungen und welch zuversichtlicher Glaube der Menschheit und der Ärzte im besonderen wurde allen den vielen Heilseren entgegengebracht, die für die verschiedensten Infektionen hergestellt, angeboten und angewandt wurden! Von wie viel angeblichen Erfolgen wurde berichtet! Mit dem Erscheinen der modernen Chemotherapie und besonders der Antibiotica sind alle „Heilseren" obsolet geworden mit Ausnahme des Diphtherie-Serums. Und seine Wertschätzung ist nur deshalb noch nicht den gleichen Weg gegangen, weil bei der Diphtherie auch die Chemotherapie sich als unwirksam gezeigt hat. So entstand die heutige Lage, daß man am Diphtherie-Serum noch festhält, obwohl seine Wirksamkeit — auch für die vergangenen Zeiten, wo man fest an sie glaubte — zweifelhaft geworden ist bzw. sich gerade bei der toxischen Diphtherie sicher als Irrtum erwiesen hat. Das viel umstrittene Für und Wider kann hier im einzelnen nicht besprochen werden. Sicher ist, daß der früher als Dogma geforderte Glaube ans Diphtherie-Serum praktisch und theoretisch in weiten Kreisen erschüttert ist. Einigkeit besteht mindestens darüber, daß nach dem 4. Krankheitstag vom Diphtherie-Serum keine Wirkung mehr zu erwarten ist.

Ob nach Ausbruch der Krankheit dem Tetanus- und dem Botulismus-Serum noch eine Heilwirkung zukommt, ist noch stärker in Zweifel gesetzt und wird von den meisten Autoren heute verneint.

Die bisher aufgeführten antimikrobischen Methoden a—d sind zwar gegen den Erreger oder seine Gifte gerichtet; ihr eigentlicher Angriff ist aber am Wirtsorganismus, indem sie dessen Empfänglichkeit für den betreffenden Erreger herabsetzen oder gar aufheben. Insoweit müßten sie eigentlich erst im nächsten Abschnitt besprochen werden. Wenn wir sie trotzdem der historischen Entwicklung entsprechend hier an den Anfang der Methoden stellen, so deshalb, weil sie auf dem Umweg über die Empfänglichkeits-Herabsetzung des Wirts ja auch antimikrobisch mindestens in dem Sinne wirken, daß sie, rechtzeitig durchgeführt, nach eingetretener Spontaninfektion die Erreger-Haftung und -Vermehrung herabmindern.

Die nun folgenden Methoden dagegen haben ihren direkten Angriffspunkt am Erreger, wobei freilich in manchen Fällen die Frage offen bleibt, ob außer der indirekten, die Heilung fördernde Wirkung auf den Wirtsorganismus nicht doch auch noch eine direkte mit im Spiele ist, z. B. bei den Arsen- oder den Aminochinolin-Präparaten (beim Chinin ist das ja bekannt). Doch sei diese viel diskutierte Frage hier beiseite gelassen. Für die Sulfonamide und Antibiotica gilt nach heutiger Meinung, daß sie am Erreger angreifen und am Wirtsorganismus direkte Wirkungen höchstens in Form von unerwünschten Nebenwirkungen (Arzneimittelschäden) besitzen.

e) *„Alte" Chemotherapie* (Arsen-, Antimon-Präparate, Chinin, Emetin und synthetische antiprotozoische Präparate): Salvarsan bei Spirochätosen (Syphilis, Frambösie, Recurrens), Chinin und synthetische Malaria-Präparate, synthetische Mittel gegen Leishmaniosen und Schlafkrankheit, Jod-Oxychinoline gegen Amöben.

An der klinischen Bedeutung dieser Mittel besteht kein Zweifel.

Das Salvarsan (ebenso Jod und Wismutpräparate) ist zwar heute weitgehend durch das Penicillin verdrängt, in erster Linie durch dessen schnellere Wirksamkeit und geringere Toxicität. Für die historischen (Chinin und Ipecacuanha bzw. deren wirksames Prinzip, das Emetin) und die synthetischen Mittel gegen die protozoischen Erreger cyclischer Krankheiten gilt dies jedoch nicht. Wieweit gewisse Antibiotica (Erythromycin, Tetracyclin) das Resochin, Yatren und die Arsenikalien in der Amöben-Therapie verdrängen werden, ist z. Z. noch nicht zu übersehen. Bei dieser einzigen wichtigen Lokalinfektion durch Protozoen ist die Chemotherapie auch heute noch keineswegs voll befriedigend, wie schon aus der großen Zahl der empfohlenen Mittel hervorgeht. Die Zuverlässigkeit ihrer Wirkung läßt sich jedenfalls mit den genau bestimmbaren Indikationen der verschiedenen heute verfügbaren Malariamittel nicht auf eine Ebene stellen. Bemerkenswert ist, daß das wichtigste Antimalariamittel (die 4-Aminochinoline = Atebrin, Resochin, Chloroquin usw.) zugleich ein ganz anderes Indikationsgebiet, und zwar bei den Kollagenosen, gefunden hat (neben seiner Wirkung auf andere Protozoen wie Amöben, Lamblien und Würmer, vor allem Taenien), woraus doch hervorzugehen scheint, daß es außer dem Angriff an den Erregern doch auch irgendeine direkte, wenn auch nur langsame Einwirkung auf den Wirtsorganismus ausübt.

f) „Neue" Chemotherapie (in engerem Sinn): Sulfonamide, Sulfone, INH, PAS u. a.: bewährt bei

α) cyclischen Krankheiten: Pneumonie, epidemische Meningitis, Erysipel, Tuberkulose, Lepra,

β) Lokalinfektionen: Wundinfektion, Ruhr, Gonorrhoe, auch Coli-Cystopyelitis usw.

Die Indikationsgebiete der Sulfonamide lassen sich in Gruppen zusammenfassen: es sind die cyclischen und lokalen Infektionen mit Kokken einerseits, Shigellen und Coli-Bakterien andererseits. Ihre Anwendung ist darüber hinaus in mikrobiologisch unscharfer Indikation auch dort beliebt, wo darüber keine Klarheit besteht, welcher Erreger oder ob überhaupt ein eindeutiger spezifischer Erreger vorliegt, also etwa bei Bronchopneumonien u. ä. Ihr Wert gegenüber den Antibiotica liegt in ihrer geringeren Neigung, unerwünschte Resistenzen zu erzeugen bzw. auch Antibiotica-resistente Keime oft noch zu hemmen, obgleich auch sie, wie besonders von den Gonokokken bekannt, zu Resistenz führen können, ferner darin, daß Nebenwirkungen im allgemeinen mit den modernen Sulfonamid-Präparaten leichter zu vermeiden sind als bei den Antibiotica.

Die Krankheiten durch Mykobakterien, Tuberkulose und Lepra, haben sich gewissen Sulfonamid-Abkömmlingen (Tuberkulose: Thiosemicarbazon; Lepra: Sulfone) zugänglich erwiesen, ferner dem Isonicotinsäureamid, der Paraminosalicylsäure u. a.; womit für ihre Behandlung — zusammen mit dem Streptomycin — eine ganz neue, früher ungeahnt erfolgreiche Ära eingeleitet wurde.

Schon bei der alten und der neuen Chemotherapie zeigt sich also, was eingangs ausgeführt wurde, daß von einer spezifischen Therapie nicht mehr gesprochen werden kann, wohl aber sich jeweils mikrobiologisch-pathogenetische Krankheitsgruppen ergeben, in denen die klinischen Indikationen der Mittel zusammengefaßt werden können.

g) Die bactericid wirkenden Antibiotica Penicillin und Streptomycin. Die Indikationsgebiete decken sich weitgehend mit denjenigen der Sulfonamide: Penicillin für cyclische und lokale Kokken-Infektionen, Streptomycin für Lokalinfektionen mit gramnegativen Bakterien, besonders Coli-Bakterien und vor allem Tuberkulose. Ihre Wirkungsintensität ist aber im Vergleich zu den Sulfonamiden größer, so daß vor allem bei Fällen echter Sepsis (acuta oder lenta) durch einen der genannten Keime nur die Antibiotica in Frage kommen.

Umstritten ist die Therapie der Streptokokken-Angina: während eine Wirkung auf die akute Angina weder vom Sulfonamid noch vom Penicillin in stärkerem Maße verteidigt, sondern allgemein gering bewertet wird, wird dem Penicillin von manchen Autoren eine vorbeugende Wirkung auf die Nachkrankheiten, rheumatisches Fieber, Nephritis usw., zugeschrieben. Auch an dieser Annahme sind aber von vielen Seiten erhebliche Zweifel geäußert worden.

h) Die bakteriostatisch wirkenden Antibiotica (Breitband- und „seltene" Antibiotica). Bewährt bei:

α) cyclischen Krankheiten: durch Rickettsien (Fleckfieber) und „große" Viren (Ornithose, Trachom usw.), Chloramphenicol bei Typhus abdominalis.

β) Lokalinfektionen: Salmonellosen, Shigellosen, Coli-Infektionen, auch Wundinfektionen.

Die Indikationsgebiete umfassen hier zunächst auch diejenigen des Penicillins, aber nicht die Mykobakterien, bei denen das Streptomycin allein (und einige seltene Antibiotica wie Viomycin) wirksam ist, darüber hinaus aber noch weitere Erreger. Nicht befriedigend erklärt ist nach wie vor die Tatsache, daß beim Typhus abdominalis nur das Chloramphenicol gut wirkt, aber nicht die Tetracycline.

Schrifttum

HÖRING, F. O.: Schutzimpfung gegen Infektionen der Typhusbakteriengruppe. Regensburg. Jb. ärztl. Fortbild. IV, 1954/1955.

2. Methoden mit Angriff am Wirtsorganismus

Wie einleitend in diesem Kapitel ausgeführt, läßt sich heute die alte Bezeichnung „unspezifische Therapie", die noch in der letzten Auflage dieses Buches für diesen Abschnitt gebraucht wurde, nicht mehr anwenden, vor allem deshalb, weil die am Erreger angreifende Therapie sich heutzutage keineswegs mehr mit dem Begriff „spezifische Therapie" zur Deckung bringen läßt und daher ebenfalls zum großen Teil unspezifisch ist.

Eine die Reaktion des Wirtsorganismus beeinflussende Therapie ist uraltes klinisches Ziel und Erfahrungsgut; als Beleg dafür braucht nur an die zumeist verlassenen Methoden des Brenneisens, der Schröpfköpfe, der Akupunktur der Chinesen, der Ableitung auf die Haut, der kalten Bäder bei hohem Fieber (z. B. beim Typhus) u. v. a. erinnert zu werden. Die ersten modernen wissenschaftlichen Bemühungen um dieses Ziel sind an die sog. *unspezifische Reizkörpertherapie* geknüpft, um deren theoretische Ausarbeitung sich WEICHARDT und um deren klinische Indikationen sich vor allem SCHITTENHELM verdient gemacht haben. Einen grundlegenden Fortschritt brachte dann WAGNER-JAUREGG mit der Einführung der Malaria-Therapie der Metalues, die sich damals rasch in der Klinik durchsetzte. Trotzdem blieb die „unspezifische Therapie" in der Zeit der Herrschaft des Dogmas von der angeblich so überaus wirksamen Erzeugung „spezifischer Antikörper" als des Ideals jeder Infektions-Therapie immer ein Stiefkind der Wissenschaft, das als rein empirisch gegenüber der theoretisch angeblich so gut untermauerten „spezifischen Therapie" minder bewertet wurde.

Dies hat sich erst in jüngster Zeit mit der Einführung der *Corticosteroide* in die Infektionstherapie geändert. Und bei deren oft dramatischen Erfolgen konnte sich auch die theoretische Medizin dem nicht verschließen, daß der (unspezifische) Angriff am Wirtsorganismus von ebenso großer klinischer Bedeutung sein kann wie die antimikrobisch gerichtete Therapie. Freilich ist ein theoretisches Verständnis für diese Erfolge so lange unmöglich, als man nicht die alten Vorstellungen einseitig mechanistisch-ätiologischer Betrachtung der Infektions-Pathogenese verlassen hat, und so nur ist es erklärlich, wenn noch in neuesten Übersichten die angeblichen Widersprüche zwischen der tierexperimentellen Erkenntnis und der klinischen Erfahrung mit diesen Hormonen betont werden und die Corticotherapie deshalb auch als vorwiegend klinisch-empirisch bezeichnet wird. So sagt RENTCHNICK 1960: „Im Gegensatz zur festen Tradition, die den ethischen Gesichtspunkten mehr Wert zumißt als den geltenden wissenschaftlichen Beweisen, gingen der therapeutischen Anwendung von ACTH und Cortison in der Medizin keine ausgedehnten tierexperimentellen Studien voraus. ... Die Klinik hat unter den Händen bekannter Forscher die Forderungen der klassischen Pharmakologie übergangen, nach denen die Übertragung der Versuchsergebnisse am Tier auf den Menschen noch möglich sei. Die Anwendungen von ACTH und Cortison haben die Therapie durch eine ganze Serie von direkten und indirekten Wirkungen revolutioniert, die zu verstehen noch nicht gelungen ist und die die Erfahrungen am Tier nur teilweise und unvollständig zu analysieren erlauben." „Aber am Krankenbett geht gewißlich und notwendigerweise die persönliche Erfahrung, d. h. ein gewisser Empirismus, bei der Anwendung der Corticosteroide vor." Und derselbe Autor sagt dann weiter: „Der Gedanke mag etwas enttäuschend scheinen, daß im Augenblick, wo man für eine wissenschaftliche Medizin eintritt, die biologisch vollständig gereinigte und synthetisierte Produkte benützt, das Pasteursche Dogma vom Mikroben allein seine Bedeutung verliert und es nötig wird auf die Beachtung des „Terrains" zurückzukommen, die lange nur noch durch Empiriker verteidigt worden war, und daß man in der Zeit konstanter Suche nach einer spezifischen Therapie wieder auf die unspezifische zurückkommen muß und sie wieder schätzen lernt."

Man kann nun die Wirkungsweise der Glucocorticoide bei Infektionen, im ganzen genommen, als eine die Reaktion des Wirtsorganismus abschwächende zusammenfassen und sie damit in einen gewissen Gegensatz bringen zu dem Ziel, das sich die „alte" unspezifische Therapie vorwiegend gesetzt und ja auch mit dem Namen „Reizkörper-Therapie" betont hat. Im vollen Bewußtsein der Insuffizienz dieser „Motive" der Reizung bzw. Reizhemmung (einer Insuffizienz, wie sie ebenso dem modern gewordenen Begriff „stress" zugrundeliegt) seien im Folgenden die therapeutischen Methoden mit Angriff am Wirtsorganismus in einer dementsprechenden Unterteilung vom allgemeinen Standpunkt aus besprochen, ohne ihre speziellen Indikationen hier des Näheren erörtern zu können.

a) Die die Reaktion verstärkenden Methoden.

α) Prototyp war die sogenannte (unspezifische) *Reiz-* oder auch *Proteinkörpertherapie*, bei der ursprünglich noch die Vorstellung herrschte, man könne den Wirtsorganismus durch eine „Protoplasmaaktivierung" auf unspezifischem Wege zur Bildung spezifischer Antikörper anregen. Sie wird heutzutage nur noch relativ selten angewandt, so etwa als Eigenblut-Behandlung, also in einer besonders schwach wirkenden Reizart. Sie hat die verschiedensten Ausgestaltungen erfahren, und ebenso wurden auch ihre Indikationen nie sicher abgegrenzt; sie bezogen sich meist auf Infektionen, die in ein subakutes Stadium eingetreten waren und „nicht heilen wollten", z. B. Arthritiden, „Muskelrheumatismus", Furunkulose, chronische Pneumonien, „Rest-" oder Herdnephritiden u. a., weniger also auf akute Infektionskrankheiten.

Man muß im Prinzip auch die Anwendung mancher kolloidaler, nicht eiweißartiger Stoffe, besonders von Schwefelabkömmlingen (Sulfrogel u. a.) und öligen Substanzen (Terpentinöl u. a.), zur „Proteinkörpertherapie" rechnen. Die meisten Präparate wurden aus menschlichem, tierischem oder pflanzlichem Eiweiß gewonnen, mehrere auch aus Bakterien. Ja, die Anwendung toter oder gar lebender Bakterien im Rahmen der Reizkörpertherapie, also eigentlich eine künstliche Sekundärinfektion, war nicht selten. Schließlich besteht heute weitgehende Einigkeit darüber, daß die Erfolge mancher ursprünglich spezifisch gedachter Verfahren mehr auf einem unspezifischen Vorgang beruhen, wie die Anwendung sogenannter Autovaccinen, antibakterieller (nicht antitoxischer) Heilsera, des Tuberkulins u. a., und daher wurden nicht selten solche spezifischen Präparate in unspezifischer Indikationsstellung angewandt. Allen gemeinsam ist eigentlich nur die parenterale Applikationsart, und von dieser, also nicht nur von der Art des Mittels, hängt auch die Wirkung entscheidend ab. Es geht natürlich zu weit, wenn man von der Reizkörpertherapie sagt, daß es nicht darauf ankomme, was man spritze, sondern nur, wie man es spritze (daß es in allererster Linie darauf ankommt, wann man es spritzt, werden wir noch unten besprechen!); es ist aber richtig, daß für den Erfolg entscheidend nicht die Wahl des Mittels, sondern die Art, Stärke und Zeit der mit ihm erreichten Reaktion des Wirtsorganismus ist. Und für sie ist die intra- oder subcutane, intramuskuläre oder -venöse Darreichungsart von großer Bedeutung. Mit der letzten erzielte man am leichtesten eine kräftige Allgemein-, mit den anderen Arten meist mehr nur Stich- oder Herdreaktionen.

HOFF hat weiter schon 1930 zur unspezifischen Therapie bestimmte Diätformen (bei der Entzündungs-, Wund- und Tuberkulosebehandlung) sowie Methoden der physikalischen Therapie (Hautreize, Bäder, Strahlenwirkungen u. a.) hinzugezählt. Ohne deren Bedeutung unterschätzen zu wollen, kann man sagen, daß sie heutzutage mehr nur unterstützend bei den Infektionskrankheiten heranzuziehen sind, weshalb hier nicht näher auf sie eingegangen wird.

β) Aus der bereits genannten *Malariatherapie der Metalues*, die sich in dieser speziellen Indikation bis in die Gegenwart gehalten hat, zusammen mit den Erfahrungen über die therapeutische Wirkung künstlichen Fiebers, wie es auch bei der Reizkörpertherapie erzeugt wird, ging dann die *Fieberstoßtherapie* hervor, meist mit dem Bakterienpräparat Pyrifer ausgeführt. Auch sie wurde experimentell von F. HOFF analysiert und er entwickelte an ihrem Beispiel seine Konzeption von der „vegetativen Gesamtumschaltung" (vgl. S. 122). Klinisch hatte sie noch einen anderen Ursprung: man hatte unter der Vorstellung der Erzeugung von Antikörpern schon frühzeitig (CARONIA 1910) den Typhus mit intravenösen Gaben von Typhusvaccine, später die Bangsche Krankheit mit solchen von Brucellen-Vaccine behandelt und dann zunächst bemerkt, daß die erwünschte entfiebernde Wirkung nur eintrat, wenn es nach der intravenösen Injektion zu einem Schüttelfrost gekommen war, sodann daß man ebensogut Typhus mit Bang-Vaccine und umgekehrt therapieren konnte, daß es also nicht auf die Spezifität des Injektionspräparats, sondern nur auf den Schüttelfrost ankam. Deshalb führte sich dann auch während des 2. Weltkrieges die Pyrifertherapie des Typhus abdominalis (HÖRING 1942) rasch in Deutschland gut ein und erreichte in mehreren tausend Fällen eine Heil- und Abkürzungswirkung, deren theoretische Grundlagen klinisch gut durchgearbeitet waren. Sie wurde erst durch die Chloramphenicol-Behandlung verdrängt. Weitere, wenn auch nicht ebenso eindeutige Indikationen fand die Fieberstoßtherapie bei den postdiphtherischen Lähmungen, der sulfonamidresistenten Gonorrhoe, bei der Colitis ulcerosa gravis und als Ersatz für die Malariatherapie bei der Metalues.

Über die Wirkungsweise der verschiedenen Formen der Fiebertherapie sind recht verschiedene Meinungen geäußert worden. HOFF hat gezeigt, daß die Reizkörper den gesetzmäßigen Ablauf der natürlichen, zentralnervös regulierten Abwehrvorgänge ganz allgemein, also nicht nur auf dem Umweg über die spezifische Abwehr, verstärken und beschleunigen und daß das in ähnlicher Weise auch für ganz andere Verfahren wie diätetische und physikalisch-therapeutische Maßnahmen gilt. Der Angriffspunkt ist dabei letzten Endes das Zentralnervensystem, da die Regulation des gesetzmäßigen Ablaufs zentralnervöser Natur ist (vgl. S. 118 ff.). Freilich ist dies bei der Anwendung eines unspezifischen Verfahrens im Stadium der zentralnervös gesteuerten, hyperergischen Ganzheitsreaktion einer cyclischen Infektionskrankheit unmittelbarer der Fall als in deren Tertiärstadium und bei den lokalen Infektionskrankheiten und -prozessen; aber da auch die lokale Entzündung mittelbar zentralnervöser Steuerung unterliegt, ist auch diese bis zu einem gewissen Grade unspezifisch beeinflußbar. Die Wirkungsweise der unspezifischen Therapie unterliegt also denselben Gesetzen, wie wir sie schon als spontane Ereignisse bei Sekundär- und Doppelinfektionen zu besprechen hatten (vgl. S. 143), d. h. es handelt sich in beiden Fällen um eine parallergische Beeinflussung eines Infektionsprozesses, die sich klinisch günstig, aber auch ungünstig auswirken kann. Die Kunst des Arztes besteht darin, die unspezifischen Reize in richtiger Stärke und vor allem im richtigen Zeitpunkt einzusetzen, um den gesetzmäßigen Ablauf der betreffenden Infektionskrankheit nach Wunsch abzuändern.

γ) Der direkte Angriff durch Reizsetzung am ZNS wurde in der Klinik hauptsächlich durch SPERANSKY mit seinem Liquor-Pumpverfahren versucht, fand aber wegen dieses „heroischen" Verfahrens trotz z. T. guter Erfolge (BARTH 1950) keine größere Verbreitung. Auch um ein ähnliches, weniger heroisches Verfahren zur Tetanus-Behandlung, das von BOSCHI 1944 und ähnlich von SARKADY 1950 empfohlen wurde und in intralumbaler Injektion einiger cm³ Aq. dest. besteht, ist es wieder still geworden, obgleich auch ich in einigen Fällen gute Erfolge sah.

δ) Als eine besondere Reiz-Methode, die ursprünglich auf die alte „Ableitung auf die Haut" zurückgeht, sei hier noch der Versuch erwähnt, durch frühzeitige Ultraviolettbestrahlung größerer Hautbezirke die Generalisierung infektiöser Exantheme wie Varicellen oder die Auswirkungen zentralnervöser Infektionen wie Meningitis, Encephalitis, vielleicht auch Poliomyelitis abzuschwächen (KNAUER 1938). Dieser Versuch steht in Parallele zu einem theoretisch sehr interessanten, wenn auch „spezifischen" Verfahren bei Organ-, besonders Lungentuberkulose; es besteht darin, durch Einimpfung von Tuberkelbakterien in die Haut eine Hauttuberkulose, z. B. am Gesäß, hervorzurufen, um so durch praktische Anwendung des bekannten Ausschließungsverhältnisses (S. 265) von Lungen- und extrapulmonaler Tuberkulose die Heilung der Lungentuberkulose zu erzwingen. BOEHME und KUTSCHERA-AICHBERGEN, die dieses Verfahren seinerzeit propagierten, waren dabei von der richtigen Beobachtung ausgegangen, daß es bei Patienten, die wegen Larynx-Tuberkulose tracheotomiert worden waren, dann zu einer auffallend schnellen Wendung ihrer Kehlkopf- und Lungen-Tuberkulose gekommen war, wenn sich um die Kanüle herum eine Hauttuberkulose entwickelte.

b) Die die Reaktion des Wirtsorganismus abschwächenden Methoden.

α) Auch von einer Hemmung der Reaktion auf den infektiösen Reiz wurde in der Zeit der neuralmedizinisch orientierten Forschung, wie sie sich besonders an die Namen von SPERANSKY und REILLY knüpft, therapeutische Anwendung gemacht. So hat WISCHNEWSKY, ein Mitarbeiter SPERANSKYs, über gute Erfolge beim Fleckfieber mittels wiederholter *„Lumbalblockaden"* (Paravertebralanaesthesien) berichtet. Während man in Deutschland zeitweise bei hochfieberhaften Erkrankungen wie Polyarthritis acuta, Pneumonien, Pleuritis exsudativa, Encephalitis u. a. die medikamentöse (Morphin, Hyoscyamin, Barbiturate) *Dauerschlafbehandlung* propagierte (WEIDNER), wurde in Frankreich, besonders durch LABORIT, die „Hibernation", also die *Winterschlaftherapie* ausgearbeitet, die sich neben medikamentöser Einwirkung, vor allem durch die damals neuen Phenothiazine, zusätzlich noch der Unterkühlung des ganzen Patienten bedient. Sie wurde außer für operative Zwecke, für welche die Unterkühlung auch heute noch angewandt wird, besonders für die Behandlung lebensbedrohlicher Infektionen, vor allem der Sepsis bei älteren Menschen praktiziert und empfohlen.

Es wurde früher besprochen (S. 61), daß die Wirkung des natürlichen Winterschlafs bei Tieren letzten Endes auf einer Verlangsamung des Zeitfaktors beruht. Bei diesem handelt es sich nun nicht nur um eine neurale Funktion des tierischen Organismus, sondern er wird wie bekannt durch die Hypophyse reguliert, die durch ihre glandotropen Hormone, besonders das ACTH, einen entsprechenden Einfluß auf die Infektions-Beantwortung des schlafenden Wirtsorganismus nimmt. Insofern ist die physiologische Erforschung des Infektionsablaufs bei Winterschläfern, über die im Abschnitt „Zeitfaktor" (S. 61) berichtet wurde (vgl. auch Höring 1954), auch ein Vorläufer der Cortisontherapie der Infektionskrankheiten, die heute dem therapeutischen Angriff am Wirtsorganismus zum breiten Durchbruch in die Praxis verholfen hat. Das gilt ebenso von den wichtigen Versuchen Tonuttis, über die oben (S. 115) berichtet wurde.

β) Bei der Besprechung der *ACTH- und Glucocorticoid-Therapie* müssen wir von deren experimentell erwiesenen Wirkungen auf die Reaktion sowohl des Gesamtorganismus als auch des örtlichen Gewebes ausgehen: diese Stoffe wirken (vgl. auch S. 116 ff.)

1. antihyperergisch (organismisch),
2. antiphlogistisch (lokal).

Sie stellen also eine „Mesenchym-Bremse" dar, die vor allem cellulär, und zwar am Lymphapparat (anti-lymphocytär, Lymphknoten-verkleinernd) angreift, zugleich aber damit auch die Antikörper-Bildung hemmt. Sie schützen schließlich

3. gegen den Infektions-Schock,

indem sie nicht nur Fieber zu senken vermögen (antipyretisch), sondern auch auf den Kreislauf und Gefäßtonus einwirken und seinen im Schock drohenden Zusammenbruch verhindern (Anti-Kollaps-Wirkung). Hierbei tritt ihre substituierende Wirkung auf ein relatives Erliegen der Nebennieren-Sekretion zutage; wissen wir doch vom Morbus Addison, wie sich ein solches auswirkt und wie es durch Glucocorticoid-Zufuhr bekämpft werden kann (vgl. auch die Ausführungen über das Waterhouse-Friderichsen-Syndrom auf S. 213).

Bekannt ist außerdem sowohl experimentell als auch klinisch, daß eine längere Darreichung von Glucocorticoiden kompensatorisch Ausschüttung und Bildung des ACTH in der Hypophyse hemmt und zugleich zu einer Nebennieren-Atrophie führt, die, um sich wieder zu regenerieren und plötzlich auftretenden Anforderungen gewachsen zu sein, längere Zeit bzw. künstlicher Zufuhr von ACTH bedarf.

Es ist also bei diesen an sich körpereigenen Hormonen zu unterscheiden zwischen einer pharmakodynamischen Wirkung, die in den Vordergrund tritt, wenn das Hypophysen-Nebennieren-System intakt ist und seinen physiologischen Aufgaben auch im Falle der Infektion gerecht wird, wie es beim sonst gesunden Menschen der Fall ist, wenn er von einer Infektion befallen wird, und andererseits einer substituierenden Wirkung, wie sie dann gilt, wenn das Hypophysen-Nebennieren-System primär darniederliegt, also entweder bei einem spontan vorliegenden Addisonismus oder einer künstlich durch vorausgegangene Hormondarreichungen erzeugten Nebennieren-Atrophie. Eine Substitutionswirkung kommt schließlich auch dort zur Geltung, wo durch funktionelle Überlastung oder plötzliche anatomische Zerstörung das Hypophysen-Nebennieren-System zusammengebrochen ist wie beim Waterhouse-Friderichsen-Syndrom.

Es liegt auf der Hand, daß die Wirkung, ob nur substituierend oder auch pharmakologisch, auch von der Dosierung, die man gewählt hat, abhängt, indem kleinere Dosen bei normal funktionierendem Hypophysen-Nebennieren-System dieses zunächst nur gewissermaßen unterstützen, größere es jedoch gewissermaßen stillegen und damit die eigene Rückkopplung (physiologische Regulation) ausschalten, also nunmehr rein pharmakologisch wirken, während bei schon zuvor stillgelegtem oder zerstörtem Hypophysen-Nebennieren-System kleine Dosen meist überhaupt nicht ausreichen, sondern nur mit großen Dosen eine pharmakodynamische Wirkung zu erreichen ist.

Dieses Verhalten bzw. diese experimentellen Beobachtungen lassen ohne Schwierigkeit Indikationen und Kontraindikationen in der Infektions-Therapie verstehen. Freilich ist dabei zu beachten, daß sich die im Tierversuch experimentell bestätigten Wirkungen der Glucocorticoide nicht restlos und quantitativ in die Klinik übertragen lassen, da, wie LONG gezeigt hat (vgl. S. 116), sich Ratte, Maus und Kaninchen ihnen gegenüber anders verhalten als Mensch, Rhesusaffe und Meerschweinchen; er nennt jene Gruppe relativ „Cortison-empfindlich", diese „Cortison-resistent", als Erklärung dafür, daß die infektions- bzw. resistenzmindernde Wirkung bei jener Gruppe viel stärker ist als bei dieser (Zusammenfassung bei D. A. LONG 1960) ohne sich dabei prinzipiell zu unterscheiden.

RENTSCHNIK bespricht die tierexperimentelle und klinisch erforschte Wirkungsweise der Corticosteroide in folgender Aufteilung:

Wirkung auf Bakterien	
Wirkung auf Viren	keine
Wirkung auf die Antibiotica	
Wirkung auf die entzündlichen Reaktionen	
α) auf die Gefäße bei der Entzündung	abdichtend und Neubildung hemmend
β) auf die Fibroblasten	fibrolytisch
Wirkung auf die Phagocytose	
α) auf die Blut-Phagocyten	Neutrophilie steigernd, Eosinophilie hemmend,
β) auf die Makrophagen und das R.E.S.	hemmend, aber stark dosisabhängig
Wirkung auf die Antikörper	nicht einheitlich
Wirkung auf die allergischen Phänomene	
α) auf die Serumkrankheit	
β) auf das Arthus-Pänomen	hemmend
γ) auf die Shwartzman-Reaktion	
δ) auf den anaphylaktischen Schock	
Wirkung auf das Fieber	senkend
Wirkung auf die mikrobiellen Toxine	keine
α) auf Exotoxine	Resistenzvermehrung bei Maus, Ratte und Kaninchen; keine Resistenzvermehrung beim Meerschweinchen
β) auf Endotoxine	

In dieser, den herrschenden Vorstellungen über die Infektions-Pathogenese entsprechenden Einteilung ist nicht berücksichtigt, was hier im Allgemeinen Teil über Phagocytose und vor allem den intracellulären („symbiontischen") Aufenthalt der Erreger bei cyclischen Krankheiten ausgeführt wurde. Dieser findet, wie geschildert, im hyperergischen Stadium in den Zellen des R.E.S., im Organmanifestationsstadium der Viruskrankheiten auch in epithelialen Parenchymzellen statt. Die Corticosteroide greifen gerade in dieses Verhältnis Erreger—Zelle ein und sind durch Aufbrechen der R.E.S.-Zellen, wenn diese erregerhaltig sind, in der Lage, den Keim aus seinem intracellulären Symbioseverhältnis in den extracellulären interstitiellen Raum des Gewebes zu stoßen, wo er erneute örtliche oder septisch-generalisierende Entzündung setzt. Die neutrophile Phagocytose wird dadurch angeregt.

Legt man dies alles zugrunde und beachtet nun die pathogenetische Dynamik der Infektionskrankheiten, so ergibt sich ohne Schwierigkeit, daß die klinische Wirkung der Glucocorticoide verschieden sein muß, je nachdem ob sie entweder bei einer cyclischen Krankheit oder bei Lokalinfektionen und Sepsis angewandt werden und besonders im ersteren Falle, zu welchem Zeitpunkt vor oder während derselben sie gegeben werden, schließlich auch in welcher Dosis. In der Klinik ist es bei diesem Vielfaktorenproblem gewiß nicht immer leicht, die Wirkung des Einsatzes dieser hoch wirksamen Medikation mit Sicherheit vorauszusagen, da es im Einzelfall oft schwierig und der Täuschung unterlegen sein kann, die Diagnose, das genaue Stadium der Krankheit und die funktionelle Beschaffenheit des Hypophysen-Nebennieren-Systems zu übersehen; in typischen und in ihrem Ablauf bekannten Krankheitsfällen jedoch wird man die klinische Wirkung der Corticosteroide unter Berücksichtigung des Ausgeführten präzise voraussagen und sie daher zweckentsprechend einsetzen können. Davon wird im einzelnen im nächsten Abschnitt zu handeln sein.

γ) *Antifebrile und entzündungshemmende Medikamente:* Durch die intensive Erforschung der Einwirkung körpereigener Hormone auf die durch Infektion gesetzten Reaktionen des Wirtsorganismus ist heutzutage schließlich auch die Pharmakodynamik mancher längst bekannter und klinisch erprobter Mittel dem Verständnis nähergebracht worden. Das gilt für die große Gruppe der Antifebrilia-Antidolorosa, also Chinin, Salicylsäure, Phenacetin, Antipyrin bzw. Pyramidon, zu denen in neuerer Zeit noch die Butazolidin-Präparate hinzugekommen sind. Auch bei ihnen allen handelt es sich ja um Stoffe, die am Wirtsorganismus angreifen, mithin in die Reihe der unspezifischen Methoden einzuordnen sind. Sie erfüllen freilich zugleich eine wichtige und früher allein beachtete Aufgabe, die der symptomatischen Therapie. Es wäre aber nicht richtig oder mindestens einseitig, in der Dämpfung subjektiver Allgemeinbeschwerden beim Fieber oder der Schmerzbehandlung rheumatischer Leiden nur die Bekämpfung des Symptoms Schmerz zu erblicken. Vielmehr wird bei der Unterbrechung des Reflexbogens: örtliche Entzündung — zentralnervöser Reiz — Intensivierung des Lokalprozesses, durch Wegnahme des Kettengliedes Schmerz auch eine antiphlogistische Wirkung erzielt, wie man es etwa auch von der

Anaesthesiebehandlung rheumatischer Schmerzen durch Lokalanaesthesierung mit Novocain, Impletol und dergleichen kennt. So kann man bekanntlich zuweilen bei Gelenkschmerzen gleich gute Heilwirkungen durch örtliche Injektion von Novocain oder Hydrocortison erzielen. Entsprechendes gilt auch für das Allgemeinsymptom Fieber mindestens dann, wenn es im Übermaß auftritt. Besonders die antiphlogistische Wirkung der Butazolidine auf Lokalinfektionen entspricht dabei der gleichen Teilwirkung der Corticosteroide und vermeidet deren zahlreiche andere und z. T. unerwünschte Wirkungen. Zweifellos kann vielfach durch solche Mittel die Anwendung der viel breiter wirksamen Corticosteroide eingespart werden. Wahrscheinlich gehört auch die sehr langsam einsetzende antiphlogistische Atebrin-Wirkung hierher.

3. Symptomatische Behandlung

Außer der Anwendung aller im Vorausgegangenen besprochenen Methoden, die dazu berufen sind, unmittelbar in die Pathogenese der Infektionskrankheit einzugreifen, hat der Arzt nun noch die Möglichkeit und die Pflicht, einzelne *Symptome zu behandeln*, d. h. einzelne gestörte Teilfunktionen in die richtige Bahn zu lenken. Oft wird er damit rettend auch den Gesamtprozeß beeinflussen. So ist z. B. eine alte klinische Regel, daß im Vordergrund der Pneumoniebehandlung die Stützung des Kreislaufs stehen muß, und ist Sedierung und pharmakologische Sorge für ausreichenden Schlaf eine wichtige Grundregel bei der Behandlung von Infektionskrankheiten und in der Rekonvaleszenz. Auf alle diese therapeutischen Aufgaben, die bei den einzelnen Infektionskrankheiten jeweils verschieden sind, einzugehen, gehört nicht hierher. Die Richtlinien für das ärztliche Handeln in dieser Beziehung ergeben sich zum größten Teil aus einer gründlichen wissenschaftlichen Kenntnis der morphologischen und funktionellen Veränderungen, die bei den Infektionskrankheiten in Betracht kommen: so wird z. B. die Kenntnis der Störungen der Magen-Darmfunktionen Hinweise auf eine vernünftige symptomatische Diätetik geben, diejenige der Stoffwechselstörungen auf die manchmal vorhandene Notwendigkeit, mangelnde Substanzen, wie etwa Vitamine, zu ersetzen und so drohenden Schaden zu verhüten. Darüber hinaus ist es schließlich noch ärztliche Pflicht, auch rein empirische Methoden, wie sie uns oft schon Volksmedizin und Naturheilkunde vermitteln, nicht zu vernachlässigen, so etwa die Freiluftbehandlung der Pneumonien, wenn auch solche mehr zur unspezifischen als zur symptomatischen Therapie gehören. Ein zunehmendes pathogenetisches Verständnis wird weitere Einblicke in die Wege geben, die die natürliche Heilkraft des dem Arzt anvertrauten Lebens beschreitet; und sie darin zu bestärken, ist die Grundlage aller Prophylaxe und Therapie der Infektionskrankheiten.

Schrifttum

BARTH, E.: Speransky's Liquorpumpe und ihre therapeutische Anwendung. Dtsch. Gesundh.-Wes. 13, 392 (1950).

Böhme, W.: Spezifische Immunisierung durch Superinfektion der Haut. Ars medici 37, 491 (1947).
Boschi, G.: Heilbarkeit des gewöhnlichen Tetanus in fast sämtlichen Fällen mittels intraarachnoidealer Injektion von bidestilliertem Wasser. Klin. Wschr. 1944, 538.
Höring, F. O., und K. Burmeister: Die Pyrifer-Behandlung der typhösen Krankheiten. Klin. u. Prax. 1946, 50.
— Der Typhus abdominalis, Pathogenese und Therapie. In: Vortr. aus d. prakt. Med. Stuttgart: F. Enke 1943.
— Proteinkörpertherapie bei Infektionskrankheiten. Pro Med. (Mainz) 16, 65 (1947).
— Zur Pyrifer-Behandlung bei typhösen Krankheiten. Dtsch. med. Wschr. 1948, 529.
— Die unspezifische Behandlung von Infektionskrankheiten. Neue med. Welt 1950, 13.
— Die Behandlung des Typhus und Paratyphus mit Chloromycetin und künstlichem Fieber. Ther. Gegenw. 5, 161 (1951).
— Penicillin-Prophylaxe des Scharlachs. Arch. Kinderheilk. 143, 99 (1951).
— ACTH- und Cortisonwirkung bei Infektionskrankheiten. Med. Welt 1952, 519.
— Fieberbehandlung als Regulationstherapie. Hippokrates 1953, 123.
— und E. Kossmann: Sindrome de Waterhouse-Friderichsen y su tratamiento con cortisona. Fol. clín. int. (Barcelona) 3, 505 (1953).
— Beiträge zur Theorie der Schlaf- und Winterschlaftherapie von Infektionskrankheiten. Dtsch. med. Wschr. 1954, 987.
— Die Sonderstellung des Chloramphenicols unter den Antibiotica. Therapiewoche 5, 25 (1954).
— Kritik der antibiotischen Therapie. Zbl. Chir. 81, 1550 (1956).
— und I. Steinbrecher: Die Chloramphenicol-Behandlung des Typhus. Antibiot. et Chemother. (Basel) 4, 158 (1957).
— Chemotherapie bei Viruskrankheiten des ZNS und des Respirationstrakts. Therapiewoche 9, 119 (1958).
— Die Therapie der Infektionskrankheiten (Zusammenfassung und Auswertung). Beitr. mod. Ther. 3, 129 (1961).
Hoff, F.: Unspezifische Therapie und natürliche Abwehrvorgänge. Berlin: Springer 1930.
— Klinische Probleme der vegetativen Regulation und der Neuralpathologie. Stuttgart: Gg. Thieme 1952.
Knauer, H., und R. Bormann: Der Einfluß der Umstimmung des Organismus bei Hautexanthemen auf den Ablauf infektiöser Erkrankungen des ZNS. Klin. Wschr. 1939, 1334.
Kutschera-Aichbergen, H.: Der heilende Einfluß von Hauttuberkulosen auf die Tbk der Lungen und des Kehlkopfes. Klin. Wschr. 1944, 566.
Long, A. D.: Relationship between susceptibility to corticosteroids and resistance to infection and response to chemotherapy. Antibiot. et Chemother. (Basel) 7, 29 (1960).
Rentschnik, P.: Les corticostéroides dans le traitement des maladies infectieuses. Antibiot. et Chemother. (Basel) 7, 59 (1960).
Sarkady, L.: Über die Heilung des Tetanus durch Liquordrainage. Schweiz. med. Wschr. 1950, 106.
Speransky, A. D.: A basis for the theory of medicine. New York: Internat. Publishers 1935.
Tonutti, E., und H. Langendorf: Zur Regulation des weißen Blutbildes. Lymphocyten und NNR-Funktion. Ärztl. Forschg. 4, I, 197 (1950).
Weidner, K.: Was leistet der künstliche Schlaf? Med. Klin. 1951, 240.
Wischnewski, A. S.: zit. n. Speransky 1935.

B. Prophylaxe und Therapie in den einzelnen Stadien der Infektion

Wenn schon im Allgemeinen Teil der theoretischen Rolle des Zeitfaktors in der Pathogenese der Endobiosen breiter Raum geschenkt wurde, da er bei den cyclischen Infektionskrankheiten wie sonst nirgendwo in der gesamten Medizin, die Dynamik des Geschehens beherrscht, so liegt es auf der Hand, daß die Kenntnis seiner Bedeutung und die strenge Beachtung derselben für den praktischen Therapeuten wichtigstes Postulat ist. Die Grundlagen dafür darzustellen, ist Aufgabe dieses letzten Kapitels, das somit gewissermaßen die Quintessenz dieser ganzen klinischen Infektionslehre darstellt. Ist doch die Erfüllung klinisch-ärztlicher Aufgabe nicht so sehr die Grundlagenforschung, als aus ihr wichtige Folgerungen für Erhaltung von Leben und Wiederherstellung von Gesundheit ziehen zu können.

Schon in den beiden letzten Auflagen dieses Buches stand dieser Abschnitt mit derselben Disposition am Ende, und nicht nur meinen Mitarbeitern und mir, sondern, wie mir immer wieder von Kollegen bestätigt wurde, breiten Kreisen derselben haben sich gerade diese zeitlichen Gesichtspunkte in der Therapie der Infektionskrankheiten als Leitlinie tausendfach praktisch-klinisch bewährt. Die dringende Notwendigkeit der viel stärkeren Beachtung des Zeitfaktors in der Prophylaxe und Therapie hat sich nun aber allgemein erst in den letzten Jahren ergeben, wie schon die Tatsache beweist, daß nun endlich auch ein amerikanischer Ausdruck, das „timing", zur Verfügung steht, der natürlich von der europäischen Medizin bereitwillig als Modewort für etwas übernommen wird, was an sich vielen in Europa längst bekannt war. Aber erst gewisse, immer stärker diskutierte Erfahrungen über die *vor* Infektion durchgeführte, „Antibiotica-Prophylaxe", vor allem aber die klinischen Erfahrungen mit den Corticosteroiden haben die beherrschende Rolle des Zeitfaktors allgemein ins ärztliche Bewußtsein gehoben — nicht so sehr durch Erfolge als vielmehr durch iatrogene Schäden, z. T. mit tödlichem Ausgang, die diejenigen überraschten, denen der Zeitfaktor bislang fremd geblieben war. Es mußte also gewissermaßen zuerst das Kind in den Brunnen gefallen und dann ein amerikanisches Wort erfunden sein, ehe der Zeitfaktor salonfähig wurde! Man empfindet als Kliniker dabei eine gewisse Bitterkeit.

Daraus folgt, daß bei der Neufassung dieses Kapitels es sich als notwendig erweist, nicht nur die positiven Indikationen der im Abschnitt A besprochenen Methoden in den einzelnen Krankheitsstadien, sondern vor allem auch als Novum ihre jeweiligen Kontraindikationen zu besprechen, die zu kennen sich bei der hohen Wirksamkeit der jetzt zur Verfügung stehenden Heilmittel als immer wichtiger erweist, wie u. a. auch daraus hervorgeht, daß die Diskussion über die unerwünschten Nebenwirkungen therapeutischer Methoden in der jüngsten Entwicklung der Medizin ja überall immer breiteren Raum einnimmt.

1. Der Zeitfaktor in der Therapie der cyclischen Infektionskrankheiten

a) *Schutzmaßnahmen vor der Infektion.* Die hier in Frage kommenden *am Erreger angreifenden Methoden* sind vor allem die beiden spezifischen Impfverfahren 1. mittels künstlicher Hervorrufung einer vollständigen, aber abgeschwächten cyclischen Infektionskrankheit mit anschließender echter Krankheitsimmunität, d. h. Impfung mit abgeschwächtem lebendem Erreger (Beispiel: Pockenimpfung), 2. mittels Hervorrufung einer Herabsetzung der Infektiosität des betreffenden Erregers gegenüber dem Impfling durch antibakterielle (antiinfektiöse) Antikörper, die dieser beschleunigt zu produzieren in die Lage versetzt wird (Teilimmunität), d. h. Impfung mit abgetöteten Erregern (Beispiel: Typhusimpfung). Beide Methoden können die Erkrankung zwar nicht sicher verhüten, wohl aber den Verlauf leichter machen. Die erste ist der zweiten in beiden Wirkungen weit überlegen.

Eine Prophylaxe mit passiver Immunisierung *(Serum, γ-Globulin)* unterliegt wegen der Wiederausscheidung der künstlich zugeführten körperfremden Substanz zeitlicher Begrenzung, vermag aber bei manchen Viruskrankheiten vorübergehend einen hohen Schutz zu verleihen, so daß es nicht zum cyclischen Ablauf der Infektion kommt, die Generalisation also verhindert wird. Das ist daraus zu entnehmen, daß so geschützt Gewesene späterhin nach Abklingen des passiven Schutzes unter dem Vollbild der betreffenden Infektion erkranken (z. B. Masern, Hepatitis), also ihre volle Empfänglichkeit nach Ausscheidung der übertragenen Stoffe wiedergewinnen. Bemerkenswert ist es, wie geringe Serum- oder Globulin-Mengen (Größenordnung bei letzterem etwa 0,05 cm^3/10 kg Körpergewicht) einen solchen Schutz verleihen können, und daß im Fall der Hepatitis epidemica die Dauer des passiven Schutzes die bisher angenommene Zeit bis zur Wiederausscheidung der körperfremden Stoffe (4—6 Wochen) erheblich überschreitet (bis zu 6 Monaten oder mehr?). Die zeitlichen und quantitativen Verhältnisse bei diesem passiv verliehenen Schutz gegen gewisse Viruskrankheiten (γ-Globulin *vor* der Infektion gegen Masern, Röteln, Mumps, Polio, Pocken, Windpocken, Hepatitis u. a.) sind noch recht wenig erforscht, und ihre Schätzung beruht vorläufig nur auf klinischer Empirie, die zu den theoretischen Vorstellungen oft in erheblichem Widerspruch steht. Die praktische Bedeutung dieser Fragen ist aber in gewissen Fällen groß, z. B. außer beim Masernschutz bei der Epidemiebekämpfung in Kinderheimen, für den Schutz früh-gravider Frauen gegen Röteln u. ä. — Diese prophylaktische Wirkung ist aber auf cyclische Viruskrankheiten beschränkt, was mit der bei diesen bekannten Rolle eines bloßen Antikörper-Schutzes — im Gegensatz zur Vollimmunität — gut übereinstimmt (vgl. S. 40).

Im Gegensatz zu diesen gewissermaßen physiologischen Methoden, die primär die Empfänglichkeit des Wirtsorganismus für den betreffenden Erreger und erst auf diesem Umweg den Erreger selbst beeinflussen, greifen sämtliche *chemotherapeutischen und antibiotischen Methoden* direkt am Erreger an, also nur auf pharmakologischem Wege. Während jene für Haftung und Vermehrung des Keims also von vornherein andere Voraussetzungen schaffen, können diese das nur tun, wenn sie im Moment der Infektion in genügender Menge im Wirtsorganismus vorhanden sind. Eine medikamentöse Prophylaxe mit ihnen im wahren Sinne dieses Wortes ist also an die in praxi seltene Situation gebunden, daß man entweder den Zeitpunkt der befürchteten Infektion voraussehen und somit rechtzeitig mit der medikamentösen Prophylaxe beginnen oder diese schadlos über so lange Zeiten hin durchführen kann, daß bei Eintritt der Infektion zu unbekannter Zeit immer ein ausreichender Wirkspiegel des Medikaments vorhanden ist. Diese Voraussetzungen sind bei cyclischen Krankheiten, deren Erreger Chemotherapie-empfindlich sind, in praxi kaum gegeben, mit 2 Ausnahmen: Malaria und Schlafkrankheit.

Bei der medikamentösen Prophylaxe der Malaria gibt man kleine Dosen über lange Fristen. Es ist hier jedoch erwiesen, daß weder die Sporozoiten, die beim Mückenstich injiziert werden, noch die aus ihnen nach dem Leberzellbefall entstehenden Teilungsformen, sondern erst die aus diesen ins Blut ausschwärmenden Schizonten Medikament-empfindlich sind. M. a. W.: die Infektion haftet, der Erreger vermehrt sich, und erst nach dieser Inkubationszeit in dem Augenblick, wo die Krankheit beginnt, beginnt auch das Mittel zu wirken, und bei der Tertiana sogar noch nicht einmal dann, da auch noch deren Anfangsfieber auf die Therapie nicht anspricht, sondern erst das dann folgende Rhythmusfieber. Die sogenannte medikamentöse Malaria-Prophylaxe ist also gar keine echte Prophylaxe, sondern nur eine Frühtherapie. Oft brechen daher auch bei zu frühem Absetzen der „Prophylaxe" die Malaria-Anfälle doch noch aus, d. h. die Prophylaxe hat nur eine Verschiebung, keine Vermeidung der Krankheit erbracht.

Daß Gleiches auch für andere cyclische Infektionskrankheiten zutrifft, haben SMADEL et al. am Beispiel des ostasiatischen Fleckfiebers, der Tsutsugamushi, in Versuchen an Freiwilligen gezeigt: gibt man Chloramphenicol schon vor oder mit der Infektion — was natürlich eben nur im Experiment möglich ist —, so kann man den Ausbruch der Krankheit verhindern, wenn man das Mittel lang genug, d. h. weit über den zu erwartenden Erkrankungstermin hinaus, laufend verabreicht; setzt man es aber zu früh ab, so kommt die Krankheit trotzdem, wenn auch verspätet zum Ausbruch. Auch dabei handelt es sich also nicht um eine echte Prophylaxe, sondern nur um eine Frühtherapie.

Eine echte medikamentöse („kausale") Prophylaxe scheint bei der Schlafkrankheit sowohl mit Germanin als auch mit Pentamidin-Präparaten wirksam: beide Mittel wirken schon auf die Frühformen der Trypanosomen ein, und Germanin hat die bemerkenswerte Eigenschaft, noch 5 Monate nach nur einmaliger Injektion einen wirksamen Blutspiegel zu unterhalten.

Ob es bei der Syphilis eine wirksame echte Prophylaxe gibt, ist nicht restlos geklärt. Man wird eine schon vor oder unmittelbar nach dem verdächtigen Verkehr durchgeführte Penicillin-Einnahme als solche ansehen dürfen; ihre Wirksamkeit ist schwer zu beweisen.

Eine wirkliche medikamentöse Prophylaxe bei cyclischen Infektionskrankheiten ist also bisher nur bei der Schlafkrankheit bekannt. Auf eine solche bei Streptokokken-Infektionen und anderen Lokalinfektionen wird unten einzugehen sein.

Wegen der mit einer nicht gezielten Antibiotica-Darreichung verbundenen Gefahren (Schädigung der Symbioseflora, direkte Nebenwirkungen beim Patienten, Züchtung resistenter, auch die Umwelt des Patienten gefährdender Keime, Hospitalismus) ist also eine *Antibiotica-Prophylaxe gegen cyclische Krankheiten prinzipiell* abzulehnen bzw. auf in praxi seltene Ausnahmefälle beschränkt.

Die *Corticosteroide* haben, besonders bei schon längerer Einwirkung vor dem Moment der Infektion, prinzipiell eine Erhöhung der Empfänglichkeit für cyclische Erreger zur Folge und stehen damit in Gegensatz zur Verminderung derselben durch die verschiedenen Impfmethoden, wobei freilich ihre Wirkung unspezifisch ist.

Am bekanntesten ist diese Wirkung bei den Bläschenkrankheiten, voran den Windpocken, aber auch bei Zoster, den Pocken, den Kuhpocken, wahrscheinlich auch beim Herpes simplex. Diese Wirkung kann so weit gehen, daß ein Kranker, der früher Windpocken durchgemacht hat und deshalb normalerweise als immun anzusehen ist, wenn er aus anderem Grunde unter Cortison steht und nun dem Varicellenvirus ausgesetzt wird, erneut an solchen erkrankt, also eine bestehende Immunität ausgelöscht wird (DRANSFELD). Das Ausbrechen schweren und dann generalisierenden Zosters unter Cortison, allerdings bei Leukämie oder Lymphosarkom (DUVERNE) ist klinisch beobachtet. Auch bei der Poliomyelitis scheint eine vorangegangene Cortison-Therapie aus anderem Grunde den Verlauf besonders schwer oder gar letal zu machen (Fall von VIGOT et al.); im Tierexperiment wird diese Anordnung benützt, um die Haftung kleinster Virusmengen bei der Impfstoffprüfung zu erleichtern.

Man wird diese Beobachtungen an Viruskrankheiten nicht, wie es manche Autoren tun, als Ausnahme einer schädlichen bei der sonst so nützlichen Wirkung der Glucocorticoidtherapie ansehen dürfen. Sie entsprechen vielmehr einer allgemeinen Gesetzlichkeit, die sich glücklicherweise aber nur selten bei anderen cyclischen Krankheiten beobachten läßt, da Patienten, die aus irgendeinem nichtinfektionsbedingten Grunde Steroide erhalten, viel seltener anderen als den genannten cyclischen Krankheiten exponiert sind. Über die Wirkung der Corticoide auf Lokalinfektionen siehe unten!

b) Maßnahmen während der Inkubationszeit cyclischer Krankheiten. Krankheitsverhütende Maßnahmen in der Inkubationszeit nach stattgehabter Infektion werden im klinischen Sprachgebrauch meist noch als Prophylaxe bezeichnet, müssen pathogenetisch aber, da die Inkubation pathogenetisch ja schon zur Krankheit gehört, schon zur Therapie gezählt werden. Die Möglichkeit, solche anzuwenden, muß in der Praxis davon abhängen, ob man im betreffenden Fall die Infektion rechtzeitig erfahren oder wenigstens vermuten konnte. Das ist bei cyclischen Infektionskrankheiten meist nur bei hoher Infektiosität wie bei Masern, Pocken, Tollwut oder bei durch Insektenstiche übertragenen Krankheiten wie Fleckfieber, Malaria, vereinzelt freilich auch bei Laboratoriumsinfektionen der Fall. In allen so gelagerten Fällen lohnt es sich aber sehr, sich die Frage vorzulegen, ob den Folgen der stattgehabten Infektion nicht noch mit Erfolg begegnet werden kann.

Ein sicheres Beispiel für die Wirksamkeit einer *Lebendimpfung* nach schon stattgehabter Infektion ist die Kuhpockenimpfung nach schon vollzogener *Pocken*-Exposition des Probanden. Ihre Wirkung beruht darauf, daß die Inkubation der Kuhpocken (ca. 8 Tage) beim Menschen kürzer ist als die der Menschenpocken (12 Tage). Zugleich geht daraus hervor, daß die Impfung nur in den ersten Tagen nach der Exposition noch aussichtsreich ist, beim Wiederimpfling allerdings auch noch nach dem 3. Inkubationstag, da dessen Kuhpocken-Inkubation ja noch kürzer ist als 8 Tage. — Die epidemiologischen Erfahrungen scheinen auch bei der peroralen Lebendimpfung gegen *Poliomyelitis* dafür zu sprechen, daß sie wenigstens nicht schadet; ob sie im Einzelfall noch den Krankheitsausbruch verhindern kann, ist beim Mangel einer zeitlichen Differenz der Inkubationen bei Impf- und Wildvirus-Infektion fraglich; die Frage einer sogenannten Provokationswirkung ist umstritten.

Die Wirksamkeit der Inkubations-Impfung bei der *Tollwut* kann als erwiesen gelten. Ob diese Impfmethode zu denen mit Lebend- oder inaktiven Impfstoffen zu rechnen ist, ist umstritten (vgl. S. 274). Die Wirkung beruht auch hier wie bei den Pocken auf dem Unterschied der Inkubationszeiten des Impfvirus (Virus fixe) und des Straßen-Virus.

Problematisch wird die Inkubations-Impfung schon bei den *Totimpfstoffen,* vor allem dem *Typhus*-Impfstoff. Man hat sich hierbei die Frage vorzulegen, ob man nicht mit einem aktiven Eingreifen zu dieser Zeit mehr schadet als nützt, da man ja zur Infektion noch einen zusätzlichen Reiz hinzufügt. Dabei hat die Hypothese einer sogenannten negativen Phase seit langem eine erhebliche Rolle gespielt. Die mit diesem Ausdruck verbundene Vorstellung können wir als irrtümlich, bzw. als den pathogenetischen Tatsachen nicht gerecht werdend ablehnen, da es sich bei der echten Inkubation ja nicht um einen „Abwehr"-Prozeß, wie es früher angesehen wurde, handelt, sondern um einen Sensibilisierungsvorgang. Da nun ein solcher im Prinzip von der zugeführten Menge des sensibilisierenden Antigens weitgehend unabhängig ist, wird von der zusätzlichen Dosis des spezifischen Impfstoffs gewöhnlich mindestens im ersten Teil der Inkubation eine besondere Schädigung nicht zu erwarten sein. Wohl aber kann ein zusätzlicher Reiz gegen Ende der Inkubation unter Umständen schädigend wirken, weil er in einem ungünstigen Zeitpunkt in den Sensibilisierungsprozeß hinein trifft, wo die zusätzlich zugeführte Antigenmenge schon eine Reaktion auslöst. Dann ist es leicht vorstellbar, daß eine beschleunigte, vielleicht auch verstärkt-hyperergische Reaktion erfolgt. In solchem Sinne sprechen im Hinblick auf eine Schädigung beim Typhus durch Impfung in der Inkubation nicht nur ältere Erfahrungen klinischer Art (Verkürzung der Inkubation, heftiger Beginn, sogar mit Schüttelfrost, verstärkte Roseola usw.), sondern auch pathologisch-anatomische Beobachtungen aus der Nachkriegszeit (RÖSSLE) über hämorrhagische Umwandlung typhöser Herdbildungen bei entsprechend gelagerten Fällen. Praktisch dürfte die Gefahr allerdings keine sehr große sein, es muß vielmehr als ein besonders ungünstiger Zufall bezeichnet werden, wenn man einmal mit der Impfung gerade in die Periode hineintrifft, wo einzelne Individuen so verstärkt reagieren. Nicht nur aus diesem Grund, sondern überhaupt aus zeitlichen Gründen wird sich aber nur selten die Gelegenheit bieten, bei cyclischen Infektionskrankheiten noch erfolgreich während der Inkubation aktiv zu immunisieren, da eine aktive Immunisierung gewöhnlich noch mehr Zeit erfordert als die natürliche Sensibilisierung, die der Inkubation cyclischer Infektionskrankheiten zugrunde liegt (vgl. dazu auch die Ausführungen über das Wesen der cyclischen Inkubationszeit im Allgemeinen Teil II D 1).

In vielen Fällen ist nun aber die *passive Immunisierung während der Inkubation* höchst erfolgreich und praktisch wichtig, sei es mit Rekonvaleszenten- oder mit Heilserum, sei es mit γ-Globulin. Pathogenetisch läuft der Vorgang darauf hinaus, daß es infolge der stattgehabten Infektion dann unter Serumschutz zu einer abgeschwächten Erkrankung kommt, wobei echte bleibende Krankheitsimmunität erworben werden kann. Seine wichtigste Indikation hat dieses Verfahren bei den Masern als sogenannter Degkwitzscher Masernschutz bekommen; doch wäre seine Anwendung in geeignet gelagerten Fällen anderer Viruskrankheiten, auch bei Kinderlähmung, vielleicht sogar bei Fleckfieber in Betracht zu ziehen. Freilich weiß man von den Masern her ganz exakt, daß das Verfahren nur im ersten Drittel der Inkubation zuverlässig, im zweiten schon schwankend und im dritten bereits völlig unwirksam ist. Also auch hier die Abhängigkeit nicht von quantitativen, sondern nur von den zeitlichen Verhältnissen!

Für eine *chemotherapeutische „Prophylaxe"* in der Inkubationszeit gibt es das Beispiel der Abortiv-Behandlung des *luischen Primäreffekts* (der ja pathogenetisch gesehen zur Inkubationszeit gehört, vgl. S. 154). Sie kann bis etwa 3 Wochen nach der Infektion noch gelingen und wurde schon mit Salvarsan tierexperimentell demonstriert (KOLLE und EVERS 1926). Sie gelingt auch in einem Teil der Fälle bei der Malaria tropica, wie JAMES, SINTON und SHUTE bei der therapeutischen Impfmalaria gezeigt haben. Bei den akuten cyclischen Virosen ist vor Chemo- und Antibiotica-Anwendung in diesem Stadium zu warnen, da diese Mittel ja auf Viren unwirksam sind und den Organismus nur belasten bzw. eine gesteigerte Disposition für bakterielle Sekundärinfektion erzeugen.

Über die *Corticosteroidwirkung*, wenn in der Inkubation einsetzend, ist nichts bekannt. Zu erwarten wäre, daß sie bei Einsetzen gegen Ende der Inkubationszeit die bereits zur Haftung gekommene cyclische Infektion an sich unbeeinflußt läßt, aber ihre klinische Manifestation dämpft, sofern sie nicht noch — bei Einsetzen am Anfang der Inkubationszeit — ähnliche Wirkungen wie vor der Infektion auslöst.

c) *Maßnahmen während des cyclischen Generalisationsstadiums.* Mit einer *aktiven Immunisierung* mit lebenden oder inaktiven Impfstoffen ist bei akuten cyclischen Infektionskrankheiten im Sekundärstadium schon wegen der Kürze dieses Stadiums nichts zu erreichen; nur bei mehr schleichend verlaufendem Sekundärstadium käme sie als Desensibilisierung in Betracht, ist dabei aber stets ein zweischneidiges Schwert! Das gilt besonders bei der Tuberkulinbehandlung im Überempfindlichkeitsstadium der Tuberkulose, die bei aktiven Prozessen auch bei vorsichtiger Ausführung (Schwellenreizbehandlung nach LIEBERMEISTER) heute allgemein abgelehnt und höchstens bei inaktiver Tuberkulose hämatogen-disseminierter Art noch manchmal angewandt wird. Bei subakuten Generalisationen wie bei den Brucellosen war die Vaccinetherapie in vorsichtiger Dosierung mit Vermeidung einer Allgemeinreaktion auch schon vor der Chemotherapie verlassen worden zugunsten der Fieberschockbehandlung, die zwar auch mit Vaccinepräparaten, und zwar intravenös gegeben, ausgeführt werden kann, deren Wirkung aber in diesem Fall nur „pseudospezifisch" ist (s. unten). Ob die früher behaupteten Erfolge der Vaccinebehandlung im Frühstadium des Keuchhustens hier einzureihen waren und ob sie einer strengen Kritik standhielten, ist fraglich geblieben. Alle diese früher viel erörterten spezifischen Methoden sind heutzutage der Antibiotica-Therapie gewichen, da die Dosierung der spezifischen Antigene im hyperergischen Stadium besonders schwierig ist und Gefahren in sich birgt. Das Sekundärstadium cyclischer Infektionskrankheiten gibt also heute keine Indikation zu aktiver spezifischer Immunisierung mehr ab.

Passive Immunisierung hat im Generalisationsstadium keinen Angriffspunkt, da ja dieses eine zentral regulierte und im wesentlichen celluläre Ganzheitsreaktion ist, bei der der auslösende Keim bereits seine Rolle als Sensibilisator ausgespielt hat, wenn er sich auch noch eine Zeitlang im Wirt hämatogen verbreitet. Auch *klinisch haben alle Serumbehandlungsversuche im Generalisationsstadium versagt.*

Wir können also zusammenfassen, daß *spezifische Maßnahmen bei akuten cyclischen Generalisationsstadien unwirksam* sind! Es ist hier bereits zu spät, um noch in die spezifische Sensibilisierung eingreifen zu können.

Wegen der relativ langsamen Wirkung hat auch die *Chemotherapie im alten und neuen Sinne* nicht bei akuten, sondern nur bei chronischen Infektionen, z. B. bei Lues und Tuberkulose im Sekundärstadium, eine Bedeutung.

Dagegen führen die rasch auf den Erreger wirkenden *Antibiotica* schon im Generalisationsstadium oft zur Entfieberung, wenn es die zeitlichen Bedingungen erlauben, so besonders bei Typhus, Fleckfieber und Brucellose, auch bei den „großen Viren". Bei den „kleinen" dagegen wirken die Antibiotica bekanntlich überhaupt nicht.

Die schönen klinischen Erfolge der am Wirtsorganismus angreifenden, reaktionsverstärkenden Methoden, besonders der *Fieberstoßtherapie* beim Typhus und den Brucellosen sind in praxi heute den Antibiotica und vor allem der reaktionsmindernden Beeinflussung des Wirtsorganismus durch die *Corticosteriode* gewichen. Das hyperergische Krankheitsstadium ist, wie nach den Ausführungen über die Wirkweise derselben auf der Hand liegt, dasjenige, in dem die besten Wirkungen dieser Mittel zu erwarten sind. Das gilt nicht nur für diejenigen cyclischen Krankheiten, bei denen uns auch ein wirksames Antibioticum zur Verfügung steht wie Typhus, Fleckfieber usw., bei denen man die Corticosteroide daher immer mit dem betr. Antibioticum zusammen verabreicht, sondern auch für Virosen wie die Mononucleose.

d) Maßnahmen im Organmanifestationsstadium cyclischer Krankheiten. Mit dem Beginn des Tertiärstadiums ist bei den cyclischen Infektionskrankheiten eine hyp-ergische Reaktionslage, erreicht, und die hyperergische Ganzheitsumstellung verlangsamt sich zugunsten einer ortsgebundenen Teilreaktion des Körpers; diese Hyp-ergie geht nun allmählich mit der Ausheilung des Organprozesses in die positive Anergie über, und die Reaktion auf noch vorhandene spezifische Erreger wird also zunehmend schwächer. Es leuchtet ein, daß bei dieser Sachlage, wenn nämlich bereits erworbene Immunität vorliegt, allen an der Empfänglichkeitslage des Wirts angreifenden Methoden keinerlei Wirkung mehr möglich ist, sowie daß dies dasjenige Stadium ist, in dem durch *chemotherapeutisch-antibiotische* Hemmung oder gar Beseitigung der noch vorhandenen Erreger-Menge am wirksamsten die Selbstheilung des Wirtsorganismus unterstützt werden kann.

Die Gefahr, daß man durch die hochwirksamen Mittel der Ausbildung der wirtseigenen Immunität entgegenwirkt, ist, mindestens in diesem Stadium, nicht so groß und wurde anfangs wohl überschätzt. Wo die erworbene Immunität auf weiterer intracellulärer Anwesenheit des Erregers im Wirtsorganismus beruht, scheint der Erreger nämlich der therapeutischen Einwirkung zu entgehen, sobald er reaktionslos von der Wirtszelle toleriert wird. Die Chemotherapie greift vor allem den Erreger nur dort an, wo er noch im Gewebsinterstitium weilt und damit entzündungsreizend wirkt.

Dies ist besonders bei der Anwendung der *Corticosteroide* im Tertiärstadium cyclischer Krankheiten zu bedenken, die im Prinzip jetzt kontraindiziert sind, da sie die „Narbenbildung" hemmen. Nur dann, wenn, wie freilich nicht selten, die Hyperergie im Tertiärstadium erst zur Hypergie, aber noch nicht zur (positiven) Anergie fortentwickelt worden ist, haben sie, besonders in Kombination mit einem erregerwirksamen Antibioticum, ihre Berechtigung, bringen aber auch die Gefahr mit sich, durch Aufbrechen einer inzwischen entstandenen intracellulären Dauerendobiose von Erreger und Wirtszelle Reaktivierung auszulösen. Ihre relative Indikation zu dieser Zeit richtet sich also prinzipiell nach der dann herrschenden Allergielage. Diese ist z. B. bei der Tuberkulose nie voll an-, sondern immer nur hyp-ergisch, so daß von den Corticosteroiden gerade bei der Tuberkulose auch im Tertiärstadium oft noch ein günstiger Einfluß erwartet werden kann, solange das Vernarbungsstadium noch nicht erreicht ist.

Entsprechendes gilt auch für alle cyclischen und typhösen Erkrankungen mit langsamerem Zeitfaktor, nicht jedoch für akute Viruskrankheiten, wo eine spät einsetzende Cortisontherapie höchstens die bakterielle Sekundärinfektion befördert.

Einen entscheidenden Einfluß auf die *Rückfallgenese* dürften nach klinischer Erfahrung die Corticosteroide nicht haben, wenn auch öfters die Befürchtung ausgesprochen wurde, daß sie rückfallprovozierend wirken. Es dürfte dies eine Frage ihrer nicht zu langfristig in die Organmanifestation hinein fortgesetzten Darreichung und der Dosierung sein. Die oben geschilderten Corticosteroid-Schäden der Immunität finden sich fast ausschließlich dann, wenn diese Mittel aus anderer Indikation, wie z. B. bei Hämoblastosen, Gelenkaffektionen, etc., langfristig und hoch dosiert gegeben wurden.

2. Der Zeitfaktor in der Therapie der Lokalinfektionen

a) Maßnahmen bei Lokalinfektionen mit allgemeiner Sensibilisierung. Wie im Speziellen Teil B 1 ausgeführt, ist unser pathogenetisches Verständnis bei keiner anderen Gruppe von Infektionskrankheiten so unsicher wie bei dieser, davon besonders bei den Angina-Krankheiten. Die Folge davon ist, daß gerade in bezug auf die therapeutischen Indikationen hier eine bedauerliche Unsicherheit herrscht und wir im ganzen auf die klinische Empirie angewiesen sind. Aber auch diese läßt oft im Stich, so daß sich die Meinungen der Kliniker zuweilen diametral einander gegenüberstehen. Ich möchte nicht verabsäumen, dies hier einleitend zu betonen und habe dabei vor allem die Diskussionen im Auge, die in bezug auf die Anwendung von Penicillin bei der gewöhnlichen Angina (aber auch beim Scharlach) und von Heilserum bei der Diphtherie geführt wurden und noch werden.

Vergegenwärtigen wir uns hier noch einmal die Pathogenese dieser Krankheiten, so steht sie in mancher Beziehung zwischen derjenigen der cyclischen und der lokalen Infektionskrankheiten: Der diese Krankheiten manifest machende Grundvorgang ist eine vorausgehende Sensibilisierung, die aber im Gegensatz zu derjenigen bei cyclischen Krankheiten (außer den cyclischen Kokkenkrankheiten) kurzfristig verläuft. Sie haben daher alle eine relativ kurze Inkubationszeit. Dabei trägt diese Sensibilisierung bei Ruhr und Cholera einen nur halbspezifischen Charakter im Sinne der Promunität bzw. des Shwartzman-Phänomens; wie weit er bei Angina und Scharlach spezifisch ist, bleibt unklar. Sicher ist, daß durchaus nicht jede Angina eine Streptokokken-Krankheit ist, wenn diese Erreger auch bei Jugendlichen überwiegen. Mit dem zahlenmäßigen Rückgang der Streptokokken-Infektionen heutzutage findet man immer häufiger Staphylokokken-Anginen, oft aber auch solche, bei denen sich trotz guter Abstrichtechnik, klassischem Rachenbefund und fehlender antibakterieller Vorbehandlung keine typischen Erreger nachweisen lassen. Die Angina simplex ist also eine Krankheit mit verschiedenen Erregern und nichts „Spezifisches". Daß sie im Rahmen sicherer Virusinfektionen, vor allem bei Virusinfluenza auch vorkommt, ist bekannt, und daher wird für sie wie für den Scharlach die Frage einer nur gelegentlichen oder gar obligaten Kombinationswirkung von Virus + Bacterium diskutiert. Daß schließlich bei der Diphtherie, besonders der schweren Diphtherie, immer auch hämolytische Streptokokken mit im Spiele sind, ist ebenfalls bekannt. Wir müssen aus alledem folgern, daß auch der Sensibilisierung, die den Angina-Krankheiten zugrunde liegt, manches Unspezifische anhaftet.

Damit dürfte in unmittelbarem Zusammenhang die Tatsache stehen, daß sich bei all diesen Krankheiten keine wirksame Krankheits-Immunität entwickelt, sondern höchstens Teil-Immunisationen, so bei der Diphtherie eine antitoxische, beim Scharlach eine anti-exanthematische, bei der Ruhr eine Art von Gewöhnung. Das Charakteristische dieser Krankheiten ist ja auch, daß der Zustand der Sensibilisierung bei ihnen so oft nach der akuten Krankheit in ein subakutes oder chronisches Stadium übergeht und zu „rheumatoiden" Nachkrankheiten führt, die selbst wiederum den Charakter von erregerspezifischen Infektionskrankheiten verloren haben.

Den cyclischen Krankheiten stehen sie aber insofern noch näher, als sie im Gegensatz zu den typischen (eitrigen) Lokalinfektionen nicht nur eine allgemeine Sensibilisierung des betreffenden Wirtsindividuums voraussetzen, sondern, wenigstens bei schwerem Verlauf, manchmal initiale hämatogene Generalisation des Erregers aufweisen, so daß manche Autoren sowohl beim Scharlach als auch bei der Diphtherie die Tonsillitis nur als eine „Ausscheidungs-Angina" (GINS) auffassen wollen, wie man sie ja von vielen Viruskrankheiten her kennt.

Bei Berücksichtigung dieser Eigenschaften der Lokalinfektionen mit allgemeiner Sensibilisierung wird man für die Kontroversen um ihre Therapie Verständnis haben.

Die *spezifische Prophylaxe* mit Toxin-Impfung hat sich bei der Diphtherie zweifellos bewährt und führt zwar nicht zu einem Schutz vor Erkrankung, aber zu einem solchen vor schwerem Verlauf. Beim Scharlach konnte sich eine antitoxische Impfung jedoch nicht durchsetzen, ebensowenig bei der Ruhr. Bei der Cholera dagegen hat eine Impfung mit antibakteriellem Impfstoff eine unumstritten gute Wirkung und vermag offenbar der zweizeitigen Pathogenese den Boden zu entziehen.

Über die Bedeutung der *Heilserum-Therapie* der Diphtherie wurde Näheres unter I 4 ausgeführt. Ergänzend sei hier hervorgehoben, daß sich eine prophylaktische Serumgabe bei exponiert gewesenen, aber noch nicht Erkrankten, z. B. bei Geschwistern manifest erkrankter Kinder, in früheren Zeiten bewährt hat und damals oft erprobt und gefordert wurde. Außer bei der Diphtherie sind aber therapeutische Heilserumgaben bei allen diesen Krankheiten, also Scharlach, Ruhr und Cholera heute obsolet geworden.

Sulfonamide sind bei den Angina-Krankheiten heute allgemein als unwirksam verlassen. Nicht so bei der Ruhr! Insbesondere die großen Kriegserfahrungen des 2. im Gegensatz zum 1. Weltkrieg haben gelehrt, daß es mit ihnen gelang, das Krankheitsbild der Ruhr abzukürzen und leichter zu gestalten; damit verschwanden vor allem die im 1. Weltkrieg noch so fatalen langfristigen und nicht selten letalen Verläufe der Bakterienruhr unter dem Bilde einer diffus ulcerierenden schweren Colitis. Wenn die Ruhr jetzt mehr und mehr Sulfonamid-resistent wird, so erreichen Breitspektrum-Antibiotica dasselbe und führen auch mit wenigen Ausnahmen zu rascher Beendigung einer Ruhrbakterienausscheidung. Schwerer zu beurteilen ist, ob die Chemotherapie den akuten Ruhr-„Anfall" zu beeinflussen vermag, was wohl schon wegen der Rasanz, mit der er abläuft, aus Zeitgründen nur in beschränktem Umfang möglich ist — ebenso wie das für die nur geringe Wirkung der Chemotherapie auf den Cholera-Anfall gilt. Auch in dieser Hinsicht spielt also der Zeitfaktor eine wichtige Rolle.

Entsprechendes gilt nun auch für die *Antibiotica-Therapie* der Angina-Krankheiten. Auch die für die Penicillin-Therapie der Angina eintretenden Autoren haben höchstens eine Abkürzung des Fiebers um 24 Std gesehen, sonst aber keine Einwirkung auf das akute Krankheitsbild, und dies auch nur dort, wo es sich um gehäuft auftretende Streptokokken-Anginen bei Jugendlichen handelte. Bei der sporadischen Angina der Erwachsenen handelt es sich aber wie ausgeführt nur in einem Teil der Fälle (nach unserem gegenwärtigen Krankengut in höchstens 50%) um Streptokokken-Anginen. Daß die Erfolgsquote beim Scharlach höher liegt, leuchtet ein, da es sich bei ihm ja ganz vorwiegend um eine Streptokokken-Infektion handelt. Bei Diphtherie konnte man sich aber trotz der stets vorhandenen hämolytischen Streptokokken von einer Penicillin-Wirkung nicht überzeugen. — Die wichtigere Frage bei der Penicillin-Therapie der Anginen und des Scharlachs ist aber, ob es mit ihr gelingt, den hyperergischen Nachkrankheiten vorzubeugen. Nach anfänglichem Optimismus sind jetzt auch besonders von pädiatrischer Seite die klinischen Urteile dazu skeptischer geworden. Pathogenetisch gesehen gilt wie ausgeführt, daß die maßgebende Sensibilisierung ja schon vor Beginn der akuten Angina eingetreten ist und es deshalb bei deren unspezifischem Charakter fraglich ist, ob die mit Penicillin zweifellos erreichbare Beseitigung vorhandener Streptokokken das hyperergisch-rheumatische Geschehen noch zu beeinflussen vermag. Das kann bei der Unsicherheit unseres theoretischen Verständnisses für diese Vorgänge nur die klinische Empirie entscheiden, und in ihr besteht wie gesagt keine Einigkeit. Ich habe mich an unserem großen Krankengut von Anginen bisher nicht davon überzeugen können. Eine so frühzeitige prophylaktische Penicillin-Gabe, daß schon die Sensibilisierung *vor* der Angina vermieden wird, läßt sich nur dadurch erreichen, daß man gewissermaßen lebenslänglich Penicillin verabreicht, was in USA an bereits rheumatisch erkrankt gewesenen Kindern über Jahre hin mit angeblich gutem Vorbeugungserfolg gegen erneute Erkrankungen durchgeführt wurde, aber sich doch wohl nur selten verwirklichen läßt.

Nach dem Manifestwerden rheumatischer Nachkrankheiten ist Antibiotica-Behandlung ohne therapeutischen Einfluß. Darüber dürfte Einigkeit bestehen, wenngleich viele Kliniker auch bei schon vorhandener Polyarthritis noch Penicillin geben; dies entspricht aber nur vagen Vorstellungen über eine ätiotrope Therapie. Gerade die Unwirksamkeit des Penicillins in diesem Stadium beweist aber, daß es nicht das Streptokokken-Antigen selbst sein kann, das die Polyarthritis erzeugt, etwa wie die Typhus-Bakterien Fieber und die anderen hyperergischen Zeichen des Typhus abdominalis hervorrufen; denn heute weiß man, daß im letzteren Falle auch mitten in der Hyperergie die antibiotische Stillegung der Antigen-Produktion vollkommen ausreicht, um alle hyperergischen Vorgänge in wenigen Tagen zum Abklingen zu bringen. Und das ist ja bei den rheumatischen Krankheiten eben nicht der Fall: die ätiotrope Therapie der manifesten Krankheit versagt völlig.

Ist also jede ätiotrope Maßnahme bei den Lokalinfektionen mit allgemeiner Sensibilisierung problematisch, so sind es die am Wirt angreifenden Methoden, ob reizend oder dämpfend, gerade hier umso weniger. Das gilt freilich nicht so sehr für das akute Stadium als für die Nachkrankheiten. Die Anwendung der *Corticosteroide* wird bei schwerer hochfieberhafter Angina oder heftigem Ruhr- und Choleraanfall zwar im Sinne der Bekämpfung des „malignen Syndroms" gelegentlich indiziert sein. Sie hat bislang bei der toxischen Diphtherie freilich nur umstrittene Erfolge gezeitigt. Ihr Hauptindikationsgebiet sind aber die rheumatischen Nachkrankheiten, worüber hier nichts Näheres ausgeführt zu werden braucht. Sie haben in dieser Indikation mindestens z. T. auch die früher üblichen Antirheumatica (Salicylsäure, Pyrazolone, Chinin) verdrängt oder werden mit diesen, zu denen inzwischen noch das Butazolidin hinzugetreten ist, kombiniert. Auch diese *Antirheumatica* sind aber immer noch ein wichtiger dämpfender Bestandteil der am Wirtsorganismus angreifenden Maßnahmen, ebenso wie die *Reizkörpertherapie* in ihren verschiedenen Methoden.

Es soll hier aber nochmals erwähnt werden, daß der zu frühen Dämpfung mit Corticosteroiden der Nachteil anhaftet, daß sie die Entwicklung einer Immunität hemmen können. Das gilt besonders für die antiexanthematische Teilimmunisierung beim Scharlach, bei dem sowohl unter Penicillin-Therapie als auch bei zu früher Cortisonanwendung Rezidive vermehrt beobachtet wurden. Die Rückfallneigung der rheumatischen Krankheiten nach zu frühem Absetzen der Steroide ist bekannt.

Gerade beim Scharlach sind leider die Diskussionen über die Wirksamkeit des Penicillins auf die hyperergischen Komplikationen nicht zu einem klaren Ergebnis gekommen, da die allgemeine Anwendung des Mittels mit dem Leichterwerden des Genius epidemicus dieser Krankheit zusammenfiel. Darüber, daß die eitrigen Streptokokken-Prozesse dabei wirksam beeinflußt werden, besteht von Anfang an kein Zweifel.

b) Maßnahmen bei typischen Lokalinfektionen. Im Prinzip liegen die pathogenetischen Voraussetzungen für therapeutisches Eingreifen hier genau so wie im Tertiärstadium cyclischer Infektionskrankheiten. Da den Lokalinfektionen aber ein cyclisches Primär- und Sekundärstadium nicht vorausgeht, entsteht hier noch einmal die Frage einer wirksamen Prophylaxe vor und nach stattgehabter Infektion, d. h. vor und während der (falschen) Inkubationszeit. Da sich ferner unter den Lokalinfektionen — und nur unter ihnen! — die mit Exotoxinvergiftung einhergehenden Infektionen finden, so erfordern auch die prophylaktischen und therapeutischen Eingriffe bei diesen ihre gesonderte Besprechung.

α) Prophylaxe bei Lokalinfektionen. Wie bei der angeborenen Empfindlichkeitslage gegen Erreger von Lokalinfektionen zu erwarten, sind die

Erfolge aktiver Immunisierung mit *bakteriellen Impfstoffen* zu prophylaktischen Zwecken nicht überzeugend. Eine gewisse Ausnahme bilden hier die allerdings fast nur bei Haustieren gebräuchlichen Impfverfahren gegen manche Zoonosen wie Erysipeloid und Milzbrand sowie die Pestimpfung. Vielleicht beruht deren Wirksamkeit beim Menschen gerade auf der völligen Körperfremdheit dieser Lokalinfektionserreger. Sehr anders liegen die Dinge bei der aktiven Impfung mit Toxinpräparaten gegen Lokalinfektionskrankheiten mit Exotoxinwirkung; diese führt zu großen praktischen Erfolgen und hat in den letzten Jahren zunehmende Bedeutung erlangt, besonders die Tetanusimpfung. Über Diphtherie-Impfung vgl. oben!

Nach der Infektion, wenn deren Zeitpunkt bekannt ist (besonders bei allen Wundinfektionen!), d. h. in der (falschen) Inkubationszeit von Lokalinfektionen ist es für aktive Immunisierung zu spät. Jedoch ist dann *passive Immunisierung* (Tetanus-, auch Anaerobierserum!) und *Chemo- bzw. Antibioticaprophylaxe* von erheblicher praktischer Wichtigkeit (Sulfonamide und Antibiotica „prophylaktisch" sogleich nach der Verletzung, im Wochenbett, vor Darmoperationen usw.). Das Prinzip der Wirkung unterscheidet sich allerdings nicht von dem der Chemotherapie nach Beginn der Manifestation, d. h. es handelt sich um eine Frühtherapie, wie ja auch die falsche Inkubation pathogenetisch nicht eigentlich von der Manifestation der Lokalinfektion prinzipiell verschieden, sondern nur eine Frage der Massenwirkung ist — im Gegensatz zur echten Inkubation bei cyclischen Infektionskrankheiten, die deshalb auch ein prinzipiell anderes therapeutisches Vorgehen erfordert als die späteren Stadien.

Die antibiotische Prophylaxe soll allerdings prinzipiell auf die genannten nicht-internistischen Indikationen beschränkt bleiben, da sie, ohne Kenntnis des Infektionstermins angewandt, durch Störung des Gleichgewichts des Wirtsorganismus mit seiner Symbioseflora sonst mehr Gefahr bringt als Nutzen. In der internen Medizin ist die einzige, freilich wie oben ausgeführt umstrittene Indikation für eine antibiotische Prophylaxe die Penicillin-Prophylaxe bei Rheumatikern.

β) Behandlung von reinen Lokalinfektionen. Diese ist mit wenig Ausnahmen nicht Angelegenheit der inneren Medizin, sondern der Chirurgie und anderer Spezialfächer (Venerologie, Oto-, Ophthalmologie usw.). Mit Ausnahme der *Serumbehandlung* der lokalen Zoonosen (Erysipeloid, Milzbrand, Pest), deren klinische Bedeutung aber durch die Antibiotica eingeengt ist, liegt hier der weite Indikationsbereich der *Sulfonamide und der Antibiotica*. Daneben darf aber in den meisten Fällen auch heute nicht die (unspezifische) *Lokalbehandlung*, aktiv (operativ) oder konservativ (Ruhigstellung, Wärme usw.) vernachlässigt werden. Nur in einigen wenigen Fällen, wo die Empfindlichkeitslage doch noch labil und nicht so fixiert positiv anergisch ist wie bei den Erregern reiner Lokalinfektionen, so bei der Gonorrhoe, kommen daneben auch heute noch die Fieberschock- und andere *unspezifische Reizverfahren* im selben Sinne in Anwendung, wie es oben als therapeutisches Mittel im Tertiärstadium cyclischer Infektionskrankheiten erörtert wurde.

Die *Corticosteroide* sind in allen diesen Fällen wegen ihrer die Gewebsheilung hemmenden Wirkung kontraindiziert.

γ) *Behandlung von exotoxischen Infektionen.* Bei der Therapie von Lokalinfektionen mit Exotoxinwirkung kommt auch heute noch die spezifische Behandlung durch Zufuhr tierischer Antitoxine in Form von *Heilseren* in Anwendung. Die Klinik schuldet ihr zweifellos gewisse Erfolge, wenn auch die Debatte über deren wirkliches Ausmaß noch immer nicht zum Abschluß gekommen ist. Bei den reinen Toxinvergiftungen, Botulismus und Tetanus, besteht jedenfalls kein Zweifel darüber, daß die Serumzufuhr bei schon manifesten Nervensymptomen so gut wie erfolglos ist.

Während also die spezifisch-antitoxischen Verfahren nur bei frühzeitigster Anwendung vor der Zellbindung des Toxins wirksam sind, werden *am Wirt angreifende Verfahren* für die Behandlung von Folgen der Toxinvergiftungen in späteren Stadien empfohlen. Über den Zeitpunkt ihrer besten Wirksamkeit kann man — wie bei der Fieberschockbehandlung der typhösen Krankheiten — sagen, daß ihre Wirkung im Gegensatz zu den spezifischen Methoden um so besser ist, je später sie angewandt werden. Doch werden sie natürlich wertlos, wenn man sie erst bei schon fast eingetretener Spontanheilung oder agonal einsetzt. Die Schwierigkeit liegt bei ihrer Anwendung, also in der Wahl des richtigen Zeitpunkts.

Bezüglich der Indikationen (postdiphtherische Lähmungen, Tetanus) sei auf S. 278 ff. verwiesen.

3. Maßnahmen bei Sepsis

Da die Voraussetzung jeder Sepsis der Sepsisherd ist, muß auch jede Therapie der Sepsis auf dessen Ausschaltung bzw. seine Abschaltung von der Blutbahn bedacht sein. *Die Therapie der Sepsis ist die Behandlung des Sepsisherds,* also pathogenetisch gesehen im Prinzip die einer Lokalinfektion. Aktive und passive Immunisierungsmaßnahmen haben daher keinerlei Angriffspunkte und spielen heutzutage gegenüber den *Antibiotica* keine Rolle mehr. Die klinische Erfahrung hat gelehrt, daß mit der Anwendung höchster Penicillindosen auch die Sepsis lenta, sofern sie von Streptokokken hervorgerufen ist, bakteriologisch ausgeheilt werden kann. Hier sind aber Antibiotica-Dosierungen nötig, wie man sie sonst kaum anwendet. Dazu nimmt man heute oft auch noch *Cortison* zur Hilfe, um die hypergische Empfindlichkeitslage des Wirtsorganismus zu dämpfen. Dabei ist freilich zu beachten, daß bei Steroidanwendung auch der Übergang einer rheumatisch-abakteriellen (verrucösen) Endocarditis in eine septisch-bakterielle (ulceröse) beobachtet worden ist; es muß besonders hierbei also das Cortison stets nur in Kombination mit einem auf den Erreger sicher wirksamen Antibioticum angewandt werden. — Bei der akuten Sepsis wird man aber wie bei den akuten Wundinfektionen die *chirurgische Therapie* nach wie vor in breitestem Umfang anwenden müssen, da die operative Ausschaltung des Sepsisherds immer noch das Mittel der Wahl ist. Erste Voraussetzung für die erfolgreiche Behandlung einer Sepsis bleibt immer die exakte Erfassung des pathogenetischen Vorgangs, also eine saubere funktionelle Diagnostik, die die dauernde oder periodische Bakteriämie, die Lokalisation des Herdes und die Art seiner Verbindung mit der Blutbahn sicher erfaßt; auf dieser Grundlage baut sich dann die Therapie auf, die von entschlossenem Handeln getragen sein muß. Die konservative Behandlung einer Sepsis bleibt eine Halbheit und ist auch heute noch ein Versäumnis, sofern der operative Weg gangbar ist! Wir können uns gerade bei diesem „unphysiologischen" Vorgang, dieser „Entgleisung" eines Infektionsprozesses — im Gegenteil zu den eigentlichen Infektionskrankheiten, cyclischen wie lokalen — nicht auf die gesetzmäßige Anpassung von Wirt und Keim, also die Selbstheilungstendenz der Natur verlassen und uns therapeutisch damit begnügen, dieser zu Hilfe zu kommen, sondern der pathogenetisch so grobe und „ungesetzmäßige" Mechanismus der Sepsisentstehung erfordert auch, wenn irgend möglich, grobe therapeutische Mittel, um wieder in seine Schranken verwiesen zu werden.

Bei der Malaria tertiana, die wie erörtert zwar auch eine Sepsis ist, ist der Herd aktiv nicht angehbar, da er ja im Organ Blut zu suchen ist; dafür stehen uns für die Behandlung des septischen Tertianafiebers (nicht des cyclischen!) im Atebrin und den neueren gleichartig wirkenden Substanzen zuverlässige Chemotherapeutica zur Verfügung, deren Angriffspunkt die Hemmung der — hier ausnahmsweise im strömenden Blut stattfindenden — Erregervermehrung ist (daher auch die zuverlässige Wirkung auf das Fieber!), die aber nicht zu einer Sterilisatio magna durch Abtötung des Erregers führen (daher der Mangel einer Rezidivverhütung!).

Im ganzen sind bei der Sepsis die *Corticosteroide* kontraindiziert. Nur zur Dämpfung überstarker Allgemein- oder lokaler Entzündungserscheinungen können sie herangezogen werden, also zur Bekämpfung des „malignen Infektions-Syndroms". In diesem Falle können sie lebensrettend sein. Doch sollten sie in dieser Indikation nur angewandt werden, wenn man sie 1. mit einem als wirksam erwiesenen Antibioticum kombinieren kann und 2. in kurzfristiger Darreichung, hoch dosiert beginnend und rasch zurückgehend (im ganzen nicht länger als 4—6 Tage) gebraucht. Sie sollen dann gewissermaßen nur den ersten Schock, der durch die Erregerausschwemmung erzeugt wird, überwinden oder so lange abdämpfen, bis das Antibioticum die Erregervermehrung unterbunden hat. Je akuter die Sepsis verläuft, um so mehr sind daher Corticosteroide indiziert, am dringlichsten bei der foudroyanten Sepsis im Sinne des Waterhouse-Friderichsen-Syndroms.

Schrifttum

DRANSFELD, B.: Zweiterkrankung an Varizellen unter Cortison und Prednison. Arch. Kinderheilk. 158, 170 (1958).
DUVERNE, J.: zit. n. P. RENTSCHNIK 1960, s. S. 287.
HÖRING, F. O.: Die Abhängigkeit chemotherapeutischer Erfolge von Art und Stadium des Infektionsprozesses. Dtsch. med. Wschr. 1950, 193.
— Soll die akute Angina mit Penicillin behandelt werden? Dtsch. med. Wschr. 1960, 819.
— und G. HOPPE: Klinische Erfahrungen zur Penicillintherapie der Angina. Münch. med. Wschr. 1960, 2030.
JAMES, S. P., J. A. SINTON and P. G. SHUTE: zit. n. G. BASTIANELLI: Patologia e clinica della malaria. Rom 1943.
KOLLE, W., und E. EVERS: Experimentelle Untersuchungen über Syphilis- und Recurrens-Spirochätose. Dtsch. med. Wschr. 1925, 557.
SMADEL, I. E., H. L. LEY, F. H. DIERCKS, P. Y. PATERSON, C. L. WISSEMAN and R. TRAUB: Immunization against scrub typhus. IV. Living Karp vaccine and chemoprophylaxis in volunteers. Amer. J. Hyg. 56, 303 (1952).
VIGOT, M.: zit. n. P. RENTSCHNIK 1960, s. S. 287.

Sachverzeichnis

Ableitung auf die Haut 282
Abwehr 18, 27, 95, 106 ff., 124
Achylie 84
Acidose 103
Actinomykose 244, 270
Adaptationssyndrom (SEYLE) 114 ff.
Adenoviren 76, 207, 218
Agammaglobulinämie 20, 103
Agglutination 109
Agranulocytose 20, 84, 218, 220, 242
Alarmreaktion 67, 76
Alastrim 193
Albuminurie 105
Alexin 108
Allergie 31, 96, 99, 110 ff., 124, 130
Alles-oder-Nichts-Gesetz 26, 67 ff., 127
Allgemeinempfänglichkeit 22, 31, 34, 127
Allgemeinsymptome der Infektion 93 ff., 110
Allomorphosen 144, 149, 163, 167, 175, 236
Altern 48 ff., 53 ff., 59
Amoeba buccalis 14, 48, 81
— coli 14, 48, 81
Amoebiasis 14, 15, 24, 48, 55, 89, 109, 249 ff., 277
Amyloidnephrose 236
Anämie, infektiös-toxische 98, 103
Anamnestische Reaktion 110
Anaphylatoxin 100
Anaphylaxie 100, 111, 119, 130, 232
Anatoxin 275, 299
Ancylostomiasis 23, 54, 161
Anergie 32, 110 ff.
Anfangsfieberimmunität 168
Angina-Krankheiten 25, 97, 121, 188, 191, 217 ff.
—, Therapie 278, 295 ff.
Angina Plaut-Vincent 242
— simplex 223
Anpassungen 3
Anthroponosen 11, 14 ff., 92
Antianaphylaxie 31
Antibiotica 61, 79, 85, 242, 278, 289, 294, 297, 299, 300
Antifebrilia 285, 298
Antigen-Antikörper-Reaktion 27, 36, 42, 66, 109, 111, 119, 124, 232

Antikörper 18, 27, 36, 40, 41, 50, 96, 106 ff., 124
Antikörpermangelsyndrom 106 ff.
Antivirus-Theorie 36
Appendicitis 97, 217, 227 ff., 264
Arbor-Viren 200
Arthritis gonorrhoica 214
Arthus-Phänomen 235
Ascaridiasis 16, 48, 49, 54, 161
Atemfrequenz 104
Aujeszkysche Krankheit 201
Ausbreitungswege 11, 23 ff.
Ausscheider 44, 56, 64, 92, 189, 239
Ausschließungsverhältnis 72, 152, 265, 266, 282
Autovaccinen 274, 280
Avitaminosen 87

Bakteriämie 88, 113, 121, 133, 138, 140, 245, 252, 258
Bakterien-Antagonismus 84, 86
Bakterienembolien 177
Bakterienflora 56, 57, 80, 82
Bakterien-Genetik 56, 57, 219
— -Grippe 206
— -Ruhr 25, 36, 56, 70, 89, 106, 109, 121, 228 ff., 296
Bakteriophagen 43, 76, 82, 220, 227, 246
Balantidium coli 16, 250
Balkangrippe 183
Bandwürmer s. Taeniosen
Bangsche Krankheit 174
Bartonellose 17
Bejel 156
Bifidusflora 85
Bilharziosen 17, 23, 24, 25, 26, 48, 54, 157, 162, 270
Biocönosen 2, 17
Biphasische Infektion 25, 143, 222, 228, 230
Bißinfektion 23
Bläschenkrankheiten 192 ff.
Blastomykose 244
Blutbild 95, 188, 191, 231
Bluteiweiß 20, 102
Blutsenkung 103, 231
Blutvergiftung 245, 261
Boecksche Krankheit 152
Booster-Effekt 37

Sachverzeichnis

Bordetella 215, 216
Bornholm-Krankheit 198
Botulismus 14, 66, 70, 106, 240
Brillsche Krankheit 39, 61, 182
Bronchopneumonie 252
Brucellosen 16, 24, 28, 39, 50, 75, 134, 144, 163, 174 ff., 270
Bulbärparalyse 197, 201

Calmette-Impfung 274
Carrionsche Krankheit 17
Chagas-Krankheit 54, 165
Chemotherapeutica 85, 276 ff.
Cholangitis lenta 257, 265
Cholera 25, 74, 75, 89, 99, 229 ff.
Chorea minor 233
Choriomeningitis, lymphocytäre 50, 200
Chronizität 15
Chronopathologie 62
Coccidioidomykose 160
Coccidiose s. Isospora
Colibakterien 14, 24, 29, 47, 52, 56, 57, 71, 83, 86, 219, 248
Colitis 87, 220, 228
— symptomatica 243
— ulcerosa 236, 281
Common cold 47, 76, 208
Conjunctivitiden 23, 28, 47, 187, 207, 208, 215, 251
Cortison s. Glucocorticoide
Coxsackie-Infektion 76, 198 ff.
Croup-Viren 76, 207
Cushingsche Krankheit 114
Cyclisch 4, 22
Cysticercus 16, 26, 54, 161
Cystitis 36, 47, 65, 69, 71, 84, 89, 253
Cytomegalie 50, 67, 203

Dämonenglaube 1
Darmflora 219
Darminfektionen, allg. 11, 99
Dauermodifikation 56
Dauerschlaftherapie 282
Dengue 17, 203 ff.
Depressionsimmunität 75
Desensibilisierung 31, 110
Diathese, hämorrhagische 104
Diazo-Reaktion 102
Dikrotie 105
Diphtherie 50, 56, 66, 70, 71, 76, 86, 89, 99, 106, 115, 140, 225 ff., 243
— -Heilserum 272, 276, 295 ff.
Dissozine 84
Distomatosen 16, 54
Doppelinfektionen 77, 143, 144
Dracunculosis 54, 70, 161
Drüsenfieber 191
Dschungelfieber 204
Durchfall 93, 105

Dysbakterie 79, 85, 217, 218
Dysenterie s. Bakterienruhr
Dyspepsiecoli 85, 88, 219, 248

Echinococcus 16, 26, 161
ECHO-Viren 77, 199, 208
Eigenblut-Behandlung 280
Ein-Keim-Infektion 26
Einschluß-Blenorrhoe 208
Einschlußkörperchen 57, 188, 208
Einschlußkörperchennekrose, generalisierte 196
Eintrittspforte 20 ff., 23 ff.
Eisen 103
Eiterung 94, 95, 98, 99
Ektobiose 21, 22, 44, 69
Ektoparasiten 247
Ektromelie 131, 187, 192
Elektrophorese 103
Embryopathie 12, 49 ff., 165, 167, 191
Empfänglichkeit 11, 17 ff., 43, 51, 110
Empfänglichkeitsarten 21
Encephalitiden 16, 17, 24, 92, 93, 99, 145, 182, 183, 188, 190, 193, 195, 196 ff., 203
—, allergische 200
—, postinfektiöse 199 ff.
Encephalitis lethargica 199
Encephalo-Myokarditis-Gruppe 200
Endangitis obliterans 145, 236
Endobiose 8 ff.
Endocarditis lenta 54, 175, 183, 234, 266 ff.
— septica 258
Endokarditis 101, 112, 117, 227, 233
Endometrium 253
Endotoxine 111, 228
Entamoeba histolytica s. Amoebiasis
Enteritiden 16, 248 ff.
Enteroviren 78, 187, 197 ff.
Entwicklungscyclen 53 ff., 57
Entzündung 24, 27, 45, 69, 85, 95 ff., 112, 119
—, hämorrhagische 99
—, membranöse 99
Entzündungshemmung 285
Epidemiologie 74
Episodisch 22, 59
Erkältung 220, 251
Erntefieber 185
E-Ruhr 52, 229
Erysipel 23, 214 ff., 246
Erysipeloid 247, 270
Erythema arthriticum 173
— exsudativum multiforme 151, 157, 196
— infectiosum 192
— nodosum 150, 151, 157, 160
Esophylaxie 97
Exanthema subitum 192

Exantheme 93, 94, 97, 112
Exanthem-Krankheiten 187, 189 ff., 225
Exotoxin 20, 37, 66, 69, 92, 106, 124, 138, 221, 239 ff.
Extracelluläre Endobiose 27 ff.

Faktorenkrankheit 132
Favus 16
Febris continua, re-, intermittens, amphibolica 120, 133, 163
— quintana 173
— recurrens s. Rückfallfieber
— undulans 163, 174 ff.
Feiung, stille 188
Felsengebirgsfieber 181
Fernsymptome 321
Fetopathie 12, 165, 167, 176, 185
Fieber 101, 112, 114, 120 ff.
—, epidemisch-hämorrhagisches 204
—, exanthematische 181
—, kurzfristige mückenübertragene 204
—, mandschurisches 204
—, wolhynisches 173
Fieberkrise 120
Fieberkurve, zweigipflige 187
Fieberstoßtherapie 281, 294, 299
Fièvre boutonneuse 181
Filariasis 17, 23, 25, 26, 54, 70, 157, 161 ff., 270
Fleckfieber 17, 28, 39, 181 ff.
—, murines 181
Fokalinfektion s. Herdinfektion
Frambösie 156
Freiluftbehandlung 286
Fremddienliche Zweckmäßigkeit 70
Fremdkörperreaktion 112
Frühinfiltrat 150, 152
Frühjahr-Sommer-Encephalitis 200
Fünftagefieber 17, 173
Furunkel 88
Fusospirillose 76, 242

Gallenwege 84, 89, 252
Gammaglobulin 81, 103, 107, 108, 275 ff., 289, 292
Ganzheits-Pathologie 32, 34, 35, 38, 49, 273
Gasbrand 14, 241, 264
Gastroenteritis acuta 248
Gelbfieber 17, 23, 28, 29, 41, 52, 58, 61, 67, 71, 92, 188, 204
Gelbsucht, infektiöse 201
Gelenkrheumatismus s. Rheumatismus
Generalisation 12, 22, 25, 26, 30, 31 ff., 132 ff.
Genetik 33, 41, 72
Genickstarre s. Meningitis
Gesamtumschaltung, vegetative 122
Gewebstrophik 241 ff.

Glucocorticoide 20, 61, 68, 79, 85, 87, 115 ff., 193, 213, 232, 242, 258, 267, 273, 279, 283 ff., 291, 293, 295, 298, 299, 300, 301
Glutathion 102
Glykosurie 103
Golgisches Gesetz 54, 168
Gonaden 114
Gonorrhoe 61, 89, 214, 238, 264, 265
Granuloma venereum 47, 66, 239
Granulomatosis infantiseptica 185
Granulome 100, 113, 124, 134, 177, 233, 237
Gravidität 118
Grippe 16, 23, 24, 28, 47, 51, 60, 67, 74, 99, 143, 187, 199, 206 ff.
Grundimmunität 76, 206
Grundumsatz 102

Haberfeldtsche Zeckenkrankheit 191
Hadernkrankheit 241
Haemophilus-Gruppe 215
Harnwegs-Infektion 253
Hauptwirt 17
Hautinfektionen 244 ff.
Hauttests 157, 159, 163, 175, 185, 203, 225, 227, 237
Haverhill fever 173
Hechtsche Riesenzellpneumonie 71, 190
Helminthiasen 26, 53, 65, 66, 128, 157, 161 ff., 250
Hepatitis 15, 24, 50, 67, 71, 97, 103, 108, 191, 201 ff., 289
Herdinfektion 230 ff.
Herdnephritis 267, 269
Herpangina 198
Herpes simplex 28, 39, 61, 76, 188, 194 ff., 196
— zoster s. Zoster
Heterophyiasis 54, 270
Hibernation 20, 61, 282
Histamin 100
Histoplasmose 160
Hodogenese 11, 22, 23 ff.
Hormone 113 ff.
Hospitalismus 80, 86, 242, 243, 290
Hungertyphus 182
Hungerzustand 121
Hyperergie 31, 110 ff.
Hyp-ergie 31, 110 ff.
Hypertonie, postinfektiöse 231
Hypochlorämie 103
Hypophyse 114

Immunität 12, 22, 26, 28, 29, 31, 34 ff., 45, 51, 106 ff., 110, 134
—, anticyclische 66
—, antiinfektiöse 38
—, antitoxische 36, 138, 222
—, humorale 36

Immunität, lokale 36, 229, 241
—, typenspezifische 188, 206
Immuntoleranz 42, 50 ff.
Impetigo 246
Inapparente Infektion 13, 64 ff.
Inappetenz 105
Individuum 2
Infekt, grippaler 188, 197 ff., 206
Infektanfälligkeit 107
Infektion, cyclische 12, 24, 25, 31, 33, 34, 59, 66, 89, 110, 127 ff., 147 ff.
—, Definition 8 ff.
—, epicelluläre 21
—, intestinale 21, 24
—, intracelluläre 21, 26, 27 ff., 32, 36, 40, 44, 69
—, intrauterine 12, 49 ff., 165, 167
—, respiratorische 21, 23, 76, 93, 251, 253
Infektionsallergie s. Allergie
Infektionsdosis 26
Infektionsimmunität 35, 38, 45, 135
Infektionskrankheit Definition 3 ff.
Infektionslehre 5, 231
Infektionstod 67, 135
Infektiosität 132
Influenza s. Grippe
Influenzabacillen-Meningitis 215
Inhibine 84
Inkubation 4, 22, 31, 64, 65, 66, 108, 110, 128 ff., 138
Inkubations-Impfung 291
Inkubationsserum 189
Interferenz 36, 75, 77
Interferon 75
Intoxikation, latente 66
Isospora 21, 23, 28, 45, 48, 65, 250

Kälte-Agglutination 207
Kala-azar 165 ff.
Kampf ums Dasein 23, 43, 55
Katarrh-Infektion 66, 93, 95, 99, 206, 251
Katzenkratzkrankheit 158
Keimvermehrung 23 ff.
Keimwechsel 258
Keimzahl 20, 23 ff., 63 ff.
Keratoconjunctivitis epidemica 207, 208
Keuchhusten 56, 144, 215 ff.
Kinderkrankheiten 5, 76
Kinderlähmung s. Poliomyelitis
Klima 121
Klonale Selektionstheorie 41
Kollaps 105, 119
Kolpitis 243 ff., 251
Komplement 108
Komplementablenkung 109
Krankheitsbegriff 1
Krankheitsimmunität 34 ff., 135

Labilisierung der Eiweißkörper 103
Lambliasis 21, 23, 65, 89, 252
Landry-Paralyse 197, 201
Latente Infektion 8, 13, 30, 39, 44, 63 ff., 79, 148
Lebend-Impfstoffe 272, 289
Lebensalter 48 ff., 77
Lebercirrhose 175, 202, 236
Leishmaniose 17, 28, 48, 54, 165 ff.
Lepra 15, 28, 29, 153 ff.
Leptospirosen 16, 23, 28, 29, 185 ff.
Leukämie 84, 194, 220, 228, 242, 265
Leukencephalitiden 197
Leukocytose 119
L-Formen 57
Lipoide 103
Lipoidnephrose, luische 236
Liquorpumpverfahren 282
Listeriose 185
Lobärpneumonie 210
Lokalbehandlung 299
Lokale Immunität 35
Lokalempfänglichkeit 22, 31, 34, 108, 127
Lokalinfektion 12, 24, 30, 34, 59, 65, 89, 110, 137 ff., 217 ff.
Lokalisation 69 ff., 112
—, elektive 235
Louping ill 200
Lues s. Syphilis
Luftwegs-Infektionen s. Infektion, respiratorische
Lumbalblockade 282
Lupus vulgaris 151
Lymphadenitis reticularis 159
Lymphknotenschwellung 95
Lymphknotentuberkulose 152
Lymphocytosis benigna chronica 192
Lymphogranuloma inguinale 25, 28, 158, 189
Lymphoreticulosis benigna 158
Lymphwege 25, 80, 94
Lysozyme 83
Lyssa 16, 23, 51, 200 ff., 292

Mäusetyphus 16
Magen-Infektion 252
Malaria 16, 17, 23, 25, 27, 29, 32, 35, 48, 51, 53, 54, 55, 60, 68, 75, 76, 79, 92, 144, 162, 277, 301
— quartana 170
— quotidiana 169
— tertiana 167 ff.
— tropica 170 ff.
— -Prophylaxe 290, 293
Malariatherapie der Metalues 273, 279, 281
Maltafieber 174 ff.
Manifestation 63 ff.

Masern 15, 19, 25, 37, 41, 52, 61, 67, 71, 72, 75, 77, 108, 130, 144, 189 ff., 265, 275
— -Serumschutz 190, 275, 289, 292
Massenwirkungsgesetz 25, 65 ff., 128
Maul- und Klauenseuche 196
Mehrfach-Infektionen 68, 73 ff.
Meningitis 77, 93, 255
—, bakterielle 212, 255
— epidemica 212
— tuberculosa 152
Meningokokken-Meningitis 52, 77, 144, 212 ff.
Meningokokkensepsis 213, 262
Menstruation 118
Mesenchym 95 ff., 112
Metalues 145, 156
Metastasen 139, 245, 252
Mikrobide 157, 159
Milch-Infektion 24
Miliaria 190
Miliartuberkulose 149, 150, 152, 177, 265 ff.
—, chronische 266
Milzbrand 16, 23, 99, 241, 264
Milzexstirpation 20, 68, 96
Milztumor 95, 133, 171, 178, 187
Mineralocorticoide 117
Mineralhaushalt 103, 112
Mischinfektion 76, 77, 143
Mittelohr 252, 264
Molluscum contagiosum 47, 208
Monocyten-Angina 191
Mononucleosis infectiosa 191
Mucopolysaccharide 70
Mumps 15, 35, 41, 52, 67, 144, 202 ff.
Mundflora 218
Mundspirochäten 148
Murray valley-Fieber 200
Mutine 84
Myalgia epidemica 199
Mycetome 15, 69
Myiasis 250
Mykosen 23, 86, 92, 157, 242
—, oberflächliche 246 ff.
—, tiefe 159 ff.
Myokardose 105
Myositis tropica 267, 268

Nachfieber 145, 231
Nachkrankheiten 144, 230 ff.
Nebenhöhlen 252, 264
Nebenniere 114
Nebenwirt 17, 157, 169
Nephritis 99, 224, 230, 232, 267
Neuritis, postinfektiöse 145, 175, 206, 229, 231, 281
Neurodystrophie (SPERANSKY) 122
Neuroprobasie 69, 200, 240
Neutralisation 109

Newcastle disease 208
Noma 166, 243
Normalbesiedlung 80 ff., 217
Normergie 110 ff.
Normierung 127, 138
Notfallreaktion (CANNON) 122

Oberflächenbesiedler 14, 21, 44, 55, 65, 66, 69, 80, 82
Obstipation 105
Ödem 99
Ökologie 2, 11, 13 ff., 92
Onkogene Viren 39, 82, 208
Ontogenese 48 ff.
Opsonine 119
Oralimpfung 36, 275
Orchitis 175, 191, 202
Organdisposition 77, 232
Organimmunität 35
Organmanifestation 22, 26, 30, 31, 35, 133 ff., 138, 190
Organotropie 70, 134, 187
Organsymptome 70, 96, 104
Organtuberkulose 152
Organwahl 235
Orientbeule 23, 24, 66, 92, 239
Ornithose 16, 39, 51, 183 ff., 189
Osteomyelitis 34, 39, 139, 179, 264
Oxyuren 48, 54, 250

Panaritium 245
Panencephalitiden 197
Pappataçifieber 17, 181, 204
Paradentose 84, 243
Paragonimiasis 54
Parainfluenza-Viren 207
Parallergie 75, 143 ff., 188
Parasitismus 9, 43
Paratyphus A abd. 180
— B abd. 74, 180
— C abd. 75, 181
Parkinsonismus, postencephalitischer 199
Parotitis 182, 244
— epidemica s. Mumps
Pasteurellosis pseudotuberculosa 159
Pathergie 142 ff.
Patho-Gen 32
Pathogenität 9, 58, 65, 85
Pathomorphose 148
Pemphigus 196
Penicillin 234
Periarteriitis nodosa 236
Periodisch 58, 257
Peritonitis 65, 253
Pertussis s. Keuchhusten
Pest 16, 23, 61, 92, 247
Phagocytose 18, 27, 28, 30, 47, 98
Phase, negative 292
Phasisch 22, 58

Phlegmone 24
Phthise 152
Phylogenese der Entzündung 45
— der Infektion 21, 27, 32, 42 ff., 69
Pinta 156
Plasmodiosen 16, 17, 55, 74, 128, 167 ff.
Plaut-Vincent-Angina 47, 242
Plaut-Vincent-Flora 47, 241 ff.
Pleuraempyem 253, 264
Pneumocystis carini 203
Pneumokokken-Meningitis 212
— -Peritonitis 212
— -Pneumonie 210, 252
Pneumonie, bakterielle 51, 52, 56, 61, 71, 76, 121, 188, 190
—, interstitielle plasmacelluläre 203
—, primär atypische 207
Pocken 16, 28, 49, 52, 67, 71, 99, 188, 192 ff.
Pockenimpfung s. Vaccina
Polioencephalitiden 197
Poliomyelitis ant. ac. 15, 16, 36, 37, 52, 61, 67, 71, 74, 76, 77, 78, 188, 197 ff.
Polyarthritis s. Rheumatismus
Prägranulämie 265
Prämunition 35, 170, 171
Primäraffekt 24, 25, 112, 131, 148, 154, 184, 205
Primärstadium 131, 148
Prodromi 132, 133, 187
Profetasches Gesetz 50
Promunität 75, 213, 222
Properdin 20, 108
Prophylaxe 106, 108
—, medikamentöse 289 ff., 293, 299
Proteinkörpertherapie 280
Proteus-Bakterien 174, 183, 220
Protozoenkrankheiten 162 ff.
Provokationskrankheit 75, 144
Pseudo-Appendicitis 159
Pseudotuberkulose 185
Pseudowut 201
Psittakose s. Ornithose
Pubertät 118
Puerperalsepsis 258, 264
Puerperium 253
Pyämie 254
Pyodermie 246
Pyrexal 19
Pyrifer 62, 120, 121, 281
Pyrogene 101, 120, 121

Q-Fieber 17, 24, 183

Rabies s. Lyssa
Rachitis 104
Rash 192, 193
Rattenbißfieber 16, 23, 173
Rattenlepra 16
Reifung 48 ff., 191, 194, 211, 227

REILLYsches Phänomen 122
Reinfektion 134
Reitersche Trias 231
Reizkörpertherapie 279 ff., 298
Rekombination 77, 206
Rekonvaleszentenserum 190, 275 ff., 292
REO-Viren 208
R.E.S. 25, 28, 30, 88, 96, 103, 162
R.E.S.-Blockade 20, 172
Resistenz 18, 19, 27, 74, 81, 108, 113, 117, 124
Rezidive 59 ff., 133, 162, 169, 179, 183, 295
Rezidivstämme 60, 164, 169, 172
Rheumatismus 66, 151, 230 ff., 268, 297
Rheumatoide 99, 224, 231
Rhinosklerom s. Sklerom
Rhythmen 59 ff., 121, 168
Rickettsienpocken 181
Rickettsiosen 17, 25, 28, 29, 64, 145, 173, 181 ff., 191
Rifttalfieber 204
Röntgenstrahlen 20
Röteln 49, 190 ff.
Rotz 16, 247
Rückfallfieber 17, 60, 171 ff., 181
Ruhr s. Bakterien-Ruhr bzw. Amoebiasis

Salmonellen 65, 69, 89, 140, 181, 248 ff., 264
Saprophyten 9
Scharlach 76, 98, 106, 144, 223 ff., 264, 297, 298
Schilddrüse 114
Schistosomiasis s. Bilharziosis
Schlafkrankheit 25, 163 ff.
—, Prophylaxe 290
Schlammfieber 185
Schlangenbiß 69, 109
Schleimhautviren 205 ff.
Schock 119
Schüttelfrost 94, 120, 133, 187, 195, 281
Schultz-Dalescher Versuch 119
Schutzimpfung 68, 108
Schweinehüterkrankheit 185
Schweineerotlauf 16
Schwimmbad-Conjunctivitis 208
Sekundärinfektion 76, 144, 188
Sensibilisierung 25, 31 ff., 51, 217 ff., 294
Sepsis 26, 35, 60, 139 ff., 177, 253 ff., 300
—, Definition 254 ff.
— lenta 140, 175, 183, 234, 237, 247, 266 ff.
—, postanginöse 223, 257, 264
—, postcyclische 262 ff.
—, pylephlebitische 258, 259
—, tuberculosa acutissima 265

Sepsiserreger 140, 262
Sepsisherd 26, 139, 255, 257 ff., 300
Septicämie 254
Serosae 99, 253
Serumhepatitis 50
Serumkrankheit 97, 130, 230
Serum-Prophylaxe 275, 289, 292, 299
Serumtherapie 275 ff., 294, 299, 300
Shwartzman-Phänomen 74, 99, 143, 213, 229, 230
Siebentagefieber 185
Sklerom 47, 239
Skorbut 104
Smegmabacillen 148
Sodoku 173
Soor 244
Spätkomplikation 145
Spätmanifestation 168, 170
Spätrezidiv 28
Speciesimmunität 74
Speicheldrüsen-Virus 203
Spezifität 70, 74, 80, 96, 112, 123 ff., 256, 271
Spirochätosen 162, 171 ff.
Spreading factor 70
Stadien 22, 53, 59
Stadienlehre 149, 154, 256
Staphylokokken-Sepsis, chronische 267, 268
Staupe 16, 189, 216
Stichinfektion 21
Stomatitis aphthosa 194 ff.
— epidemica 16, 196
— symptomatica 243
— ulcerosa 242 ff.
Stress 115
Studenten-Krankheit 191
Sulfonamide 277, 296, 299
Superinfektion 134, 138
Symbiose 3, 8 ff., 43
Symbiosekrankheiten 86, 217 ff.
Symptome, führende 93 ff.
Syphilis 15, 25, 35, 39, 49, 50, 61, 154 ff., 220, 228, 236
—, Prophylaxe 290, 293
Systematik der Infektionskrankheiten 5 ff., 90 ff., 146 ff.

Tachykardie 105
Taeniosen 16, 17, 48, 54, 161, 250
Teilimmunität 130, 187, 188, 189, 193, 267, 289
Teschener Schweinelähme 16, 198
Tetanus 14, 61, 66, 106, 240 ff.
Teufelsgriff 198
Therapie, experimentelle 272
— durch Immunisierung 272
—, spezifische 271
—, unspezifische 273
Thrombosen 145, 181, 182, 183

Thyreoiditis 179
Tierpocken 192
Timing 288
Tollwut s. Lyssa
Tonsillarabsceß 223
Tonsillen 97, 217 ff., 242, 258
Torulosis 161
Toxine 19, 20, 37, 61, 95, 124, 275, 299, 300
— erythrogenes 70, 223, 225
Toxoide 275, 299
Toxoplasmose 49, 64, 67, 163, 166 ff.
Trachom 23, 205, 208
Transfusions-Infektion 24, 55
Treponematosen 16
Trias Typhus-Sepsis-Miliartbk. 177
Trichinose 16, 54, 263
Trichocephalosis 54
Trichomonas 50, 244
Trichophytien 16, 159
Trinidad-Krankheit 201
Tröpfcheninfektion 21
Trypanosomiasis 17, 48, 54, 61, 163 ff.
— africana 163 ff.
— americana 165
Tsutsugamushi-Fieber 181, 290
Tuberkulide 151
Tuberkulin 151, 280, 293
Tuberkulose 15, 25, 28, 35, 39, 50, 51, 57, 61, 64, 72, 75, 77, 121, 135, 149 ff., 234
—, kongenitale 49
Tularämie 16, 24, 184 ff.
Typenlehre 57
Typhus abd. 19, 25, 29, 34, 36, 38, 39, 47, 49, 50, 51, 52, 56, 59, 61, 62, 64, 67, 71, 74, 75, 87, 89, 98, 117, 121, 135, 144, 177 ff.
—, Impfung 274, 292
—, Therapie 278, 281
Typhusbakteriensepsis 179, 255, 257, 262

Überanstrengung 68
Überträgerkrankheiten 17
Ulcus gangraenosum 243
— molle 205, 238 ff.
— tropicum 243
Umweltslehre 2, 9, 11, 13 ff., 73
Unempfänglichkeit 31
Unterernährung 68
Urethritis 251
Urobilin 104

Vaccina 75, 130, 143, 192, 193, 196, 218, 274, 291
Vaginalflora 85
Valley-Fieber 160
Variabilität 15, 55, 56, 83, 219
Varicellen 15, 39, 52, 68, 72, 188, 193 ff., 196, 291

Variola s. Pocken
Variolois 192, 193
Verlaufsschwere 12, 26, 63 ff.
Verrucae 23, 47, 208
Virämie 133, 187
Viren, apathogene 15, 47, 81
Virosen, intestinale s. Enteroviren
Virus-Enteritiden 197, 208
Virusforschung 57
Virus-Hepatitis s. Hepatitis
Viruskrankheiten 186 ff.
Virusmeningitis 77
Viruspneumonie 190, 207
Virus-Sepsis 26, 255
Vitamine 104, 219
Vorexanthem 192
Vosssches Phänomen 130

Waterhouse-Friderichsen-Syndrom 67, 213, 283, 301
Wechselwirkung von Infektionen 73 ff.
Weilsche Krankheit 185 ff.
Wetter 121

Windpocken s. Varicellen
Winterschlaf 20, 61, 282
Wunddiphtherie 221, 227
Wundinfektion 11, 21, 23, 24, 61, 65, 106, 244 ff., 299
Wundrose s. Erysipel
Wundscharlach 221, 224
Wundsepsis 258, 261, 264
Wurmkrankheiten s. Helminthiasen

Zeitdehnung 61
Zeitfaktor 13, 20, 21, 22, 37, 45, 47, 58 ff., 74, 76, 82, 108, 115, 130, 144, 272, 288 ff.
Zeitraffung 61
Zentralnervensystem 118 ff.
Ziegelmehlsediment 102
Zoonosen 11, 15 ff., 92
Zoster 39, 107, 108, 188, 193 ff., 291
Zungenbelag 105
Zweitkrankheit 145, 222, 230 ff.
Zwischenwirt 17, 92

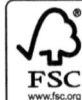

MIX
Papier aus verantwortungsvollen Quellen
Paper from responsible sources
FSC® C105338

If you have any concerns about our products,
you can contact us on
ProductSafety@springernature.com

In case Publisher is established outside the EU,
the EU authorized representative is:
Springer Nature Customer Service Center GmbH
Europaplatz 3, 69115 Heidelberg, Germany

Printed by Libri Plureos GmbH
in Hamburg, Germany